Robert Bosch Stiftung (Hrsg.)
Reihe Pflegewissenschaft

Wissenschaftlicher Beirat:
Doris Graenert
Carol Krcmar
Dr. Claus Offermann
Dr. Willi Rückert
Prof. Dr. Ruth Schröck

Bücher aus verwandten Sachgebieten

Reihe Pflegewissenschaft

Bauer
Die Privatsphäre der Patienten
1996. ISBN 3-456-82686-9

Elsbernd
Pflegesituationen
2000. ISBN 3-456-83505-1

Friedrich/Hantsche/Henze/Piechotta (Hrsg.)
Betreuung von Eltern mit belastenden Geburtserfahrungen
Band 1: Lehrbuch
1997. ISBN 3-456-82834-9
Band 2: Unterrichtseinheiten
1997. ISBN 3-456-82849-7

Görres
Qualitätssicherung in Pflege und Medizin
1999. ISBN 3-456-83077-7

Görres/Luckey/Stappenbeck
Qualitätszirkel in der Alten- und Krankenpflege
1997. ISBN 3-456-82827-6

Koch-Straube
Fremde Welt Pflegeheim
1997. ISBN 3-456-82775-X

Holoch
Situiertes Lernen und Pflegekompetenz
2002. ISBN 3-456-83673-2

Müller
Leitbilder in der Pflege
2001. ISBN 3-456-83598-1

Napiwotzky
Selbstbewusst verantwortlich pflegen
1998. ISBN 3-456-83052-1

Olbrich
Pflegekompetenz
1999. ISBN 3-456-83145-5

Osterbrink
Tiefe Atementspannung
1999. ISBN 3-456-83017-3

Rau
Die Situation der Krankenpflegeausbildung in der Bundesrepublik Deutschland
2001. ISBN 3-456-83625-2

Schwerdt
Eine Ethik für die Altenpflege
1998. ISBN 3-456-82841-1

Walther
Abgefragt?! Pflegerische Erstgespräche im Krankenhaus
2001. ISBN 3-456-83657-0

Weinhold
Kommunikation zwischen Patienten und Pflegepersonal
1997. ISBN 3-456-82842-X

Weitere Informationen über unsere Neuerscheinungen finden Sie im Internet unter: http://verlag.hanshuber.com oder per E-Mail an: verlag@hanshuber.com

Robert Bosch Stiftung (Hrsg.)
Reihe Pflegewissenschaft

Renate Tewes

Pflegerische Verantwortung

Eine empirische Studie über pflegerische Verantwortung und ihre Zusammenhänge zur Pflegekultur und zum beruflichen Selbstkonzept

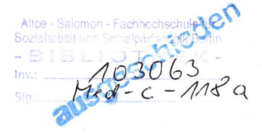

Verlag Hans Huber
Bern · Göttingen · Toronto · Seattle

Anschrift der Autorin:

Renate Tewes
Kohlhökerstr. 58
28203 Bremen

Die Deutsche Bibliothek – CIP-Einheitsaufnahme

Tewes, Renate:
Pflegerische Verantwortung: eine empirische Studie über pflegerische Verantwortung und ihre Zusammenhänge zur Pflegekultur und zum beruflichen Selbstkonzept / Renate Tewes. – 1. Aufl. – Bern; Göttingen; Toronto; Seattle : Huber, 2002
  (Reihe Pflegewissenschaft)
  ISBN 3-456-83678-3

1. Auflage 2002
© 2002 by Verlag Hans Huber, Bern

Anregungen und Zuschriften an:
Verlag Hans Huber
Lektorat Pflege
Länggass-Straße 76
CH-3000 Bern 9
Tel: 0041 (0)31 3004500
Fax: 0041 (0)31 3004593
E-Mail: verlag@hanshuber.com

Lektorat: Dr. Klaus Reinhardt
Herstellung: Peter E. Wüthrich
Satz: Kösel, Kempten
Druck und buchbinderische Verarbeitung: AZ Druck und Datentechnik, Kempten
Printed in Germany

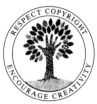

Dieses Werk, einschließlich aller seiner Teile, ist urheberrechtlich geschützt. Jede Verwertung außerhalb der engen Grenzen des Urheberrechtes ist ohne Zustimmung des Verlages unzulässig und strafbar. Das gilt insbesondere für Vervielfältigungen, Übersetzungen, Mikroverfilmungen sowie die Einspeicherung und Verarbeitung in elektronischen Systemen.

Inhaltsverzeichnis

Dank 13

Einleitung 15

Teil I
Begriffsbestimmung von Verantwortung, Pflegekultur
und dem beruflichen Selbstkonzept 23

1. Der Verantwortungsbegriff in den Human- und
Sozialwissenschaften 25
   1.1 Der Verantwortungsbegriff in der Philosophie 26
   1.2 Der Verantwortungsbegriff in den Sozialwissenschaften 28
   1.3 Der Verantwortungsbegriff in der Pflegewissenschaft 33
      1.3.1 Zum Subjekt pflegerischer Verantwortung: die bzw.
           der Pflegende 35
      1.3.2 Zum Bereich pflegerischer Verantwortung: die Pflege 44
      1.3.3 Pflegewissenschaftliche Verantwortung: Instanz 49
   1.4 Einige ausgewählte Forschungsergebnisse zur Verantwortung
      und ihre Bedeutung für die Pflege 54
      1.4.1 Zur Bereitschaft der Pflegenden, Verantwortung zu
           übernehmen 54
      1.4.2 Abwehr von Verantwortung und ihre Bedeutung in der
           Pflege 56
      1.4.3 Kollektive Verantwortung und das Problem der
           Verantwortungsdiffusion 59
   1.5 Nähere Begriffsbestimmung der pflegerischen Verantwortung 61
      1.5.1 Autonomie 62
      1.5.2 Autorität 65
      1.5.3 Berufliche Fachkenntnis 68
      1.5.4 Interpersonale Kompetenz 71

1.5.5 Kontrollbewusstsein 75
1.6 Zusammenfassung: Verantwortung 78
1.7 Arbeitsdefinition von pflegerischer Verantwortung 79

2. Pflegekultur 81

2.1 Gruppendynamische Prozesse in Pflegeteams 81
2.2 Pflegekultur: eine Begriffsbestimmung........................ 86
2.3 Ausdrucksformen und Entstehungsbedingungen von
    Pflegekulturen 90
2.4 Erforschung von Pflegekultur 90
2.5 Forschungsergebnisse zur Veränderung von Pflegekultur 95
2.6 Subkonzepte der Pflegekultur 99
    2.6.1 Sprache, Kommunikation, Interaktion 99
    2.6.2 Rituale und Traditionen 101
    2.6.3 Regeln der Zusammenarbeit 103
    2.6.4 Wertorientierungen des Pflegeteams 105
2.7 Zusammenfassung: Pflegekultur 107
2.8 Arbeitsdefinition: Pflegekultur 108

3. Berufliches Selbstkonzept von Pflegenden 109

3.1 Theoretischer Bezugsrahmen: Die Theorie der interpersonalen
    Beziehung nach Peplau 109
    3.1.1 Das Selbstsystem bei Peplau 112
3.2 Das berufliche Selbstkonzept von Pflegenden:
    eine Begriffsbestimmung 114
3.3 Das berufliche Selbstkonzept in der Pflegewissenschaft 116
3.4 Untersuchungsmethoden zur Ermittlung des beruflichen
    Selbstkonzepts 121
3.5 Forschungsergebnisse zum beruflichen Selbstkonzept in der
    Psychologie 123
3.6 Forschungsergebnisse zum beruflichen Selbstkonzept von
    Pflegenden 126
3.7 Zusammenfassung: berufliches Selbstkonzept 130
3.8 Arbeitsdefinition: berufliches Selbstkonzept von Pflegenden 131

Teil II
Methodik 133

1. Ziele und Fragestellung 135

2. Merkmalsbestimmung der verwendeten Konzepte: pflegerische Verantwortung, Pflegekultur und berufliches Selbstkonzept 137

3. Entwicklung des Forschungsdesigns 139

4. Voruntersuchung 141
    4.1 Entwicklung des Leitfadens zum problemzentrierten Interview 141
    4.2 Der Fragebogen NUCAT-3 142
        4.2.1 Übersetzung und Zugang zum Forschungsfeld 142
        4.2.2 Die Faktorenanalyse: Deskriptive Statistik 143
        4.2.3 Durchführung der Faktorenanalyse 144
        4.2.4 Ergebnisse der Faktorenanalyse 145
        4.2.5 Die amerikanische Faktorenanalyse 150
        4.2.6 Vergleich der deutschen und der amerikanischen Faktorenanalyse 151
        4.2.7 Diskussion der Differenzen zwischen der amerikanischen und deutschen Faktorenanalyse 152
        4.2.8 Legitimation der Verwendung des NUCAT-3 in der Hauptuntersuchung 153

5. Die Hauptuntersuchung 155
    5.1 Die themenzentrierte Gruppendiskussion 156
        5.1.1 Die methodologischen Grundlagen der themenzentrierten Gruppendiskussion 156
        5.1.2 Erhebungsphase (Instrumente) 157
        5.1.3 Gütekriterien der themenzentrierten Gruppendiskussion 158
        5.1.4 Auswertung der themenzentrierten Gruppendiskussion 158
    5.2 Das problemzentrierte Interview 162
        5.2.1 Die methodologischen Grundlagen des problemzentrierten Interviews 162
        5.2.2 Erhebungsphase des problemzentrierten Interviews 163
        5.2.3 Instrumente des problemzentrierten Interviews 164
        5.2.4 Gütekriterien des problemzentrierten Interviews 166
        5.2.5 Die Auswertung des problemzentrierten Interviews 166
        5.2.6 Die Auswertung des Kontrollbewusstseins 167

Inhaltsverzeichnis

5.3 Die teilnehmende Beobachtung 168
    5.3.1 Die methodologischen Grundlagen der teilnehmenden Beobachtung 168
    5.3.2 Feldforschung in der eigenen Kultur 169
    5.3.3 Die Erhebung mittels teilnehmender Beobachtung 169
    5.3.4 Beschreibung der teilnehmenden Beobachtung (Instrumente) 170
    5.3.5 Gütekriterien der teilnehmenden Beobachtung 171
    5.3.6 Die Auswertung der teilnehmenden Beobachtung 171
5.4 Der Fragebogen NUCAT-3 171
    5.4.1 Die methodologischen Grundlagen des NUCAT-3 171
    5.4.2 Die Erhebungsphase 172
    5.4.3 Die Gütekriterien 173
    5.4.4 Auswertung des NUCAT-3 173

Teil III
Ergebnisse der Hauptuntersuchung 175

1. Vorbesprechungen mit den Stationsleitungen der vier Stationen 177

2. Ergebnisse der teilnehmenden Beobachtung 181

2.1 Der Führungsstil und Organisationsstil der verschiedenen Pflegeteams 181
2.2 Das Arbeitssystem der vier verschiedenen Pflegeteams 183

3. Ergebnisse der Gruppendiskussion (GD) zur Pflegekultur 185

3.1 Auswertung der Gruppendiskussion zur Pflegekultur 185
    3.1.1 Ergebnisse der GD des Pflegeteams A 185
    3.1.2 Ergebnisse der GD des Pflegeteams B 188
    3.1.3 Ergebnisse der GD des Pflegeteams C 191
    3.1.4 Ergebnisse der GD des Pflegeteams D 194
3.2 Ergebnisse des Fragebogen NUCAT-3 und deren Diskussion ... 197
    3.2.1 Ergebnisse des Fragebogens NUCAT-3 im Pflegeteam A .. 198
    3.2.2 Ergebnisse des Fragebogens NUCAT-3 im Pflegeteam B .. 200
    3.2.3 Ergebnisse des Fragebogens NUCAT-3 im Pflegeteam C .. 201
    3.2.4 Ergebnisse des Fragebogens NUCAT-3 im Pflegeteam D .. 202
3.3 Vergleich bedeutsamer NUCAT-Ergebnisse aller vier Pflegeteams .. 204
3.4 Zusammenfassung der Ergebnisse der Gruppendiskussion und des NUCAT zur Pflegekultur 205
3.5 Diskussion der Ergebnisse der Gruppendiskussion zur Pflegekultur 206

3.5.1 Diskussion der GD des Pflegeteams A *Humor verbindet* 206
3.5.2 Diskussion der GD des Pflegeteams B *Schweigen ist Gold* 208
3.5.3 Diskussion der GD des Pflegeteams C *Gute Organisation ist alles* 211
3.5.4 Diskussion der GD des Pflegeteams D *Hier herrscht das Chaos* 213
3.6 Zusammenfassung der Ergebnisse zur Pflegekultur in den vier Pflegeteams 216

4. Ergebnisse der Gruppendiskussion zur kollektiven Verantwortung 219

4.1 Auswertung der Gruppendiskussion zur kollektiven Verantwortung 219
    4.1.1 Ergebnisse des Pflegeteams A zur kollektiven Verantwortung .. 219
    4.1.2 Ergebnisse des Pflegeteams B zur kollektiven Verantwortung .. 222
    4.1.3 Ergebnisse des Pflegeteams C zur kollektiven Verantwortung .. 224
    4.1.4 Ergebnisse des Pflegeteams D zur kollektiven Verantwortung .. 227
4.2 Diskussion der Ergebnisse der Gruppendiskussion zur kollektiven Verantwortung 230
    4.2.1 Pflegeteam A: *Gemeinsam sind wir stark* 230
    4.2.2 Diskussion der Ergebnisse im Pflegeteam B: *Angst vor Verantwortung* 232
    4.2.3 Diskussion der Ergebnisse im Pflegeteam C: *Wir sind gut, aber…* 234
    4.2.4 Diskussion der Ergebnisse im Pflegeteam D: *Rivalität statt Kooperation* 237
4.3 Ergebnisse der teilnehmenden Beobachtung 239
    4.3.1 Die Schichtübergabe im Pflegeteam A 240
    4.3.2 Die Schichtübergabe im Pflegeteam B 240
    4.3.3 Die Schichtübergabe im Pflegeteam C 241
    4.3.4 Die Schichtübergabe im Pflegeteam D 242
4.4 Vergleichende Diskussion der Gruppendiskussion zur kollektiven Verantwortung 242
4.5 Zusammenfassung der vergleichenden Diskussion 246

5. Ergebnisse zum beruflichen Selbstkonzept der Pflegenden 249

5.1 Auswertung der Einzelinterviews: das berufliche Selbstkonzept 249
    5.1.1 Ergebnisse der Einzelinterviews des Pflegeteams A zum beruflichen Selbstkonzept 251
    5.1.2 Ergebnisse der Einzelinterviews des Pflegeteams B zum beruflichen Selbstkonzept 254

    5.1.3 Ergebnisse der Einzelinterviews des Pflegeteams C zum beruflichen Selbstkonzept 257
    5.1.4 Ergebnisse der Einzelinterviews des Pflegeteams D zum beruflichen Selbstkonzept 259
5.2 Zusammenfassung der Ergebnisse zum beruflichen Selbstkonzept der vier Teams 261
5.3 Diskussion der Ergebnisse zum beruflichen Selbstkonzept 263
    5.3.1 Diskussion der Ergebnisse des Pflegeteams A *Alles ist lernbar*   263
    5.3.2 Diskussion der Ergebnisse des Pflegeteams B *Angst vor Fehlern* 265
    5.3.3 Diskussion der Ergebnisse des Pflegeteams C *Beziehungen sind schwierig* 268
    5.3.4 Diskussion der Ergebnisse des Pflegeteams D *Viele Probleme – keine Lösung* 271
5.4 Zusammenfassende Interpretation zum beruflichen Selbstkonzept der Pflegeteams 273

6. Ergebnisse zur individuellen Verantwortung 275

6.1 Auswertung der Einzelinterviews: individuelle Verantwortung 275
    6.1.1 Ergebnisse zur individuellen Verantwortung des Pflegeteams A 277
    6.1.2 Ergebnisse zur individuellen Verantwortung des Pflegeteams B 282
    6.1.3 Ergebnisse zur individuellen Verantwortung des Pflegeteams C 285
    6.1.4 Ergebnisse zur individuellen Verantwortung des Pflegeteams D 288
6.2 Zusammenfassung der Ergebnisse zur individuellen Verantwortung 291
6.3 Ergebnisse der teilnehmenden Beobachtung 294
    6.3.1 Das Informieren von Patienten im Pflegeteam A 294
    6.3.2 Das Informieren von Patienten im Pflegeteam B 294
    6.3.3 Das Informieren von Patienten im Pflegeteam C 295
    6.3.4 Das Informieren von Patienten im Pflegeteam D 296
6.4 Diskussion der Ergebnisse zur individuellen Verantwortung 296
    6.4.1 Diskussion der Ergebnisse im Pflegeteam A *Wir entscheiden selbst* 296
    6.4.2 Diskussion der Ergebnisse im Pflegeteam B *Angst vor Verantwortung* 300
    6.4.3 Diskussion der Ergebnisse im Pflegeteam C *Wir sind gut, aber…* 303

6.4.4 Diskussion der Ergebnisse im Pflegeteam D *Macht ja – Verantwortung nein!* 304
6.5 Vergleichende Diskussion der individuellen Verantwortung 306
6.6 Zusammenfassung der vergleichenden Diskussion zur individuellen Verantwortung 311
6.7 Vergleichende Diskussion der Einzelinterviews: Zusammenhänge zwischen dem beruflichen Selbstkonzept und der individuellen Verantwortung 312
6.8 Fluktuation und Krankheitsrate 317

Teil IV
Synthese und Empfehlungen 319

1. Zur kritischen Betrachtung der verwendeten Methoden 321

2. Die Bedeutung der pflegerischen Verantwortung für die Praxis .. 325

2.1 Welche Faktoren hemmen die Bereitschaft von Pflegenden, sich ihrer pflegerischen Verantwortung zu stellen? 326
2.2 Welche Faktoren fördern die Verantwortungsbereitschaft der Pflegenden? 327
2.3 Die Bedeutung der Teamleitung für die Einstellung der Teammitglieder zur Verantwortung 331
2.4 Warum es Pflegenden schwer fallen kann, ihre pflegerische Verantwortung zu übernehmen 333
2.5 Die Bedeutung der Forschungsergebnisse für die Pflegepädagogik und für das Pflegemanagement 335
2.6 Empfehlungen für die zukünftige Erforschung von pflegerischer Verantwortung 336

Literatur 339

Anhang 367

Dank

Zum Gelingen dieser Arbeit haben viele Menschen beigetragen, bei denen ich mich bedanken möchte. Mein besonderer Dank gilt den vier Pflegeteams, die sich, trotz hoher Arbeitsbelastung, Zeit genommen haben, an der Studie teilzunehmen. Die vertrauensvolle Offenheit dieser Teams ermöglichte diese Arbeit. Auch bei der Pflegedirektion meiner «Forschungsklinik» möchte ich mich für die verbindliche Unterstützung bedanken.

Zwei Gruppen von Studierenden haben bei der Auswertung der Gruppendiskussionen durch ihr Engagement große Dienste geleistet, die den Rahmen eines üblichen Seminars gesprengt haben. Mein besonderer Dank gilt diesen verlässlichen Studierenden.

Ganz besonderer Dank gilt meinen beiden Betreuerinnen, Professorin Dr. van Maanen und Privatdozentin Dr. Auhagen. Prof. van Maanen gelang es meine psychologisch geschulten Augen für den pflegewissenschaftlichen Blickwinkel zu öffnen. Als Verantwortungsexpertin unterstützte mich Dr. Auhagen in großzügiger Weise und teilte nicht nur ihre Fachkenntnis mit mir.

Für die finanzielle Unterstützung möchte ich mich herzlich bei der Robert Bosch Stiftung bedanken, welche mir sowohl die Hospitation in einer Londoner Klinik ermöglichte, als auch einen Teil der Verantwortungsforschung finanzierte. Mein Dank gilt auch der Universität Bremen, die Mittel und Wege fand, meine wissenschaftliche Ausbildung zu fördern.

Für die anregenden Diskussion danke ich besonders Patrizia Tolle, Hans-Jürgen Stieringer und Mechthild Schöller-Stindt. Allen meinen Freundinnen, die mir unermüdlich beim Korrekturlesen halfen sei hier gedankt: Susanne Möller, Michaela Richrath, Renate Müller, Tanja Schaeckenbach und Hedwig Griesehop. Für die Bearbeitung der Bibliographie sei Traudel Pandya gedankt, die meine permanenten Veränderungswünsche geduldig umsetzte, und für die Hilfe bei den Literaturrecherchen Matthias Leufgen.

Ganz besonders bedanke ich mich bei meinem Partner Eli Abeke und meiner Schwester Katharina Tewes für ihre verständnisvolle Begleitung durch die Höhen und Tiefen dieser Arbeit.

Bremen, Oktober 2000   Renate Tewes

Einleitung

Eigentlich wollte ich über *primary nursing*[1] forschen. Diese Form der Arbeitsorganisation von Pflege in einem Team kennzeichnet eine Pflegende[2] als die Hauptverantwortliche für die Planung und Organisation der Pflege von Patienten, die ihr zugeteilt ist. Damit haben die Patienten *eine* feste Ansprechperson, statt wie bisher ein ganzes Team, das für sie zuständig ist. Bei meiner Hospitation in einer Londoner Klinik wurde mir bewusst, dass die Umsetzung von *primary nursing* weniger eine Sache der Organisation ist, sondern vielmehr der persönlichen Einstellung der Pflegenden. Die Verantwortung kann als der Grundstein des *primary nursing* bezeichnet werden (Manthey, 1980). Die innere Haltung und aktive Bereitschaft, die Verantwortung für die Pflege der zugeteilten Patienten (rund um die Uhr und nicht nur während der Schicht) zu übernehmen, entscheidet darüber, ob der Grundgedanke des *primary nursing* wirklich angenommen wird oder nur die Struktur verändert aber weiterhin tätigkeitsorientiert gearbeitet wird. Doch darüber, wie es um die Einstellung zur Verantwortung in der deutschen Pflege bestellt ist, fehlt es an empirischer Forschung. Ich kam zu dem Schluss, dass zunächst der Umgang mit der Verantwortung von Pflegenden erforscht werden sollte, um ein Wissen darüber später systematisch einbeziehen zu können, wenn es darum geht, neue Systeme, wie beispielsweise *primary nursing* oder neue Pflegemodelle einzuführen. Ein Grundverständnis über die pflegerische Verantwortung in Deutschland dürfte bei allen Veränderungsprozessen in der Pflege hilfreich sein.

Die Pflegewissenschaft ist weltweit eine junge Disziplin (Clift 1992), speziell gilt dieses für die deutsche Pflegewissenschaft, die mit ihrer Forschung und Etablierung von pflegewissenschaftlichen Studiengängen an Hochschulen und Universitäten verglichen mit vielen anderen Ländern weit zurück liegt. Raven spricht

---

1 Dieses Arbeitssystem wird auf S. 41 dargestellt.
2 Wegen des hohen Frauenanteils im Pflegeberuf und aus Gründen der besseren Lesbarkeit wird im Folgenden die Formulierung Pflegende verwendet, die auch männliche Pflegende mit einschließt, diese jedoch nicht extra benennt, im Sinne von die/der Pflegende.

hier von «einem beachtlichen Timelag von mehreren Jahrzehnten gegenüber angloamerikanischen und europäischen Entwicklungen...» (Raven, 1995: 347). Eine Denkschrift zur Hochschulausbildung für Lehr- und Leitungskräfte in der Pflege, herausgegeben von der Robert Bosch Stiftung formuliert hierzu: «Die Bundesrepublik muss ihren Rückstand aufholen» (1992: 31). Die Schwierigkeit, Pflege als Wissenschaft zu etablieren, liegt in der ganzheitlichen Arbeitsweise und der Vielfalt an gleichzeitiger Tätigkeit, die nur schwer zu definieren ist (Clift, 1992). Trotz der Schwierigkeit, die Inhalte der Pflege der Wissenschaft zugänglich zu machen, ist es der Bundesrepublik im letzten Jahrzehnt gelungen, einen großen Teil des Rückstandes aufzuholen (Schaeffer, 1999). Mit der Entwicklung von Pflegewissenschaft und -forschung in Deutschland sieht Bartholomeycik einen Paradigmenwechsel in der Pflege, der sich loslöst vom Heilhilfsberuf und sich zur Eigenständigkeit entwickelt, sich frei macht von geringer Verantwortlichkeit, um zu einer umfassenden Verantwortlichkeit zu kommen (Bartholomeycik, 1997: 14). Für Großbritannien, dessen Gesundheitswesen sich ebenfalls in einem bedeutsamen Wandel befindet, wurde der Zusammenhang zwischen diesem Wandel und der Zunahme an Verantwortung in der Pflege bereits festgestellt (DoH, 1993). Für die deutsche Pflege liegen hierzu noch keine Untersuchungen vor.

Der politische und ökonomische Wandel im deutschen Gesundheitssystem wird derzeit mit dem Begriff Gesundheitsreform beschrieben und hat für die Pflege enorme Konsequenzen, die sich vor allem in Personalkürzungen zeigen. Es ist anzunehmen, dass diese Veränderungen auch auf die Verantwortungsstrukturen in der Pflege Einfluss haben werden. Das Erleben von Verantwortung der Pflegenden kann Aufschluss darüber geben, auf welche Indikatoren Einfluss genommen werden muss, um eine Veränderung im Umgang mit pflegerischer Verantwortung zu bewirken.

Problemaufriss

Die pflegewissenschaftliche Literatur beschreibt Verantwortung weltweit als ein wichtiges Konzept für die Pflege (Deutschland: Robert Bosch Stiftung, 1996; Großbritannien: Watson, 1995; USA: Curtin, 1982). In einer Denkschrift der Robert Bosch Stiftung wird es als wenig wünschenswert angesehen, Pflege endgültig und umfassend zu definieren, stattdessen werden Schlüsselbegriffe der Pflege aufgezeigt: «Zentral in der Pflege sind Schlüsselbegriffe wie Selbst- und Körperkonzept, Verantwortung, Interaktion, Kommunikation, Entwicklungsfähigkeit und Autonomie der zu Pflegenden» (Robert Bosch Stiftung, 1996: 10). Obwohl der Verantwortung eine hohe Pflegerelevanz zugesprochen wird, ist dieses Phänomen bisher nicht empirisch erforscht worden (Chavasse, 1994). Verantwortung wird Pflegenden oft mit der Begründung abgesprochen, sie verfügten über unzureichendes Forschungswissen über die Pflege, was eine konsequente Pflegeforschung notwendig macht (Duff, 1995).

Das Fehlen empirischer Forschung zur Verantwortung hat viele Gründe. Zum einen ist Verantwortung ein sehr komplexer Begriff. «Das Thema Verantwortung in der Pflege ist komplex und facettenreich» (Watson, 1995: 17). Des Weiteren bedingen die Definitionsschwierigkeiten von Pflege Abgrenzungsprobleme der pflegerischen Verantwortung. Mit der Frage, wer wofür verantwortlich ist, werden lang tradierte Machtkonflikte zwischen Pflegenden und Medizinern berührt (Igl, 1998; Wood, 1901). «Ein besonderes Problem im Bereich der Krankenhauspflege, der Pflege als Mitarbeit bei ärztlicher Behandlung und der häuslichen Krankenpflege ist, dass diese pflegerischen Verrichtungen nach der Systematik des fünften Sozialgesetzbuches (SGB V) unter ärztlicher Gesamtverantwortung stehen, das heißt vom Arzt angeordnet und überwacht werden» (Igl, 1998). Dass Medizinern, die in aller Regel keine Pflegeausbildung absolvierten, das Recht zugesprochen wird, die pflegerische Versorgung zu überwachen, programmiert einen Konflikt vor. Diese ungleichen Machtverhältnisse zwischen Medizinern und Pflegenden beschränken sich keinesfalls auf Deutschland und haben zudem eine lange Tradition. Wood (1901) beschreibt die Situation der Zusammenarbeit von Pflegenden mit Medizinern auf der International Council of Nurses-Konferenz im Jahre 1901 als katastrophal. Sie geht davon aus, dass die zugeschriebenen geschlechtsspezifischen Positionen von Ärzten und Pflegenden eine Kooperation letztlich unmöglich machen.[3]

Akzeptanzprobleme werden auch bei Medizinern gegenüber den Pflegenden beobachtet (Duff, 1995; Kanning, 1999).

Einen weiteren Konflikt mit pflegerischer Verantwortung beschreibt Tingle (1995), wenn das Management einer Klinik nur begrenzte Stellen für Pflegende vorsieht, die Pflegenden jedoch die Sicherheit der Patienten gefährdet sehen. Die Situation gegenüber mehreren Parteien gleichzeitig verantwortlich zu sein – hier gegenüber den Patienten und gegenüber der Klinik – bezeichnet Watson (1995) als *multiple accountability,* welche er für problematisch hält.

Da immer erst dann von Verantwortung die Rede ist, wenn ein Fehler aufgetreten ist, wird Verantwortung von Pflegenden negativ oder gar mit Angst besetzt (Rubin und Graber, 1993; Chalmers, 1995). Auch dieses können Gründe für die fehlende empirische Forschung zur Verantwortung sein.

---

3 «In England we have tried the experiment of organizing the profession in conjunction with the medical profession, but with disastrous results; it is a failure … we must be free to organize ourselves; the relation of man to woman complicates the situation; the relative position of doctor and nurse makes it impossible.» (Wood, 1901)

In der Literatur besteht eine auffallende Diskrepanz zwischen der hohen Erwartungshaltung an verantwortliches Handeln von Pflegenden und mangelnden Aussagen darüber, wie sich pflegerische Verantwortung angeeignet werden kann. Der Deutsche Berufsverband für Pflegeberufe (DBfK) setzt beispielsweise einfach voraus, dass PflegeschülerInnen die «Bereitschaft und Fähigkeit zu verantwortlichem Handeln» mitbringen (DBfK, 1998, Berufsbild: 4).

Die hohe Erwartungshaltung an Pflegende ihrer beruflichen Verantwortung nachzukommen, wird unter ethischen, juristischen und organisatorischen Gesichtspunkten beschrieben. Die Ethikliteratur formuliert eine Reihe von «Du-sollst-Prinzipien», denen in der Praxis oft nicht nachgegangen werden kann, weil diese Regeln nicht ausreichend bekannt sind (Davis, 1991, USA). Obwohl die Literatur zur Ethik in der Pflege in den letzten Jahren stark zugenommen hat (Kruse & Wagner, 1994; Fry, 1995; van der Arend & Gastmans, 1996; Arndt, 1996; Remmers, 1998) kennen nur 25% der deutschen Pflegenden die ethischen Grundregeln (Eilts-Köchling et al., 2000). Die juristischen Gesetze können eher als «Du-musst-Regeln» beschrieben werden, da Verantwortungsfehler mit Strafen geahndet werden können. Die Organisations- und Managementliteratur fordert Pflegende auf, bei Veränderungen in Kliniken stärker die Verantwortung für diese Prozesse zu übernehmen (Borsi und Schröck, 1995). Diese unterschiedlichen Ansprüche an verantwortungsvolles berufliches Handeln von Pflegenden müssen unerfüllt bleiben, wenn die Aneignung von Verantwortung nicht zum expliziten Ausbildungsziel gemacht wird. In der Krankenpflegeausbildung ist zwar von Verantwortungsfähigkeit die Rede, jedoch bleibt offen, wie diese zu vermitteln ist, da hierzu die geeigneten Theorien fehlen (Raven, 1995). Schmidbauer (1992) spricht in diesem Zusammenhang von einem *double-bind* und bezieht sich darauf, dass Pflegende zwar keine Entscheidungen treffen dürfen, jedoch moralische Verantwortung tragen sollen (1992: 214). Chalmers sieht hierbei die Vorgesetzten in der Verpflichtung, den Pflegenden ein positives Verständnis von Verantwortung zu vermitteln: «Manager, unabhängig davon ob sie Pflegende sind oder nicht (...) sollten ihnen (den Pflegenden, Anmerkung RT) helfen, Verantwortung als etwas Positives und Nützliches zu sehen und nicht als eine unwillkommene Verbindung zur Praxis (Chalmers, 1995: 47). Offen bleibt die Frage, wie die Vorgesetzten zu einem positiven Umgang mit Verantwortung kommen sollen.

Für eine empirische Beschäftigung mit der pflegerischen Verantwortung sprechen viele Gründe, wie beispielsweise die Unklarheiten von Zuständigkeiten der Pflege in Abgrenzung zu anderen Gesundheitsberufen (Goulding und Hunt, 1991) und die damit einhergehenden Machtkonflikte zwischen Pflegenden und Medizinern (Kubalzki und Schuldz-Debor, 1993; Kanning, 1999). Schwierigkeiten von Pflegenden im Umgang mit Verantwortung können dem mangelnden Handlungsspielraum (Lieser, 2000) oder den Pflegenden persönlich zugeschrieben werden.

So geht Curtin (1982) davon aus, dass Pflegende generell Schwierigkeiten haben, mit Verantwortung umzugehen und Amelung (1974) spricht von fehlendem Verantwortungsbewusstsein. Für einige PflegewissenschaftlerInnen ist die Form geteilter Verantwortung, wie sie in der Funktionspflege, der Bereichs- oder Zimmerpflege üblich ist, gleichbedeutend mit keiner Verantwortung (Manthey, 1992; Rodgers, 1995).

Der Umgang mit Verantwortung in der pflegerischen Praxis kann, ähnlich wie der Umgang mit Stress (Lazarus, 1981), als Herausforderung oder als Bedrohung erlebt werden. Der emotionalen Beurteilung, ob Verantwortung positiv oder negativ erlebt wird, geht eine kognitive Einschätzung voraus, die darüber bestimmt, wie eine Situation erlebt wird (zum Beispiel angstmachend oder erfreulich) und welches Handeln daraufhin initiiert wird (zum Beispiel passives Abwarten oder aktives Problemlösen). Deshalb ist es wichtig, mehr darüber zu erfahren, wie Pflegende zu einer Einschätzung kommen, die das jeweilige Verantwortungsverhalten bestimmt. Mit den Ergebnissen von zwei sehr unterschiedlichen Untersuchungen (Weyermann, 1990; Küpper, 1994) soll die Bedeutung der empirischen Erforschung von Verantwortung untermauert werden.

1. Weyermann (1990) stellt in seiner Studie über Schweizer Pflegende fest, dass selbst erfolgreiche Pflegeteams diesen Umstand dem Zufall zuschreiben. Dieses Ergebnis kann darauf hinweisen, dass es Pflegenden nicht nur schwer fällt, für negative Aspekte Verantwortung zu übernehmen, sondern auch für positive Aspekte.

2. Küpper (1994) untersuchte Frauenkarrieren in der Pflege und fand dabei ein durchgängiges Muster, welches sie mit *Flucht nach vorn* beschreibt. Typisch hierfür ist, dass Unzufriedenheit und nicht vorhandene Selbstverwirklichungsmomente den Wunsch auslösten, Karriere zu machen. Obwohl in dieser Studie eine Fülle von Führungseigenschaften beschrieben werden, wie «Kompetenz, Selbstbewusstsein, Unabhängigkeit, Durchblick, Entscheidungsfreudigkeit, Risikobereitschaft, Durchsetzungsfähigkeit, eine gewisse Dominanz und Bereitschaft zur Machtausübung etc.» (Küpper, 1994: 26) taucht Verantwortung in dieser Liste nicht auf. Das deutet darauf hin, dass Verantwortung in der deutschen Pflegeforschung bisher keinen Schwerpunkt bildet, was einer Veränderung bedarf.

Begriffsbestimmung von pflegerischer Verantwortung

«Pflegewissenschaft ist eine Praxiswissenschaft, d.h. dass *in* der, *an* der und *durch* die Praxis die Kompetenzen der Pflegenden wiedergespiegelt werden und neues Wissen über diese Praxis gestaltet und entwickelt wird.» (van Maanen, 1998: 142) Dieses Verständnis legt eine empirische Untersuchung in der Pflegepraxis nahe.

Um das umfassende Konstrukt Verantwortung in der Pflege empirisch erforschen zu können ist eine Begriffsklärung erforderlich. Trotz der Unterschiede bei den Definitionen von pflegerischer Verantwortung wird hierzu jedoch, vor allem im angloamerikanischen Sprachraum, ein starkes Bemühen sichtbar, dass Konzept Verantwortung für die Pflege zu klären (Lewis und Batey, 1982; Holden, 1991). Während wir im Deutschen lediglich den Begriff Verantwortung kennen, unterscheidet die englische Sprache *accountability* und *responsibility*. Auf eine Klärung der beiden Begriffe wird im Kapitel 1 (1.3, S. 33) eingegangen.

Verantwortung bezieht sehr viele verschiedene Ebenen mit ein, was in folgender Frage zum Ausdruck kommt: *Wer ist wann, wem gegenüber, wofür verantwortlich?* (Graumann, 1994: 185). Bezugnehmend auf diese Frage soll sich die folgende Studie mit der Verantwortung der Pflegenden (wer) während ihrer täglichen Arbeit (wann) beschäftigen. Wem gegenüber sie dabei verantwortlich sind (sich selbst, den Patienten, dem Arbeitgeber, dem Pflegeberuf, der Gesellschaft) ist dabei sekundär. Im Vordergrund soll das Erleben der Pflegenden im Umgang mit Verantwortung stehen. Die Analyse der Verantwortungsliteratur führte zur Bestimmung von fünf Subkonzepten, die der Vorraussetzung von verantwortlichem Verhalten dienen und dieses bestimmen:

1. Autonomie, d.h. die Freiheit selbstbestimmte Entscheidungen zu treffen,

2. Autorität, d.h. die legitime Macht Verantwortung auszuüben,

3. berufliche Kenntnisse,

4. interpersonale Kompetenz und

5. Kontrollbewusstsein.

Seinen Ausdruck kann pflegerische Verantwortung in der Advokation und im *Caring* von Patienten finden.

Da pflegerische Verantwortung immer kontextgebunden ist und sowohl kollektive Aspekte beinhaltet (Beispiel: Verantwortung eines Teams) als auch individuelle (Beispiel: die persönliche Verantwortung einer Pflegenden für ihr Tun) wird sie Bezug nehmend auf zwei unterschiedliche Konzepte untersucht,

1. die der Pflegekultur und
2. die des beruflichen Selbstkonzeptes von Pflegenden.

Mit der Pflegekultur sollen besonders die kollektiven Aspekte von Verantwortung fokussiert werden und mit dem beruflichen Selbstkonzept die individuelle Verantwortung der Pflegenden.

Ziele der Forschung

Diese Forschung beabsichtigt ein besseres Verständnis vom Erleben der Verantwortung durch Pflegende zu bekommen und damit die Bedeutung eines zentralen Schlüsselbegriffs der Pflege herauszuarbeiten. Hierdurch soll die wissenschaftsbasierte Pflegepraxis erweitert und ein Forschungsbeitrag zur deutschen Pflegewissenschaft geleistet werden.

Spezifische Ziele sind das Aufzeigen von Zusammenhängen zwischen den Konzepten Pflegekultur und dem beruflichen Selbstkonzept bezogen auf die pflegerische Verantwortung.

Forschungsfragen

Die folgende Forschung beschäftigt sich mit den Frage: Wie erleben Pflegende ihre Verantwortung in der täglichen Berufspraxis? Und welche Einflüsse fördern, bzw. hemmen den Umgang mit pflegerischer Verantwortung?

Notwendigkeit der Forschung zum Erleben von pflegerischer Verantwortung

1. Verantwortung wird in der deutschen Pflegewissenschaft als ein Schlüsselbegriff verstanden (Robert Bosch Stiftung, 1996), was das Forschungsinteresse legitimiert.
2. Das bisherige Literaturstudium führt zu der Annahme, dass die berufliche Verantwortung im täglichen Pflegehandeln bis dato nicht empirisch untersucht wurde: «There is an absence of studies exploring (...) nurses' accountability» (Chavasse, 1994: 1024).
3. Die pflegerische Verantwortung wirft für die Praxis viele Fragen auf. Curtin (1982) berichtet von mangelnder Akzeptanz der Verantwortung durch die Pflegenden, Watson (1995) zeigt die Problematik der *multiple accountability* auf und

Weyermann (1990) berichtet, wie Pflegende ihr erfolgreiches Arbeiten dem Zufall und nicht sich selber zuschreiben, womit deutlich wird, dass Pflegende auch Schwierigkeiten haben, für positive Dinge die Verantwortung zu übernehmen.

4. Der Umgang mit pflegerischer Verantwortung kann, ähnlich wie der Umgang mit Stress (Lazarus, 1981) als Herausforderung oder Bedrohung erlebt werden, wobei nicht der Auslöser sondern die kognitive Einschätzung bedeutsam für das jeweilige Handeln sind. Demnach ist es wichtig, mehr über die Einschätzung von Verantwortungssituationen der Pflegenden zu erfahren.

5. Der politische und ökonomische Wandel im Gesundheitswesen (Stichwort Gesundheitsreform) wirkt sich auch auf die Pflege (Stichworte: Personalkürzungen, Qualitätsmanagement) und damit auch auf die Verantwortungsstrukturen in der Pflege aus. Wenn beschrieben werden kann, wie Pflegende ihre Verantwortung erleben, lassen sich daraus Indikatoren ableiten, auf die eingewirkt werden kann, um den Umgang mit Verantwortung zu verändern.

6. Die Auflistung von Sollaspekten der pflegerischen Verantwortung, wie sie beispielsweise in Pflegeethiken (Curtin & Flaherty, 1982; Kruse & Wagner, 1994; Arndt, 1996) oder durch gesetzliche Vorlagen und berufspolitische Anforderungen an Pflegende enthalten sind (Berufsordnung, DBfK 1992; ICN, 1973) bleibt abstrakt, wenn keine Ist-Situation diesbezüglich erhoben wird. Als eine solche kann diese Studie verstanden werden.

Teil I
Begriffsbestimmung von Verantwortung, Pflegekultur und dem beruflichen Selbstkonzept

1. Der Verantwortungsbegriff in den Human- und Sozialwissenschaften

Verantwortung ist ein lang tradierter Begriff und wird in den unterschiedlichsten Disziplinen verwendet. Er «stammt ursprünglich aus der spätmittelalterlichen Gerichtssprache und bedeutet, gegenüber einem Richter für sein Tun Rechenschaft abzulegen, es zu begründen und zu verteidigen» (Brockhaus, 1988: 122). Damit legt das Rechtswesen seinen Schwerpunkt bei der Verantwortung auf den Schuld- und Strafaspekt, der dann von Bedeutung ist, wenn die Ursache von fehlerhaftem Verhalten nachgewiesen werden soll. Neben der Rechtswissenschaft hat auch die Philosophie eine lange Tradition der Betrachtung des Verantwortungsbegriffes, auf die noch näher einzugehen ist.

Viele verschiedene Wissenschaftsdisziplinen verwenden den Verantwortungsbegriff, stellen jedoch einen jeweils individuellen Bezug her. Die Pädagogik betrachtet die Mündigkeit, die Ethik moralische Prinzipien, die Psychologie die Entwicklung von Ich und Moral und die Sozialwissenschaft die soziale Interaktion. Bevor der Verantwortungsbegriff in der Pflegewissenschaft beschrieben wird sollen zunächst seine Wurzeln in den Disziplinen Philosophie und Sozialwissenschaften dargestellt werden.

Da im deutschsprachigem Raum die Begriffe **Verantwortung und Verantwortlichkeit** verwendet werden, sei hierzu zunächst eine Beschreibung der beiden Begriffe vorangestellt.

Während einige AutorInnen davon ausgehen, eine Differenz zwischen Verantwortung und Verantwortlichkeit könne nicht beschrieben werden, weil zum Beispiel kein allgemeiner Konsens darüber bestehe (Auhagen, 1994), zeigen andere Unterschiede auf (Kirchhoff, 1978; Kaufmann, 1989; Graumann, 1994).

Kaufmann (1989) zeigt Unterschiede zwischen Verantwortung und Verantwortlichkeit auf: «*Verantwortung* meint die Zuschreibung an eine Position oder Rolle, deren Aufgabenspektrum durch einen erheblichen Handlungsspielraum und entsprechende selbstständige Entscheidungszumutungen sowie hohes Folgenrisiko gekennzeichnet ist. *Verantwortlichkeit* meint die Zuschreibung an Personen bzw. Positionsinhaber als Fähigkeit, bestimmter Verantwortung, insbesondere jedoch der Kombination mehrerer und potenziell konfligierender Verantwortungen gerecht zu werden» (Kaufmann, 1989: 214f). Auch Kirchhoff (1978) und Graumann (1994) sehen in der Verantwortung eine Verpflichtung für eine Aufgabe, für die es gilt, Rechenschaft abzulegen. Unter Verantwortlichkeit verstehen Kirchhoff und Graumann ebenso wie Kaufmann die personale Disposition, Verantwortung zu übernehmen (vgl. auch Reichle, 1994). In Anlehnung an Weischedel (1958) geht Kirchhoff dabei von einer Grundverantwortung aus, aus der sich Verantwortlichkeit entwickeln kann, wenn Verantwortung zu einer dauerhaften Einstellung und damit zu einer inneren Haltung wird.

Auhagen (1999) stellt fest, dass die Begriffe Verantwortung und Verantwortlichkeit sich nicht klar trennen lassen und auch im allgemeinen Sprachgebrauch eher synonym verwendet als inhaltlich unterschieden werden. Mit Auhagen werden diese beiden Begriffe auch im weiteren Verlauf der Arbeit synonym verwendet.

1.1 Der Verantwortungsbegriff in der Philosophie

Die älteren Philosophen betonen den freien Willen des Menschen zu handeln und schreiben ihm dafür die alleinige Verantwortung zu. Aristoteles spricht dem Menschen generell die Verantwortung für sein Tun zu, wenn dieser sich freiwillig dazu entschieden habe. Die Klärung des freien Willens ist auch bei Kant zentral. Kant setzt mit seinem kategorischen Imperativ des «Du sollst» eine Regel fest: «Handle nur nach derjenigen Maxime, durch die du zugleich wollen kannst, dass sie allgemeines Gesetz werde» (Kant, 1975: 257f). Durch seinen Willen äußert der Mensch seine Freiheit, da dieser ihm ermöglicht, sich für die Vernunft und damit gegen seine Neigung zu entscheiden. Diese Vernunft wird durch das Gewissen kontrolliert, welches jeder Mensch als solches ursprünglich in sich hat.

Die moderneren Philosophen gehen davon aus, dass der Mensch nicht nur für sich und sein Tun verantwortlich ist, sondern auch für das kollektive zukünftige Wohl der Menschheit. Picht (1969) spricht von menschlicher Universalität der Verantwortung und meint damit, «dass im Atomzeitalter der Menschheit die Verantwortung dafür aufgezwungen ist, ob es eine zukünftige Geschichte der Menschheit geben wird oder nicht» (1969: 333f). Diese Universalität birgt jedoch die Gefahr, an konkreter Verbindlichkeit zu verlieren, da die Zuständigkeit[4] für

---

4 Picht setzt «Zuständigkeitsbereiche» synonym mit «Verantwortungsbereiche», gewichtet jedoch die Aufgabe als stärker verantwortungsbestimmend als seine/ihre TrägerIn. «Der Inhalt der Aufgaben bestimmt sich nicht aus dem souveränen Willen des Subjek-

eine Aufgabe immer *eines* Trägers der Verantwortung bedarf, weil sich die Verantwortung sonst auflöst. «Wo immer von Verantwortung gesprochen wird, geht man von der Voraussetzung aus, dass unsere geschichtliche Welt eine Struktur hat, die es erlaubt, in ihr Zuständigkeitsbereiche abzugrenzen» (Picht, 1969: 336). Picht sieht nicht nur die Verantwortung eines Trägers für die Erfüllung von Aufgaben, «sondern auch eine Verantwortung dafür, dass wir die neuen Aufgaben erkennen, für die noch niemand zuständig ist» (1969: 340f). Jonas (1984) spricht vom Prinzip der Verantwortung und beschreibt damit die kollektive Verantwortung für den Fortbestand der Menschheit.[5] Jonas geht von einer kollektiven Naturverantwortung aus und meint damit eine Macht *für* und nicht *über* die Menschheit. «Dass das ‹über› zum ‹für› wird, macht das Wesen der Verantwortung aus» (Jonas, 1984: 181). Die heutige Technik führe zu unüberschaubaren Handlungsketten, die eine neue Form der Verantwortung fordern, da derjenige, der eine Handlung initiierte mögliche Folgen u. U. nicht mehr vorhersehen kann. Jonas plädiert für eine freiwillige Begrenzung des Möglichen. Für Jonas ist Verantwortung eine Funktion von Wissen und Macht. Doch da, wo das Wissen begrenzt ist, nämlich in den Folgen des technischen Fortschritts, sollte die Menschheit die Freiheit zur freiwilligen Selbstbegrenzung wahrnehmen, um zukünftigen Generationen eine akzeptable Existenz auf dieser Erde zu sichern.

Einen Bezug der Verantwortungsethik zur Pflege stellt Remmers (1998) her. Im Vergleich von Habermas und Foucault weist Remmers nach, dass die beiden Ansätze komplementär zueinander sind und zugleich ein kritisches Instrumentarium bereitstellen, wenn es darum geht, pflegerelevante Situationen auf verant-

---

tes, das sich diese Aufgaben setzt, sondern er bestimmt sich durch die Struktur der Sachprobleme, die der jeweils Zuständige zu lösen hat (...)» (Picht, 1969, S. 336f). Nach Picht schafft der Mensch nicht seine Aufgaben, sondern umgekehrt, jede Aufgabe konstituiere ihr Subjekt.

5 Jonas (1984) stellt das Sein dem Nichtsein gegenüber mit der Überlegenheit von Zweck versus Zwecklosigkeit. Für den Menschen ergibt sich daraus eine absolute Pflicht zum Dasein. Um Dasein zu gewährleisten, bedarf es des Schutzes der Menschheit in ihrem Sosein. Oberster Grundsatz tiefster Verantwortung ist es, dafür zu sorgen, dass Menschen in Zukunft die Fähigkeit besitzen, verantwortlich zu handeln. Den Archetypus der Verantwortung sieht Jonas in der elterlichen Verantwortung: «Das Problem, an dem der ganze Versuch um eine Zukunftsethik krankt, ist, dass wir nicht wissen, wie wir die Motive erwecken können, die einigermaßen denen des Eltern-Kind-Verhältnisses ähnlich sind und zugleich eine ähnliche Kraft ausüben, wie sie dieses Grundbeispiel uns bietet. An der Kraft dieses Grundverhältnisses hilft die Natur mit. Man kann fast sagen, die Hormone arbeiten daran, dass es eine solche Opferbereitschaft, ein solches Sich-sorgen, einen Wachbleiber in der Nacht, ein Gar-nicht-danach-fragen, wie weit dieses oder jenes nun eigentlich vereinbar ist mit meinen augenblicklichen Tagessorgen, überhaupt gibt. Es wirkt hier die Unbedingtheit einer Verpflichtung.» (Jonas, 1990, S. 18f)

wortungsethische Fragen hin zu untersuchen. Bei dem Versuch, die Möglichkeiten einer Verantwortungsethik für die Pflege aufzuzeigen, stößt er auf die Grenzen der Systematisierbarkeit und Standardisierbarkeit pflegerischen Handelns. Er orientiert sich an den der Pflege eigenen interaktiven Prozessen und bedient sich der moralischen Idee der Perspektivenübernahme als analytisches Kriterium für eine Verantwortungsethik. In der Perspektivenverschränkung soll dem evaluativen Selbstverständnis von Patienten im pflegerischen Handeln Rechnung getragen werden. Weder subjektive Ethiknormierungen noch objektive juridische Ordnungsstrukturen werden der Komplexität der Pflege gerecht und bieten somit keine hilfreiche Kontrollfunktion in der Bestimmung eines verantwortungsethischen pflegerischen Handelns (Remmers, 1998). Die kontextualistische Orientierung, wie sie in Care-Ethiken aufgezeigt wird, dient der Erfassung von Verantwortung in der Pflege. Zur Ermittlung dessen entwickelt er interpretatorische Verfahren, die in einem mehrschichtigen Setting angelegt sind.[6] Remmers macht einen Anspruch auf advokatorische Ethik der Pflegenden geltend, um die asymmetrischen Strukturen von Hilfebeziehungen realiter ausgleichen zu können, statt diese idealiter in steter Wechselseitigkeit festzuschreiben.

Obwohl die vorliegende Arbeit nicht auf eine Ethik der Verantwortung abzielt, werden einige der aufgezeigten philosophischen Aspekte übernommen, wie die synonyme Verwendung der Begriffe Zuständigkeit und Verantwortung (Picht, 1969), der Begriff der kollektiven Verantwortung (Jonas, 1984), der jedoch in der Pflege in abgewandelter Form eine Rolle spielt und nicht, wie bei Jonas, den Schwerpunkt auf der Naturverantwortung (im Sinne der Verantwortung für den Fortbestand der Menschheit) hat. Von Remmers wird die Idee der Perspektivenübernahme für das weitere Verständnis von Verantwortung übernommen.

1.2 Der Verantwortungsbegriff in den Sozialwissenschaften

Um entwicklungsgeschichtliche Aspekte der Verantwortung aufzeigen zu können, sei hier zunächst auf die **Entwicklungspsychologie** eingegangen.

Die Entwicklungspsychologie versteht Verantwortung als ein Persönlichkeits-

---

6 Das Lösen von pflegerischen Handlungskonflikten im Sinne einer Verantwortungsethik kann nur unter Berücksichtigung der bestimmenden Handlungssituation und der ihr zugrunde liegenden pflegerischen interaktiven Prozesse zwischen Pflegenden und Patienten erfolgen. Die der pflegerischen Interaktion zugrunde liegenden Normen können, so Remmers, nicht ohne philosophische Reflexion ihrer generellen Begründungsfähigkeit reguliert werden. Es gilt universalistische Normen im Einzelfall zu konkretisieren.

merkmal, welches sich ein Leben lang entwickelt. Da in verantwortlichem Handeln sowohl kognitive als auch emotionale Bedingungen einfließen, handelt es sich um einen sehr komplexen Entwicklungsprozess. Psychoanalytische Entwicklungspsychologen datieren den Entstehungszeitraum erster Verantwortungsstrukturen schon in das Säuglingsalter, die jedoch noch nicht mit bewusster Verantwortung zu vergleichen sind (Wyss, 1970; Winnicott, 1965/1988). Entwicklungspsychologisch betrachtet erlebt der Säugling die ihn umgebende Umwelt ausschließlich aus seiner Perspektive und kann seine Bedürfnisse nur auf sich selbst richten. Erst durch die Verinnerlichung «der Leibhaftigkeit des anderen im Sinne eines Hemmfaktors» (Wyss, 1970: 77) gelingt es dem Subjekt, den anderen sozial zu behandeln. Damit postuliert Wyss diesen verinnerlichten Hemmfaktor zur entscheidenden Grundlage einer ersten, vorerst unbewussten, Verantwortungsstruktur. Winnicott (1965/1988) sieht in der Entstehung von Besorgnis beim Kind erste Formen von Verantwortung. «Besorgnis bezeichnet den Umstand, dass das Individuum sich um etwas *bekümmert* oder dass es ihm ‹etwas ausmacht›, dass es Verantwortung fühlt und übernimmt» (1965/1988: 93). Die ambivalente Beziehung des Babys zu seiner Mutter führt dazu, dass es ihr gegenüber erotische und aggressive Impulse gleichzeitig empfinden kann. Die Angst, durch eigene Aggressionen die Mutter zu verlieren, führt zu einem Schuldgefühl. Besorgnis (*concern*) macht dabei den positiven Aspekt des Schuldgefühls aus. Die Entwicklung der Verantwortung ist damit ein Prozess einer gesunden sozialen Interaktion, in der die Verantwortung für die eigenen Triebimpulse übernommen wird.

Nach Aebli (1989) koexistieren zwei Formen der Verantwortung, die situativ entscheiden, ob der Verantwortung mit spontaner Zielsetzung oder mit objektiven Normen begegnet wird.

Verschiedene Entwicklungspsychologen versuchen die Verantwortung und ihr verwandte Aspekte (wie die Moral) in Stufenmodellen darzustellen (Piaget 1954; Erikson, 1966; Kohlberg, 1968; Gilligan, 1982). Oft wird sich in der Literatur auf die moralischen Entwicklungsstufen von Kohlberg bezogen, dessen Schwerpunkt die kognitive Entwicklung ist (1968, 1995). Die Moral ist nicht mit Verantwortung identisch, muss aber als ein wichtiger Aspekt von Verantwortung verstanden werden (Auhagen, 1999). Gilligan (1982) untersuchte die weibliche Moralentwicklung und zeigt dabei drei Stufen auf:

1. Jugendliche beginnen Verantwortung zu übernehmen

2. eine vermehrte Normorientierung tritt ein, in der Verantwortung für andere übernommen wird und

3. eine zunehmende Gleichberechtigung zwischen Selbst und anderen stellt sich ein.

Gilligan spricht von «einer Ethik der Verantwortung als Kern der weiblichen Moralvorstellungen» (1982: 163). Rommelspacher (1992) kritisiert in ihrer Darlegung der weiblichen Moral zu recht, dass Gilligan das Selbstinteresse von Frauen an Beziehungen bruchlos unter Fürsorge subsumiert. Das verführt, so Rommelspacher, zur Idealisierung von Fürsorge und weiblicher Moral.

Erikson (1971, 1992) sieht ähnlich wie Gilligan, dass sich in der Entwicklungsphase der Jugendlichen Verantwortung besonders entscheidend prägt. Auch die aktuelle deutsche Rechtssprechung ist diesen Entwicklungsphasen der Verantwortung bei Kindern und Jugendlichen angepasst (Hommers, 1991).

Nicht nur die Moral, die als ein wichtiger Aspekt der Verantwortung verstanden werden kann, unterliegt einer Entwicklung, sondern auch die Zuschreibung der Verantwortung. Die Zuschreibung oder Attribution von Verantwortung entspricht dem menschlichen Bedürfnis, eine Ursache oder Erklärung für eine Handlungsfolge zu finden. Heider (1958/1977) entwickelt ein fünfstufiges Modell der Verantwortungszuschreibung, nämlich:

1. Assoziation,

2. Kausalität,

3. Vorhersehbarkeit,

4. Intentionalität und

5. Entschuldbarkeit, bzw. Rechtfertigung.

Assoziation beschreibt eine generelle Verbindung einer Person zu einer verantwortlichen Situation. So kann zum Beispiel «eine Person wegen der angeblichen schlechten Taten ihrer Kirche oder ihres Landes sogar noch Jahrhunderte später beschuldigt werden» (Heider, 1977: 137). *Kausalität* meint, dass jemandem die Verantwortung für sein Handeln zugeschrieben wird, ungeachtet dessen, ob dieses Verhalten beabsichtigt war oder nicht. *Vorhersagbarkeit* besagt, dass jemand für eine Handlung verantwortlich gemacht wird, wenn wir dieser Person unterstellen, sie hätte die eingetretenen negativen Nebenwirkungen dieser Handlung vorhersehen und deshalb vermeiden können. *Intentionalität* meint, dass eine Person ein bestimmtes Verhalten, trotz besseren Wissens, beabsichtigt hat und sich deshalb dafür zu verantworten hat. *Entschuldbarkeit* besagt, dass eine Person für eine begangene Handlung verantwortlich gemacht wird, jedoch Gründe erkannt werden, die diese Handlung rechtfertigen können. Fincham und Jaspers (1979) können die Stufenentwicklung Heiders bestätigen, ergänzen jedoch dieses Modell um eine sechste Stufe, die der *Mehrleistung (supererogation)*. Hierbei wird über die Verpflichtung hinausgehende Verantwortung zugeschrieben.

Für die weitere Untersuchung des Verantwortungsbegriffes werden folgende entwicklungspsychologische Aspekte übernommen. Verantwortung ist als ein Entwicklungsprozess einer positiven sozialen Interaktion zu verstehen und als eine solche lernbar. Um Verantwortung entwickeln zu können, ist die Fähigkeit zur Identifikation mit einer anderen Person bedeutsam. Es gibt kein festes Verantwortungsmuster. Stattdessen entscheidet das Individuum sich für ein Verhalten, je nachdem, ob spontane Zielsetzung oder objektive Normen in der jeweiligen Situation überwiegen.

In den **Sozialwissenschaften** wird der Verantwortungsbegriff unterschiedlich definiert. In der Bestimmung von Verantwortung lassen sich hier drei Richtungen ausmachen:

1. handlungstheoretische Begründung von Verantwortung (Kaufmann, 1989; Lenk, 1992),

2. Verantwortung als Leistung, um Ungewissheit zu binden (Preisendörfer, 1985; Mieg, 1994; Bayertz, 1995) und

3. Verantwortung als soziales Phänomen (Graumann, 1994; Auhagen, 1999).

Allen gemeinsam ist die Betrachtung der Verantwortung als soziale Funktion. Hierbei wird vor allem der interaktive Aspekt der Verantwortung betont (Auhagen, 1994; Graumann, 1994; Bayertz, 1995).

Die handlungstheoretische Orientierung der Beschreibung von Verantwortung fokussiert die Handlungsfähigkeit von Personen und gegebene Handlungsspielräume. «Bestimmt man nun Verantwortung als ‹Eintreten›(-Müssen), als ‹Einstehen›(-Müssen) eines Handlungssubjekts für Handlungsfolgen vor einer Instanz und gegenüber einem Adressaten, so wird unmittelbar die Anbindung des Verantwortungskonzeptes an Handlungen deutlich, denn dann konstituiert Handlungsfähigkeit Verantwortungsübernahmefähigkeit» (Lenk, 1992: 79). Lenk setzt damit Handlungsfähigkeit gleich mit der Verantwortungsübernahmefähigkeit und bezieht in die Analyse von Verantwortung sechs primäre Elemente mit ein, nämlich:

- *jemand:* Verantwortungssubjekt, -träger (Personen, Korporationen) ist
- *für:* etwas (Handlungen, Handlungsfolgen, Zustände, Aufgaben usw.)
- *gegenüber:* einem Adressaten
- *vor:* einer (Sanktions-, Urteils-) Instanz
- *in Bezug auf:* ein (präskriptives, normatives) Kriterium
- *im Rahmen eines:* Verantwortungs-, Handlungsbereiches verantwortlich (Lenk, 1992: 81 f).

Weitere Differenzierungskriterien von Verantwortung sind nach Lenk die Betrachtung des Zeitpunktes (ex ante, ex post[7]), die Möglichkeit von Sanktionen (formell, informell) und der Grad an Verbindlichkeit (Muss-, Soll-, Kann-Normen). Die Größe der Verantwortung wird durch die Komplexität der Aufgabe und dem damit verbundenen Handlungsspielraum bestimmt (Kaufmann, 1989).

Eine weitere Betrachtung der Verantwortung in den Sozialwissenschaften beruht auf der Grundannahme, dass Verantwortung als eine Leistung verstanden wird, und dazu dient, Ungewissheit zu binden (Preisendörfer, 1985; Mieg, 1994; Bayertz, 1995). Die Leistung ist dabei als eine Entscheidungsleistung zu verstehen, bestimmte Ermessensspielräume zu nutzen. Damit soll die vorhandene (soziale) Ungewissheit, die mit jeder Verantwortungssituation einhergeht, absorbiert, d.h. gebunden werden (Mieg, 1994). Mit Ungewissheit bezeichnet Mieg den «Mangel an Gewissheit hinsichtlich eines enscheidungsrelevanten Wissens» (einer Person oder einer Situation) (Mieg, 1994b: 61). Mieg bezieht sich dabei auf Luhmann (1964), für den Verantwortung dazu dient, Unsicherheit zu absorbieren und das Bewusstsein zu entlasten. Diese Ungewissheit stellt für Bayertz (1995) das Spezifische der Verantwortung dar. Mieg führt den Begriff Schadensrisiko ein und formuliert: «Fassen wir Verantwortung als Entscheidungsleistung auf, so ist die Ungewissheit sozusagen der Verantwortungsaspekt *vor* der relevanten Entscheidung, das Schadensrisiko der Aspekt *nach* der relevanten Entscheidung» (Mieg, 1995a: 209).

Bayertz (1995) untersucht, wie sich die Verantwortung historisch verändert, indem sie sich den gesellschaftlichen Entwicklungen anpasst. Zum modernen Verständnis über Verantwortung gehört beispielsweise die kollektive Verantwortung für die Zukunft der Menschheit (im Sinne Jonas, 1984), die Ausrichtung auf prospektive Verantwortung, die mit einer positiven Bewertung einhergeht, statt einer retrospektiven Verantwortung, die sich auf negative Ereignisse bezieht. Nicht nur Handeln, sondern auch Unterlassen spielt in dieser neuen Sicht von Verantwortung eine Rolle und weniger die Absicht (Intention) als vielmehr das Ergebnis (Folgen von Handlungen) rücken dabei in den Mittelpunkt der Betrachtung (Bayertz, 1995; Etzioni, 1996).

Der soziale Aspekt der Verantwortung wird vor allem von Graumann (1994) und Auhagen (1999) betont. Nach Graumann sind im Verantwortungsdiskurs die Pflicht und die Sorge immer beteiligt, welche den Last-Charakter ausmachen. Demgegenüber steht die Bindung, die ebenfalls eng mit der Verantwortung verbunden ist, und den sozialen Aspekt ausmacht. Für Graumann ergibt sich ein

---

7 Während der Ex-post-Begriff der Verantwortung stärker handlungsbezogen ist, ist der Ex-ante-Begriff primär ereignis- und zustandsbezogen (Birnbacher, 1995, S. 147).

dreistelliges Prädikat, wofür jemand Verantwortung übernehmen kann: für eine Person, für eine Sache oder für eine Handlung. «Ein Mensch handelt verantwortlich, wenn er unter der Berücksichtigung ethisch-moralischer Gesichtspunkte handelt und bereit ist, für die Folgen beziehungsweise die Konsequenzen seines Handelns einzustehen.» (Auhagen, 1999: 37)

Es lassen sich unterschiedliche Arten von Verantwortung aufzeigen, je nachdem, ob das Verantwortungssubjekt, der Verantwortungsbereich oder die Verantwortungsinstanz in den Mittelpunkt der Betrachtung rücken (Sänger, 1996). Das Verantwortungssubjekt kann z. B. für individuelle oder kollektive Verantwortung zuständig sein. Der Verantwortungsbereich kann z. B. bestimmen, ob es sich um eine Präventions- oder um eine Seinsverantwortung handelt. Die Verantwortungsinstanz legt fest, ob es sich z. B. um eine rechtliche Verantwortung (vor dem Gesetz) oder um eine religiöse Verantwortung (vor Gott) handelt (Sänger, 1996). Der Vollständigkeit halber seien noch die Begriffe verantwortungslos und unverantwortlich definiert. Von verantwortungslos ist die Rede, wenn eine Person die Verantwortung für eine Aufgabe nicht erkennt oder nicht ernst nimmt oder diese Verantwortung nicht auf sich nehmen will. Unverantwortlich sein bedeutet, wenn jemand Verantwortung übernimmt, seine Aufgabe aber wissentlich unsachgemäß oder überhaupt nicht zu lösen versucht (Riedel, 1996).

Folgende Aspekte fließen in die weitere Untersuchung mit ein: Verantwortung wird als soziales Phänomen verstanden und schließt Handlung (Entscheidungs-)Leistung und Moral mit ein. Ein spezifisches Element der Verantwortungssituation ist die Ungewissheit, welche durch Verantwortung gebunden werden soll. Je nachdem, ob das Subjekt, der Bereich oder die Instanz der Verantwortung betrachtet werden, ergeben sich unterschiedliche Arten von Verantwortung. Mit der Forschungsfrage nach dem Erleben der Pflegenden von Verantwortung wird vor allem das Verantwortungssubjekt untersucht und schließt die prospektive Betrachtung von Verantwortung ein.

1.3 Der Verantwortungsbegriff in der Pflegewissenschaft

Taking responsibility is another way to increase personal power (Ruth Ross)

Da ein großer Teil der pflegewissenschaftlichen Literatur aus dem angloamerikanischen Sprachraum stammt, sei hier zunächst eine **Differenzierung** der beiden im Englischen verwendeten Verantwortungsbegriffe: *accountability* und *responsibility* vorangestellt.

Obwohl sich die meisten AutorInnen dahingehend einig sind, dass ein Unterschied zwischen *accountability* und *responsibility* besteht, werden beide Worte oft synonym verwandt (Goulding und Hunt, 1991; Omerod, 1993). Im Folgenden sollen die wichtigsten, zum Teil auch widersprüchlichen Pflegepositionen bezüglich der beiden Begriffe aufgezeigt werden, um dann klare Arbeitsdefinitionen hierzu anzugeben.

Accountability wird einerseits mit Rechenschaftspflicht definiert (Lewis und Batey, 1982; Vaughn, 1989; Thompson et al. 1994) und andererseits aus zwei Komponenten zusammengesetzt:

1. das Übernehmen von Verantwortung und

2. das sich Rechtfertigen für das Getane (Holden, 1991; Champion, 1991).

Während *responsibility* delegiert werden kann, setzt *accountability* eine persönliche Annahme der Verantwortung voraus, die man nicht übertragen bekommen kann (Barret, 1975). *Responsibility* transportiert den Sinn für eine Verpflichtung im Sinne einer spezifischen Aufgabe und *accountability* ist eher übergreifend, beziehungsweise retrospektiv und bezieht sich auf einen Sinn für alle Angelegenheiten, die die Pflege betreffen (Claus und Bailey, 1977). *Responsibility* ist ein wichtiger Teil der *accountability* (Bergmann, 1991). Lewis und Batey definieren *responsibility* mit «Aufgabe, für die jemand zuständig ist» (1982, Part 1: 14), während sie *accountability* definieren mit «formale Verpflichtung Ziele, Prinzipien, Vorgehensweisen, Zusammenhänge, Ergebnisse, Einnahmen und Ausgaben, wofür man die Autorität besitzt, anderen gegenüber offen zu legen» (1982, Part 2: 10). Damit beschreiben sie *responsiblility* als eine Anforderung, derer es sich zu verantworten gilt und *accountability* als die formale Verpflichtung zur Rechtfertigung dessen, wozu die *responsibility* übernommen wurde.

Auch deutsche Autoren übersetzen die beiden Begriffe unterschiedlich. So vernachlässigt Graumann (1994) den *accountability*-Begriff und übersetzt *responsibility* mit Verantwortung *und* Verantwortlichkeit, während Kaufmann (1989) *accountability* mit Verantwortung und *responsiblity* mit Verantwortlichkeit übersetzt (1989: 214).

Zur Klärung werden, in Anlehnung an Manthey (1999), folgende Arbeitsdefinitionen verwendet. *Responsibility* ist die klare Zuteilung und Akzeptanz der Zuständigkeit, sodass jeder weiß, wer wofür zuständig ist. Dagegen ist *accountability* eine retrospektive Beurteilung über getroffene Entscheidungen oder ausgeführte Handlungen, um festzustellen, ob diese angemessen waren. *Accountability* kann beispielsweise durch Evaluation oder einen Rechenschaftsbericht ermittelt werden. Im deutschen Verantwortungsbegriff sind beide Aspekte verbunden, womit zugleich die aktuelle Zuständigkeit als auch die retrospektive Rechenschaftspflicht für eine Verantwortungssituation ausgedrückt werden kann.

Im Folgenden werden **pflegewissenschaftliche Aspekte der Verantwortung** aufgezeigt. Verantwortung wird in der Pflege als ein wichtiges Konzept verstanden, das nicht als eine zusätzliche Option für die Pflege zu verstehen ist, sondern integraler Bestandteil der Pflege ist (Emerton, 1992; Omerod, 1993). In Anlehnung an die berufsethischen Codes (Code of Conduct, 1992) des United Kingdom Central Council for Nursing, Midwifery and Health Visiting (UKCC) ist Verantwortung als ein übergeordneter Begriff zu verstehen, der alle Pflegenden betrifft, unabhängig von ihrem Tätigkeitsbereich. Verantwortung ist kein Abstraktum, sondern eine praktische Aufgabe, die während der gesamten beruflichen Laufbahn präsent bleibt (Mangan, 1994). Die Auseinandersetzung mit Verantwortung in der Pflege kann als ein Zeichen von professioneller Reife verstanden werden, da sie die Evaluation von Pflege fördert, was sich auf die Pflegequalität auswirkt (Chalmers, 1995).

In der Literatur wird immer wieder von verschiedenen Ebenen der Verantwortung gesprochen. Der besseren Übersicht wegen sei im Folgenden die Beschreibung der Verantwortung in der Pflege in Anlehnung an Sänger (1996) in drei Bereiche aufgeteilt, welche in der Frage zusammengefasst werden: *wer* ist *wofür wem* gegenüber verantwortlich? Die drei Bereiche sind:

1. das Verantwortungssubjekt, bzw. der oder die TrägerIn der Verantwortung;
2. der Verantwortungsbereich, also das betreffende Amt oder die Aufgabe und
3. die Instanz vor der es gilt, Rechenschaft abzulegen, wenn dieses erforderlich ist.

1.3.1 Zum Subjekt pflegerischer Verantwortung: die bzw. der Pflegende

Die Verantwortungssubjekte pflegerischer Verantwortung sind die Pflegenden selbst. In diesem Kapitel werden verschiedene Arten pflegerischer Verantwortung und die notwendigen Voraussetzungen, um Verantwortung übernehmen zu können, aufgezeigt. Es wird über den Umgang mit pflegerischer Verantwortung berichtet und der Frage nachgegangen, ob Verantwortung lernbar ist. Abschließend wird ein Pflegesystem (*primary nursing*) aufgezeigt, in welchem die pflegerische Verantwortung eine zentrale Rolle spielt.

Es werden **verschiedene Arten von pflegerischer Verantwortung** unterschieden. Holden (1991) unterscheidet persönliche und berufliche Verantwortung. Die persönliche Verantwortung liegt laut Holden darin, die Berufsethik auf die berufliche Praxis zu übertragen. Die berufliche Verantwortung bedeutet, den gegebenen Ermessensspielraum zum größtmöglichen Besten der Patienten auszunutzen.[8] Für Arend und Gastmans (1996) ist die Verantwortlichkeit eine Grundhaltung pflegerischen ethischen Handelns, die über die sorgende Zuwendung das Ziel des Wohlbefindens der Patienten erreichen will. Sie unterscheiden drei Arten von Verantwortlichkeit: kollektive, berufsgebundene und personengebundene Verantwortlichkeit. Die berufsgebundene und personengebundene Verantwortung fassen sie unter dem Begriff *individuelle Verantwortung* zusammen. *Kollektive Verantwortlichkeit* meint, dass eine Pflegende als Mitglied einer bestimmten Personengruppe gemeinsam mit ihren KollegInnen für die Förderung des Wohlbefindens der Patienten verantwortlich ist. Pflegerisches Handeln entspricht damit einer kollektiven Verantwortung der Pflegenden: «Pflegen ist die gemeinsame Übernahme von Verantwortung durch Pflegende für die Sorge um einen Mitmenschen zum Zwecke der Förderung des Wohlbefindens» (Arend und Gastmans, 1996: 68). *Berufsgebundene Verantwortlichkeit* hat jemand als Tätiger in einem bestimmten Beruf: «Sich hier der Verantwortung zu stellen, bedeutet für die Krankenschwester im Allgemeinen nichts anderes als nachzuweisen, in welchem Maße ihr Handeln in Übereinstimmung mit der dafür geltenden Abmachung steht («Regeln der Kunst» oder «*State of the art*»), und aus welchem Grund von diesen Abmachungen abgewichen wurde» (ebenda, S. 129). Die Autoren gehen davon aus, dass Pflegende im Grunde eine Art Vertrag schließen, wenn sie als Pflegende tätig werden, indem unausgesprochener Konsens darüber besteht, dass Pflegende auf die Art und Weise ihrer Diensterfüllung und damit ihrer Grundhaltung gegenüber ihrer Tätigkeit angesprochen werden können. *Personengebundene Verantwortlichkeit* hat jemand als Mensch mit besonderen Entscheidungs- und Entfaltungsmöglichkeiten; sie umfasst «die berufsgebundene, nicht kollektive Verantwortlickeit, aber darüber hinaus Aspekte wie Persönlichkeit, Charakter und Lebenshaltung» (1996: 127). Mit dieser Definition beinhaltet die persönliche Verantwortung die berufsgebundene Verantwortung und enthält zusätzlich persönliche Aspekte. Für einige PflegewissenschaftlerInnen gehört die personengebundene Verantwortlichkeit in der individuellen Gesundheitspflege ausdrücklich zur Berufsausübung, weil sie maßgeblich die Umsetzung des beruflichen Auftrages bestimmt (Arend und Gastmans, 1996; Styles, 1981). Nach Styles (1981) wird die

---

8 Die berufliche Verantwortung sieht sie in folgenden Bereichen: Erkennen, dass ein Patientenbedürfnis nicht mit dem übereinstimmt was ein Patient wirklich braucht; Vermeiden eines heimlichen Einverständnisses mit *noncompliant* Patienten; Unterstützung eines Patienten, der seine Behandlung ablehnt erst nach umfassender psychologischer Exploration; Verständnis über die psychologischen Verzweigungen von Einverständniserklärungen aus der Perspektive eines Klienten; Aufrechterhalten von notwendigen persönlichen und beruflichen Grenzen; Fördern kollegialer Arbeitsbeziehungen mit den Medizinern, die auf dem Gleichheitsprinzip basieren.

Entwicklung der Pflege stärker durch individuelle Überzeugungen als durch externe Berufskriterien vorangetrieben. Die persönliche Biographie einer Pflegenden prägt ihr Wertebewusstsein, welches sich positiv und negativ auf ihre berufliche Arbeit auswirken kann. «Die berufsgebundene Verantwortlichkeit der Krankenschwester gegenüber Patienten und Kollegen kann leicht mit diesen identitätsbestimmten persönlichen Werten und Normen kollidieren. Das Werte- und Normenmuster kann außer zur Energiequelle auch zum Stolperstein werden» (Arend und Gastmans, 1996: 140).

Schlettig und von der Heide (1995) führen zunächst die sachgebundene Verantwortung als Abgrenzung zur persönlichen Verantwortung ein, stellen jedoch dann fest, «dass es eine sachbezogene Verantwortung nicht geben kann, denn jede Sache dient einem Menschen oder einer menschlichen Gemeinschaft wie einem Krankenhaus» (1995: 58f.).

In Anlehnung an Holden (1991), Arend und Gastmans (1996) werden für die weitere Untersuchung folgende Arten von Verantwortung unterschieden: Berufliche bzw. berufsgebundene Verantwortung bezieht sich auf den Nachweis einer rechtmäßigen Pflege, d.h. es wird im besten Sinne der Patienten gehandelt. Die persönliche oder personengebundene Verantwortung bestimmt vor allem das *Wie* der Übertragung von berufsethischen Zielen auf die pflegerische Praxis. Berufliche und persönliche Verantwortung werden als individuelle Verantwortung verstanden. Demgegenüber steht die kollektive Verantwortung, die ein Pflegeteam für die Ausrichtung ihrer Versorgung von Patienten hat. Mit kollektiver Verantwortung wird also die Bereitschaft der einzelnen Teammitglieder verstanden, sich für dieses gemeinsame Ziel einzusetzen und unterscheidet sich damit von kollektiver Verantwortung im Sinne eines universalistischen Interesses (Jonas, 1984; Picht, 1969).

Als **Voraussetzungen, um pflegerische Verantwortung** (*accountability*) **zu übernehmen,** gelten berufliche Kenntnisse (Bergman, 1981; Omerod, 1993; Schlettig, von der Heide, 1995), *responsibility,* Autorität und Autonomie (Bergman, 1981; Lewis und Batey, 1982; Omerod, 1993).

Zu den **beruflichen Kenntnissen** zählen:

1. die Fachkenntnisse,

2. Fertigkeiten im Untersuchen, Beobachten und Interviewen und

3. ethisches Wissen[9] (Bergman, 1981).

---

9 Mit dem Umgang von ethischen Fragen in der Pflege beschäftigen sich u.a. Fry (1995) und Remmers (1998). Fry entwickelte, in Anlehnung an den ICN-Pflegekodex (1973)

Der Grad von Verantwortung kann durch vier Faktoren der beruflichen Kenntnis beeinflusst werden:

1. erworbenes Wissen,
2. praktische Fertigkeiten, die durch die Berufsausübung zu Fähigkeiten werden,
3. Erfahrungen, die im Berufsalltag gesammelt wurden und
4. die mit zunehmendem Lebensalter sich entwickelnde menschliche Reife (Schlettig, von der Heide, 1995: 56).

Bezüglich der berufsethischen Richtlinien wurden sowohl in den USA als auch in Deutschland mangelnde Kenntnisse bei Pflegenden nachgewiesen (Davis, 1991; Eilts-Köchling et al. 2000).[10] *Responsibility* wird durch die Stellenbeschreibung geregelt (Bergman, 1981) und steht somit in engem Zusammenhang mit der Autorität. **Autorität** wird definiert «als die rechtmäßige (legitime) Macht ein Amt auszuüben, bzw. eine Aufgabe zu erfüllen. Autorität leitet sich letztlich von drei Quellen ab:

1. Autorität in einer Situation,
2. Autorität durch Expertenwissen und
3. Autorität durch eine Position» (Batey und Lewis, 1982, Part 1: S. 14).

Autonomie «ist die Freiheit, Ermessensspielräume zu nutzen und bindende Entscheidungen zu treffen, welche mit der eigenen Ansicht über die Praxis und der Freiheit, solche Entscheidungen zu treffen, übereinstimmt» (Lewis und Batey, 1998, Part 2, S. 10).

---

ein Entscheidungsfindungsmodell in vier Schritten, die den Pflegenden helfen soll, die ethische und kulturelle Vielfalt an Problemen in der Pflegepraxis bewältigen zu können. Remmers (1998) entwickelte ein interpretatorisches Verfahren, welches auf den Ansätzen von Habermas und Foucault beruht, um die Begründungsfähigkeit pflegerischer Handlungssituationen mittels philosophischer Reflexion zu regulieren.

10 Davis (1991) interviewte amerikanische Pflegende (n = 27), die an einem Studiengang für einen Masters Degree teilnahmen und fand heraus, dass keine von ihnen den Inhalt des *Code for Nurses* (1976) der American Nurses' Association berichten kann. Eilts-Köchling und Mitarbeiter (2000) untersuchten den Bekanntheitsgrad berufsethischer Grundlagen bei Pflegenden. Lediglich 25% der Pflegenden, die sich an dieser Studie beteiligten, gaben an, die berufsethischen Grundregeln zu kennen. Bei genauerer Betrachtung der Ergebnisse zeigte sich jedoch, dass den Befragten die Ethikregeln nur unzureichend bekannt sind. Das bedeutet, dass Pflegende nach anderen Kriterien als nach den berufsethischen Grundregeln ihre klinische Praxis betreiben.

Diese Konzepte stehen in folgendem Zusammenhang: Berufliche Kenntnisse, *responsibility*, Autorität und Autonomie sind die notwendigen Voraussetzungen für *accountability*. *Accountability* erfährt seine Begrenzung, wenn Pflegende lediglich die Autorität des Expertenwissens, nicht aber die Autorität durch Position fordern können. Damit wird die Autorität durch die Position zu einer klaren Bedingung für *accountability* (Moloney, 1986). Das gilt ebenso für die Autonomie innerhalb der Bereiche, in denen die Pflege ihre Zuständigkeit hat. Die *accountability* der praktischen Pflege wird entscheidend bestimmt durch das gegebene Maß an Autorität der Pflegenden und durch das Maß der Entscheidungs- und Handlungsfreiheit der Pflegenden in ihrem Amt.

Neben diesen, in der pflegewissenschaftlichen Literatur übereinstimmenden Voraussetzungen für die Übernahme von Verantwortung, soll noch ein weiteres Konzept besprochen werden. Die sozialwissenschaftliche Verantwortungsforschung macht darauf aufmerksam, dass Verantwortung ein soziales Phänomen ist, welches auf Interaktion beruht (vgl. Graumann, 1994; Auhagen, 1999). Um diesem Beziehungsaspekt gerecht zu werden, bedarf es einer weiteren Voraussetzung, die der **interpersonalen Kompetenz**. Interpersonale Kompetenz wird auch mit sozialer Intelligenz oder sozialer Kompetenz bezeichnet und bedeutet «die Fähigkeit, Aufgaben, die im Umgang mit Personen auftreten, zu bewältigen» (Weinstein, 1986: 755). Interpersonale Kompetenz beschreibt die Fähigkeit der Pflegenden konstruktive Arbeitsbeziehungen zu Patienten, Teammitgliedern und Mitarbeitern anderer Gesundheitsberufe zu entwickeln und aufrecht zu erhalten. Die Beziehung der Pflegenden zu den Patienten wird von vielen PflegewissenschaftlerInnen als *der* wesentliche Aspekt der Pflege gesehen (Travelbee, 1966; Watson, 1996; Arnold und Boggs, 1999).

Zusammenfassend können folgende Voraussetzung für die pflegerische Verantwortung festgestellt werden:

1. berufliche Kenntnisse,
2. Autorität, die legitime Macht, die zu verantwortende Aufgabe auszuführen,
3. Autonomie, die Freiheit selbstbestimmte Entscheidungen zu treffen und
4. interpersonale Kompetenz.

Die im Englischen aufgezeigte *responsibility* lässt sich von ihrem Verständnis her unter dem Begriff der Autorität subsumieren.

Über den **Umgang mit pflegerischer Verantwortung** kommen PflegeforscherInnen zu unterschiedlichen Ergebnissen. Doona (1995) untersucht die Urteilsfindung von psychiatrischen Pflegenden, die Menschen mit eingeschränkter Urteilsfähigkeit pflegen. Sie kommt zu dem Schluss, dass die Pflegenden ihre beruflichen Entscheidungen als eine private Angelegenheit betrachten. Damit erleben die Pflegenden ihre beruflichen Entscheidungen nicht als berufliche Verantwortung, sondern als persönliche Verantwortung.

In gewisser Weise befinden sich die Pflegenden in einer paradoxen Situation, einerseits Verantwortung für Patienten zu übernehmen und diese andererseits schnellstmöglich dazu zu bringen, ihre eigene Verantwortlichkeit für sich selbst wieder zu übernehmen (Arend und Gastmans, 1996). Um ergänzende oder ersetzende Verantwortung übernehmen zu können, müssen Pflegende ein weitreichendes Verständnis für die Art der Verantwortlichkeit des Patienten sowie deren Möglichkeiten diese wahrzunehmen haben, so die Autoren. Sie schreiben den Pflegenden damit eine gewisse vermittelnde Rolle zu. «Den Patienten zu informieren und zusammen mit ihm zu überlegen, gehört zum Mittelpunkt der Verantwortlichkeit» (Arend und Gastmans, 1996: 133). Curtin (1982) beobachtet eine zunehmende Tendenz bei Pflegenden, die Verantwortung für spezifische Aufgaben zu leugnen. Eine Erklärung sieht sie in der überfordernden Situation der generellen Aufgaben. Sie kommt mit Menniger (1973) zu dem Schluss, dass das Verständnis von Faktoren, welche nicht kontrolliert werden können dazu führt, dass Pflegende die Verantwortung für Zuständigkeiten leugnen, welche durchaus kontrolliert werden können. Schlettig und von der Heide (1995) machen darauf aufmerksam, dass sowohl ein Zuviel als auch ein Zuwenig an Verantwortung in der Pflege zur Unzufriedenheit im Beruf führen kann. Holden (1991) zeigt Vermeidungsverhalten bei Patienten im Umgang mit Verantwortung auf[11], wie beispielsweise das Verschieben der Verantwortung auf andere. Es bleibt offen, ob dieses Vermeidungsverhalten auch auf Pflegende übertragen werden kann.

Eine für Pflegende relevante Frage bleibt: ist Verantwortung lernbar? Der Deutsche Berufsverband für Pflege (DBfK) legt in ihrem Berufsbild die «Bereitschaft und Fähigkeit zu verantwortlichem Handeln» als eine allgemeine persönliche Voraussetzung fest. Damit wird davon ausgegangen, dass PflegeschülerInnen diese Fähigkeit schon haben, bevor sie die Ausbildung beginnen. Das hat zur

---

11 Holden (1991) sieht sechs Ausdrucksformen der Vermeidung von Verantwortung bei Patienten: 1. zwanghaftes Verhalten, welches eine Wahlmöglichkeit verhindert, 2. Verschieben der persönlichen Verantwortung auf andere, 3. Leugnen, indem der Patient die Rolle des unschuldigen Opfers bekommt, 4. durch Kontrollverlust, wie «verrückt werden» und irrationales Verhalten, 5. Verweigern von Selbsthilfe, wodurch ein autonomes Verhalten vermieden wird und 6. Störung von Wünschen und Entscheidungen durch Betäuben von Gefühlen und der Entscheidung, sich nicht zu entscheiden (Holden, 1991, S. 401).

Folge, dass Verantwortung nicht als ein zu erlernendes Konzept in die pflegerische Ausbildung integriert wird. Das Phänomen der gesellschaftlich zugeschriebenen Verantwortung für die Berufsbiographie an die Individuen kann als ein gesamtgesellschaftlicher Prozess verstanden werden, der Individualisierung und Selbstsozialisation betont (Heinz und Witzel, 1995).

Der Theologe Wittrahm (1996) setzt sich für veränderte Ausbildungsstrukturen in der Altenpflege ein, die es SchülerInnen ermöglichen, Verantwortung mittragen zu lernen, um sie später allein übernehmen zu können. Er versteht unter eigenverantwortlichem Handeln in offenen Situationen eine ethische Schlüsselqualifikation in der Altenpflege, die es systematisch zu entwickeln gilt.[12] Wenn die ethisch-moralische Kompetenzentwicklung der Auszubildenden zum Ziel wird, benötigt die Ausbildungsinstitution hierfür ein integriertes Curriculum. Kontraproduktiv für eine solche Entwicklung sind «autoritärer Führungsstil, unklare Strukturen und konzeptionslose Pflegevorschriften» (Wittrahm, 1996: 19).

Primary nursing als eine besondere Form des Umgangs mit Verantwortung in der Pflege soll hier ausführlich dargestellt werden. *Primary nursing* ist, nach Manthey (1980) ein System der Organisierung von Pflege. Hall (1963) entwickelt einen Ansatz, den sie «professionell-orientierte Praxis» nannte (im Gegensatz zu funktionsorientierter Praxis bzw. Funktionspflege). Dieser Ansatz wurde von Manthey zum *primary nursing* weiter entwickelt.

Die Entstehung von *primary nursing* ist auf die damalige Berufsunzufriedenheit von Pflegenden in den USA zurückzuführen. Beklagt wurden die Frustration und das mangelnde Engagement von Pflegenden (hohe Fluktuation) sowie die fragmentierte und depersonalisierte Pflege. *Primary nursing* fand in vielen Ländern Zuspruch.[13]

---

12 Am Beispiel eines Musikers, dessen eigentliche Leistung in der Interpretation von Musikstücken liegt (das Beherrschen des Instrumentes wird vorausgesetzt) wird deutlich, dass die Richtschnur die Ästhetik ist. So folgert er für Pflegende, dass auch diese ihr Handwerk verstehen und die Ausdifferenzierung der Pflege durch die Orientierung an der Ethik erfolgt.

13 Nach den USA und Kanada führte Australien *primary nursing* ein (Hodgekinson, 1990). Ende der siebziger Jahre transferierten Kratz und Lee (1979) *primary nursing* von Australien nach Großbritannien, wo es großen Zuspruch fand (Ersser und Tutton, 1991; Black, 1992; Pearson, 1988; Wright, 1994). Von hier aus breitete sich *primary nursing* in viele Länder aus, wie Kanada (Fox, 1994), Finnland (Peräla und Hentinen, 1989), Nordirland (Mulholland, 1991) und die Niederlande (Nissen, Boumans und Landeweerd, 1997). In Deutschland findet *primary nursing* erst Anfang der neunziger Jahre Beachtung (Diehl 1991; Pittius 1992; Kellnhauser 1994).
In Großbritannien entwickelte sich aus dem Konzept des primary nursing eine Form, die heute flächendeckend eingeführt ist: die *named nurse* (Wright, 1992). Das Konzept

Manthey (1980) zeigt vier **Grundelemente**[14] auf:

1. Verantwortung (responsibilty),
2. Patientenzuteilung im Sinne der *case method,*
3. direkte Wege der Kommunikation und
4. «*Care giver as care planer*».

Für Manthey ist die Verantwortung der *primary nurse* über die Entscheidungen der Pflege von individuell zugesprochenen Patienten das Herzstück von *primary nursing,* welche durch den Pflegeprozess am leichtesten umzusetzen sei.[15] *Case method* bedeutet hier die Zuteilung, dass eine bestimmte Anzahl von Patienten einer *primary nurse* zugeteilt werden. Mit direkter Kommunikation ist gemeint, dass die *primary nurse* selbst mit allen Personen spricht, die für die Pflege des Patienten relevant sind. *Care giver as care planer* bedeutet, dass die *primary nurse* ihre geplante Pflege selbst umsetzt.

Während Manthey *primary nursing* als Organisationsform der Pflege beschreibt, gehen andere Autoren davon aus, dass *primary nursing* auf einer **Philosophie**[16] beruht (Hegyvary, 1982; Manley, 1990; Brown, 1991; Furlon, 1994; Watkins, 1994; Pontin, 1999).

Viele AutorInnen sehen die **Verantwortung als das Kernkonzept im *primary nursing*** (Schorr, 1977; Ciske, 1979; Manthey, 1980; Pearson, Carter, 1982; 1983; Evans, 1983; Williams, McGowan, 1995). Durch Forschung konnte festgestellt

---

der *named nurse* besagt lediglich, dass jede/r PatientIn bei der Aufnahme ins Krankenhaus eine Pflegende zugeteilt bekommt, die im weiteren Verlauf seines Aufenthaltes für ihn zuständig ist. Das bedeutet jedoch nicht, dass zwangsläufig im *primary-nursing-*System gearbeitet werden muss.

14 Sue Thomas Hegyvary (1982) setzt vier ähnliche Schwerpunkte: 1. *Verantwortung,* 2. *Autonomie*: 3. *Koordination* und 4. *umfassende Pflege* (Hegyvary, 1982, S. 3 f.).
  Primary nursing kann mit fünf A's und fünf C's charakterisiert werden, nämlich: accountability, advocacy, assertiveness, authority, autonomy und collaboration, continuity, communication, committment und coordination (Bond et al., 1991, S. 37).

15 Wenn zwischen Pflegender und Patient eine emotionale Dauerspannung herrscht, liegt es in der Verantwortung der Pflegenden diesen Patienten an Kollegen abzutreten.

16 Diese Philosophie kann am ehesten mit Begriffen wie Holismus und Humanismus beschrieben werden. Ersser und Tutton (1991) diskutieren, ob humanistische Pflege eine Sache der Philosophie ist oder eine Sache der Grundeinstellung von Pflegenden. Woods (1990) stellt fest, dass Ängste und Stress entstehen, wenn keine Stationsphilosophie vorhanden ist. Demnach ist hier das Wort Philosophie, wie wir es im Deutschen gebrauchen, zu hoch angesetzt und muss eher im Sinne eines holistischen oder humanistischen Leitmotivs verstanden werden.

werden, dass Verantwortung nicht nur ein wesentlicher Aspekt des *primary nursing* ist, sondern die Verantwortung der Pflegenden, die im *primary-nursing*-System arbeiten, eindeutig zunimmt. Im Vergleich zwischen *primary-nursing*-Stationen und *team-nursing*-Stationen zeigte sich die Zunahme der Verantwortung in folgenden Bereichen: Zunahme an spezifischen Entscheidungen bezüglich der zugewiesenen Patienten;[17] Abnahme des Einbindens der Stationsleitung in die Pflege; Zunahme an Kontakten zur Gemeinde und zu Angehörigen, um Entlassungsbedingungen zu klären; Zunahme an Kenntnissen über pflegerelevante Aspekte von Patienten mit der Folge einer umfangreicheren Information den Angehörigen gegenüber (Bond et al. 1991, part 2: 39). In gewisser Weise wird den Pflegenden durch *primary nursing* die Verantwortung wieder zurückgegeben (Mundiger, 1973). Von der Einführung des *primary nursing* profitiert vor allem die zweite Generation (Zander, 1985).

Primary nursing wurde **vielfach erforscht**. Eine Zunahme der Patientenzufriedenheit durch die Einführung von *primary nursing* bestätigen einige Studien (Howard, 1981; Culpepper et al. 1986; Wainwright, 1983; Gardner, 1991; Twardon et al. 1991; Bond, 1992). Auch die Berufszufriedenheit der Pflegenden konnte von vielen ForscherInnen nachgewiesen werden (Bond, 1990; Gardner, 1991; Kaban, 1990; McMahon, 1990). Andere Untersuchungen haben diesbezüglich keine Unterschiede feststellen können (Giovanetti, 1986). Diese Diskrepanz wird unter anderem mit dem Messzeitpunkt erklärt, da die Evaluation von *primary nursing* häufig zu früh ermittelt wird, noch bevor die Pflegenden die Veränderungen in der Praxis festigen konnten (Mead, 1991). Etwa ein halbes Jahr nach der Einführung eines neuen Arbeitssystems ist der Stresspegel bei Pflegenden in den USA erfahrungsgemäß am größten und sinkt dann wieder. Viele Untersuchungen verglichen die Berufszufriedenheit vor der Einführung und etwa ein halbes Jahr nach der Einführung, was automatisch zu Messfehlern führen muss (Bond, 1990). Marram van Servellen (1981) untersuchte über 100 Kliniken auf ihre *primary-nursing*-Strukturen und stellte fest, dass diese in der Praxis große Unterschiede aufweisen bezüglich Rollenkonsistenz, Struktur der Pflege, Kosten- und Qualitätsergebnisse. Thomas und Bond (1991) zeigen auf, dass die mangelnde Definition von *primary nursing* Ergebnisse nur schwer vergleichbar machen. Dennoch führt das systematische Implementieren von *primary nursing* zu organisatorischen

---

17 Weil die *primary nurse* ihre Pflege nicht nur plant, sondern diese auch selbst ausführt, fallen für sie auch unliebsame Aufgaben an, für deren Ausführung sie verantwortlich ist (Holmes, 1987). Lampe (1988) weist Vorwürfe zurück, Pflegende wollten keine 24-Stunden-Verantwortung für Patienten übernehmen und beweist das Gegenteil. Salamone (1983) macht darauf aufmerksam, wie wichtig eine vorherige Bestimmung von Verantwortung ist, bevor *primary nursing* auf einer Station implementiert wird. Selbst in der Kurzzeitpflege ist *primary nursing* gut möglich (Ojeda, 1976).

Veränderungen einer Klinik, die vorausgesagt werden können (Deiman, Noble, Russel, 1984).

Die Arbeit eines Pflegeteams im *primary-nursing*-System kann als eine effektive Methode verstanden werden, Verantwortungsstrukturen im Team sichtbar zu machen und zu klären. Bisher gibt es keine alternative Methode zum *primary nursing*, welche die Verantwortungsstrukturen eines Pflegeteams klarer präsentiert.

1.3.2 Zum Bereich pflegerischer Verantwortung: die Pflege

Der Verantwortungsbereich der Pflege ist die Pflege selbst. Und genau das macht das Aufzeigen des Verantwortungsbereiches schwierig. Diese Schwierigkeit hat verschiedene Gründe, wovon im Folgenden zwei wesentliche diskutiert werden sollen:

1. das Problem der inhaltlichen Bestimmung von Pflege und
2. die rechtliche Zuordnung der Pflege zur Medizin.

Die **inhaltliche Bestimmung der Pflege** ist nicht einfach, da Pflege ganzheitlich arbeitet und sich nicht nur auf eine Tätigkeit fixiert (Clift, 1992). Die Robert Bosch Stiftung distanziert sich in ihrer Denkschrift zur Pflegewissenschaft von einer exakten Definition der Pflege: «Es ist nicht möglich und wäre aus wissenschaftlicher Sicht kaum wünschenswert, eine endgültige und umfassende Definition der Pflege anzubieten» (1996: 10). Deshalb verweist sie auf zentrale Schlüsselbegriffe der Pflege wie «Selbst- und Körperkonzept, Verantwortung, Interaktion, Kommunikation, Entwicklungsfähigkeit und Autonomie der zu Pflegenden» (ebenda: 10). Das hat zur Folge, dass es Pflegenden in der Praxis schwer fällt, die volle Verantwortung für ihr Tun zu übernehmen (Ashworth, 1980). Ashworth vermutet, dass Pflegende zu wenig Rollenmodelle, besonders während der Ausbildung haben. «Selbst wenn sie Auszubildende über *responsiblity* und *accountability* in der Patientenpflege unterrichten, so sind sie selten in der Lage ihre Lehre zu demonstrieren, weil sie selber nicht für Patienten verantwortlich sind.»

Einen Versuch, die Verantwortungssituation der Pflegenden in den Kliniken auch rechtlich zu ändern, unternahmen Mitte der neunziger Jahre die Städtischen Kliniken Münchens, durch eine Aufteilung in Grund- und Behandlungspflege.[18] Die

---

18 Die Begriffe Grund- und Behandlungspflege sind in den sechziger Jahren von Betriebswirtschaftlern aus dem Amerikanischen ins Deutsche übersetzt worden, um pflegerische Leistungen Kostenstellen zuordnen zu können (DBfK, 2000, Stellungnahme des Landesverband Bayern des DBfK zum Fachgespräch mit dem Bayerischen Sozialministerium für Arbeit und Sozialordnung am 19. Januar 2000).

allgemeine oder Grundpflege wurde als eine der Pflege originäre Aufgabe verantwortungsrechtlich der Pflege unterstellt. Über diesen Bereich hatten Pflegende die alleinige Führungsverantwortung. Die spezielle oder Behandlungspflege, wird durch Diagnostik und Therapie bestimmt und bedurfte nach wie vor der Anordnung und Überwachung eines Arztes. Die Debatte hierzu wurde vor allem von Medizinern öffentlich rege geführt. Die Befürworter sahen in dieser Maßnahme, die Dienstordnung der Städtischen Kliniken der Münchner Landeshauptstadt zu ändern, eine Stärkung (Schulte-Sasse, 1997), während die Kontrahenten diese Neuregelung für gesetzeswidrig hielten und auch die allgemeine Pflege von Ärzten kontrolliert sehen wollten (Ulsenheimer, 1997; Maas, 1997). Obwohl Krohwinkel schon 1993 auf die Unbrauchbarkeit der Einteilung in Grund- und Behandlungspflege hingewiesen hatte, wurde die Dienstordnung der Münchner Kliniken in diesem Sinne geändert. Auch der Deutsche Berufsverband für Pflegeberufe (DBfK) spricht sich gegen eine Trennung von Grund- und Behandlungspflege aus und hält die Übernahme dieser Begriffe in das Sozialgesetzbuch (SGB) für eine Fehlentwicklung (DBfK, 3/2000). Diese künstliche Trennung führt lediglich zu Bürokratismus und Ressourcenverschwendung durch Überregulierung (DBfK, 3/2000).

Krohwinkel (1993) sieht drei Hauptverantwortungsbereiche für Pflegende im Rahmen einer ganzheitlich orientierten Prozesspflege vor:

1. direkte Pflege (ausgerichtet an den AEDL[19]),
2. die Pflegedokumentation und
3. die pflegerische Arbeitsorganisation.

«In diesen drei Bereichen erfasst die Pflege den Bedarf. Hier hat sie die Entscheidungs-, Durchführungs- und Evaluationsverantwortung. Die Verantwortung bezieht sich auf pflegerische Aufgaben, pflegerische Methoden und Ressourcen zur Pflege in allen Phasen des Pflegeprozesses» (1993: 33). Zwei weitere Verantwortungsarten sieht Krohwinkel vor. In Bezug auf medizinische Diagnostik und Therapie übernehmen Pflegende Durchführungsverantwortung. Für Kooperations- und Koordinationsleistungen liegt eine aktiv unterstützende Verantwortung der Pflegenden darin, sich mit anderen Berufsgruppen und Arbeitsbereichen abzustimmen. Dieses von Krohwinkel entwickelte Modell wurde 1992 in die Berufsordnung des DBfK übernommen. Van Maanen (1999) zeigt sechs Bereiche der Zuständigkeit von Pflegenden auf, die sich über ein Kontinuum von präventiver

---

19 AEDL bedeutet Aktivitäten und existenzielle Erfahrungen des Lebens und bezieht sich auf das Pflegemodell von Roper, Logan und Tierney (1980, 1987).

Pflege über kurative und rehabilitative Pflege bis hin zur terminalen Pflege erstrecken. Diese Bereiche sind:

1. Gesundheitsförderung, Gesundheitserziehung,
2. Prävention (primär, sekundär und tertiär),
3. Hemmung der Entstehung von Krankheiten,
4. Betreuung von Kranken und Behinderten,
5. Rehabilitation und
6. palliative Pflege (van Maanen, 1999).

Einige PflegewissenschaftlerInnen sehen noch weitere Optionen für Pflegende, wofür sie in der Zukunft Verantwortung zu übernehmen haben. Hostik (1994) sieht Pflegende in der Verantwortung, sich zukünftig stärker für pflegerische Modelle in der Praxis einzusetzen, um Pflegende und Klienten zu einer partnerschaftlichen Arbeit zu ermutigen. Der rein medizinische Blickwinkel begrenze die Optionen für Patienten und vergrößere die Abhängigkeit der Pflegenden von der Medizin. Die Suche nach alternativen Modellen kann diesem entscheidend entgegenwirken.[20]

Die **rechtliche Subsumierung der Pflege zur Medizin** stellt ein weitreichendes und folgenschweres Problem für die Pflege dar. Jahrelang wurde die Pflege als Appendix der Medizin betrachtet. Noch heute wird der Pflegeberuf als Heilhilfsberuf beschrieben. «Ein besonderes Problem im Bereich der Krankenhauspflege, der Pflege als Mitarbeit bei ärztlicher Behandlung und der häuslichen Krankenpflege ist, dass diese pflegerischen Verrichtungen nach der Systematik des Sozialgesetzbuches (SGB) V unter ärztlicher Gesamtverantwortung stehen, das heißt vom Arzt angeordnet und überwacht werden» (Igl, 1998: 51). In seinem Gutachten über haftungsrechtliche Fragen in der Pflege differenziert Böhme (1997) dieses weiter aus. Böhme zeigt drei Arten von Verantwortung auf, die im Haftungsrecht unterschieden werden:

1. Eigenverantwortung,
2. Führungsverantwortung und
3. Handlungsverantwortung.

---

20 Verantwortung in der psychiatrischen Pflege kann bedeuten, Krankheiten aus pflegewissenschaftlicher Perspektive neu zu definieren. Die Depression wird z. B. aus medizinischer Sicht definiert als: «psychische Erkrankung, hervorgerufen durch eine chemische Gleichgewichtsstörung im Gehirn». Alternativ definiert Hostik dieses Phänomen, mit «angemessenes Gefühl als Reaktion auf eine aktuelle Situation» (Hostik, 1994, S. 674).

Der Grundsatz der Eigenverantwortung besagt, dass jeder Funktionsträger im Rahmen der ihm zugewiesenen Aufgaben eigenverantwortlich haftet. Die Führungs- oder Anordnungsverantwortung bedeutet, dass die Richtigkeit und korrekte Übermittlung einer Anordnung ebenso durch die anordnende Person zu verantworten ist, wie die sachgemäße Anleitung und Kontrolle der ausführenden Mitarbeiter. «Der Arzt trägt die Führungsverantwortung für die ärztliche Tätigkeit, und zwar auch gegenüber dem insoweit nachgeordneten Personal» (Böhme, 1997: 53). Dem angewiesenen Mitarbeiter obliegt die Handlungs- oder Durchführungsverantwortung, die besagt, dass er für die sachgerechte Ausführung einer Anordnung haftet und der Pflicht unterliegt, Aufgaben abzulehnen, zu deren Durchführung er sich nicht in der Lage sieht. In Anlehnung an Böhme sind die Verantwortungsebenen wie folgt zu gliedern:

Tabelle 1: Verantwortungsebenen im Krankenhaus (in Anlehnung an Böhme, 1997: 55)

Träger	Führungsverantwortung: dienstlich
Pflegedienstleitung	Führungsverantwortung: fachlich
Stationsleitung	übertragene Aufgaben aus der Führungsverantwortung: fachlich
Arzt	Anordnungsverantwortung: ärztlich fachlich
Pflegemitarbeiter	Handlungsverantwortung

Der Kernkonflikt liegt hierbei in der Anordnungsverantwortung der Ärzte. Einerseits haben Ärzte lediglich die Anordnungsverantwortung für ihre ärztliche Tätigkeit sind aber andererseits dem so genannten «nachgeordneten Personal» mit einer Führungsverantwortung vorangestellt. Es werden also pflegerische Verrichtungen der Gesamtverantwortung der Ärzte unterstellt, obwohl die Ärzte in aller Regel keine pflegerische Ausbildung vorweisen können.

Böhme (1997) legt ein Gutachten über das Haftungsrecht und Pflegeversicherungsfragen vor. Er zeigt unterschiedliche Haftungsregelungen auf, je nachdem ob es sich um die Eigenverantwortung einzelner Mitarbeiter oder um Organisationsverantwortung geht. Während die persönliche Verantwortung im Strafrecht regelmäßig im Vordergrund steht, liegt der Schwerpunkt im Zivilrecht in der Regel in der Organisationsverantwortung.[21] Damit Pflegende ihrer Verantwortung im Sinne jeweils gebotener Sorgfaltspflicht nachkommen können, empfiehlt

---

21 Die Organisationsfreiheit des Trägers kann durch den individuellen Fachvorbehalt der einzelnen Mitarbeiter begrenzt werden. Die Pflegedienstleitung besitzt gegenüber den ihr nachgeordneten Mitarbeitern ein Durchsetzungsrecht beispielsweise durch die Einführung von Pflegestandards.

Böhme klare Stellenbeschreibungen. Klare Regelungen ermöglichen, Grenzen der Verantwortung aufzuzeigen. Auch Pflegehilfskräfte sind eigenverantwortlich für ihr Tun. Das Problem liegt hierbei in der persönlichen Einschätzung einer Hilfskraft, wann sie eine examinierte Pflegende hinzuzieht. Da Hilfskräfte das oft schwer einschätzen können, empfiehlt Böhme, verstärkt innerbetriebliche Fortbildungen anzubieten. Auch in einer Pflegevisite sieht er Vorteile für die Organisation, wenn diese in jeder Schicht einmal durchgeführt würde.

Die leitende Pflegefachkraft haftet durch die fachliche Führungsverantwortung für folgende Verantwortungsbereiche:

- «die fachliche Planung der Pflegeprozesse,
- die fachgerechte Führung der Pflegedokumentation,
- die an dem individuellen Pflegebedarf orientierte Einsatzplanung der Pflegekräfte,
- die fachliche Leitung der Dienstbesprechungen innerhalb des Pflegedienstes» (Böhme, 1997: 73).

Igl (1998) erstellte ein Gutachten über Vorbehaltsaufgaben in der Pflege und kommt zu dem Schluss, dass die Einführung von Vorbehaltsaufgaben für die Pflege möglich ist, wenn einige kleinere Gesetzesveränderungen vorgenommen würden. Diese Novellierungen beziehen sich auf das Krankenpflegegesetz und auf das Sozialgesetzbuch V. Auch ein direktes vertragliches Abkommen der Pflegenden mit den Krankenkassen, im Sinne eines eigenen Delegationsrechtes hält Igl für möglich (1998: 38). Einiges spricht für eine Reformierung der Gesetze, um Pflegenden Vorbehaltsaufgaben zusprechen zu können. Im Folgenden seien einige der Argumente von Igl aufgezeigt. Die bisherige, im Recht verankerte Aufteilung in Grund- und Behandlungspflege entspricht nicht den neuesten pflegewissenschaftlichen Erkenntnissen. Diese Differenzierung vernachlässigt die überwachenden und evaluierenden Anteile der Pflegetätigkeit (Igl, 1998: 58). Die internationale Diskussion der Weltgesundheitsorganisation (WHO) und der Europäischen Union (EU) zeigen die Notwendigkeit einer autonomen pflegerischen Fachlichkeit auf, die nicht der Appendix der Medizin sein sollte. Igl hält eine strikte Festlegung von Vorbehaltsaufgaben im Sinne einer ausschließlichen Zuordnung für verfassungsrechtlich bedenklich und empfiehlt, in Anlehnung an die Praxis in Frankreich und Österreich eine Trennung der Aufgaben in drei Bereiche:

1. den Bereich der Pflege,
2. den Kooperationsbereich zwischen Pflege und Medizin und
3. den der Medizin untergeordneten Bereich.

Entscheidend dabei sei die Klarstellung, «dass jeder Pflegeprozess einer pflegefachlichen Diagnose, Planung und Auswertung, also zumindest der fachlichen Verantwortung einer ausgebildeten Kraft bedarf» (Igl, 1998: 60). Damit plädiert Igl für die rechtliche Verankerung der Gesamtverantwortlichkeit der Pflegenden für den Pflegeprozess.

1.3.3 Pflegewissenschaftliche Verantwortung: Instanz

Pflegende haben sich vor insgesamt sechs Instanzen zu verantworten:

1. vor sich selbst,
2. den Patienten und deren Familie,
3. dem Pflegeteam und MitarbeiterInnen anderer Gesundheitsberufe,
4. der/dem ArbeitgeberIn,
5. dem Pflegeberuf und
6. vor der Gesellschaft.

In der Verantwortung **sich selbst gegenüber** wird vor allem die Verpflichtung gesehen sich beruflich «up to date» zu halten, also immer auf dem neuesten Stand der wissenschaftlichen Forschung zu handeln (Thompson et al. 1988). Tatsächlich handelt es sich hierbei um eine Verpflichtung, die auch der Verantwortung gegenüber dem Pflegeberuf zugeordnet werden kann.

Die besondere Verpflichtung **gegenüber den Patienten und ihren Familien** wird dabei immer wieder betont (Pyne, 1992; Melia, 1995). Hunter (1994) beschreibt die Verantwortung der Pflegenden gegenüber den Patienten aus der Sicht von OP-Pflegenden.[22] Arndt (1996) beschreibt eine Ethik der Verantwortung, die primär dem Patienten zugute kommt. Sie beruft sich dabei auf die berufsethischen Regeln des ICN (International Council for Nurses).[23] Diesen werden fünf Prinzipien zugeordnet, nämlich:

---

22 Dem Patienten gegenüber haben OP-Pflegende vor allem zwei bedeutende Aspekte der Verantwortung einzuhalten. Diese sind 1. das Recht der Patienten auf Information und 2. das Recht des Patienten, dass sein OP-Termin nicht kurzfristig auf einen anderen Termin verschoben wird, wenn z. B. ein Notfall oder Krankheit des Personals dieses notwendig machen.

23 ICN-Pflegekodex (1973) beinhaltet die Schwerpunkte: 1. Gesundheit fördern, 2. Krankheit verhüten, 3. Gesundheit wieder herstellen und 4. Leiden zu lindern.

1. das Prinzip der Achtung vor dem Wert des Lebens,
2. das Prinzip des Guten und Richtigen,
3. das Prinzip der Gerechtigkeit und Fairness,
4. das Prinzip der Wahrheit und Ehrlichkeit und
5. das Prinzip der individuellen Freiheit und Selbstbestimmung.

Das letzte Prinzip wird dabei durch alle vorhergehenden eingeschränkt.

Die Verantwortung gegenüber dem **Pflegeteam und MitarbeiterInnen anderer Gesundheitsberufe** ist oft mit Problemen verbunden. Watson (1995) spricht hier vom Problem der *multiple accountability*. Besonders häufig geraten dabei die eigenen moralischen Vorstellungen mit den institutionellen Strukturen und mit anderen Berufsgruppen (vorzugsweise der Medizin) in Konflikt. Dieses Problem wurde von Murphy (1978) schon vor über 20 Jahren beschrieben und sieht die zentrale Ursache in der Krankenhaushierarchie, in der die Pflegenden den Medizinern unterstellt sind. Stein (1967) beschreibt hierzu das *doctor-nurse-game*, in dem Pflegende zwar Entscheidungen treffen, jedoch eine Art der Kommunikation wählen, die wie ein Vorschlag klingt. Das hat zur Folge, dass letztlich der Eindruck bleibt, eigentlich habe der Arzt die Entscheidung getroffen.

Auch die Verantwortung gegenüber der/dem **ArbeitgeberIn** kann Konflikte mit sich bringen. Als besondere Konfliktbereiche sehen Thompson, Melia und Boyd (1988) die Kooperation zwischen Pflegenden und Medizinern sowie Probleme, ausgelöst durch die Krankenhaushierarchie. Haftungsrechtlich gesehen besteht zwischen Pflegenden und Patienten keine besondere vertragliche Beziehung (Böhme, 1997). Der rechtliche Leistungserbringer (Träger der Institution) steht mit einem Betreuungsvertrag[24] dem Leistungsempfänger (Patienten) gegenüber in Beziehung und mit einem Arbeitsvertrag dem tatsächlichen Leistungserbringer (Pflegenden) gegenüber. Die tatsächlichen Leistungserbringer, sprich Pflegende, haften dem Leistungsempfänger gegenüber nicht auf Grund eines Vertrages, sondern allenfalls außervertraglich nach den für alle geltenden Bestimmungen des bürgerlichen und des Strafrechts. In diesem Dreiecksverhältnis treten Rechtsbeziehungen in der Regel erst bei einem Zwischenfall auf.[25] (Böhme, 1997)

Jameton (1993) zeigt das Dilemma auf, wie Differenzen zwischen der individuellen und kollektiven Moral Stress erzeugen. Die Krankenhaushierarchie ist hieran mit drei Aspekten beteiligt.

---

24 Fälschlicherweise von Böhme als Dienstvertrag gekennzeichnet (Böhme, 1997, S. 9).
25 Solche Zwischenfälle verdeutlichen Aspekte, wie die persönliche Verantwortung für eine unerlaubte Handlung (§§ 823 ff, BGB) sowie Aspekte der strafrechtlichen Verantwortlichkeit. Wird der Vorwurf der fahrlässigen Handlung erhoben, spielt die Vorhersehbarkeit eine entscheidende Rolle.

1. Die Mediziner erheben zuviel Anspruch auf Entscheidungsmacht in Bezug auf die Pflegenden.
2. Die Krankenhausbürokratie kreiert dadurch ein Problem, in dem sie dem konkret Messbaren mehr Verantwortung zuspricht als den Tätigkeiten, welche die Pflegende-Patienten-Beziehung ausmachen, wie unterstützende und fürsorgende Aspekte.
3. Entlohnung und Status sind zwischen Medizinern und Pflegenden extrem ungleich verteilt.

Pflegende können diesen Oppressionen mit mehr Information und stärkerer positiver Bewertung ihrer pflegerischen Tätigkeiten entgegenwirken (Jameton, 1993).[26] Sich gegenüber dem **Pflegeberuf** berufsrechtlich zu verantworten ist in Deutschland aufgrund der geltenden Rechtsordnung nicht möglich. In anderen Ländern, wie beispielsweise in Großbritannien, gibt es hierfür die Pflegekammer (UKCC).[27] Eine solche rechtliche Vertretung existiert für Pflegende in Deutschland nicht. Mit der Frage einer möglichen Einrichtung einer Pflegekammer in Deutschland befasste sich Plantholz (1994) im Rahmen eines Gutachtens. Eine solche Selbstverwaltung der Pflege durch eine Körperschaft des öffentlichen Rechts hätte bedeutsame Auswirkungen auf den Verantwortungsbegriff in der Pflege. Damit würden Pflegende selbst rechtliche Möglichkeiten und Grenzen des Pflegeberufes festlegen und berufsethische Regeln bestimmen, deren Verbindlichkeit durch eine Pflegekammer Nachdruck verliehen wird. Nach Plantholz ist die Pflege durchaus verkammerungsfähig, wenn zuvor das Krankenpflegegesetz (1985) und das Sozialgesetzbuch V in Einzelpunkten novelliert würden.[28] Die bisherige Gesetzgebung sieht

---

26 Er sieht eine starke Diskrepanz zwischen Macht (der Mediziner) und Machtlosigkeit (der Pflegenden) und ist davon überzeugt, dass diese nur Pflegende selbst auflösen können.
27 Der große Einfluss einer Pflegekammer auf den Verantwortungsbegriff wird deutlich, wenn wir uns die Statuten der britischen Pflegekammer ansehen, des United Kingdom Central Council for Nursing, Midwifery and Health Visiting (UKCC, 1989; 1992). Das UKCC ist seit 20 Jahren (1979) fester Bestandteil der britischen Pflege (siehe Rechenschaftsbericht des UKCC, 1999, vgl. Robinson, 1995). In Deutschland ist die Einrichtung einer Pflegekammer eine Landesangelegenheit und muss in jedem Bundesland unabhängig diskutiert werden. In 10 Bundesländern wurden hierzu bisher Arbeitskreise eingerichtet (Baden Württemberg, Bayern, Bremen, Berlin, Brandenburg, Hessen, Nordrhein-Westfalen, Rheinland-Pflaz, Saarland, Thüringen, Stand 1999). In Bayern hat die SPD die Einführung einer Pflegekammer in ihr Regierungsprogramm aufgenommen (1998, S. 23).
28 Um die Pflege verkammern zu können, muss der Pflegeberuf als ein freier Beruf gelten. Diese Einordnung ist jedoch nicht ganz einfach, da ein «freier Beruf» kein eindeutiger Rechtsbegriff, sondern ein soziologischer Begriff ist.

zwar eine Eigenverantwortlichkeit der Pflegenden in Kliniken vor, jedoch keine Letztverantwortlichkeit, da es in den Krankenhäusern keinen arztfreien Raum gibt. Den Anspruch auf eine eigene berufständische rechtliche Vertretung leitet Plantholz u. a. aus der Tatsache ab, dass Pflegende «originäre, nicht aus dem ärztlichen Tätigkeitsfeld abgeleitete Aufgaben» erfüllen (Plantholz, 1996: 54).

Die Verantwortung gegenüber der **Gesellschaft** findet seinen Ausdruck in dem Satz: Im besten Interesse der Patienten zu handeln. Dieses wird durch die Bürokratie einer Klinik überwacht oder eingefordert. Hunt (1994) bezweifelt die wirkliche Mitsprache der Gesellschaft, wenn Pflegende ihr Handeln gegenüber ihrem Arbeitgeber legitimieren und fordert die Pflegenden auf, selbst die Initiative zu ergreifen, um ihren gesellschaftlichen Auftrag herauszufinden.

Diese unterschiedlichen Instanzen, vor denen es sich zu verantworten gilt, sind ein wesentlicher Grund für ethische Konflikte, da diese Instanzen ganz unterschiedliche Interessen vertreten können. Dilemmata entstehen vor allem zwischen den Interessen der Patienten und denen des Arbeitgebers (Böhme, 1997) und zwischen den eigenen Interessen und denen des Arbeitgebers (Jameton, 1993; Murphy, 1978). Die größten Konflikte werden im Umgang mit den Interessen der Mediziner beschrieben (Thomas et al., 1988; Murphy, 1978).

Zusammenfassend lässt sich der Verantwortungsbegriff nach seinen Grundrelationen in drei Komponenten zergliedern:

1. dem Verantwortungssubjekt, sprich der Pflegenden als Träger der Verantwortung,

2. dem Verantwortungsbereich, also der Pflege und

3. der Verantwortungsinstanz, vor der es sich für die ausgeführten Entscheidungen und Handlungen zu rechtfertigen gilt (siehe **Tab. 2**).

Der Verantwortungsbereich lässt sich mit Krohwinkel (1993: 105) in drei Aufgabengebiete sortieren

1. die direkte Pflege, welche die präventive, kurative, rehabilitative und terminale Pflege umfasst (van Maanen, 1995),

---

Die wichtigsten Merkmale eines freien Berufes sind: 1. Vorhandensein eines Berufsethos; 2. persönliche oder sachliche Berufsunabhängigkeit, 3. besondere Verantwortung für die Allgemeinheit, 4. spezifisches Vertrauensverhältnis zum Klientel, 5. spezielle Sachkunde und 6. persönliche Erbringung der Leistung (Plantholz, 1994, S. 9). Die Berufsunabhängigkeit (Punkt 2) wird hierbei am stärksten angezweifelt. Dennoch geht aus dem Krankenpflegegesetz eine berufliche Eigenständigkeit eindeutig hervor.

2. die Dokumentation und

3. die patientenorientierte Arbeitsorganisation.

Der Verantwortungsbereich schließt vergangene und zukünftige Entscheidungen und Handlungen mit ein. Für Pflegende sind sechs Verantwortungsinstanzen möglich:

1. Patienten und deren Familie,

2. MitarbeiterInnen,

3. Arbeitgeber,

4. Gesellschaft,

5. Beruf und

6. sich selbst gegenüber.

Tabelle 2: Grundrelationen pflegerischer Verantwortung, in Anlehnung an Sänger (1996) Das unterlegte Feld kennzeichnet den Schwerpunkt der vorliegenden Arbeit

Jemand ist	*für* jemanden/etwas	*vor* jemandem verantwortlich
	Verantwortungsbegriff	
Verantwortungs-subjekt	Verantwortungs-bereich	Verantwortungs-instanz
Träger: Pflegende	Bezugspunkt: Pflege	Rechtfertigung vor:
Voraussetzungen der Pflegenden: Autonomie Autorität berufliche Fachkenntnis interpersonale Kompetenz	direkte Pflege (präventive, kurative, rehabilitative und terminale Pflege) Dokumentation Arbeitsorganisation vergangene/ zukünftige Handlungen	sich selbst gegenüber Patienten und deren Familie MitarbeiterInnen Arbeitgeber Beruf Gesellschaft
	Verantwortungsarten	
individuelle Verantwortung kollektive Verantwortung	Eigenverantwortung Führungsverantwortung (Anordnungsv.) Handlungsverantwortung (Durchführungsv.)	moralische Verantwortung rechtliche Verantwortung soziale Verantwortung religiöse Verantwortung Selbstverantwortung

Aus diesen drei Komponenten der Verantwortung lassen sich verschiedene Verantwortungsarten ableiten. Das Verantwortungssubjekt kann individuelle oder kollektive Verantwortung tragen, je nachdem, ob die Verantwortungssituation alleiniges oder gemeinsames Entscheiden und Handeln erfordert. Dem Verantwortungsbereich kann mit verschiedenen juristischen Verantwortungsarten begegnet werden, je nach hierarchischer Position (Anordnungs- oder Durchführungsverantwortung) oder Zuständigkeit (Eigenverantwortung). Gegenüber der Verantwortungsinstanz lassen sich fünf verschiedene Arten von Verantwortung ableiten: moralische, rechtliche, soziale, religiöse Verantwortung und Selbstverantwortung.

1.4 Einige ausgewählte Forschungsergebnisse zur Verantwortung und ihre Bedeutung für die Pflege

1.4.1 Zur Bereitschaft der Pflegenden, Verantwortung zu übernehmen

Menschen, die besonders geneigt sind, soziale Verantwortung zu übernehmen, zeichnen sich durch folgende Persönlichkeitsmuster aus:

1. besondere Empathiefähigkeit,
2. geringe soziale Unsicherheit und
3. eine in beide Richtungen ausgeprägte Geschlechtsrollenidentität (Bierhoff, 1995).[29]

Die Empathiefähigkeit zeigt sich in der besonderen Bereitschaft, Mitgefühl für Menschen zu empfinden und deren Perspektive zu übernehmen. Auhagen (1999) bezeichnet das Mitgefühl als die moralische Basis der Verantwortung. Die geringe soziale Unsicherheit zeigt sich in einer guten Selbstbeherrschung und Toleranz anderen gegenüber sowie einer hohen sozialen Kompetenz. Die ausgeprägte Geschlechtsrollenidentität zeigt sich durch die sowohl relativ maskuline als auch relativ feminine Einstellung zur eigenen Geschlechtsrolle. Damit beinhaltet soziale Verantwortung sowohl expressive (feminine) als auch instrumentelle (maskuline) Tendenzen. Die Wahrnehmung der Abhängigkeit einer hilfsbedürftigen Person von einem selbst steigert ebenso die soziale Verantwortung und motiviert pro-

---

29 Nach Bierhoff (1995) steht die soziale Verantwortung «in einem sinnvollen Zusammenhang mit der gesamten Persönlichkeitsstruktur einer Person» (1995, S. 221).

soziales Verhalten, wie internale Kontrollüberzeugungen. Menschen, die glauben, ihr Schicksal selbst beeinflussen zu können, tendieren dazu, ein Mehr an sozialer Verantwortung anzugeben. Damit fördert, so Bierhoff, die Entwicklung von internalen Kontrollüberzeugungen die Bereitschaft, Verantwortung zu übernehmen. Die subjektive Entschlusssicherheit von Menschen, die eine Notsituation beobachten, ist der bedeutsamste Prädiktor für die Entstehung eines Verantwortungsgefühles, welches wiederum Hilfsbereitschaft initiiert. «Das lässt vermuten, dass eine Erhöhung der Handlungsbereitschaft, die sich auf Initiative und Selbstbewusstsein gründet, einen wichtigen Beitrag zur Entwicklung von Verantwortung in Notsituationen leisten kann» (Bierhoff, 1995: 228). Er kommt zu dem Schluss, dass die Bereitschaft zur Verantwortungsübernahme eine überdauernde Handlungsposition darstellt. Für Kaufmann (1995) verdichtet sich der Eindruck, dass das opportunistische und egozentrische Verhalten von Jugendlichen eine bestimmte Form des Pflichtbewusstseins zu verdrängen scheint, was negative Konsequenzen für die Bereitschaft zur Verantwortung impliziert.

Menschen mit wenig Verantwortungsabwehr haben Benachteiligten gegenüber eher eine positive Einstellung, nehmen mehr Einflussmöglichkeiten auf das Schicksal anderer wahr und befürworten das Bedürfnisprinzip als gerechtes Prinzip, wenn es darum geht, knappe Güter zu verteilen und entwickeln gegenüber Schlechtergestellten leichter Schuldgefühle (Schmitt, Montada und Dalbert, 1991).

Neben den moralischen Motiven und der Bewältigungsmöglichkeit der Situation sind die eigene Kompetenz, die Freiwilligkeit und der persönliche Bezug von besonderer Bedeutung für die Übernahme von Verantwortung (Bierhoff, 1994; Kaufmann, 1995). Während Mieg (1994) keinen Zusammenhang zwischen Kompetenz und Verantwortung nachweisen konnte, gelang dieses Auhagen: «Wenn sich Menschen kompetent fühlen, sind sie eher bereit, Verantwortung zu übernehmen, als wenn sie sich weniger kompetent fühlen (Auhagen, 1999: 198).

Die Untersuchungsergebnisse lassen sich folgendermaßen auf die Pflege übertragen. Es zeichnen sich besonders solche Pflegende durch ein verantwortungsvolles Handeln aus, welche sich in andere Menschen hineinfühlen und -denken können, welche sich in sozialen Situationen sicher fühlen und eine ausgeprägte Einstellung zu ihrer Geschlechtsrolle aufzeigen. Auch die Fähigkeit zur Wahrnehmung der Patienten als potenziell von den Pflegenden abhängig, was durch das Informations- und Machtgefälle in den Kliniken leicht entstehen kann, kann verantwortungsbewusstes Verhalten bei Pflegenden fördern. Der Glaube, die eigene Arbeit selbst beeinflussen zu können, erhöht die Bereitschaft, Verantwortung zu übernehmen. Ein gesundes Selbstbewusstsein und die Fähigkeit, Initiative ergreifen zu können, haben wahrscheinlich einen positiven Einfluss auf das Verantwortungsverhalten von Pflegenden. Pflichten und Routinen reduzieren dagegen die Entscheidungsfreiheit und damit die Verantwortung (Montada, 1988).

1.4.2 Abwehr von Verantwortung und ihre Bedeutung in der Pflege

Eine besondere Form des Umgangs mit Verantwortung stellt die Abwehr von Verantwortung dar. Für Bierhoff (1995) ist Verantwortlichkeitsabwehr das Gegenstück zu sozialer Verantwortung. Schmitt, Montada und Dalbert (1991) untersuchen die Abwehr von Verantwortung (n = 1147) und ermitteln drei Abwehrstrategien:

1. Notlagenleugnung,
2. Selbstverschuldungsvorwurf und
3. Abschieben der Verantwortung auf andere.

Die Autoren fanden heraus, dass die ersten beiden Abwehrstrategien hoch miteinander korrelieren. Das Abschieben der Verantwortung auf andere geht am ehesten mit Schuldgefühlen einher. Verantwortung kann bei der dritten Strategie abgewehrt werden mit dem Argument, man sei nicht ausreichend kompetent für die entsprechende Situation. Das bedeutet, dass eine positive Einstellung zum Bedürfnisprinzip durchaus mit dem Abschieben von Verantwortung auf andere zu vereinbaren ist, im Sinne von: ich sehe, sie brauchen Hilfe, aber ich bin nicht kompetent dafür. Das Abschieben der Verantwortung wird am stärksten generalisiert, während der Selbstverschuldungsvorwurf am schwächsten generalisiert wird. Damit kann das Abschieben von Verantwortung zur Tendenz eines Menschen, u. U. sogar Teil seiner Persönlichkeitsstruktur werden.

Menschen mit großer Verantwortungsabwehr weisen eher eine Geringschätzung gegenüber Benachteiligten auf, hegen einen Glauben an die Gerechtigkeit der Welt und bevorzugen das Leistungsprinzip für die Verteilung von Ressourcen und leiden eher an einer Angst vor Fehlschlag oder Kritik (Schmitt et al., 1991).

Auhagen (1999) erforscht Verantwortungssituationen und bestätigt mittelbar in vier verschiedenen Studien eine Tendenz zur Verantwortungsabwehr unter folgenden Bedingungen:

- wenn der betreffende Mensch keine moralischen Motive und Ziele zu erkennen vermag;
- wenn ihm oder ihr keine moralischen Standards zur Beurteilung der Situation zur Verfügung stehen;
- wenn die Situation als wenig freiwillig und selbstbestimmt erlebt wird;
- wenn die Situation mit wenig Bezug zur eigenen Person erlebt wird;
- wenn die Bewältigungsmöglichkeit der Situation als gering eingeschätzt wird;

- wenn die eigene Kompetenz als gering eingeschätzt wird;
- wenn große Einschränkungen der aktiven Handlungs- und Kontrollmöglichkeiten antizipiert werden;
- wenn die Situation als sehr bedrohlich und angstauslösend erlebt wird (Auhagen, 1999: 246).

Als eine weitere Form der Abwehr von Verantwortung können Gegenübertragungsreaktionen bei Pflegenden aufgezeigt werden. Hierzu stellt sich die Frage, wann Pflegende sich selbst die Verantwortung für etwas zuschreiben und wann ihnen Verantwortung von Dritten zugeschrieben wird. Der Unterschied, der sich aus einer Selbst- und Fremdbeurteilung ergeben kann, wird Perspektivendivergenz genannt (Jones und Nisbett, 1972). Die Attribuierungsforschung ist bei dieser Frage aufschlussreich.

Für Pflegende kann sich die berufliche Verantwortung unterschiedlich darstellen, je nachdem, ob sie ihr Verhalten selbst beurteilen oder Dritte dieses beschreiben, bzw. zuschreiben.[30]

Verantwortung als ein interaktives Phänomen rückt die Beziehung zwischen Pflegenden und Patienten in den Vordergrund, welche die Verantwortung der Pflegenden beeinflussen kann. Eine besondere Rolle spielt die Zuschreibung von Verantwortung auf die Pflegenden in der individuellen Patientenbetreuung, welche durch Advokation oder Fürsorge-Verantwortung bestimmt sein kann. Als auslösendes Moment der Zuschreibung von Verantwortung kann hier die Erkrankung des Patienten verstanden werden. Hier können sowohl die Patienten sich selbst die Verantwortung für ihre Erkrankung zuschreiben (oft im Sinne von Schuld), wie auch die Pflegenden den Patienten die Verantwortung für ihre Krankheit (ebenfalls bewusst oder unbewusst im Sinne von Schuld) zuschreiben können. Beide Verhaltensweisen haben einen tieferen Sinn, da sie oftmals der Selbstkontrolle dienen (Montada, 1988). Viele Patienten entwickeln eine Tendenz, ihre Verantwortung an die Pflegenden abzugeben (Holden, 1991). Holden empfiehlt den Pflegenden, in solchen Fällen auf starke Gefühle nicht gelöster Abhängigkeiten und Feindschaft zu achten, welche die Ablehnung von Verantwortung transportieren können. In seiner Forschung über Ungerechtigkeitserlebnisse bei kritischen Lebensereignissen weist Montada nach, dass Menschen stärker belastet sind, wenn diese glauben, keine Kontrolle über die Ereignisse zu haben. Um sich die Kontrolle wieder anzueignen, wenn diese beispielsweise durch eine Krankheit

---

30 Das Eintreten für ein negatives Ereignis der Vergangenheit, im Sinne einer Handlungsverantwortung wird eher negativ assoziiert, die Fürsorge-Verantwortung dagegen eher positiv (Bayertz, 1995).

abhanden gekommen ist, versuchen einige Patienten unrealistische Zusammenhänge herzustellen, mit denen sie sich selbst als Verursacher der Krankheit erleben können. Dieses paradox anmutende Verhalten dient dem Schutz vor Gefühlen wie dem Ausgeliefertsein oder der Hilflosigkeit (Montada, 1988: 205). Im Umgang mit sehr belastenden Krankheitserlebnissen können Strategien von Betroffenen ausgemacht werden, die bei bestimmten Erkrankungen typisch zu sein scheinen. So fanden Taylor, Wood und Lichtman (1983) heraus, dass Brustkrebspatientinnen eine Strategie der Selbstbewertung ihrer Situation besonders häufig verwenden, nämlich die der Entwicklung einer hypothetisch noch schlechteren Welt. Diese Strategie findet seinen Ausdruck in den Worten: «Es hätte schlimmer kommen können». Diese Strategien von Patienten können bewusst oder unbewusst sein (Horn, Beier, Wolf, 1983) und die Beziehung zu den Pflegenden wesentlich beeinflussen. Die Projektion von Patienten auf die Pflegenden kann bei Pflegenden zu Reaktionen der Gegenübertragung führen. Pflegende nehmen eine Fremdzuschreibung der Verantwortung vor, wenn sie den Patienten die Verantwortung für ihre Erkrankung selbst zuschreiben. Auch dieses Verhalten muss als Schutzmechanismus verstanden werden. Mit diesem Selbstverschuldungsvorwurf distanzieren sich die Pflegenden von den Patienten und können so die Überzeugung oder Illusion stützen, dass ihnen selbst ein solches Schicksal nicht widerfahren werde, da das eigene Schicksal kontrollierbar und gerecht sei (Maes, Montada, 1989). Ein solches Schutzverhalten entzieht sich der Intention verletzen zu wollen, wie Shaver (1985) dieses in seiner Theorie der Schuldzuschreibung aufzeigt. Fremdzuschreibungen von Verantwortung können auch irrationale Aspekte enthalten, was jedoch eher typisch für intime Beziehungen zu sein scheint (Reichle, 1994).

Maes und Montada ermittelten «generalisierte Voreingenommenheit zur Konstruktion von Verantwortlichkeit» und sprechen Menschen damit eine individuelle Konsistenz in ihrer Attribuierung zu (Maes und Montada, 1989: 122).

Die Forschungsergebnisse von Schmitt et al. (1991) und Auhagen (1999) können durchaus Bedeutung für die Pflege haben. Wenn Pflegende in bestimmten Situationen Verantwortungsabwehr zeigen, kann dieses möglicherweise darauf zurückzuführen sein, dass sie keine ausreichenden Handlungs- oder Bewältigungsmöglichkeiten sehen, sie sich nicht kompetent genug fühlen, ihnen die Situation Angst macht, oder die Freiwilligkeit bzw. Selbstbestimmung zur Übernahme von Verantwortung in Frage stellen (vgl. Menzies, 1988; Rubin und Graber, 1993). Die Gefahr liegt dabei darin, die Abwehr von Verantwortung zu generalisieren. Auch die Reaktionen von Pflegenden auf (krankheitsbedingte) Projektionen von Patienten können zu einem abwehrenden Verhalten bezüglich Verantwortung führen. Solche Reaktionen sind zumeist unbewusst und dienen dem eigenen Schutz.

1.4.3 Kollektive Verantwortung und das Problem der Verantwortungsdiffusion

Wenn für komplexe Situationen nicht einzelne Personen verantwortlich sein können, sondern von allen Beteiligten eine ähnliche Form der Zuständigkeit erwartet wird, ist von kollektiver Verantwortung die Rede. Die differenzierteste Darstellung kollektiver Verantwortung findet sich bei Nunner-Winkler (1989). Sie beschreibt, wie es in komplexen Systemen, wie zum Beispiel einem Betrieb oder der Gesellschaft, durch das Zusammenwirken vieler sich wechselseitig verstärkender oder blockierender Einzelvariablen zu Konsequenzketten kommen kann, welche sich letztlich als kontraproduktiv erweisen.

Arbeitsteilige Produktionsprozesse in hierarchisch strukturierten Organisationen bringen häufig eine Trennung der Zuständigkeit von Handlungsausführung und Handlungskonsequenz mit sich, deren Logik für Verantwortungssituationen oft nur schwer zu verstehen ist. «Überspitzt formuliert: das Management trägt die Verantwortung, die Belegschaft die Konsequenzen» (Nunner-Winkler 1989: 181).[31] Preisendörfer (1985) beschreibt dieses Phänomen als _face-lifting,_ womit er meint, dass sich bei Erfolgen die Vorgesetzten verantwortlich erklären und bei Misserfolgen die Mitarbeiter verantwortlich gemacht werden.

Eine weitere Form der Kollektivverantwortung tritt bei Umweltschädigungen auf, wie z. B. dem Waldsterben. Zwar scheinen viele Menschen an der Erhaltung der Lebensfähigkeit zukünftiger Generationen interessiert zu sein, trotzdem mag sich der/die einzelne BürgerIn deshalb nicht beschränken, indem er/sie zum Beispiel weniger Auto fährt (Jonas, 1984).[32]

Die Diffusion von Verantwortung ist ein häufiges Phänomen kollektiver Verantwortung. Verantwortungsdiffusion ist auch als Bystander oder Gaffer-Phänomen bei Unterlassen von Hilfeleistungen bekannt (Bierhoff, 1995; Graumann, 1994; Lenk, 1992). Der entscheidende Aspekt ist hierbei, dass eine Person allein in einer Notfallsituation häufig hilft, während mit zunehmender Anzahl der anwesenden Personen die Bereitschaft, Hilfe zu leisten, rapide sinkt. Wird ein hoher Grad an Abhängigkeit wahrgenommen, so ist die Wahrscheinlichkeit einer Hilfe-

---

31 Zur Verdeutlichung dieser Sinnentleerung von Verantwortung zitiert Nunner-Winkler (1989) den ehemaligen Bundeskanzler Helmut Kohl, der in der Debatte um die Sicherheit der Kernkraftwerke erklärte: «Die Verantwortung für das Restrisiko trage ich.» (1989, S. 181)

32 Lenk (1992) beschreibt hierzu individualistische Strategien der Abwehr kollektiver Verantwortung und nennt das NIMBY-Syndrom (Not In My Backyard = nicht in meinem Garten) und die BAMBY-Strategie (Beware of All the Millions of Backyards, too). Damit versuchen einzelne Bürger, sich nicht mit einer gemeinsamen Aufgabe auseinanderzusetzen, sondern sie den «Anderen» zuzuschieben.

leistung größer, als wenn sich die Abhängigkeit nicht auf eine Person sondern auf viele Beteiligte verteilt[33] (vgl. Berkowitz und Daniels, 1963). Um eine Verantwortungsdiffusion gering zu halten, spricht Lenk (1992) lieber von Mitverantwortung als von Gruppenverantwortung oder kollektiver Verantwortung. Er fordert die Entwicklung von Beteiligungsmodellen[34] für die Verantwortung, um die Mitverantwortlichkeit verständlicher und greifbarer zu machen. Lenk wünscht sich, dass es in Bezug auf moralische Mitverantwortung keinen Verwässerungseffekt geben darf und soll, stellt jedoch mit Ropohl (1985) eine Inkongruenz von technischer und ethischer Kompetenz fest.

Eine kollektive Form der Abwehr von Verantwortung bei Pflegenden ist das Festhalten an Tabuthemen (Weidmann, 1996). Tabus versteht Weidmann als Verbote, die sich gegen die stärksten Gelüste der Menschen richten und vor Thematisierung und Problematisierung schützen (ebenda: 56).

Lediglich Auhagen (1994) führt unter Berufung auf Staehle (1987) einen Effekt kollektiver Verantwortung an, der auch positiv sein kann. Sie berichtet von Arbeitsgruppen in Organisationen, welche unter dem Einfluss der Verantwortungsdiffusion im Gegensatz zu Einzelpersonen teilweise risikofreudigere Entscheidungen treffen.

Für die Ermittlung pflegerischer Verantwortung ergibt sich folgende Bedeutung. Im Sinne von Arend und Gastmans (1996) hat eine Pflegende als Mitglied einer bestimmten Personengruppe, i. d. R. des Pflegeteams die kollektive Verantwortung, gemeinsam mit ihren KollegInnen für die Förderung und das Wohlbefinden der zu betreuenden Patienten zuständig zu sein. Die Möglichkeit der Verantwortungsdiffusion wird bei hierarchisch organisierten Pflegeteams gefördert, wenn die leitenden Pflegenden sich bei Erfolgen, nicht aber bei Misserfolgen verantwortlich fühlen. Die Diffusion von Verantwortung ist am niedrigsten, wenn die Abhängigkeit des Patienten von der eigenen Person erfahren wird. Tabuisierungen können zu einer kollektiven Abwehrhaltung der Pflegenden führen (Weid-

---

33 Die zunehmende Diffusion bei kollektiver Verantwortung beschreibt Graumann wie folgt: «Menge wie Anonymität haben zur Folge, dass selbst das Bewusstsein *Alle sind verantwortlich* nicht zu der Schlussfolgerung *Also bin auch ich verantwortlich* führt, sondern eher zu der Frage *Warum gerade ich, wenn keiner von den anderen etwas tut?*» (1994, S. 190).

34 Um diesen Prozess voran zu treiben, arbeitet Lenk an einer graphentheoretischen Methode, die es so einzusetzen gilt, «dass die Verantwortung mit der wachsenden Zentralität der Eingriffs- und Kontrollmacht größer wird, aber nicht mit der zunehmenden Zahl der Mithandelnden (ver-)schwindet. Die Verantwortung ist sozusagen nur quasiverteilbar, ohne wirklich aufteilbar zu sein» (1992, S. 106).

mann, 1996). Durch klare Bestimmung der Verantwortung aller Teammitglieder, wie dieses beispielsweise im *primary-nursing*-System erfolgt, wird einer Verantwortungsdiffusion entgegengewirkt.

1.5 Nähere Begriffsbestimmung der pflegerischen Verantwortung

Die bisherige Bearbeitung der Literatur führt im Hinblick auf eine Untersuchung von pflegerischer Verantwortung vor allem zu folgenden Erkenntnissen:

1. Pflegerische Verantwortung ist ein komplexes Konzept und bedarf einer detaillierten Bestimmung sämtlicher Aspekte, aus denen sie sich zusammensetzt.
2. Pflegerische Verantwortung ist immer kontextgebunden und muss deshalb in ihrem natürlichen Alltagskontext erhoben werden, was ein empirisches Vorgehen impliziert.
3. Pflegerische Verantwortung beinhaltet individuelle und kollektive Verantwortung. Um diese in ihrem natürlichen Kontext zu ermitteln, bedarf es eines oder mehrerer Konzepte, vor dessen Hintergrund individuelle und kollektive Verantwortung festgestellt werden kann. Für die vorliegende Untersuchung wurden zwei Konzepte ausgewählt. Vor dem Hintergrund der Pflegekultur sollen vor allem Aspekte kollektiver Verantwortung ermittelt werden. Das berufliche Selbstkonzept soll besonders der Ermittlung von individueller Verantwortung dienen.

Im Folgenden soll noch näher auf die pflegerische Verantwortung eingegangen und mit ihren Subkonzepten beschrieben werden. Des Weiteren sollen die Konzepte Pflegekultur und berufliches Selbstkonzept der Pflegenden dargestellt werden.

Die Analyse der Pflegeliteratur brachte 28 Begriffe hervor, die mit dem Konzept Verantwortung in Verbindung stehen. Diese sind Advokation, Altruismus, Autorität, Autonomie, berufliche Kenntnisse, Beziehungsfähigkeit, *caring*.[35] Copingfähigkeit, Empathie, Entscheidungsfähigkeit, Geduld, Hoffnung, Kommunikation, Kontrollbewusstsein, Kooperationsfähigkeit, Loyalität, Macht, Moral, Rechenschaftspflicht, Respekt, Selbstbestimmung, Selbstbewusstsein, Selbstkontrolle, Sozialkompetenz, Verpflichtung, Vertrauen, Wille und Würde. Hieraus konnten mittels einer Konzeptanalyse (Walker und Avant, 1995) fünf wesentliche, die Verantwortung bestimmende Aspekte ermittelt werden:

---

35 caring wird auf S. 74 beschrieben.

1. Autonomie,[36]
2. Autorität,[37]
3. berufliche Kenntnisse,[38]
4. interpersonale Kompetenz[39] und
5. Kontrollbewusstsein.[40]

Der Verantwortung inhärent ist die Rechenschaftspflicht.

Die ersten vier Bereiche müssen als Vorbedingungen verstanden werden, ohne die Verantwortung nur sehr eingeschränkt möglich ist. Der fünfte Bereich kennzeichnet die individuelle (und damit subjektive) Ursachenzuschreibung zum eigenen Handeln oder Verhalten. Darüber hinaus kann das Kontrollbewusstsein auch als Konsequenz verstanden werden, die sich aus den anderen vier Bereichen (Autonomie, Autorität, berufliche Kenntnisse und interpersonale Kompetenz) ableitet. Kontrollbewusstsein kann also sowohl die Vorbedingung als auch die Folge von verantwortlichem Handeln sein, und bestimmt den Umgang mit Handlungskonsequenzen (Rechenschaftspflicht). Diese fünf, die Verantwortung bestimmenden Aspekte, werden im Folgenden beschrieben.

1.5.1 Autonomie

Allgemein bedeutet Autonomie Unabhängigkeit, Selbstständigkeit und Eigengesetzlichkeit (Brockhaus 1988, Bd. 2, S. 413). In verschiedenen Disziplinen werden einzelne Schwerpunkte des Autonomiebegriffes unterschiedlich gewichtet. Die Philosophie betont den freien Willen zur Selbstbestimmung (z. B. Kant), die Psychologie bezieht zum bewussten Wollen noch unbewusste Optionen mit ein (Dorsch, 1982) und das Rechtswesen betont die Selbstgesetzgebung und Selbstsatzung eines Gemeinwesens (Forsthoff, 1991).

Feinberg (1989) differenziert Autonomie in vier Bedeutungen:

1. Autonomie als Fähigkeit sich selbst zu lenken,
2. Autonomie als Bedingung zur Selbstbestimmung,

---

36 Autonomie beinhaltet Entscheidungsfähigkeit, Selbstbestimmung und Wille.
37 Autorität beinhaltet Advokation, Loyalität, Macht, Respekt, Verpflichtung und Würde.
38 Berufliche Kenntnisse beinhalten Moral und zwar besonders das ethische Wissen.
39 Soziale Kompetenz beinhaltet Altruismus, interpersonale Kompetenz, *caring*, Copingfähigkeit, Empathie, Geduld, Hoffnung, Kommunikation, Kooperationsfähigkeit, Selbstbewusstsein, Sozialkompetenz und Vertrauen.
40 Kontrollbewusstsein beinhaltet Selbstkontrolle.

3. Autonomie als idealer Charakter und
4. Autonomie als Recht.

Die Autonomie der Pflegenden bezieht sich im Wesentlichen auf die ersten beiden Bedeutungen von Feinberg.

Mit Hall (1969) unterscheidet Duff (1995) zwei Charakteristiken von Autonomie und zwar die der Einstellung und die der Struktur. Bei der Einstellungs-Autonomie glauben Menschen, in ihrer Urteils- und Entscheidungsfindung frei zu sein. Bei der strukturellen Autonomie wird von bestimmten Menschen, vor dem Hintergrund ihres Berufes erwartet, dass diese Urteile und Entscheidungen treffen. Nach Duff (1995) bedeutet Autonomie für Pflegende, dass diese in der Lage sind, ihre Pflege selbst zu gestalten und zu planen sowie unabhängig von und mit anderen Berufsgruppen zu interagieren. Autonomie schließt, im Sinne von Duff, die Kontrolle des eigenen Verhaltens durch externe Einrichtungen aus. Die meisten Definitionen von Pflegeautonomie betonen die Freiheit, verbindliche Entscheidungen zu treffen (Lewis und Batey, 1998; Veach und Fry, 1987). Das Treffen von Entscheidungen, als ein essenzieller Bestandteil der Pflegendenautonomie wurde vielfach untersucht (vgl. Sigman, 1979; Baumann, 1982; Callahan, 1988; Harbison, 1991; Jones, 1988; Brooks und Thomas, 1997). In einer randomisierten Studie mit Pflegenden (n = 356) ermitteln Blegen et al. (1993) das bevorzugte Verhalten bezüglich autonomer Entscheidungsfindung. Das Autorinnenteam weist nach, dass Pflegende in der Patientenpflege unabhängige Entscheidungen bevorzugen und bei Abteilungsentscheidungen gemeinsame Entscheidungsfindungen. Auch der Wunsch nach stärkerer Beteiligung bei Abteilungsentscheidungen konnte deutlich aufgezeigt werden (vgl. Anderegg-Tschudin, 1988).

Curtin (1982) definiert Autonomie im Sinne der lateinischen Ableitung mit «sich selbst beherrschen». Da professionelle Verantwortung bedeutet, für mehr verantwortlich zu sein, als nur für sich selbst, hält Curtin den Anspruch auf Autonomie in der Pflege für einseitig. In der heutigen komplexen Gesellschaft kann Autonomie im Gesundheitswesen die berufliche Kooperation gefährden, wenn der Wunsch nach Selbstbestimmung über gemeinsame Ziele gestellt wird (Curtin, 1982). Für Curtin ist geteilte Macht im Krankenhaus und Kooperation aller Berufsgruppen die Lösung.

Das Konzept Autonomie wurde in der Pflege vielfach erforscht und wird in der Pflegeliteratur unter zwei Gesichtspunkten beschrieben. Erstens die Autonomie der Pflegenden (Roberts und Burke, 1989; Holden, 1991; Duff, 1995, Doona, 1995; Meleis, 1997) und zweitens die Autonomie der Patienten (Cresia und Parker, 1991; Biley, 1992; Wiens, 1993; Rose, 1995; Davies, Laker und Ellis, 1997). Dementsprechend variieren die Definitionen von Autonomie in der Pflege nach ihrer Ausrichtung. Eine allgemeine Definition lautet: «die Qualität, im Besitz der Fähigkeit zu sein, unabhängig zu funktionieren» (Mosby's Dictionary, Medical,

Nursing and Allied Health, 1995: 114). Mit dieser Beschreibung werden ethische und juristische Aspekte vereint.

Zur Ermittlung von Autonomie bei Pflegenden wurden verschiedene Instrumente entwickelt, wie z.B. die Nursing Acitivity Scale (Schutzenhofer, 1987). Boughn (1995) kritisiert das männliche Denkmodell der Autonomieforschung in den letzten 30 Jahren der Pflege, welches sich durch folgendes Verständnis kennzeichnet: «Autonomie durch Macht und Separation» (1995: 106). Dem setzt sie ein weibliches Autonomiemodell entgenen, das sich auszeichnet durch: «Autonomie durch *caring* und Zugehörigkeit». Hierzu entwickelt sie ein quantitatives Messinstrument (ACP, Autonomy, the Caring Perspective), um autonomiebezogene Einstellungen und Verhaltensweisen bei weiblichen Pflegenden zu erforschen.

Die Forschung zur Autonomie von Pflegenden bringt folgende Ergebnisse. Signifikante Zusammenhänge bestehen zwischen Autonomie und Berufserfahrung (Pinch, 1985), Berufszufriedenheit (Blegen et al., 1993), Selbstrespekt und Achtung vor anderen (Bough, 1995; Veach und Fry, 1987), berufliche Spezialisierung (Williams und McGowan, 1995), Pflegeausbildung, Arbeitsetting (*practice setting*), Rollenfunktion, Mitgliedschaft einer Berufsorganisation und Geschlechtsstereotypen persönlichen Verhaltens (Schutzenhofer und Musser, 1994[41]). Die Autonomie von Pflegenden kann die Autonomie von Patienten positiv beeinflussen, wenn gegenseitiger Respekt gegeben ist und die Pflegenden im besten Sinne der Patienten (*best interest*) arbeiten (Rose, 1995).

Es gibt verschiedene Versuche die Autonomie und Verantwortung von Pflegenden zu vergrößern. McGinty et al. (1993) erreichen eine größere Autonomie der Pflegenden durch die Einführung von *managed care*. Über die Erfolge über die Implementierung von *primary nursing* und der Steigerung der Pflegendenautonomie wurde bereits berichtet.

Zusammenfassend kann festgestellt werden: Pflegeautonomie bedeutet, dass Pflegende in der Lage sind, ihre Pflege selbst zu gestalten, zu planen, zu kontrollieren und unabhängig mit anderen Berufsgruppen zu interagieren. Voraussetzungen für autonomes Handeln sind persönliche Fähigkeiten, wie Entscheidungsfähigkeit (Lewis und Batey, 1982), freier Wille, persönliche Freiheit der Selbstbestimmung, Respekt vor sich und anderen (Boughn, 1995), Selbstkontrolle (Biley, 1992; Duff, 1995) sowie strukturelle Bedingungen. Diese sind ein gewisses Maß an Unabhängigkeit (Duff, 1995) und Freiheit von äußeren Zwängen (Cresia und Parker, 1991). Pflegendenautonomie fördert die Autonomie von Patienten (Rose, 1995)

---

41 Autonomie wurde bei amerikanischen Pflegenden (n = 542) ermittelt.

und beeinflusst die Advokation, die Entscheidungsfindung und Beziehung zu den Patienten (Pinch, 1985) sowie die Berufszufriedenheit (Blegen, 1993). Autonomie ist lernbar und wird sowohl durch die Ausbildung von Pflegenden beeinflusst (Schutzenhofer, 1987) als auch durch Weiterbildungen (Williams und McGowan, 1995) und durch Berufserfahrung (Pinch, 1985). Ein Wunsch nach mehr Autonomie der Pflegenden ist aufgezeigt worden (Blegen, 1993; Anderegg-Tschudin, 1988).

1.5.2 Autorität

Das Konzept Autorität ist aus dem Lateinischen *auctoritas* abgeleitet und hat viele Bedeutungen, wie Ansehen, Vollmacht, Würde, Urheberschaft und definiert sich als ein «soziales Verhältnis, in dem die Macht, der Vorrang oder die Überlegenheit von Personen, Institutionen, Normen oder Kompetenzen als legitim anerkannt werden und diese Anerkennung auf freiem Entschluss oder Einsicht in diese Legitimität beruht. Daraus ergeben sich Loyalität, Vertrauen, sogar Unterordnung und Gehorsam gegenüber dem Träger von Autorität» (Brockhaus, Bd. 2, S. 416). Nach Goulding und Hunt (1991) bedeutet Autorität die rechtmäßige Macht, ein Amt, für welches jemand verantwortlich ist, auszuüben.

Drei Machttypen werden unterschieden:

1. positionale Macht (Amtsautorität),

2. personale Macht (Sachverstand, Charisma) und

3. geliehene Macht (Delegierung) (Borsetzky, 1977; Field, 1980).

Pflegerische Autorität lässt sich von drei Quellen ableiten: situationsbezogene und positionsbezogene Autorität sowie Autorität durch Expertenwissen (Goulding und Hunt, 1991; Duff, 1995).

1. Situationsbezogene Autorität zeigt sich z. B. in Notfallsituationen, in denen die bloße Anwesenheit von Pflegenden zu Handlungen legitimiert, die unter Umständen ihre legale Kompetenz überschreiten, zum Beispiel das Intubieren.

2. Positionale Autorität zeigt sich darin, dass bestimmte Positionen von Pflegenden wie Stationsleitung oder Pflegedienstleitung mit besonderen Kompetenzen ausgestattet sind, wie zum Beispiel Mitsprachemöglichkeit in der Personalpolitik.

3. Durch Fachausbildungen oder langjährige Berufserfahrung sind Pflegenden mehr Möglichkeiten eröffnet, als Autorität Anerkennung zu finden.

Macht als ein wesentlicher Bestandteil der Autorität wurde für die Pflege konzeptualisiert (Tatano Beck, 1982). Hokanson Hawks (1991) unterscheidet in ihrer Konzeptanalyse zur Macht (*power*) in *power to* und *power over*, d.h., Macht als Fähigkeit (im Sinne von Kraft oder Stärke) und Macht als Dominanz über etwas oder jemanden. Auf die Beschreibung des Machtkonzeptes in Bezug auf das Konzept Autorität trifft die Definition des «power over» zu. McClelland (1978) beschreibt vier Reifestadien der Persönlichkeit, die den Machtaspekt in den Mittelpunkt rücken:

1. «Es» stärkt mich;

2. *Ich* stärke mich;

3. Ich habe Einfluss auf *andere*;

4. Es drängt mich, meine *Pflicht* zu tun.

Deutlich wird hier, wie McClelland die Entwicklung persönlicher Macht mit der Verpflichtung zur Verantwortung als höchstes Stadium assoziiert.

Oft wird Macht synonym mit Kontrolle (Cresia und Parker, 1991) und Führung (Neuberger, 1984) verwandt. Während Macht einer interpersonalen Situation bedarf, kann sich Kontrolle auch auf die Umgebung, materielle Ressourcen oder das eigene Verhalten beziehen. In den Managementwissenschaften wird Macht oft synonym mit Führung verwandt (Neuberger, 1984). Die Führung ist jedoch nur dann mächtig, wenn hier positionale Autorität mit persönlicher Autorität gefüllt werden kann. In typischen Frauenberufen, wie der Pflege, kommt es oft zu Ungleichverhältnissen zwischen Macht und Verantwortung (Rabe-Kleberg, 1993).

Wenn es um Machtbeziehungen in der Pflege geht, werden vor allem zwei Themen behandelt:

1. die Machtbeziehungen zwischen Pflegenden und Medizinern, in denen die Pflegenden oft als die weniger Mächtigen dargestellt werden und

2. die Machtbeziehungen zwischen Pflegenden und Patienten.

Hier werden oft die Patienten als die weniger Mächtigen dargestellt. Die Pflege ist mit zwei Konzepten bestrebt, dem entgegenzuwirken:

1. durch eine partnerschaftliche Pflegenden-Patienten Beziehung und

2. dem Konzept der Ermutigung bzw. Ermächtigung (*empowerment*).

Durch Ermutigung von Patienten sollen bei diesen Kräfte mobilisiert werden, um gegen ihre körperlichen, geistigen und seelischen Schwächen anzugehen. In der

Pflege wird *empowerment* zusehends als eine Aufgabe verstanden (Gibson, 1991; Mason, Backer und Gerorges, 1991; Ryles, 1999; Koukkannen und Leino-Kilpi, 2000).

Die Forschung zeigt folgende Zusammenhänge auf. In Finnland wurde ermittelt, dass Pflegende (n = 179) mit genügend Machtpotenzial sowohl kognitive als auch moralische Dimensionen besser beherrschen und mehr Fähigkeiten zur Interaktion entwickeln als machtlose Pflegende (Raatikainenen, 1994, Riihinen, 1979). In einer vergleichenden Untersuchung mit britischen und australischen Pflegenden wurden die wahrgenommenen Beziehungen u. a. zwischen Pflegenden – Ärzten analysiert (Adamson, Denny, Wilson-Barnett, 1995). Die britischen Pflegenden sind signifikant mehr unzufrieden mit ihrer eigenen Profession als die australischen Pflegenden und nehmen ihre Mediziner als autoritärer wahr, was mit kulturellen Unterschieden erklärt wird. Porter (1991) untersuchte die Interaktion zwischen Pflegenden und Medizinern in Großbritannien und findet heraus, dass ältere Pflegende eher informelle und offene Strategien verwenden, wenn es darum geht, eine gemeinsame Entscheidung zu finden. Entscheidendes Machtmittel der Mediziner ist die Kontrolle über die Diagnose (Porter, 1991). Auch äußere Bedingungen können die Macht der Pflegenden unterstützen (Hughes, 1988). Die begrenzten Ressourcen der Mediziner bei zugleich hohem Patientenaufkommen und die größere Fluktuation der Mediziner auf den Stationen machen erfahrene Pflegende unverzichtbar. Andere Faktoren können die pflegerische Autorität untergraben, wie die Abhängigkeit der Pflegenden in der Beziehung zu den Medizinern, Probleme, die mit dem sozialen Bild der Frau in der Gesellschaft assoziiert werden oder der große weibliche Anteil des Pflegeberufes (Roberts und Burke, 1989). Strotzka (1988) zeigt verdeckte Formen der Macht, wie die Macht der Ohnmächtigen: «Die indirekte Macht, die Kranke und Behinderte auf ihre Umgebung ausüben, ist oft ganz erheblich. (…) Die Macht (…) von Patienten über ihre Ärzte wird ebenfalls oft verleugnet» (1988: 51). Kanning (1999) ermittelte bei Pflegenden (n = 91) und Medizinern (n = 98) bestimmte Verhaltensweisen, mit denen sie ihr eigenes Selbstwertgefühl aufrecht erhalten. Beide Berufsgruppen bevorzugen eindeutig konfrontatives Konfliktverhalten und schreiben der jeweils anderen Berufsgruppe die Verantwortung für Konflikte zu (Kanning, 1999). Das Verhalten gegenüber Autoritäten kann unterschiedlich motiviert sein (Sennett, 1990). Die *Ablehnungsbindung*, d.h. Bindungen, die wir zu Menschen aufbauen, von denen wir abgelehnt werden, entstehen aus Angst vor Autorität. Persönliche Autorität löst nach Sennett Furcht und Respekt aus.

Die Advokation, also die Fürsprache der Pflegenden für den Patienten, wird als eine bedeutsame Aufgabe der Pflege verstanden (Clark, 1982; Winslow, 1984; Bird, 1994; Gaylord, Grace, 1995; Cameron, 1996; Willard, 1996). Erst der Zuspruch von Autorität durch die Stationsleitung ermöglicht es den Pflegenden eines Teams ihrer Advokation nachzukommen (Carpenter, 1992 a, b; Sellin, 1992; Snowball, 1996). Dieses Vertreten der Interessen und Rechte von Patienten ist besonders bei Schwerkranken wichtig, die ihre Meinung nicht ohne fremde Hilfe vertreten und durchsetzen können (Curtin, 1983; Gadow, 1989).

Zusammenfassend kann festgestellt werden: Autorität setzt eine Beziehung zwischen mindestens zwei Personen voraus und ist durch Macht, Einfluss oder Überlegenheit charakterisiert, welche als legitim anerkannt wird (Brockhaus, 1988). Die Macht kann nur dann wirken, wenn die Autorität von beiden Parteien (sowohl derjenigen, die die Autorität innehat, als auch vom Gegenüber) akzeptiert wird. Macht ist ein wesentlicher und definierender Bestandteil der Autorität und kann im positiven Sinne der Ermutigung (*empowerment*) von Patienten dienen. Das Verhalten gegenüber einer Autorität kann durch unterschiedliche Bindungen gekennzeichnet sein (Sennett, 1990). Pflegerische Autorität lässt sich von drei Quellen ableiten: Autorität durch die Situation, durch die Position und durch Expertenwissen (Goulding und Hunt, 1991, Duff, 1995). Die Autorität durch Expertenwissen kann vor allem durch Fort- und Weiterbildung erweitert werden (Duff, 1995). Pflegerische Autorität ist eine wesentliche Voraussetzung zur Ausübung pflegerischer Verantwortung und Advokation und kann sich positiv auf Loyalität, Vertrauen und das Erreichen von Zielen auswirken.

1.5.3 Berufliche Fachkenntnis

Der Begriff Wissen wird synonym mit Kenntnis verwendet und entstammt dem mittelhochdeutschen «wizzen» bzw. dem althochdeutschen «wizzan» und bedeutet eigentlich «gesehen haben» (Brockhaus, 1988, Bd. 24: 277). Im Folgenden wird zunächst die berufliche Kenntnis von den Begriffen Information, Verständnis und Kompetenz abgegrenzt. Informationen machen die Basisdaten aus, die auf Beobachtungen, Forschungsergebnisse oder klinische Erfahrungen zurückgehen und die Voraussetzung für das Wissen (*knowing*) sind (Spranzo-Keller, 1991; Meleis, 1997). Kenntnis entspricht der Auswertung der Informationen und ermöglicht ein Verständnis, bei dem die einzelnen Wissensaspekte sinnvoll zusammengesetzt werden (Spranzo-Keller, 1991; Meleis, 1997). Wissen beinhaltet in erster Linie rationale Kenntnis aber auch intuitives Wissen, im Sinne des Erfahrens einer spezifischen Gewissheit. Kenntnisse grenzen sich ab von einer Meinung, dem Glauben oder einer Vermutung. Informationen sind die Voraussetzung, um Handlungen und Entscheidungen zu stützen (Dowling, 1988). Echte berufliche Kenntnisse und damit verbundenes Verstehen können sowohl individuelle Macht als auch Bereiche der Verletzlichkeit sichtbar machen (Meleis, 1997). In der Psychologie wird Wissen mit Information gleichgesetzt und bleibt auf die kognitiven Prozesse reduziert: «Ergebnis eines Erkenntnisprozesses über Gegebenheiten (kognitive Elemente) und deren Eigenschaften und Beziehungen zu anderen Einheiten und Eigenschaften» (Dorsch, 1982: 752). Fuller (1978) geht davon aus, dass die Autonomie einer Profession entschieden an die Einzigartigkeit ihres Wissens gebunden ist. Ein Begriff, der häufig synonym mit beruflicher Kenntnis verwendet wird, ist der der beruflichen Kompetenz. «Kompetenz lässt sich (...) als Summe intrinsischer (z. B. das Vertrauen in die eigene Fähigkeit, etwas zu vollbringen) und extrinsischer Faktoren (z. B. die vom sozialen Umfeld an den Berufsvertreter herangetragene Erwartung, dass er eine spezifische Zuständigkeit und überdurchschnittliche Befähigung aufweist, eine Arbeit auszuführen) bezeichnen, die in kulturelle Zusammenhänge eingebunden und von sozialen Bewertungsprozessen begleitet und beeinflusst werden» (Piechotta 2000: 43). Demnach muss Kompetenz als ein übergeordneter Begriff verstanden werden, in dem die beruflichen Kenntnisse einen Teilaspekt ausmachen. Kompetenz, im Sinne von Olbrich (1999) ist nicht auf den professionellen Einsatz verschiedener Methoden reduziert, sondern «ist vielmehr Ausdruck der Person in einer Dimension des Seins» (1999: 91). Damit erfasst Kompetenz die Person in ihrer Gesamtheit. Benner (1995) beschreibt die Kompetenzentwicklung von Pflegenden und zeigt fünf Stufen von der Anfängerin bis zur Expertin auf.

Peplau (1971) setzt berufliche Kenntnisse direkt in Zusammenhang mit pflegerischer Verantwortung und geht davon aus, dass Pflegende mit zunehmenden Berufskenntnissen auch zunehmend mehr Verantwortung in der Praxis übernehmen können. Nach Olbrich (1999) ist Verantwortung die Verpflichtung, die sich ergibt, wenn Kompetenzen und Aufgaben zugewiesen wurden. Der Zusammenhang zwischen Kompetenzerwartung und Verantwortung konnte von Auhagen (1999) empirisch belegt werden.

Für die weitere Arbeit gelten folgende Begriffsbestimmungen: Informationen sind als Einzeldaten oder Fakten zu verstehen. Kenntnis ist synonym mit Wissen und bedeutet ein sinnvolles Verbinden dieser Einzeldaten, um daraus ein Verständnis ableiten zu können. Kompetenz ist ein übergeordneter Begriff, der auch soziale Aspekte (im Sinne gesellschaftlicher Erwartungen) und rechtliche Aspekte (im Sinne einer Zuständigkeit) beinhalten kann (Piechotta, 1999) und beschreibt gleichzeitig eine Phase der Berufsbiographie von Pflegenden (Benner, 1995).

Im Folgenden soll auf die verschiedenen Arten von beruflichen Kenntnissen in der Pflege und auf ihre Wissensaneignung eingegangen werden.

Wissensmuster in der Pflege beinhalten immer beides: theoretisches und praktisches Wissen (Meleis, 1997). Die Wissensmuster sind, so Meleis, weder statisch noch diskret, sondern dynamisch, sich entfaltend, multidimensional und manchmal transformierend. Es ist nicht immer möglich, Wissensmuster zu klassifizieren, da sie nichtlinear, meditativ, d. h. in alle Richtungen denkend auftreten. Diese Erscheinungsform des nichtlinearen Wissens nennen Silva und Sorrell (1995) den Typus des *the-in-between*.

Carper (1978) leistete Pionierarbeit auf dem Gebiet der Einteilung pflegerischen Wissens. Sie analysierte vier Arten pflegerischer Kenntnis: «empirisch, die Wissenschaft der Pflege; ästhetisch, die Kunst der Pflege; die Komponente des persönliches Wissens in der Pflege; und ethisch, die Komponente moralischer Kenntnisse in der Pflege» (1978: 14). Ästhetisches Wissen hängt von imaginativen und kreativen Prozessen ab. Chinn und Kramer (1996) erweitern das Modell von Carper, indem sie kreative Aneignungsprozesse mit kognitiven Verarbeitungsprozessen in Beziehung zu den vier Grundarten pflegerischer Kenntnis nach Carper setzen.

Benner (1995) zeigt sechs verschiedene Aspekte des praktischen Wissens auf:

1. «Sensibilität für feine qualitative Unterschiede,

2. ein gemeinsames Verständnis,

3. Annahmen, Erwartungen und Einstellungen,

4. paradigmatische Fälle und persönliches Wissen,

5. Maximen und

6. nicht vorgesehene Aufgaben» (1995: 27).

Benner geht davon aus, dass den Pflegenden selbst ihr Praxiswissen oftmals gar nicht bewusst ist. «Praxiswissen kann – besonders auf Expertenstufe – nur ganzheitlich untersucht werden» (Benner, 1995: 58).

Ein vielfach untersuchtes Wissenskonzept in der Pflege ist das des Wissens um den Patienten (*knowing the patient*) (Jenny, Logan, 1992; Tanner et al. 1993; Radwin, 1996). Das Konzept *knowing the patient* wird als komplexer interpersonaler Prozess verstanden und als wichtige Voraussetzung für die pflegerische Entscheidungsfindung betrachtet (Radwin, 1996).

Zusammenfassend lässt sich zum Konzept berufliche Kenntnisse folgendes feststellen. Je mehr berufliche Kenntnisse Pflegende haben, desto weniger Probleme haben sie mit Autoritäten, da sie stärker Verantwortung in der Praxis übernehmen, je mehr erklärende Kenntnis sie haben und benutzen können (Peplau, 1971). Pflegerische Kenntnisse beinhalten theoretische und praktische Wissensmuster, die miteinander interagieren und sich dynamisch entwickeln. Neben rationalem Wissen spielt in der Pflege auch das nicht-lineare, intuitive (*in-between*) Wissen eine große Rolle (Spranzo Keller, 1999; Benner, 1995; Silva und Sorell, 1995; Meleis, 1997). Voraussetzung für das Konzept berufliche Kenntnis ist die

Fähigkeit von Pflegenden, Informationen zu verbinden, zu reflektieren, sie umzusetzen, und diese dann evaluieren zu können. Die beruflichen Kenntnisse der Pflege umfassen empirisches, ästhetisches, persönliches und ethisches Wissen (Carper, 1978) und können zu Autonomie und Macht (Fuller, 1978) führen. Echte berufliche Kenntnisse und damit verbundenes Verstehen können sowohl individuelle Macht als auch Bereiche der Verletzlichkeit sichtbar machen (Meleis, 1997).

1.5.4 Interpersonale Kompetenz

Interpersonale Kompetenz wird auch mit sozialer Intelligenz oder sozialer Kompetenz bezeichnet und bedeutet «die Fähigkeit, Aufgaben, die im Umgang mit Personen auftreten, zu bewältigen» (Weinstein, 1986: 755). In der Pflegewissenschaft differenziert Boggs (1999) die interpersonale Kompetenz in *social cognitive competence* und *message competence*. Die sozialkognitive Kompetenz beschreibt die Fähigkeit, den Inhalt von Botschaften aus der Sicht des Gegenübers zu interpretieren. Die Botschaftenkompetenz meint «das strategische Verwenden von verbaler und nonverbaler Kommunikation in der Interventionsphase des Pflegeprozesses, um die Interaktionsziele zu erreichen» (Boggs, 1999: 205). Die Qualität der Kommunikation beeinflusst in hohem Maße den Beziehungsprozess (Arnold, 1999). Sozialkompetenz ist schwer zu erforschen (Benner, 1982). Darmann (2000) legt ein pflegedidaktisches Konzept zur kommunikativen Kompetenz vor, in dem die Gestaltung von Beziehungen eine zentrale Rolle spielt.

Interpersonale Kompetenz beschreibt die Fähigkeit von Pflegenden, konstruktive Arbeitsbeziehungen zu Patienten, Teammitgliedern und den Mitarbeitern anderer Gesundheitsberufe zu entwickeln und aufrecht zu erhalten. Die Pflegenden-Patienten-Erziehung wird von vielen PflegewissenschaftlerInnen als *die* wesentliche Komponente der Pflege verstanden (Watson, 1996; Arnold und Boggs, 1999). Peplau (1997) definiert die Pflegende-Patient-Beziehung als eine primär menschliche Verbindung, die sie «auf eine fundamentelle Art zentral in der Pflege» sieht (Peplau, 1997: 163). Arnold (1999) setzt die helfende Beziehung synonym mit der therapeutischen Beziehung, die Pflegende mit ihren Patienten eingehen und differenziert diese von einer sozialen Beziehung. In einer helfenden Beziehung übernimmt die helfende Person die Verantwortung für ihre Hilfe, während in einer sozialen Beziehung keine Verantwortung für eine Hilfe erwartet wird (Arnold, 1999). Damit ist eine helfende Beziehung zielorientiert, was bei einer sozialen Beziehung nicht zwangsläufig der Fall ist.

Der größte Teil der Literatur beschreibt die Beziehung zwischen Pflegenden und Patienten aus der Sicht der Pflegenden. Die Patientensicht zu diesem Thema wird selten erforscht. Ausnahmen sind Fajemilehin und Fabayo (1991), die feststellen, dass Patienten eine gleichgültige Haltung von Pflegenden in hohem Maße stressvoll erleben.

Da die Ergebnisse der Forschungen über die Pflegenden-Patienten-Beziehung zum Teil auch auf andere Beziehungen der Pflegenden übertragen werden können, seien einige Resultate hierzu aufgezeigt.

Murphy (1979) differenziert drei Arten von Beziehungen zwischen Pflegenden und Patienten:

1. das Patienten-Advokationsmodell,

2. das bürokratische Modell und

3. das Mediziner-Advokationsmodell.

Im Patienten-Advokationsmodell betrachtet sich die Pflegende «mit ihrer moralischen Autorität als gleichwertig mit anderen Gesundheitsberufen und sieht ihre erste Verantwortung gegenüber dem Patienten als einzigartiges menschliches Wesen» (Murphy, 1979: 19). Das Ziel des bürokratischen Modells ist die Erhaltung des sozialen Auftrages einer Institution auf Kosten des individuellen Wohlergehens von Patienten (Murphy, 1979: 18). Im Mediziner-Advokationsmodell liegt das Hauptziel der Pflegenden darin, die Autorität von Medizinern zu vergrößern, in dem Pflegende sich zuversichtlich in der Beziehung zu den Medizinern geben, diese harmonisch gestalten und in Kauf nehmen, dass die Beziehung zu den Medizinern auf Kosten der Beziehung zu den Patienten geht.

Peplau (1952/1988) zeigt vier Phasen der Pflegenden-Patienten-Beziehung:

1. Orientierung,

2. Identifizierung,

3. Nutzung und

4. Ablösung.

Ihr Modell wird im Kapitel berufliche Selbstkonzepte ausführlich beschrieben.

Morse (1991) ermittelt vier verschiedene Typen von Beziehungen zwischen Pflegenden und Patienten, die vor allem den Grad der Intensitität der Beziehung aufzeigen:

1. klinische Beziehung,

2. therapeutische Beziehung,

3. verbundene Beziehung oder

4. überinvolvierte Beziehung.

Der Intensitätsgrad der Beziehung wird u. a. durch die Dauer des Kontaktes bestimmt. Während die klinische Beziehung typisch ist für Begegnungen in der Ambulanz einer Klinik, treten überinvolvierte Beziehungen in Langzeitkontakten, wie beispielsweise in Pflegewohnheimen auf. Arnold (1999) sieht in der therapeutischen Beziehung das Ideal der Pflegenden-Patienten-Beziehung Die therapeutische Beziehung erfordert eine Kombination aus voller Präsenz und emotionaler Objektivität, was die Mitte zwischen einer unberührten und einer überinvolvierten Begegnung kennzeichnen soll (Arnold, 1999). Eine empathische Berührung kann die Beziehung sichtbar machen (Gadow, 1985). Durch die zunehmende Technik in den Kliniken ist die Gefahr gegeben, auch die menschlichen Körper der Patienten als Apparate zu betrachten. Gadow beschreibt die Bereitstellung von Informationen und die Art der Berührung der Patienten durch die Pflegenden als die Pflegenden-Patienten-Beziehung besonders beeinflussende Faktoren. Sie warnt Pflegende davor, Patienten zu Objekten zu machen.

In der Beziehung zwischen Pflegenden und Patienten kann es zu Problemen kommen. Peplau (1995) versteht diese Probleme nicht als «Fehler», sondern als eine Art Medium, im Rahmen dessen ein gemeinsames Wachsen möglich ist. Die Lösung dieser Probleme führt zu interpersonalem Lernen und wird als Methode verstanden. Eines der größten Probleme in der Pflegenden-Patienten-Beziehung ist das Abwehrverhalten von Pflegenden bei Überforderung. Die Abwehr ist gekennzeichnet durch die (zumeist situative) Unfähigkeit von Pflegenden, sich auf die Beziehung zum Patienten einzulassen (Muxlow, 1995). Muxlow sieht in der Pflegenden-Patienten-Beziehung für viele Pflegende eine Überforderung, die Abwehr wecke. Dringend notwendig, so Muxlow, ist ein *support-system* für Pflegende, damit sie «*caren*» können. Menzies (1960) untersuchte vor 40 Jahren Stress bei Pflegenden in einer Londoner Klinik und fand die Hauptursache für Stress in der Pflegenden-Patienten-Beziehung, die, so Menzies, den Pflegenden Angst mache. Als weitere Belastungsfaktoren werden das Treffen von Entscheidungen und die Übernahme von Verantwortung herausgearbeitet. «Obwohl die Idee der «sozialen Beziehung» zwischen Pflegenden und Gepflegten eines der entscheidenden Kriterien der Pflege – in Abgrenzung zur Medizin – sein soll, findet sich sowohl in der Pflegepraxis als auch auf der Ebene der pflegetheoretischen Diskussion ein ausgeprägtes Distanzierungsbedürfnis der Professionellen gegenüber den somatisch oder psychisch kranken Menschen» (Wolber, 1998). Das Abwehrverhalten von Pflegenden gegenüber Patienten äußert sich am deutlichsten in der Kommunikation (Macleod Clark, 1983). Pflegende entwickeln Strategien, um Gespräche mit Patienten zu vermeiden. Das gelingt Pflegenden beispielsweise, indem sie Interaktionen mit Patienten kurz halten und nur wenig mit ihnen sprechen. Die Gespräche tendieren zu einer oberflächlichen und aufgabenorientierten Kommunikation. Die Interaktion selbst wird zu kontrollieren versucht, um die

Qualität und Tiefe eines Gespräches mit Patienten zu limitieren (Macleod Clark, 1983). Wenn Pflegende sich nicht auf eine Beziehung zu Patienten einlassen, zeigen Patienten manipulierendes oder nötigendes Verhalten, um Pflegende stärker in eine Beziehung einzubinden (Morse, 1991). Wenn Patienten Probleme haben, den Pflegenden Vertrauen entgegenzubringen und ihre Krankheitssituation zu akzeptieren, zeigen sie häufig «schwieriges Verhalten und ziehen sich zurück» (Morse, 1991: 455).

Der häufigste Grund für eine Abwehr der Beziehung zu Patienten durch die Pflegenden liegt in der Überforderung (Muxlow, 1995; Menzies, 1960). Eine detailliertere Erklärung für ein solches Abwehrverhalten kann in Anlehnung an die Untersuchungsergebnisse von Hartmann (1995) entwickelt werden. Hartmann (1995) zeigt in ihrer Untersuchung der Pflegenden-Patienten-Beziehung mit Patienten als Gewaltopfer auf, wie das Schicksal der Patienten durch Übertragungsmechanismen bei Pflegenden ähnliche Symptome auslösen können, wie sie Patienten nach Gewalttaten erlebten. Die Reaktionen der Pflegenden sind vielfältig. Schlafstörungen und Albträume werden ebenso beschrieben wie Angst, Depression und Störungen des Selbstsystems. Hartmann nennt diese Reaktion stellvertretende Traumatisierung. Wenn Pflegende oft mit Gewaltopfern arbeiten, entwickeln sie häufig Abwehrmechanismen, um sich von diesen Gegenübertragungsreaktionen zu distanzieren. Für Hartmann bedeutet hier professionelle Pflege, sich empathisch einzulassen und sich mit einer Veränderung der beruflichen Selbstintegrität zu konfrontieren. Diese Abwehr kann sich meines Erachtens bei Pflegenden allen Patienten gegenüber einstellen, da die meisten Krankheiten mit Einbußen im Selbstkonzept einhergehen, und dieser Verlust im Übertragungsgeschehen Pflegende stark berühren kann. Wenn es bei Pflegenden dann ebenfalls zu Einbußen im Selbstkonzept kommt, zum Beispiel durch mangelndes Selbstbewusstsein, können Abwehrmechanismen auftreten, wie Hartmann sie aufgezeigt hat. Es ist denkbar, dass diese Abwehr auf andere Beziehungen generalisiert wird.

Als Vorraussetzung für eine gute Arbeitsbeziehung von Pflegenden werden folgende Merkmale genannt: Vertrauen (Meize-Grochowski, 1984; Johns, 1986), Kommunikation (Travelbee, 1966), Respekt (Arnold, 1999; Gadow, 1985) und personale Verantwortung, personale Autonomie, Wissen und Macht (May, 1990), Kollaboration (Arnold, 1999), Gegenseitigkeit und Zuversicht (Boggs, 1999). Das Vertrauen ist eine wesentliche Grundlage der Pflegenden-Patienten-Beziehung und kann sowohl als Zustand (Meize-Grochowski, 1984) als auch als Prozess betrachtet werden (Johns, 1986).

Caring ist die Fähigkeit von Pflegenden, sich ihren Patienten menschlich zuzuwenden, ihnen mit Offenheit, Respekt und Würde zu begegnen. *Caring* wird von vielen Pflegewissenschaftlerinnen als ein essenzieller Bestandteil der Pflege verstanden (Wolf, 1986; Parse, 1987; Watson, 1996). Gleichwohl *caring* nur schwer zu definieren ist, können Aspekte ausgemacht werden, aus denen sich *caring* zusammensetzt, wie das einfach Da- oder Präsentsein (Gaut, 1983, 1986; Pederson, 1993; Osterman, Schwartz-Barcott, 1996; Dyson, 1996) oder das Vermitteln von Hoffnung (Nowotny, 1989; Schnoor, 1988; Herth, 1990,1992; Wilkinson, 1996). Eine feministische Perspektive des *caring* zeigt Noddings (1984) auf. Der Versuch *caring* zu definieren bewegt sich zwischen der Vorstellung *caring* mit lieben gleichzusetzen (Jacono, 1993) und den Begriff durch *comfort* (für das Wohlbefinden der Patienten zu sorgen) zu ersetzen und in die messbaren Aspekte: zuhören, berühren und sprechen zu operationalisieren (Morse, 1992).

Zusammenfassend kann folgendes erfasst werden: Interpersonale Kompetenz beschreibt die Fähigkeit, konstruktive Arbeitsbeziehungen zu Patienten, Teammitgliedern und MitarbeiterInnen anderer Gesundheitsberufe zu entwickeln und aufrecht zu erhalten. Die Pflegende-Patient-Beziehung wird dabei als die Essenz der Pflege gesehen (Travelbee, 1966; Watson, 1996). Peplau (1952) differenziert vier Phasen der Pflegenden-Patienten-Beziehung:

1. Orientierung,

2. Identifizierung,

3. Nutzung und

4. Ablösung.

Wenn Pflegende überfordert sind, können sie ein Abwehrverhalten gegen eine Beziehung zu Patienten entwickeln. Das Verständnis von Übertragungs- und Gegenübertragungsprozessen macht es möglich, das komplexe System eines Abwehrprozesses zu verstehen. Die Entwicklung einer konstruktiven Pflegenden-Patienten-Beziehung wird besonders beeinflusst durch das (gegenseitige) Vertrauen, die Kommunikation und gegenseitigen Respekt. *Caring* kann als wichtiger Bestandteil der Pflege verstanden werden, das sich aus der interpersonalen Kompetenz entwickelt.

1.5.5 Kontrollbewusstsein

Das Kontrollbewusstsein kann sowohl Vorbedingung als auch Konsequenz der pflegerischen Verantwortung sein und ist für den Umgang mit der Rechenschaftspflicht von zentraler Bedeutung. Da Kontrollvorstellungen kausal mit Moralvorstellungen verknüpft werden, lassen sich Ansätze zu ihren subjektiven Theorien über Verantwortung identifizieren (Hoff, 1995: 59). Kontrollbewusstsein beschreibt «konkrete Vorstellungen zur Einflussnahme der eigenen Person auf ihre Umwelt zum Beispiel am Arbeitsplatz» (Hoff, 1985: 23). Mit dieser Beschreibung grenzt Hoff sich von der langen Forschungstradition zum Kontrollbewusstsein ab, welche der Differenzierung von externaler und internaler Kontrolle ein gewisses Maß an Objektivität zusprachen (Rotter, 1966). Hoff unterscheidet sich im Kontrollbewusstsein von Rotter durch seine subjektive Konzeption und der Annahme, dass bei der Zuschreibung von Kontrolle ein Zusammenwirken mehrerer Faktoren zustande kommt. Er versteht Kontrollbewusstsein «als umfassende Sichtweisen, in denen Menschen die Beziehung zwischen sich und ihrer Umwelt deuten» (Hoff, 1992: 58). Dabei geht es um die individuelle «Überzeugung, Subjekt oder Objekt der eigenen Umwelt zu sein» (Hoff, 1985: 37). Die jeweilige Deutung ihrer beruflichen Umwelt bestimmt letztlich die Konsequenzen, die Pflegende mit ihren Handlungen verbinden.

Das subjektive Kontrollbewusstsein von Pflegenden wird durch internale und externale Faktoren beeinflusst. Ein bedeutsamer internaler Faktor ist beispielsweise das berufliche Selbstkonzept von Pflegenden und die damit verbundene Entscheidungsfähigkeit. Zu den externalen Faktoren zählt beispielsweise der gegebene Handlungsspielraum und die berufliche Restriktivität[42] von Organisationen (Hohner, 1987)[43]. «Handlungsspielräume gelten als die wichtigsten Voraussetzungen einer persönlichkeitsförderlichen Arbeitsgestaltung» (Osterloh, 1985: 243). Demnach bestimmen berufliche Handlungsspielräume nicht nur das subjektive Erleben von Kontrolle im Beruf, sondern auch das berufliche Entwicklungspotenzial der einzelnen Pflegenden. Auch Entscheidungsspielräume und das Geschlecht beeinflussen das Kontrollbewusstsein (Schönbach, Bergmann, 1994). Während der Handlungsspielraum das Ausmaß an Handlungsalternativen in einer gegebenen Arbeitssituation beschreibt, bezeichnet der Entscheidungsspielraum das Ausmaß an Entscheidungsmöglichkeiten in einer gegebenen Arbeitssituation (Hoff, 1985).

Im Folgenden seien Untersuchungsergebnisse zum Kontrollerleben bei Pflegenden aufgezeigt. Es überwiegen Forschungen, welche externe Faktoren als Ursache für das Kontrollbewusstsein von Pflegenden beschreiben. Der Verlust von Kontrolle wird von Pflegenden als belastend erlebt und kann Stress auslösen (Widmer, 1989; Anliker, 1990; Herschbach, 1991; Mergner, 1992). Widmer (1989) untersuchte die Stressbewältigung von Pflegenden in der deutschsprachigen Schweiz

---

42 Unter beruflicher Restriktivität versteht Hohner alle mit der Arbeit und dem Beruf verbundenen Aspekte, die das berufliche Handeln eingrenzen (1987, S. 33).
43 Handlungsspielraum und berufliche Restriktivität werden als objektive Kontrolle verstanden.

(n = 1248) und weist nach, dass Erlebnisse von Kontrollverlust zu Stress führen. Als Stressfaktor ermittelte er u.a. Verunsicherung von Pflegenden und das Erleben von eigener Unselbständigkeit. Beide Faktoren gehen mit Kontrollverlust einher. Anliker (1990) beschreibt die spannungsvollen Arbeitsbeziehungen in der Pflege und zeigt auf, dass der «Hierarchiestress» mit den Medizinern und der Verwaltung von den Pflegenden als größere Belastung erlebt wird, als Konflikte mit den Patienten. Nach Mergner (1992) verschränken Kliniken Hierarchie und Kontrolle derart, dass für Pflegende automatisch der Handlungsspielraum reduziert wird. Elsbernd (1994) fordert Pflegende zum individuellen Ungehorsam auf, um sich gegen autoritäre und institutionelle Macht zu wehren und die eigene pflegerische Handlungsfreiheit zu vergrößern. Büssing (1992) kommt bei der Untersuchung von Organisationsstrukturen in Kliniken zu dem Ergebnis, dass teamgebundene Organisationsstrukturen den Handlungsspielraum und die Selbstkoordination (und damit die Selbstkontrolle, Anmerkung RT) erhöhen. Auch Herschbach (1991) zeigt bei Schweizer Pflegenden (n = 592) einen Zusammenhang zwischen Kontrollverlust und Belastung von Pflegenden auf. 92% der Pflegenden erleben es beispielsweise belastend, wenn therapeutische Vereinbarungen nicht eingehalten werden und 89% der Pflegenden belastet es, wenn Patienten die Pflegenden eines Teams untereinander ausspielen.

Das Erleben der Vorgesetzten als Rollenmodell hat ebenfalls eine entscheidende Auswirkung auf das Kontrollerleben von Pflegenden. Vorgesetzte PflegedirektorInnen, die als inkompetent erlebt werden, belasten die eigene Rollenidentität (Galuschka et al. 1992) während positive Rollenmodelle sich positiv auf den eigenen Handlungsspielraum auswirken, mit der Folge, dass Pflegende zu folgender Einstellung kommen: «Wir kümmern uns um die Patienten, der Betrieb kümmert sich um uns» (Kramer und Schmalenberg, 1989: 131).

In ihrer Untersuchung über bewusste und unbewusste Aspekte der Kontrolle bei Pflegenden weist Tewes (1994) motivationale und identitätsstiftende Wirkungen von Kontrollerleben nach. Eine bevorzugte Form der Zuschreibung von Kontrolle bei Pflegenden ist die internale Attribuierung bei persönlichen positiven Eigenschaften und die externale Zuschreibung bei beruflichen Belastungen. Dieses Verhalten kann als Schutzmechanismus verstanden werden, der es den Pflegenden ermöglicht, trotz enormer Belastungen ihre Arbeit fortzuführen. Als verantwortungsbewusstes Handeln von Pflegenden kann beispielsweise die Entscheidung verstanden werden, von der Klinik in die ambulante Pflege zu wechseln, wenn zuvor festgestellt wurde, dass die stationäre Pflegearbeit das Kontrollbewusstsein und den Handlungsspielraum stark einschränken (Tewes, 1994: 48).

Weyermann (1990) stellte bei Schweizer Pflegenden (n = 807) fest, dass selbst erfolgreiche Pflegeteams fatalistisch evaluieren können. So schreiben erfolgreiche Pflegeteams die Ursache ihres Erfolges dem Zufall zu. Obwohl Weyermann signifikante Unterschiede zu anderen Teams aufzeigen konnte, die den Erfolg erklären, distanzieren die Pflegenden sich selber von selbstbestimmten Attribuierungen (Weyermann, 1990).

Zusammenfassend kann festgestellt werden, dass das subjektive Kontrollerleben von Pflegenden den Umgang mit beruflicher Verantwortung wesentlich beeinflusst. Je stärker die Pflegende davon ausgeht, ihr berufliches Handeln selbst bestimmen zu können, desto eher wird sie die Verantwortung für ihr Tun übernehmen. Das subjektive Kontrollbewusstsein wird durch externale und internale Faktoren beeinflusst. Die externalen Faktoren (wie Organisationsstrukturen in Kliniken) wurden hinreichend erforscht. Internale Faktoren, die das Kontrollbewusstsein beeinflussen sind beispielsweise Schutz- und Abwehrmechanismen, die es Pflegenden ermöglichen, trotz großer Belastungen in der Pflege, ihrer Arbeit nachzukommen (Tewes, 1994).

1.6 Zusammenfassung: Verantwortung

Verantwortung ist ein lang tradierter Begriff und wird in den unterschiedlichsten Disziplinen verwendet. Je nach Fachgebiet werden andere Schwerpunkte der Verantwortung in den Mittelpunkt gerückt. Die Philosophie betont den freien Willen des Menschen zur Entscheidung und die Sozialwissenschaften sehen Verantwortung als ein soziales Phänomen, das Ungewissheit binden soll. Die Pflegewissenschaft betrachtet Verantwortung unter ethischen und juristischen Gesichtspunkten. Die Ethik und die Rechtswissenschaft beschäftigt sich mit normativen Vorgaben für Pflegende, die in moralischen Prinzipien bzw. Gesetzen ihren Ausdruck finden. Verantwortung wird in der Pflege oft mit negativen Konsequenzen assoziiert, obwohl sie auch einen herausfordernden und positiven Charakter hat. Das pflegerische Arbeitssystem *primary nursing* ermöglicht eine klare Zuordnung von Verantwortung in einem Pflegeteam. Andere Arbeitssysteme bevorzugen kollektive Verantwortungsmodelle, was leicht zur Diffusion von Verantwortung führen kann. Verantwortung lässt sich in mindestens drei Grundrelationen beschreiben, und bezieht sich auf

1. das Verantwortungssubjekt,
2. den Verantwortungsbereich und
3. der Verantwortungsinstanz.

Die vorliegende Arbeit beschäftigt sich mit dem subjektiven Verantwortungserleben von Pflegenden. Während Verantwortung von Pflegenden bisher nicht explizit untersucht wurde, liegen zu den fünf bestimmenden Bereichen der Verantwortung (Autonomie, Autorität, berufliche Kenntnisse, interpersonale Kompetenz und Kontrollbewusstsein) viele Untersuchungsergebnisse vor.

1.7 Arbeitsdefinition von pflegerischer Verantwortung

Pflegerische Verantwortung wird definiert als die selbst übernommene und/oder zugeschriebene Zuständigkeit von Pflegenden für ihr berufliches Tun, inklusive der Rechenschaftspflicht für die Konsequenzen ihrer pflegerischen Entscheidungen und Handlungen. Pflegerische Verantwortung lässt sich in kollektive und individuelle Verantwortung differenzieren. Die kollektive Verantwortung bezeichnet Aspekte, für die das gesamte Pflegeteam zuständig ist. Die individuelle Verantwortung schließt die berufliche und persönliche Verantwortung der Pflegenden ein. Verantwortung kann in folgende fünf Bereiche unterteilt werden:

1. Autonomie,
2. Autorität,
3. berufliche Kenntnisse,
4. interpersonale Kompetenz und
5. Kontrollbewusstsein.

Die ersten vier Bereiche sind Vorbedingungen der Verantwortung und das Kontrollbewusstsein ergibt sich wiederum aus den Ausprägungen der ersten vier Bereiche. Alle fünf Bereiche gemeinsam machen sehr bedeutsame Aspekte der Verantwortung aus und nähern sich in ihrer Summierung dem Konzept der pflegerischen Verantwortung deutlich an.

2. Pflegekultur

Um die Pflegekultur eines Pflegeteams zu erfassen ist es notwendig, die ihr zugrundeliegende Gruppendynamik zu verstehen. Deshalb wird das Konzept der Pflegekultur vor dem theoretischen Bezugsrahmen gruppendynamischer Prozesse betrachtet. Der Bezugsrahmen der Gruppendynamik wird zunächst kurz umrissen, bevor auf die Pflegekultur eingegangen wird.

2.1 Gruppendynamische Prozesse in Pflegeteams

Gruppendynamik ist ein «Sammelbegriff für eine Reihe von Methoden und Techniken, die im Rahmen der Jugend- und Erwachsenenbildung dem Individuum im nichttherapeutischen Feld zu einer verbesserten Selbst- und Fremdwahrnehmung, zu erhöhter Kommunikation- und Kooperationsfähigkeit, Verständnis für soziale Prozesse usw. verhelfen soll» (Dorsch, 1982: 264). Als theoretischer Bezugsrahmen dient die Gruppendynamik dem Verständnis des Gruppenlebens eines Teams unter methodischen Aspekten. Die Dynamik einer Gruppe wird durch bewusste und unbewusste Prozesse bestimmt. Mit der Bedeutsamkeit der unbewussten Prozesse der Gruppendynamik befassten sich viele Psychoanalytiker (Freud, 1921, 1930; Erdheim, 1990; Lorenzer, 1986; Richter, 1972). Die Forschung befasst sich seit den 30er Jahren mit Gruppendynamik. Obwohl gruppendynamische Prozesse eine besondere Rolle spielen, da die meisten Pflegenden in Teams arbeiten, stellen Cook & Matheson (1997) ein Fehlen dieses Themas in der Pflegeliteratur fest. Reed (1992) betrachtet Gruppen aus der Perspektive der psychiatrischen Pflege und geht davon aus, dass jede Gruppe folgende Ziele hat: die Bereitstellung einer sicheren Umgebung, in der alle Mitglieder ihre Erfahrungen austauschen und von einander lernen können; die Möglichkeiten offerieren, dass sich die Mitglieder in neuen Kommunikationsmustern üben können; eine Atmosphäre schaffen, welche der Einsamkeit und Isolation einzelner Mitglieder entgegenwirkt; Bereitstellen von Unterstützung. Inwieweit diese optimistische Betrachtung von Gruppen auf allgemeine Pflegeteams übertragbar ist, soll erörtert werden.

Die Gruppendynamik eines Pflegeteams beinhaltet bewusste und unbewusste Prozesse und wird durch persönliche Bedingungen (wie die individuelle Selbstwertregulierung) und organisatorische Bedingungen (wie etwa den Führungsstil) beeinflusst.

Die individuelle Selbstwertregulierung bezeichnet die persönliche Balance eines Menschen zwischen drei Kräften, die Mentzos (1995) als Säulen darstellt:

1. die Selbstrepräsentanz (das interne Bild von sich selbst),
2. die Objektrepräsentanz, (internalisierte Eltern- und Leitbilder) und
3. die Über-Ich-Repräsentanz (das Gewissen).

Sind alle drei Kräfte ausreichend vorhanden und im Gleichgewicht miteinander, dann sprechen wir von einem positiven Selbstwert und einer stabilen Regulation dieses Selbstwertes. Die Selbstrepräsentanz kann durch Spiegelung von Außen gestärkt werden und sich zu einem reifen Idealselbst entwickeln. Das Über-Ich kann durch Anerkennung eine Stärkung erfahren und sich zu einem reifen Gewissen entwickeln. Die internalisierten Elternimagines können nicht direkt beeinflusst werden. Gleichgewichtsstörungen oder Defizite bei den drei Kräften können sich auf drei Ebenen auswirken: intrapsychisch, interpersonal und institutionell. Für das Verständnis der Dynamik eines Teams sind vor allem die interpersonale und die institutionelle Ebene von Interesse. Lehmkühler-Leuschner (1998) fasst diese beiden Ebenen zusammen mit dem Ausdruck «psychosoziale Arrangements in Organisationen». Die Dynamik des Unbewussten beschränkt sich damit nicht auf intrapsychische Prozesse, sondern bezieht soziale Beziehungen mit ein. Die innere Dynamik wird damit externalisiert. So kann die Arbeit des Über-Ichs Entlastung erfahren, wenn ein gestrenger Vorgesetzter die Rolle übernimmt, ermahnend oder strafend tätig zu werden. Als psychosoziales Arrangement der Objektrepräsentanzen ist die positive Besetzung des Arbeitsteams denkbar, in der das Individuum durch die Identifikation mit dem kollektiven Ich eine Stärkung erfährt (Lehmkühler-Leuschner: 54). Wenn also die internalisierten Eltern- oder Leitbilder nicht ausreichend gut sind, kann dieses durch Idealisierung der Stationsleitung oder der gesamten Arbeitsgruppe kompensiert werden. Das trifft besonders auf Menschen zu, die wenig in der Lage sind, Verbindungen zu anderen Menschen einzugehen und Schwierigkeiten haben, kollegiale Beziehungen zu entwickeln (Lehmkühler-Leuschner). Eine mangelhaft entwickelte Selbstrepräsentanz kann die unzureichende Größenphantasie seines Selbst an die Institution binden. Auf diese Weise können eigene Minderwertigkeitsgefühle überwunden und die Größenphantasien mit der Institution gefestigt werden (Mentzos, 1990; Erdheim, 1998). Wie sehr die Institution Krankenhaus Pflegende beeinflussen kann, wird vielen Pflegenden erst bewusst, wenn sie diese Institution verlassen. Darlington (1994) beschreibt Pflegende, die aus der Klinik in die ambulante Pflege wechseln und nachträglich erstaunt feststellen, wie sehr sie in der Klinik einerseits beschützt und andererseits infantilisiert wurden.

Generell unterliegen alle Arbeitsgruppen einer Spannung, die sich aus den beiden menschlichen Bedürfnissen ergibt, sich einerseits einer Gruppe zugehörig zu fühlen und andererseits ein unabhängiges Individuum sein zu wollen (Stokes, 1994). Stokes differenziert mit Wilfred Bion drei Gruppentypen, die einer eher negativen Dynamik unterliegen. Die erste Gruppe ist gekennzeichnet durch gegenseitige Abhängigkeit und eine Kultur der Unterordnung. Die zweite Gruppe hält zusammen, in dem sie sich einen Außenfeind schafft. Diese Kultur ist durch ein heimliches Einverständnis gekennzeichnet. Die dritte Gruppe verbindet der kollektive unbewusste Glaube daran, die Zukunft würde alle Probleme lösen. Diese Kultur ist durch Paranoia und aggressive Konkurrenz geprägt (Stokes, 1994: 21). In seiner Beschreibung über das Abwehrverhalten von Teammitgliedern in Organisationen beschreibt auch Halton (1994) einen Gruppenmechanismus, der dem der dritten Gruppe von Stokes ähnelt. Hier kommt es zu einer Splitting von Gefühlen mit der Folge der Projektion der schlechten Gefühle auf andere. Halton betont, dass dieses vor allem in helfenden Berufen auftrete, da hier negative Gefühle der Helfer traditionellerweise ein Tabu sind. Deshalb werden Hassgefühle in helfenden Berufen tendenziell geleugnet (1994: 14). Roberts (1994) geht noch einen Schritt weiter und macht die Gegenübertragung der Pflegenden auf die Patienten zum Auslöser des Hasses von Pflegenden. In ihrer Untersuchung von Pflegenden, die in einem Altenheim arbeiten, kommt Roberts zu dem Schluss, dass Angst und Hass der zu betreuenden alten Menschen sich auf die Pflegenden übertrage und die Pflegenden die eigene Betroffenheit abwehren müssen, die sich einstellt, wenn man alte Menschen versorgt und sich vorstellt, dass es einem auch einmal so ergehen kann. Roberts geht davon aus, dass bei jedem *caring* auch Aspekte auftauchen, die eher mit *uncaring* zu bezeichnen sind, da sie mit unliebsamen Gefühlen einhergehen. Deshalb sei es in der Pflege wichtig, Gefühle der Gegenübertragung bewusst zu machen, um sie verarbeiten und verändern zu können (Whalley, 1994).

Da Pflege vorzugsweise von Frauen ausgeübt wird, sind feministische Ansätze zur Gruppendynamik aufschlussreich. Ewashen (1996) vertritt einen feministischen Ansatz und zeigt systematisch auf, mit welcher gesellschaftlichen Gruppendynamik Frauen abgewertet werden. In einer patriarchischen Institution ist es für Frauen besonders schwierig, eine positive Rollenidentifikation einzunehmen, die gleichzeitig selbstbestimmt und Frau sein lässt. Nach Ewashen fühlen sich alle Gruppenmitglieder entwertet, wenn in einer Arbeitsgruppe entwertende Dynamiken überwiegen. Hinzu kommt, dass Worte von Frauen in einer medizinischen Kultur oft pathologisiert werden (Malterud, 1993).

Der **Führungsstil** der Stations- oder Klinikleitung ist für ein Pflegeteam von großer gruppendynamischer Bedeutung (Christian, Norman, 1998). Mit dem formellen Führungsstil werden zugleich informelle Strukturen, wie Tabus oder unausgesprochene Regeln transportiert.

In einer Literaturanalyse ermittelte Cook (1999) die unterschiedlichen Führungsstile von britischen, amerikanischen und australischen Pflegeteams. Die Briten zeichnen sich demnach durch eine tätigkeitsorientierte Führung aus, während die US-amerikanischen Pflegenden einen transformierenden, also umwandelnden Führungsstil pflegen. Den Australiern wird ein Führungsstil zugesprochen, der seinen Schwerpunkt in der Beeinflussung der Gesundheitspolitik sieht und zugleich Pflegeführung reflektiert (Cook, 1999: 308). Die Australier Safarelli und Brown (1998) kommen in ihrer australischen Literaturanalyse zu einem anderen Ergebnis als Cook, und bezeichnen den überwiegenden Führungsstil der australischen Pflegenden als den transformierenden. Sie zeigen vier typische Kompetenzen von transformierender Führung auf, die da sind: Management der Aufmerksamkeit; Management der Bedeutung; Management des Vertrauens und Management des Selbst. Die Aufmerksamkeit bezieht sich dabei auf zukünftige (politische) Ereignisse, die es mit zu bedenken gilt. Mit Bedeutung ist die Fähigkeit gemeint, der eigenen Vision Ausdruck verleihen zu können. Vertrauen gilt als Voraussetzung für die transformierende Führung und meint das Vertrauen des Leiters in die Mitarbeiter. Letztlich benötigt eine Leitung ein gesundes Selbstvertrauen, Selbstachtung und ein positives Selbstwertgefühl. Krejci und Malin (1997) untersuchten Kompetenzen von Führungspersonen mit einem selbstentwickelten Fragebogen bei Pflegeleitungen in den USA (n = 87). Eine der von ihnen ermittelten zwölf Leitungskompetenzen sind Kenntnisse *über* und der effektive Umgang *mit* Gruppendynamik. Krejci und Malin konnten in einer wiederholten Studie nachweisen, dass Gruppendyamik durch Schulungen lernbar ist. Vielfach erforscht wurden die sogenannten Magnetspitäler, also Kliniken, die für ihren besonders guten Ruf bekannt sind und sich durch eine sehr geringe Fluktuation bei Pflegenden auszeichnen (McClure, Poulin & Sovie, 1983; Kramer & Schmalenberg, 1987, 1988; Kramer, 1990; Aiken, Smith & Lake, 1994;). Bei der Untersuchung der Leitungspositionen dieser Kliniken spielen gruppendynamische Aspekte eine wichtige Rolle. So sind die Pflegeleitungen für die Pflegenden auf den Stationen sichtbar, weil sie großen Wert auf direkte Kommunikation legen und Absprachen lieber persönlich als schriftlich halten. Das führt sie häufig auf die einzelnen Stationen und in einen direkten Kontakt zu den dort Pflegenden. In den Gesprächen zeichnen sich diese Leitungen durch eine verständnisvolle Haltung und ein offenes Ohr für die Belange der MitarbeiterInnen aus. Dabei schätzen sie die Ausbildung und berufliche Entwicklung der Pflegenden. Mit ihrer visionären Einstellung, der enthusiastischen Grundhaltung und der hohen Erwartungshaltung an die Pflegenden ermutigen sie diese, es ihnen gleich zu tun. Ermutigung (*empowerment*) ist als ein wichtiges Konzept in die Pflege eingegangen (Dennis, 1991). Trotz der Nähe und der Transparenz ihrer Haltung präsentieren sie eine Macht- und Statusposition (Gleason et al. 1999). Prinzipiell sind die Ergebnisse dieser Untersuchungen auch auf die Stationsebene übertragbar. Es kann davon ausgegangen werden, dass die Berücksichtigung dieser gruppendynamischen Aspekte von Stationsleitungen einen postiven Einfluss auf die Teamarbeit hat. Negative Einflüsse von Stationsleitungen auf das Team beschreibt Coccia (1998). Sie spricht von «toxischen Organisationen», die sich durch eine stark kontrollierende Führung auszeichnen und die es zu vermeiden gilt. Coccia führt die «giftige Arbeitsatmosphäre» auf bestimmte Regeln zurück, denen die Leitungen solcher Pflegeorganisationen folgen. Zu diesen Regeln gehören die absolute Kontrolle über alle Arbeitszusammenhänge, das Vermeiden und Verdecken von Fehlern, keine Gefühle zeigen und niemandem vertrauen, nichts außerhalb der eigenen Rolle machen und die Organisation über alles stellen. Wenn Probleme auftauchen wird nach dem Schuldigen gesucht und dieser zur Verantwortung gezogen. Diese Ergebnisse deuten darauf hin, dass das Leitungsverhalten einen großen Einfluss auf das Team hat, welches die gesamte Gruppendynamik prägen kann. Die positiven und negativen Einflüsse der Leitung auf die Gruppendynamik eines Pflegeteams sollen, der besseren Übersicht wegen, kurz gegenüber gestellt werden.

Unter Berücksichtigung des positiven Leitungsverhaltens können Pflegeteams dazu ermutigt werden, sich stärker auf ihre Arbeit einzulassen und sich für ihren Beruf zu engagieren. Dieses ist besonders in Umbruchzeiten von großer Bedeutung (Blount & Nahigian, 1998). Das Engagement der Pflegenden ist ein wichtiger Aspekt der Teamarbeit (Hetherington, 1998; McMahon, 1998). Jedes Team hat dabei seine eigene Dynamik und bringt verschiedene Rollen hervor, die von unterschiedlichen Pflegenden des Teams eingenommen werden. Diese Rollen können dabei formeller und informeller Natur sein. Johnston (1996) entwickelte einen Fragebogen, um diese Rollen in einem Team sichtbar zu machen. Als allgemeine Gruppenaufgaben sieht Johnston neun Bereiche vor: InitiatorIn, Infor-

Tabelle 3: Einfluss der Gruppendynamik eines Pflegeteams durch das Leitungsverhalten

positive Einflüsse	negative Einflüsse
• zu Visionen ermutigen	• alles kontrollieren
• den Teammitgliedern vertrauen	• den Teammitgliedern misstrauen
• emotionale Beteiligung ausdrücken	• vermeiden von Gefühlen
• Gesprächsnähe herstellen	• Gesprächsdistanz herstellen
• offener Umgang mit Problemen	• Fehler vermeiden und verdecken
• Anerkennung der Fähigkeiten der Pflegenden	• Suche nach der/dem Schuldigen bei Fehlern
• Engagement über die Klinik hinaus	• Handeln bleibt auf die Station beschränkt
• hohe Erwartung an die Pflegenden	• Erwartungshaltung unklar

mations- und MeinungssucherIn, Informations- und MeinungsgeberIn, KlärerIn bzw. AusarbeiterIn, ZusammenfasserIn bzw. KoordinatorIn, EnergiespenderIn, OrientiererIn, KritikerIn und DarstellerIn von prozeduralen Aufgaben. Darüber hinaus gibt es sieben Aufgaben, die der Aufrechterhaltung der Gruppe dienen. Diese sind: Ermutigen, Harmonisieren, Kompromisse finden, Beschleunigen, Standards setzen, die Gruppe kommentieren sowie ihr folgen. Diese vielfältigen Rollen und Aufgaben können an die besonderen Eigenschaften einer Person gebunden sein aber auch von der Gruppe unbewusst zugesprochen werden. Wenn beispielsweise eine wichtige Person das Team verlässt, kann die Gruppe die Funktion dieser Kollegin von einem anderen Teammitglied erwarten.

Gruppenprozesse können auch eine therapeutische Wirkung haben (Hastings-Vertino, 1996). Als gute Voraussetzung für eine positive Gruppendynamik ist die Möglichkeit der Pflegenden, autonom arbeiten zu können, zu sehen, sowie ihre Fähigkeit, Entscheidungen zu finden und effektive Arbeitsbeziehungen zu den Medizinern aufzubauen (Gleason, 1999).

2.2 Pflegekultur: eine Begriffsbestimmung

> «In the world of chaos, ambiguity, and uncertainty, individuals search for meaning and order. Myths, rituals, ceremonies, stories, and metaphors, all part of an organization's culture, both promote understanding of organizational life and help people cope with organizational conflicts» (del Bueno, 1986: 20).

Die Verantwortung kann als ein bedeutsamer Teilaspekt der Pflegekultur verstanden werden (Webb, Price und Coeling, 1996). Nach Gagliardi (1986) bilden die Verpflichtung und die Rechtfertigung des Verhaltens, welche als essentielle Bestandteile der Verantwortung zu sehen sind, wichtige Basisaspekte der Organisationskultur, welche wiederum die Pflegekultur beeinflusst. Im Folgenden sollen zunächst die Begriffe Kultur, Organisationskultur und Pflegekultur definiert werden.

Kultur stammt vom Lateinischen *colere* bzw. *cultura* ab und bedeutet «hegen und pflegen, bebauen, ausbilden, tätig verehren» (Philosophisches Wörterbuch, 1974: 364). In ihrer ursprünglichen Bedeutung bezieht sich der Kulturbegriff auf die Bearbeitung und Pflege des Ackerbodens (lat. *agricultura*), der den menschlichen Bedürfnissen angepasst werden soll. Übertragen bedeutet Kultur «Pflege, Verbesserung, Veredelung der leiblich-seelisch-geistigen Anlagen und Fähigkeiten des Menschen; entsprechend gibt es Körperkultur, seelische und Geisteskultur» (ebd. S. 364). Es «kann mit Kultur alles bezeichnet werden, was der Mensch geschaffen hat, was also nicht naturgegeben ist» (Brockhaus, 1988, Bd. 12: 580). Kultur ist etwas, was auf Dauer angelegt ist und in ihrer Handhabung und Gestaltung einen kollektiven Sinnzusammenhang herstellt. Dementsprechend zählen hergestellte Produkte ebenso zu den Kulturgütern als auch Lebensstil, Leitvorstellungen und Verhaltensweisen, welche zumeist das «moralisch Gute» verkörpern. Die Psychoanalyse geht davon aus, dass die Sublimierung sexueller Energie Voraussetzung für jegliche Kultur ist.[44] Kultur bedeutet demnach Triebverzicht und schließt die individuelle (sexuelle) Freiheit als Kulturgut aus. Uzarewicz (1998) beschreibt die Kultur als eine normative Abgrenzungskategorie gegenüber dem Anderen oder dem Fremden. Kultur transportiert eine Vielfalt an Bedeutungen, die sich auf den Menschen auswirken (Geertz, 1993).

Die Definitionen von **Organisationskultur** variieren vor allem deshalb beträchtlich, weil die Wurzeln des Konzeptes aus den unterschiedlichsten Disziplinen stammen, wie zum Beispiel der Psychologie, Soziologie, Anthropologie oder dem Management (Thomas et al., 1990). Die Beschreibung von Deal und Kennedy (1982: 4) «die Art und Weise, wie wir die Dinge hier angehen» dürfte die weiteste Auslegung des Begriffes sein. Schein (1985) definiert Organisationskultur als:

> «ein Muster von Basisnahmen, die von einer Gruppe intendiert, entdeckt oder entwickelt wurden, um mit Problemen externer Anpassung oder interner Integration umgehen zu können, und welche sich als gut genug erwiesen, um als gültig betrachtet zu werden und deshalb an neue Teammitglieder weitergegeben werden, als ein korrekter Weg, Probleme wahrzunehmen und über diese zu denken und zu fühlen» (Schein, 1985: 9).

Damit unterlegt er dem Begriff eine kognitive Sichtweise, welche vor allem die Werte einer Kultur in den Mittelpunkt der Betrachtung rückt, wie die gemeinsame Entwicklung von Kultur, Copingstrategien und die Weitergabe von Kulturgütern an neue Teammitglieder. Van Maanen & Barley vereinfachen die umfassende Definition von Schein mit: «ein Pool an Lösungen, welches sich eine Gruppe von Leuten ausgedacht haben, um spezifischen Problemen zu begegnen, die in gemeinsam erlebten Situationen auftreten» (1985: 31).

Unter Bezugnahme auf Sackmann (1983) schreiben Borsi und Schröck (1995) der Organisationkultur in der Pflege eine «stabilisierende, bedeutungsverleihende, konservierende und richtungsweisende Funktion» zu (1995: 47). Damit wird der Kultur ein normierender Charakter zugesprochen. Auch Denison (1990) spricht von der Kultur als eine Form internaler Kontrolle. Ein positives Organisa-

---

44 «Die Triebsublimierung ist ein besonders hervorstechender Zug der Kulturentwicklung, sie macht es möglich, dass höhere psychische Tätigkeiten, wissenschaftliche, künstlerische, ideologische, eine so bedeutsame Rolle im Kulturleben spielen» (Freud, 1930/1989, Bd. IX Studienausgabe S. 227).

tionsklima ist eine machtvolle Komponente im Berufsleben (Peters und Waterman, 1982/1995).

Während Organisationsklima als die individuellen Wahrnehmungen und Gefühle gegenüber der Organisation definiert wird, betrifft die Organisationskultur die gemeinsamen Gedanken, Verhalten und Glauben einer Arbeitsgruppe (Thomas et al. 1990; Christensen, 1988; Olsen, 1995).

Es lassen sich verschiedene Klassifizierungen des Begriffes Organisationskultur finden. Allaire und Firsirotu (1984) differenzieren Organisationskultur in ideologische und soziokulturelle Systeme und entwickeln hierzu ein konzeptuelles Modell. Hofstede (1994) beschreibt vier Grundelemente für die Organisationskultur: Symbole, Helden, Rituale und Werte. Die ausführlichste Analyse des Begriffes Organisationskultur findet sich bei Smirich (1983).

Organisationskultur beinhaltet viele Einzelaspekte (Linstead, Grafton-Small, 1992). Die Pflegewissenschaftlerin Garner (1996) bezieht sich auf Gagliardi (1986) und differenziert sieben Aspekte der Organisationskultur. Diese sind Kooperation, Kontrolle, Kommunikation, Verpflichtung, Entscheidungsfindung, Wahrnehmung und Rechtfertigung des Verhaltens. Mit Robbins (1990) operationalisiert Cavanagh (1996) zehn Dimensionen von Kultur: individuelle Initiative, Risikotoleranz, Direktion, Integration, Unterstützung des Management, Kontrolle, Identität, Belohnungssystem, Konflikttoleranz und Kommunikationsmuster.

Für den deutschen Begriff **Pflegekultur** gibt es im Englischen eine Reihe von Begrifflichkeiten. So verwenden Coeling (1988) und Seago (1996) den Begriff *work group culture*, um die Gruppenkultur einer Pflegeabteilung zu beschreiben. Johnson (1987) und Suominen et al. (1997) sprechen von *nursing culture*, Martin (1997) verwendet *care setting's culture* und Molzahn (1997) *caring organization culture*. Allen diesen Begriffsbestimmungen gemeinsam ist die Beschreibung einer Kultur, die die Berufsgruppe der Pflegenden in den Mittelpunkt rückt.

> «Pflegekultur kann definiert werden als eine Entität von kulturellen Merkmalen, welche Formen und Systeme in der Pflege trennen. Die Kultur verschiedener Stationen einer Gesundheitsorganisation kann ebenfalls als Pflegekultur verstanden werden» (Suominen; Kovasin; Ketola, 1997: 186).

Mit dieser Definition weisen Suominen et al. auf zwei Aspekte hin, die beide mit Pflegekultur bezeichnet werden können:

1. die Gesamtheit aller kulturellen Merkmale, die Pflege betreffen (was auch die Organisationskultur der Pflege einschließt) und
2. die entwickelte Kultur eines Pflegeteams.

Auf den ersten Aspekt dieser Definition beziehen sich Johnson (1987) und Martin (1997). Den Schwerpunkt auf das Pflegeteam richten Coeling (1988), Seago (1996) und Molzahn (1997). Arbeitsgruppenkultur wurde definiert als «ein Muster gemeinsamer Werte und Annahmen, welches sich im Gruppenverhalten zeigt; es wurde über eine Zeit hinweg entwickelt als ein Weg, Probleme zu lösen, damit die Gruppe überleben kann» (Seago, 1996: 42).

Gemeinsam entwickelte Problemlösungsstrategien können auch Abwehrverhalten gegenüber Patienten beinhalten. Kitwood (1990) bezeichnet die psychische Abwehr von Pflegenden gegenüber den Patienten als «kranke Sozialpsychologie» (*malignant social psychology*, MSP). Wenn alle Mitglieder einer Pflegestation dieser *kranken Sozialpsychologie* unterliegen, kann auch von einer kranken Pflegekultur gesprochen werden. Zu einer *kranken Sozialpsychologie* kann es kommen, wenn Fort- und Weiterbildung vernachlässigt werden und die Pflegenden unter Druck stehen. Symptome für eine *kranke Sozialpsychologie* sind beispielsweise die Stigmatisierung und Objektivierung von Patienten. Martin (1997) untersucht den Einfluss von Pflegekultur (*care setting's culture*) auf die Rollen, die Pflegende übernehmen, wenn sie Sterbende betreuen und macht ähnliche Entdeckungen im Verhalten von Pflegenden, wie Kitwood. Er spricht von einer Macht-Balance zwischen Pflegenden und Patienten.

Coeling (1988) erforscht seit mehr als zehn Jahren die Pflegekultur in den Vereinigten Staaten. Sie betont, dass Kultur sich immer als eine Reaktion auf eine Situation hin entwickelt, die von einer Gruppe von Mitgliedern erlebt wurde. «Kultur versorgt ihre Mitglieder mit einem Sinn für Gemeinsamkeit und macht ihr Leben vorhersehbar» (Coeling, 1993: 123). So gesehen erhält Kultur einen bedeutungsverleihenden und selbstkontrollierenden Charakter. Coeling und Simms (1993) verwenden Schnee als Metapher für Kultur. Eine einzelne Schneeflocke ist ähnlich einzelner kultureller Verhaltensweisen nur wenig spürbar, doch gemeinsam können Schneestürme bzw. machtvolle Kräfte entwickelt werden.

Während die Organisationskultur sich auf die Pflege der gesamten Institution, hier die Klinik bezieht, befasst sich die Pflegekultur ausschließlich mit einzelnen Pflegeteams. In einem übergreifenden Verständnis kann damit die soziale Kultur der gesamten Pflege rund um den Globus gemeint sein. Im Folgenden wird der Begriff Pflegekultur verwendet, um die Zusammenarbeit, Regeln, Traditionen und Werte eines Pflegeteams zu beschreiben, welche für dieses Team typisch ist. Wegen des enormen Einflusses der Organisationskultur einer Institution auf die Pflegekultur eines Teams wird im weiteren Verlauf auch auf die Forschung der Organisationskultur in Kliniken eingegangen.

2.3 Ausdrucksformen und Entstehungsbedingungen von Pflegekulturen

Das Typische der Pflegekultur einer Station oder Abteilung kann in vielen Dingen des täglichen Alltags seinen Ausdruck finden. Bestimmte Tätigkeiten erfolgen, trotz unterschiedlichster Fachdisziplinen, auf allen Stationen nach dem gleichen Schema. Allen gemeinsam ist die Aufgabe, sich um kranke oder behinderte Menschen zu kümmern, die aufgenommen, versorgt und entlassen werden. Diese gemeinsame Aufgabe steht für das *Was* in der Pflege. Um die Pflegekultur einer Station zu ermitteln gilt es, das *Wie* des Miteinanders herauszuarbeiten. Die Art und Weise *wie* eine Tätigkeit wahrgenommen, bewertet und ausgeführt wird, ist dann ein Kennzeichen von Pflegekultur, wenn hierüber eine allgemeine bewusste oder unbewusste Überseinstimmung auf der jeweiligen Station oder Abteilung besteht.

Die Konzepte Verantwortung, Autonomie, direkte Kommunikation und Autorität machen den Schwerpunkt professioneller Pflege aus und bestimmen die Pflegekultur entscheidend (Webb, Price und Coeling, 1996). Damit spielt die Verantwortung in der Pflegekultur eine bedeutsame Rolle.

Deal und Kennedy (1982) untersuchten Gemeinschaftskulturen (*corporate cultures*) in verschiedenen Firmen und ermittelten verschiedene Typen von Organisationskulturen, wie z. B. die «Zähe-Junge, Macho Kultur». Da Deal und Kennedy männlich dominierte profitorientierte Kulturen untersuchten, können die Ergebnisse nicht auf ein soziales System, wie ein Krankenhaus übertragen werden. Pflegekulturen werden häufig von Frauen geleitet, die zumeist anders führen als Männer (Helgesen, 1992) und damit andere Kulturtypen fördern.

2.4 Erforschung von Pflegekultur

> If culture is to survive its fashionable wave and turn into a useful and meaningful concept both for organization and for practitioners, it is necessarry to spend more effort on empirical research rather than debating options (Sackman, 1992: 3).

In der Literatur werden eine Reihe unterschiedlicher Methoden beschrieben, mit denen Pflegekultur ermittelt wird (Hewison, 1996). Zur Erfassung von kulturellen Aspekten in Kliniken wurden zumeist Instrumente zur Ermittlung der Organisationskultur verwendet. Da die Organisationskultur einer Klinik einen großen Einfluss auf die Pflegekultur eines Stationsteams hat, werden auch einige wichtige Untersuchungen zur Organisationskultur angeführt. Wird Pflegekultur stationsübergreifend ermittelt, sprechen wir von Organisationskultur. Pflegekultur kann quantitativ und qualitativ erforscht werden.

2. Pflegekultur 91

Im Folgenden werden zunächst **quantitative Methoden** zur Ermittlung von Organisationskultur und Pflegekultur in Kliniken aufgezeigt. Anschließend werden qualitative Erhebungsmethoden hierzu besprochen.

Ein in der Pflege häufig verwendetes quantitatives Instrument ist der Organizational Culture Inventory (OCI) von Cooke und Lafferty (1987) (Thomas et al., 1990; McDaniel & Stumpf, 1995; Seago, 1996). Der OCI besteht aus 120 Items und kategorisiert die Organisationskultur in drei unterschiedliche Stile, die sich aus jeweils vier Subkategorien zusammensetzen. Der *konstruktive Stil* betont die Bedürfnisse der einzelnen Mitglieder und ermutigt sie, sich gegenseitig zu unterstützen. Die zugeordneten Subkategorien sind: Leistungsorientierung, Selbstaktualisierung, menschliche Ermutigung und Zugehörigkeit. Der *passiv-defensive Stil* beschreibt die Sicherheitsbedürfnisse der Mitglieder und deren Selbstschutzmechanismen mit den Subkategorien: Billigung von Verhalten zur Aufrechterhaltung von Konfliktvermeidung, Konventionalität (im Sinne von konservativ, traditionell und bürokratisch), Abhängigkeit durch hierarchische Strukturen und Vermeidungsverhalten, d.h. gute Leistungen werden nicht belohnt, aber jeder Fehler bestraft. Der dritte Kulturstil wird als *aggressiv-defensiv* beschrieben und richtet sich auf die Sicherheitsbedürfnisse der Mitglieder einer Organisation im Sinne der Verteidigung von Status und Position. Als Subkategorien werden hier Opposition, Machtkämpfe, Konkurrenz und Perfektionismus aufgeführt.

Thomas, Ward, Chorba und Kumiega (1990) verwenden den OCI, um die kognitiven Variablen der Organisationskultur einer Klinik in Illinois zu erfassen und deren Bedeutung für die Pflege aufzuzeigen (n = 56 Pflegende). McDaniel und Stumpf (1993) ermittelten Organisationskultur in sieben verschiedenen Kliniken in Pennsylvania mit dem OCI (n = 209). Seago (1996) vergleicht Zusammenhänge von Arbeitsgruppenkultur mit deren Arbeitsstress und Feindseligkeit[45] von insgesamt 67 verschiedenen Pflegeteams mit dem OCI in den USA. Ein übereinstimmendes Ergebnis ist, dass Pflegeteams keine besondere Ausprägung in einem der drei typisierten Organisationsstile haben. Dieses kann auf Unklarheiten bezüglich der Werte und Normen der Organisation hinweisen (McDaniel & Stumpf, 1993) oder bedeuten, dass Pflegeteams andere Organisationsstile als die durch den OCI ermittelten aufzeigen. Signifikante positive Korrelationen ergaben sich beim konstruktiven Organisationsstil in Bezug auf niedrige Fluktuation, Gesamtzufriedenheit und Zufriedenheit mit der Arbeitsethik (McDaniel, 1995). Unter defensiven Kulturen herrschen oberflächliche Beziehungen, fehlende Teilnahme an ethischen Entscheidungen und wenig Problemlösungsstrategien (McDaniel,

---

45 Arbeitsstress wurde mit mit Job Content Questionaire nach Karasek (1979) ermittelt und Feindseligkeit mit der Cook and Medeley Hostility Scale (1954).

1995). Der aggressiv-defensive Stil korreliert negativ mit Arbeitsunterstützung (McDaniel, 1995) und positiv mit Feindseligkeit (Seago, 1996). Leitende Pflegende zeigen eine stärkere Leistungsorientierung und ein größeres Interesse an Selbstverwirklichung, was mit der größeren Verantwortung von leitenden Pflegenden erklärt wird, die ein leistungsorientiertes Verhalten fördert (Thomas et al. 1990). Insgesamt wird ein hohes Sicherheitsbedürfnis und eine starke Aufgabenorientierung bei Pflegenden festgestellt (Mc Daniel, 1995). Auch konnte ein (negativer) Zusammenhang zwischen dem Entscheidungsspielraum von Pflegenden und deren Fehlzeiten ermittelt werden (Seago, 1996).

Matthiasson und Anderson (1995) zeigten einen positiven Zusammenhang zwischen innovativem Organisationsklima (Fragebogen nach Ekvall,[46] 1985) in ambulanten Pflegestationen (n = 189) und der Förderung von Patientenautonomie[47] in Schweden auf. Joseph und Deshpande (1997) untersuchten die Auswirkungen von ethischen Klimatypen auf verschiedene Facetten der Berufszufriedenheit von Pflegenden einer Privatklinik in den USA (N = 114). Ein ethisches Organisationsklima in Kliniken erhöht demnach signifikant die Berufszufriedenheit von Pflegenden. Wird in der Klinik ein gegenseitig unterstützendes Klima (*caring*) erlebt, zeigen sich die Pflegenden zufriedener mit ihrer Bezahlung und ihrer Supervision.

Laschinger und Havens (1996)[48] untersuchten in Kanada die Verbindung von wahrgenommener Unterstützung/Ermutigung von Pflegenden und ihre Kontrolle über die Arbeitspraxis (n = 127) und konnten hier einen positiven Zusammenhang aufzeigen. Pflegende, die starke Allianzen mit ihrer Organisation entwickeln, erfahren einen Zuwachs an Glaubwürdigkeit und Autonomie. Die Kontrolle über die Arbeitspraxis beeinflusst beträchtlich die wahrgenommene Arbeitseffektivität.

Gaynor, Verdin und Bucko (1995) untersuchten in Illinois die Gruppenunterstützung (*peer social support*) als einen Schlüssel für die Moral und Zufriedenheit von Pflegenden[49]. Die Studie führte zu folgendem Ergebnis: Das Maß an indi-

---

46 Dieser Fragebogen enthält zehn Kategorien: 1. Veränderung, 2. Unterstützung von Ideen, 3. Vertrauen, 4. Freiheit, 5. Dynamik, 6. Humor, 7. Debatten, 8. Konflikte, 9. Risikofreudigkeit und 10. Zeit für Ideen.
47 Patientenautonomie wurde ermittelt nach Collopy's sechs Polaritäten der Autonomie (1988).
48 Mittels der Theorie von Kanter (1977/1993) «Structural Theory of Power in Organization» soll eine Verbindung zur Berufszufriedenheit und Arbeitseffektivität festgestellt werden. Kanter geht davon aus, dass formelle und informelle Machtstrukturen den Zugang zu Ressourcen beeinflussen, die wiederum Motivation, Selbstwirksamkeit, Autonomie u.a. beeinflussen und sich in der Arbeitseffektivität ausdrücken.
49 Die Autorinnen verwandten die Work Environment Scale (WES) nach Moos (1981)

vidueller Arbeitszufriedenheit, *job involvement*, Gruppenzusammenhalt/soziale Unterstützung, Autonomie und Aufgabenorientiertheit ist bedeutsam höher bei Abteilungen mit hoher Moral. Diese Abteilungen berichten auch von signifikant weniger Arbeitsbelastung, Kontrolle durch den Supervisor, weniger Konflikte mit den Medizinern und weniger Situationen, in denen sie sich über die richtige Therapie unsicher waren.

Ein Messinstrument, welches gezielt zur **Ermittlung der Pflegekultur** entwickelt wurde, ist das Nursing Unit Cultural Assessment Tool (NUCAT) von Coeling (1988). Der NUCAT kann Aussagen über Gemeinsamkeiten und Unterschiede bezüglich der kulturellen Normen (Verhaltensweisen) machen, die für ein Team wichtig sind. Da dieses Verfahren auch in der vorliegenden Arbeit Anwendung findet, sei hier auf das Methodenkapitel verwiesen, in dem der Fragebogen ausführlich beschrieben wird.

Coeling und Simms (1993) untersuchten Pflegende mit dem NUCAT in Ohio 33 Abteilungen (n = 607) in drei verschiedenen Kliniken und ermittelten eine Vielfalt unterschiedlicher Pflegekulturen. Sie kommen zu dem Schluss, dass Kultur ein mächtiger Faktor ist, der technische Innovationen stärker beeinflusst, als umgekehrt. «Es werden Gelder verschleudert und Karrieren ruiniert, wenn die machtvolle Kraft Kultur nicht berücksichtigt wird» (1993: 50). Im Vergleich zweier Rehabilitationsstationen zeigen Coeling und Simms (1996) auf, dass dieses Messinstrument sowohl nützlich sein kann, wenn Innovationen eingeführt, als auch, wenn neue Mitarbeiter ins Team integriert werden sollen. Ein Verstehen der Arbeitsgruppenkultur betrachten die Autorinnen als den Schlüssel zur Innovation und Unterstützung von Integration.

Goodridge und Hack (1996) verwendeten den NUCAT (n = 176), um zentrale Werte der Pflegenden einer Klinik in Winnipeg, Kanada zu ermitteln. Die Klinik wollte zur Verbesserung der Pflegequalität ein Pflegemodell einführen. Um das geeignete Modell für sich zu finden, wurde die Pflegekultur der gesamten Klinik erforscht. Die Pflegenden zeigten eine große Veränderungsbereitschaft bezüglich:

1. Verstehen der Gefühle von Patienten,

2. nicht mehr länger als einen Tag wütend über etwas sein,

3. für das Wohlbefinden der Patienten sorgen,

---

und die Nursing Stress Scale (NSS) nach Gray-Toft und Anderson (1981). Die moralischen Scores wurden nach drei Fragen ermittelt: 1. Wie schätzen Sie die Arbeitnehmermoral ihrer Abteilung ein?, 2. Wie schätzen Sie den Grad der Kooperation ihrer Abteilung ein? und 3. wie schätzen Sie den «Teamgeist» ihrer Abteilung ein?

4. effektiv arbeiten und

5. die Gruppenmoral zu fördern.

Zu Erhebung von Organisationskultur und Pflegekultur wurden die verschiedensten **qualitativen Methoden** angewendet, wie Interviews (Coeling, 1992; del Bueno & Vincent, 1986), ein Fragebogen mit offenen Fragen (Grzyb-Wysocki & Enriquez, 1996) oder die teilnehmende Beobachtung (Coeling & Wilcox, 1988; Holland, 1993).

Alvesson (1993) macht in seiner Untersuchung über kulturelle Perspektiven in Organisationen deutlich, wie wichtig Metaphern über die jeweilige Organisationskultur sind, um diese zu beschreiben. So wird zum Beispiel mit der Metapher *Kultur als Kompass* ein vorgegebenes Wertesystem transportiert, welches den Mitgliedern der Organisation als Richtlinie dient und mit *Kultur als heilige Kuh* verdeutlicht, dass bestimmte Dinge als gegeben hinzunehmen und nicht zu diskutieren sind. Wenn unbewusste Kulturaspekte zugelassen werden können, ist es möglich, tiefere Schichten, wie Ängste oder Phantasien aufzudecken (Alvesson, 1993).

Coeling und Wilcox (1988) verglichen die Pflegekultur einer urologischen und einer onkologischen Station mittels teilnehmender Beobachtung. Es zeigten sich entscheidende Differenzen bezüglich der Zusammenarbeit der einzelnen Teammitglieder. Die Pflegenden der urologischen Station verstanden sich stärker als ein Team und bevorzugten enge Zusammenarbeit, während die Pflegenden der onkologischen Station einen stärkeren Sinn für unabhängiges Arbeiten entwickelt haben. Diese Unterschiede wirken sich auch auf das Hierarchieverständnis aus. So macht die urologische Station ihre Stationsleitung für die Organisation und Kontrolle verantwortlich, während die onkologische Station davon ausgeht, dass jedes Teammitglied Anordnungen treffen kann. Coeling (1990)[50] zeigt auf, wie bedeutsam es sein kann, sich die Pflegekultur einer Abteilung vorab anzusehen, in die man wechseln möchte.

Auch Holland (1993) untersuchte eine Gruppe von Pflegenden mittels teilnehmender Beobachtung, um festzustellen welche Rituale als Teil ihrer Pflegekultur existieren. Als rituelle Handlungen zeigten sich bei Pflegenden: der tägliche Umgang mit Krankheit, zeitweiliger Rückzug von der Krankheit für das eigene Wohl-

---

50 Coeling (1990) zeigt auf, welche Themenschwerpunkte Pflegende erkunden sollten, wenn sie in eine neue Abteilung wechseln wollen. Um sich selbst besser in ein neues Team zu integrieren, sollten sie sich fragen, ob die folgenden Themenbereiche für sie befriedigend sind: 1. physische versus psychische Betrachtung der Patienten, 2. Führungsstil, 3. individuelles versus kollektives Arbeiten, 4. konstruktive Kritik untereinander und 5. Ausprobieren neuer Wege versus Einhalten des alten Arbeitsstils.

gefühl, Dienstübergabe, das Tragen der Uniform, Machtstrukturen der Krankenhausorganisation und in die Hierarchie eingebettete Rituale.

Del Bueno und Vincent (1986) legen eine Liste an Fragen vor, mit denen die Organisationskultur mittels eines Interviews aufgezeigt werden kann. Die Liste besteht aus acht Rubriken: Image, Abteilung, Statussymbole und Belohnungssystem, Rituale und Zeremonien, «heilige Kühe», Umgebung/Ambiente, Kommunikation, Meetings. Coeling (1992) zeigt fünf essentielle Fragen auf, mit denen Pflegekultur in einem Interview ermittelt werden kann:

1. Wie unterstützend ist die Arbeitsgruppe?
2. Helfen sich die Pflegenden gegenseitig bei ihrer Arbeit?
3. Wird zu beruflicher Entwicklung ermutigt?
4. Treffen Pflegende unabhängige Entscheidungen?
5. Wie ist das Arbeitstempo der Abteilung?

Grzyb-Wysocki und Enriquez (1996) untersuchen die Einflüsse einer existierenden Organisationskultur auf Veränderungen in der Organisation von Pflege mittels des Cultural Assessment Survey (CAS)[51] in den USA. Ein bedeutsames Ergebnis dieser Studie ist die Bedeutung des Einflusses der existierenden Organisationskultur auf die Patientenversorgung.

2.5 Forschungsergebnisse zur Veränderung von Pflegekultur

> «If you can define an ideal culture in terms of your strategy and leadership, particularly how the culture would be different from the way it is currently, then you have the basis for changing the culture.» (Flanagan, 1995, in Ferrara-Love, 1997: 13)

Die Ermittlung von Pflegekultur ist dann von besonderer Bedeutung, wenn diese verändert werden soll. Eine Veränderung von Organisationskulturen oder Pflegekulturen kann sehr unterschiedliche Ziele haben, die wiederum eine unterschied-

---

51 Der CAS basiert auf Texten von Deal und Kennedy (1982) und del Bueno und Freund (1986). Beim CAS handelt es sich um ein Interview mit sieben offenen Fragen mittels derer Pflegende dazu animiert werden sollen, ein umfassendes Bild von ihrer Pflegekultur zu vermitteln.

liche Vorgehensweise mit sich bringen. So geht Timpson (1996) davon aus, dass bei jeder Veränderung in einer Organisation die gesamte Organisationskultur zu berücksichtigen sei. Webb, Price und Coeling (1996) betonen dagegen, dass jede einzelne Abteilung einer Klinik eine völlig einzigartige Pflegekultur besitzt, und diese einzeln verändert werden können. Im Folgenden werden einige Forschungsergebnisse aufgezeigt, die eine solche Veränderung ermittelt haben.

Die Ermittlung von Organisations- und Pflegekultur dient zumeist der Bestandsaufnahme, also dem Feststellen des Ist-Zustandes, um die Ergebnisse in eine Veränderung einbeziehen zu können. So bewährte sich die Studie zur Pflegekultur bei Coeling und Wilcox (1990), um dann *primary nursing* einzuführen. Seago (1996) untersuchte die Pflegekulturen von *troubled work groups*, um daraus erfolgreiche Leitungsstrategien im Umgang mit diesen schwierigen Abteilungen ableiten zu können. Während Curran und Miller (1990) versuchen, die Pflegekultur in Kliniken so zu verändern, dass die (guten) Pflegenden der Klinik treu bleiben, untersucht del Bueno (1990) verschiedene Typen von Mitarbeitern, die für die Organisation schädlich sind, da sie durch ihr Verhalten die anderen Mitarbeiter negativ beeinflussen. Dementsprechend differieren die Ergebnisse dieser beiden Untersuchungen. Curran und Miller stellen einen 10-Punkte-Katalog für eine positive Pflegekultur auf, in dem vor allem die Kernwerte der Patientenpflege bewusst transportiert und durch Ausbildung, direkte Kommunikation und einem Belohnungssystem sichergestellt werden. Del Bueno (1990) ermittelt unter anderem einen Typus von Mitarbeiter, den sie mit «abweichend» bezeichnet, von dem sich eine Klinik besser trennen sollte, da dieser Querulant[52] oder Rebell Veränderungsprozesse häufig sabotiert. Morgan (1989) beschreibt einen weiteren Typus des dysfunktionalen Mitarbeiters als *couch potatoe,* die das System labilisieren. Für del Bueno (1990) sind diese *couch potatoes* zwanghafte Bürokraten, die persönliche Angst transportieren. Dieser Typus vermeidet Risiken und ist nicht in der Lage das Gesamtbild wahrzunehmen. Nach del Bueno sollen nicht Status oder Langlebigkeit von Mitarbeitern belohnt werden, sondern selbstinitiiertes Lernen und Kreativität.

Wenn die gesamte Pflegekultur einer Klinik verändert werden soll, ist das Alter der Einrichtung ausschlaggebend (Schein, 1985; del Bueno & Vincent, 1986). Für eine solche Veränderung ist ein gutes Konzept erforderlich (Westrope et al. 1995; Cavanagh, 1996). Wenn bei größeren Veränderungen innerhalb einer Klinik nicht

---

52 Del Bueno (1990) äußert sich Querulanten gegenüber provokativ, sieht jedoch, dass es Zeiten gibt, in denen einfach alle Mitarbeiter gebraucht werden. Dann ist die Antwort auf die Frage, wen die Organisation behalten sollte: «*anyone who is upright and breathing!*» (jeder der aufrecht geht und atmet) (del Bueno, 1990, S. 242).

nach einem einheitlichen Konzept gearbeitet wird, entstehen Subkulturen, die sich nicht aufeinander beziehen und die Gesamtstruktur schwächen (Westrope et al., 1995). Die Entwicklung eines gemeinsamen Modells kann die gesamte Pflegekultur einer Klinik stärken. Hierzu wurden verschiedene Konzepte entwickelt (Noer, 1993; Triolo et al., 1995; Nash & Everett, 1996, Davis, 1997). Auch Westrope et al. stellen ein solches Modell vor, welches verschiedene Werte, Annahmen, Dimensionen, Strukturen, Prinzipien und Propositionen miteinander verbindet[53]. Ferrara-Love (1996) sieht zwei Möglichkeiten eine Veränderung in einer Organisationskultur zu bewirken. Entweder vertreten Mitarbeiter der Organisation die neuen Werte und Überzeugungen oder neue Mitarbeiter mit diesen Werten werden eingestellt. Bei Veränderungen in Organisationen ist es wichtig, dass der Entwicklungsprozess wegführt von der externen Arbeitsplatzkontrolle und hinführt zu einer persönlichen Verpflichtung der Mitarbeiter (Beaumont, 1993). Zur Veränderung einer Pflegekultur entwickelten Coeling und Simms (1993) einen 5-Schritte-Prozess:

1. Einschätzen der Pflegekultur,

2. Herausarbeiten kultureller Innovationselemente,

3. Bestimmung der Kräfte, die Innovation unterstützen oder diese blockieren,

4. Stärken der unterstützenden Kräfte und

5. den Widerstand zur Veränderung reduzieren (1993: 13).

Bajonk et al. (1995) zeigen ein Modell professioneller Pflege in Organisationen auf.
Die Rolle der Leitung ist bei Veränderungsprozessen von besonderer Bedeutung (Triolo et al. 1995; Seago, 1996; Webb et al. 1996). Wichtige Aspekte, die leitende Pflegende bei Veränderungsprozessen zu bedenken haben, sind nach Webb, Price und Coeling (1996) die Art, wie Erwachsene lernen, potenzielle Widerstände gegen Veränderungen, Konfliktbearbeitung und Führerschaft. Hierzu müssen die leitenden Pflegenden wissen, wie Mitarbeiter typischerweise mit Veränderungen umgehen. Veränderungsprozesse in Organisationen können unterschiedliche Reaktionen der Mitarbeiter mit sich bringen (Noer, 1993; Dale, 1993;

---

53 Die vier Schlüsseldimensionen sind: Metaparadigma der Pflege (Person, Umgebung, Gesundheit, Pflege), Übersicht von Pflegerollen (klinische Praxis, Administration, Forschung, Ausbildung), Wissensmuster der Pflege (empirisch, ästhetisch, persönlich, ethisch) und professionelle Entwicklung (Wachstum, Zielgerichtetheit, Konzentration, Zeit). Dieses Modell kann sowohl Strukturen auf dem Makrolevel innerhalb der Organisation beeinflussen als auch auf dem Mikrolevel.

Cavanagh, 1996; Molzahn, 1997). Typische negative Reaktionen der Mitarbeiter sind beispielsweise Angst und Unsicherheit, Ärger und Unfairnis, Depression und Schuldgefühl, Misstrauen und Verrat. Typisch positive Reaktionen sind: reduziertes Risiko, niedrige Produktivität zur Begrenzung des Arbeitsvolumens und Informationendurst (Triolo et al., 1995). Die Mitarbeiter können mit «weitestgehender Unterstützung» bis hin zum «offenen Protest» reagieren (Cavanagh, 1996). Wenn die Veränderung einer Pflegekultur mit Entlassungen von MitarbeiterInnen einhergeht, sind auch die Zurückgebliebenen betroffen. Diese erleben sich häufig ebenfalls als Opfer, was negative Emotionen wecken kann und die berufliche Entwicklung beeinträchtigt (Noer, 1993). Solchen Prozessen müssen Pflegeleitungen frühzeitig begegnen, um eine Anpassungskultur zu vermeiden, die durch Angst und Depression geprägt ist und Innovationen verhindert.

Erfolgreiche Strategien von Pflegeleitungen in schwierigen Situationen sind angemessenes Konfrontieren, Stärken positiver Fähigkeiten, Reduzieren von Stress, Intensivieren von Kommunikation, Äußern klarer Erwartungen und direktes Feedback über Verhalten geben (Seago, 1996). Die Eigenschaften eines idealen Führers bei Veränderungen sind: zuhören, andere ermutigen, unterstützen, Courage, das Richtige zu tun, verändern, Richtiges erzählen, gut arbeiten, Türen öffnen, Verpflichtungen folgen, Fehler zugeben und sich Zeit für Mitarbeiter nehmen (Triolo et al., 1995). Dale, Rae und Tarbuck (1995) berichten, wie eine Klinik mit sehr schlechtem Ruf (die Presse berichtete 1992 darüber sehr negativ) ihre Pflegekultur komplett änderte und zwei Jahre später (1994) von einer Gesundheitskommission offiziell gelobt wird. Molzahn (1997) berichtet über die Veränderung der Pflegekultur einer Dialyseabteilung. Hier zeigte sich die Schwierigkeit, dass der hohe Technikfaktor dieser Abteilung nur schwer mit der angestrebten *caring culture* zu vereinbaren war.

Abschließend sei noch einmal darauf hingewiesen, dass sowohl in Organisationskulturen als auch in Pflegekulturen die informellen Prozesse oft wichtiger sind, als die formellen. Thomas (1989) erklärt dies damit, dass die Pflegenden durch die informellen Prozesse auf ihre Rolle vorbereitet werden, da diese die Normen und Nuancierungen betonen, welche für die persönliche Akzeptanz erforderlich sind (vgl. Thomas et al. 1990; Alvesson, 1993). Für eine Untersuchung der Pflegekultur bedeutet dieses, dass quantitative Methoden nicht ausreichen.

Um die Pflegekultur untersuchen zu können, ist bei diesem komplexen Konzept eine Einteilung in ihre bestimmenden Merkmale (Subkonzepte) notwendig. Als Eckpfeiler des Begriffs Pflegekultur ergeben sich aus der bisherigen Literatur folgende Subkonzepte:

1. Kommunikation (Gagliardi, 1986; Robbins, 1990),
2. Regeln der Zusammenarbeit (Gagliardi, 1986),
3. Wertorientierungen eines Teams (Sackmann, 1983; Hofstede, 1994) und
4. Rituale und Traditionen (Holland, 1993; Hofstede, 1994).

Forschungen zu diesen vier Subkonzepten sollen im Folgenden aufgeführt werden.

2.6 Subkonzepte der Pflegekultur

2.6.1 Sprache, Kommunikation, Interaktion

Die Kultur eines Pflegeteams äußert sich vor allem in der Kommunikation und Interaktion und schließt verbale und nonverbale Aspekte mit ein (vgl. Garner, 1996; Cavanagh, 1996). Die deutsche Gesprächsforschung ist von unschätzbarem Wert, da hierzu keine Ergebnisse aus dem angloamerikanischen Raum übernommen werden können.

Lalouschek, Menz und Wodak (1990) analysieren Alltagsgespräche einer Wiener Ambulanz. Lalouschek et al. weisen auf strukturelle Probleme hin, die der Kommunikation, insbesondere zwischen Pflegenden und Medizinern zugrunde liegen. «Der Alltag in der Ambulanz ist ein dauerndes Neben- und Durcheinander von unterschiedlichen Handlungs- und Gesprächssträngen. Pointiert könnte man *den gestörten Ablauf als den Normalablauf* bezeichnen» (1990: 75 kursiv im Originaltext). Pflegende sind in der Ambulanz, durch ihre längere Erfahrung häufig routinierter und «haben daher auf einigen Gebieten – besonders bezüglich der Organisation und Koordinierung – die größere Kompetenz. Andererseits sind die Ärzt/inn/en in bestimmten Fällen weisungsberechtigt oder haben formal die Entscheidungskompetenz (…)» (1990: 106f). Diese «Ungereimtheiten und Widersprüche des Systems» sind für Pflegende extrem psychisch belastend, wie die AutorInnen nachweisen. Verhaltensweisen, die sich aus diesem Dilemma ergeben, werden bei Stein (1967) als *doctor-nurse-game* bezeichnet. Pflegende kompensieren die mangelnde Erfahrung von Medizinern durch Behandlungsvorschläge in Entscheidungssituationen, wobei gleichzeitig erwartet wird, dass Pflegende sich passiv verhalten. Da der Anschein gewahrt werden muss, dass die ausschlaggebende Entscheidung vom Mediziner ausgeht, wird der Behandlungsvorschlag der Pflegenden vom Mediziner offiziell angeordnet. Dieses Kommunikationsspiel zwischen Pflegenden und Medizinern hält den *status quo* der Institution Krankenhaus aufrecht, da Pflegende «in idealistischer Weise sozusagen persönlich die

Widersprüche dieser Institution auffangen und in sich selbst anstatt in der Institution – die ja dadurch lahmgelegt würde – austragen. Dies ist also eine besonders versteckte und verschleierte Form der – psychischen – Ausbeutung» (Lalouschek et al. 1990: 107). Stein, Watts und Howell (1990) sehen 23 Jahre nach der ersten Untersuchung des *doctor-nurse-game* in den USA positive Veränderungen für Pflegende. Sie registrieren eine Zunahme an Pflegenden, welche Ärzte offen konfrontieren, wenn es um die Pflege von Patienten geht.

Die Schichtübergabe fand in der Pflegeforschung besonderes Interesse (Wolf, 1988; Lazarou, 1993; Tzilinis, 1993; Weidmann, 1996; Walther, 1997). Walther (1997) fand heraus, dass das Rollen- und Berufsverständnis sich vor allem in kritischen Bemerkungen während der Übergabe äußerte und macht deutlich, dass hinter den hilflosen bis wütenden Reaktionen von Pflegenden ein mangelndes und unklares Berufsbild steckt.

Mit der Herausgabe des Buches «Sprache und Pflege» (Zegelin, 1997) wird das Interesse an der Pflegesprache deutlich. Es wird aufgezeigt, wie Pflegende durch den Fachjargon Distanz zum Patienten schaffen (Geißner, 1997) oder Missverständnisse produzieren (Müller, 1997). Als Linguistin fragt Oertle Bürki (1997), ob es eine Pflegesprache gibt. Die deutsche Anrede einer Pflegenden mit «Schwester» wird von Pflegenden selbst unterschiedlich empfunden. So melden sich einige Pflegende am Telefon unterschiedlich und machen dieses von ihrer Grundstimmung abhängig: bei guter Laune mit Vornamen, bei schlechter Laune mit Nachnamen (Zenz, 1997). Oft wird Krankheit als etwas verstanden, gegen das wir kämpfen müssen. Damit kann Pflege mit einem militärischen Einsatz assoziiert werden (Sitzmann, 1997). Bartholomeyczik (1997) beschreibt den Paradigmenwechsel in der Pflege und hält unter sprachlichen Aspekten fest, dass Pflege früher «von Sprachlosigkeit» gekennzeichnet war, während sie heute «sprachliche Beschreibung und Analyse» kennt (1997: 14).

Weinhold (1997) erforscht die Kommunikation zwischen Pflegenden und Patienten mit linguistischen Methoden. Bei der tätigkeitsbegleitenden Kommunikation stellt Weinhold fest, dass besonders körpernahe Tätigkeiten den Pflegenden ein hohes Maß an Selbstkontrolle abverlangen und das Selbstbewusstsein stark belasten, da diese Tätigkeiten sowohl gesellschaftlich als auch klinikintern eine niedrige Wertigkeit besitzen. Diese Abqualifikation führt die Autorin auf mangelnde Sachkenntnis der Berufsfremden zurück. Das kommentarlose Erledigen von intimen Handreichungen wird als Zeichen hoher Professionalität interpretiert und dient dem Schutz der Intimsphäre. Inhaltliche Befindungsfragen setzen ein hohes Maß an Vorinformation über die Patienten voraus und sind besonders effektiv, um konkrete Informationen über den körperlichen Zustand der Patienten zu erhalten. Das Eingehen auf Emotionen scheint den Pflegenden offensichtlich Schwierigkeiten zu bereiten. In Bezug auf die Informationsgabe hegen Patienten sehr unterschiedliche Erwartungen an Mediziner und Pflegende. «Bei den

Ärzten scheinen die Patienten besonderen Wert auf deren fachliches Können und deren Informationsverhalten zu legen, wohingegen ihnen bei den Pflegekräften die Beziehung zu diesen von besonderer Wichtigkeit zu sein scheint» (1997: 137).

2.6.2 Rituale und Traditionen

Rituale und Traditionen machen einen essenziellen Bestandteil der Pflegekultur aus (vgl. Menzies, 1974; Martin, 1997). Zum besseren Verständnis der Bedeutung von Ritualen und Traditionen in der Pflege sei zunächst der Begriff Routine definiert, der eng mit Ritualen im Zusammenhang steht.

Routine kommt aus dem Lateinischen, bzw. Französischen und bedeutet «Wegerfahrung». Mit Routine kann die «bloße Fertigkeit bei einer Ausführung ohne persönlichen Einsatz» gemeint sein, aber auch «handwerksmäßige Gewandtheit, Übung, Fertigkeit, Erfahrung» (Duden, Das Fremdwörterbuch 1990: 692). Routinen sind damit eher zweckgebundene Handlungsabläufe, die manuelle Fertigkeiten charakterisieren und deren häufiger Einsatz sich durch ökonomische Gründe rechtfertigen lässt und keinen persönlichen Einsatz erfordert.

Rituale können zweckorientiert sein, haben aber, im Vergleich zur Routine, immer eine bewusste oder unbewusste tiefere Bedeutung. Damit sind Rituale nicht nur Handlung, sondern auch Aussage. Dennoch stehen Routinen und Rituale in der Pflege in einem engen Zusammenhang (Melia, 1982). Rituale können Ängste kompensieren. Hierzu findet sich ein Beispiel bei Weidmann (1996), welches verdeutlicht, wie aus einer Routinehandlung (Desinfektion von Betten) ein Ritual werden kann. «Die examinierte Krankenschwester Pia sucht sich nach einem intensiven Kontakt mit einem Patienten gerne einfachste Arbeiten, wie z.B. das Desinfizieren von Betten» (1996: 20,21). Eigentlich ist das Reinigen der Betten eine Routinetätigkeit. Für die Krankenschwester Pia bekommt diese Tätigkeit jedoch eine besondere Bedeutung. Die intensive Begegnung mit einem Patienten hatte Emotionen ausgelöst, die verarbeitet werden wollen. Das Reinigen der Betten bekommt so einen symbolischen Charakter, da gleichzeitig das Bereinigen der Gefühle angestrebt wird.

Weidmann (1996) charakterisiert Rituale in Anlehnung an Strecker (1969) und schreibt ihnen einen Handlungscharakter, einen dramaturgischen Charakter und eine Standardisierung zu.

Tradition beschreibt die Überlieferung oder Weitergabe von Dingen an spätere Generationen. Sowohl Rituale, als auch Routinen können tradiert werden.

Van Maanen (1979) stellt die drei Elemente Wissen, Fähigkeit und Einstellung in den verschiedenen Formen von Pflege gegenüber. Je nachdem, ob die Pflege stärker ritualisiert, routinisiert oder forschungsbasiert ist, ergeben sich unterschiedliche Ausprägungsarten der drei genannten Elemente. So ist in der ritualisierten Pflege die Haltung oder Einstellung der Pflegenden von größter Bedeutung und auch die Fertigkeiten sind wichtig. Das Wissen spielt jedoch nur eine untergeordnete Rolle. In der routinisierten Pflege sind die Fertigkeiten von größter Bedeutung während die innere Haltung an Wichtigkeit abnimmt und das Wissen an Bedeutung zunimmt. In der forschungsbasierten Pflege sind alle drei Bereiche: Einstellung, Fertigkeiten und Wissen gleich bedeutsam und gleichermaßen von großem Wert.

Viele PflegeforscherInnen räumen der Kenntnis um die Bedeutung von Ritualen einen großen Stellenwert ein (Leininger, 1984, 1988; Holland, 1993; DeLuca, 1995; Suominen et al, 1997). Suominen, Kovasin und Ketola (1997) gehen davon aus, dass Rituale nicht unmittelbar dem Wohle des Einzelnen dienen müssen, jedoch einen integralen Bestandteil einer jeden menschlichen Gemeinde darstellen und traditionelles Wissen und Praktiken transportieren. Rituale haben eine historische und eine emotionale Bedeutung, die beide betrachtet werden müssen (DeLuca, 1995). Holland (1993) untersuchte die Pflegekultur mit ethnographischen Methoden auf einer Station, um die Bedeutung von Ritualen zu bestimmen. Sie differenziert Rituale in solche, die Unsicherheit kompensieren und eine längst überholte Praxis zeigen und jene, die im kulturellen Sinne zu verstehen sind. Die längst überholten Praktiken können Patienten potenziell gefährden. Wolf (1988) analysierte eine Gruppe von Ritualen, die symbolische Heilungshandlungen zeigen und deshalb einen therapeutischen Charakter innehaben, wie zum Beispiel das Baden von Patienten, welche therapeutische Berührung einschließen können oder der Umgang mit Verstorbenen, wobei dem Erleben des Todes ein «heiliger» Charakter zugeschrieben wird. Die Differenzierung in heilige und weltliche Pflegerituale *(sacred and profane)* kann im Sinne von heilend und alltäglich verstanden werden. Menzies (1974/1992) ermittelte vor 26 Jahren in Großbritannien, wie Pflegende Angstabwehrmechanismen entwickeln, um sich vor Gefühlen zu schützen, die dieser Beruf mit sich bringt. Das Kernstück der Angstsituation für Pflegende liegt, nach Menzies, in der Beziehung zum Patienten. Um Kontakte nicht zu intensivieren, wird die Arbeit funktionell aufgeteilt, die Bedeutung des Individuums (Patienten) und das Subjektive einer Beziehung werden geleugnet. Die Unsicherheit von Pflegenden führt zu Entscheidungsängsten, die wiederum abgewehrt oder wegorganisiert werden müssen. Dies gelingt durch Ritualisieren von Tätigkeiten, Verringerung der Verantwortungslast durch Gegenkontrollen sowie das Festhalten an formellen Unklarheiten bei der Verantwortungsaufteilung und der Reduktion der Verantwortungslast durch «Nach-Oben-Delegieren»

(Menzies, 1974). Die Beziehung zwischen Pflegenden und Patienten wird wesentlich durch die Krankheitsdynamik des Patienten beeinflusst. Eine deutsche Untersuchung zum Krankheits- und Konfliktverhalten von Patienten legten Horn, Beier und Wolf (1983) vor.[54]

Chapman (1983) kritisiert die Forschung von Menzies als isoliert von sozialen und subkulturellen Werten und Normen, welche richtungsweisend für klinische Handlungen sind. Sie stellt dem psychodynamischen Modell Menzies ein soziales gegenüber, welches auf dem Gedanken zu menschlichem Handeln von Weber (1964) basiert. Chapman sieht in Ritualen nicht nur Abwehrmechanismen, sondern soziale Handlungen, welche Bedeutungen entwickeln und übermitteln. Sie kommt zu dem Schluss, dass Pflegende sowohl die soziale als auch die psychologische Bedeutung von Ritualen verstehen müssen, wenn sie diese ändern wollen.

Walsh und Ford (1996) untersuchen Pflegerituale in Großbritannien. Sie finden heraus, dass Patienten oft enttäuscht sind, weil die Pflege nicht an ihnen, sondern auf die jeweilige Institution ausgerichtet ist, was sie auf die Verwendung zahlreicher traditioneller Rituale und Mythen zurückführen. Pflegenden, die die Forschung nicht kennen, bleibt nichts anderes, als auf Intuition, veraltetes Wissen, Rituale und Legenden zurückzugreifen.[55] Auch in der Tradition des Gehorsams in der Pflege, die wesentlicher Bestandteil einer hierarchischen Führung ist, sehen sie einen weiteren Hemmschuh für die Durchsetzung von Veränderungen (Walsh und Ford, 1996: 161).

2.6.3 Regeln der Zusammenarbeit

Ein sehr wichtiger Aspekt der Pflegekultur betrifft die Art und Weise, wie ein Team zusammenarbeitet. Hier gibt es formelle und informelle Regeln. Formelle Regeln werden im Führungsstil sichtbar, in der Arbeitsorganisation und in der Aufgaben- bzw. Rollenverteilung innerhalb des Teams. Informell geregelt werden zum Beispiel spezielle Rollen, die zwar für die gemeinsame Teamarbeit wichtig

---

54 Den Zusammenhang von Kultur und Angstabwehr zeigt Erdheim (1988) auf.
55 Luckenbill-Brett (1987) weist in ihrer Forschung in den Vereinigten Staaten nach, dass zwar etwa 70% der Pflegenden Kenntnisse über aktuelle Forschungsbefunde haben, aber nur 28% der Pflegenden diese in ihre Praxis implementieren. Die Briten Walsh und Ford (1996) argumentieren, dass Pflegende in der Praxis sich häufig hinter dem Argument verstecken, Forschungsergebnisse seien zu theoretisch und praxisfern, was sie legitimiere, die Forschungsergebnisse erst gar nicht zur Kenntnis zu nehmen. Es fragt sich, wie diese Untersuchung in Deutschland ausfallen würde, wo nur wenige Pflegende, die in der Praxis arbeiten, regelmäßig eine Pflegefachzeitschrift lesen.

sind, jedoch keinen offiziellen Status haben, wie die Rolle des Trösters in belastenden Situationen, die Rolle des Streitschlichters oder die des Gruppenkaspers. Die Zusammenarbeit im Team wird durch externe Faktoren (wie beispielsweise die Erwartung der Organisation an das Stationsteam) und interne Faktoren (wie zum Beispiel das Selbstbild des Teams) beeinflusst. Zu den externen Faktoren zählen auch tradierte Kooperationsstrukturen mit anderen Berufsgruppen. Zu den internen Faktoren zählen Kollegialität, Loyalität, Vertrauen in die gegenseitige Kompetenz, sowie Sympathie oder Antipathie der Teammitglieder untereinander.

Die Regelung der Zusammenarbeit wird vor allem durch den Führungsstil der Leitung eines Teams geprägt. Drei Führungsstile sind zu unterscheiden: der autokratische, der demokratische und der laisser-faire Führungsstil (Bernhard und Walsh, 1997).

Der **autokratische Führungsstil** ist vor allem dadurch gekennzeichnet, dass die Leitung oder Führung die Entscheidungen allein trifft (Sullivan & Decker, 1985). Mit anderen Worten, alle Verantwortung und Macht liegt bei der Leitung. Ein autokratischer Führungsstil passt am besten zu einer hierarchisch strukturierten Organisation. Auf negative Konsequenzen für Pflegeteams, die unter autokratischer Führung arbeiten, wurde in Großbritannien häufig hingewiesen (Walsh und Ford, 1992; Johnson, 1986; Lelean, 1973). Bei autokratischer Führung zeigen sich die Teammitglieder unterwürfiger und verlangten mehr Aufmerksamkeit und Anerkennung vom Führer (Bernhard und Walsh, 1997).

Bei einem **demokratischen Führungsstil** wird allen Teammitgliedern eine zentrale Rolle bei wichtigen Entscheidungen zugesprochen. Die Aufgaben einer demokratischen Leitung sieht Field (1984) in der Unterstützung der Teammitglieder, der Förderung von persönlichen und beruflichen Fähigkeiten der Teammitglieder sowie der Streitschlichtung zwischen Pflegenden, Patienten und medizinischem Personal. Bei demokratischer Führung zeigen die Teammitglieder weniger Spannung und Feindseligkeit und mehr Gruppenzugehörigkeit als bei der autokratischen Führung (Bernhard und Walsh, 1997).

Der **laisser-faire Führungsstil** kennzeichnet sich vor allem im Gewährenlassen und Nichteingreifen. Damit macht die Leitung einer Station keinerlei Vorgaben, sondern lässt alle Mitarbeiter so arbeiten, wie sie es für richtig halten. Zu diesem Führungsstil kann keine Pflegeforschung zitiert werden. Laisser-faire geführte Teams zeigen im Vergleich zu den beiden anderen Führungsstilen eine geringere Produktivität (Bernhard und Walsh, 1997).

Unabhängig vom Führungsstil lebt jedes Team in der Spannung zwischen dem Wunsch nach Unabhängigkeit und dem Bedürfnis nach Zugehörigkeit (Stokes, 1994). Die Stationsleitung fungiert immer als Rollenmodell. Die wertvollste Eigenschaft einer Stationsleitung, um als Rollenmodell zu fungieren, ist dabei ihre Zugänglichkeit für das Team (Makey, 1989).

Die **Arbeitsorganisation** und die damit verbundene Aufgaben- bzw. Rollenverteilung ist ebenfalls ein bedeutsamer Faktor in der Zusammenarbeit eines Teams. James (1992) merkt hierzu an, dass die «Organisation der Pflegearbeit ein lebenswichtiger aber oftmals unterbewerteter Aspekt der täglichen Pflegearbeit ist» (1992: 492). Die Pflegearbeit lässt sich nach verschiedenen Systemen organisieren, wie der Funktionspflege, der Bereichs- oder Zimmerpflege oder dem *primary nursing*. In der Funktionspflege wird die Pflegearbeit nach Funktionen aufgeteilt, wie Blutdruck messen, Essen verteilen oder Patienten bei der Körperpflege helfen. Bei der Bereichs- oder Zimmerpflege wird die Arbeit nach Bereichen (einige Patientenzimmer werden zu einem Bereich zusammengefasst) oder nach Zimmern aufgeteilt. Dann sind bestimmte Pflegende für einen bestimmten Bereich oder eine bestimmte Anzahl an Zimmern zuständig und erledigen alle Aufgaben, die dort anfallen. Beim *primary nursing* ist eine Pflegende für eine bestimmte Patientengruppe hauptverantwortlich. Ihr obliegt nicht nur die Planung und Ausführung der Pflege, sondern auch deren Kontrolle und Endverantwortung.

Die Aufgaben- oder Rollenzuteilung kann unabhängig vom Arbeitssystem nach festen, rotierenden oder situativen Regeln erfolgen. So können in einem Pflegeteam bestimmte Pflegende immer für eine bestimmte Aufgabe, wie beispielsweise die Medikamentenbestellung, zuständig sein, während diese Aufgabe in einem anderen Team wöchentlich rotiert und in einem weiteren Team, situativ durch die Stationsleitung zugeteilt wird.

Die bisherige Erforschung der Teamarbeit in der Pflege wird durch geschlechtsspezifische Vorannahmen wesentlich behindert und führt dazu, dass bedeutsame Aspekte der Pflege und der Beziehungen von Pflegenden unsichtbar bleiben (Miers, 1999).

2.6.4 Wertorientierungen des Pflegeteams

Die gemeinsamen Werte und Normen eines Stationsteams spielen eine große Rolle in der Beschreibung der dort üblichen Pflegekultur. Bewusste Normen finden sich in formalen Anweisungen wieder. Bewusste Werte können in Leitbildern ausgedrückt werden. Unbewusste Werte und Normen einer Arbeitsgruppe zeigen sich beispielsweise im Umgang mit Zeit und Raum.

Die steigende Anzahl an Ethiklehrbüchern für Pflegende verdeutlicht das Interesse am Thema Werte und Normen in der Pflege (Kruse, Wagner, 1994; Fry, 1995; van der Arend, Gastmas, 1996; Arndt, 1996). Zwei Schwerpunkte finden hierin deutliche Aufmerksamkeit:

1. die ethische Verantwortung der Pflegenden bezogen auf ihre beruflichen Aufgaben und

2. die moralische Verpflichtung der Pflegenden gegenüber dem Beruf, den Patienten, den KollegInnen, der Institution Krankenhaus, der Gesellschaft und sich selbst gegenüber.

Damit werden Normen und Werte vor allem als beruflicher Auftrag Dritten gegenüber verstanden. Im Pflegealltag kommt es häufig zu Problemen mit ethischen Werten und Normen (Curtin, Flaherty, 1982; Veach, Fry, 1987/1995; Tschudin, 1993; Hunt, 1995). Dabney (1995) untersucht die sozialen Aspekte des Diebstahls bei Pflegenden. Ergebnis dieser Studie ist u. a., dass informelle Gruppennormen von den formellen stark abweichen können. Kleinere Diebstähle werden von vielen Pflegenden toleriert und selber praktiziert. Lediglich bei Narkotika werden Diebstähle angegeben. Die Pflegenden sind sich ihrer Handlungen durchaus bewusst, rationalisieren diese aber (Dabney, 1995).

Aurelio (1993) erforschte den Einfluss von Organisationskultur in Kliniken auf Mitarbeiterstress und ermittelte acht bedeutsame Werte der Pflegenden: Verantwortung, hohe Pflegequalität, Zusammenarbeit, Unterstützung, Fürsorge, Autonomie, klinische Entwicklung und Professionalisierung. Auch Gründer von Organisationen können persönliche Werte und Überzeugungen der Mitarbeiter beeinflussen (Alvesson, 1995: 81).

Krankheit ist als soziales Konstrukt ein kulturübergreifendes Phänomen und deren Heilung wird in allen Gesellschaften in rituelle Zeiten und Räume eingebettet (Helman, 1985). Cavanagh (1995) sieht in den rigiden Zeitstrukturen, die in der Pflege oft eine wichtige Rolle spielen, den Versuch, die Kontrolle über so etwas Unkontrollierbares wie Krankheit zu bewahren (zitiert in DeLuca, 1995: 139). Diesen rigiden Umgang mit Zeit in der Pflege beschreibt schon Menzies (1974)[56] anschaulich. In ihrer Untersuchung zeigt sie auf, dass die Einsatzplanung des Personals nach festgelegten Rhythmen erfolgt, die weder arbeitsintensive Zeiten noch Leerzeiten berücksichtigen. Eine kulturelle Norm im Umgang mit Zeit in der Pflege ist der dauerhafte Zustand der Geschäftigkeit. So täuschen Pflegende mit großem Geschick Geschäftigkeit vor, wenn nichts zu tun ist (Menzies, 1974: 205). Mit einem solchen Verhalten wird die manuelle Tätigkeit im Vergleich mit der psychosozialen Arbeit überbetont.

Schrems (1994) führt den Umgang mit Zeitstrukturen in der Pflege auf die (externe) Krise des Gesundheitssystems und die (interne) Krise im Pflegeberuf zurück. Für Schrems ist der Umgang mit der Zeit ein gesellschaftliches Krisen-

---

56 Auch Lalouschek et al. (1990) weisen auf eine mangelhafte Zeitorganisation hin, die jedoch in der Untersuchung einer Ambulanz den Ärzten angelastet wird (langes Warten auf den Oberarzt verhindert zügiges Arbeiten) und sprechen vom Mythos der Zeit.

phänomen. Sie geht davon aus, dass Frauen von Zeitproblemen anders betroffen sind als Männer, was sich letztlich in einem Frauenberuf wie der Pflege niederschlägt.

Der Umgang mit dem **Raum** kann pflegerisch sehr bedeutsam sein. So fand Salvage (1985) in einer Vergleichsstudie zwischen einer *primary nursing*-Station und einer *team nursing*-Station heraus, dass auf der *primary nursing*-Station der Umgang mit dem Raum sehr bewusst gestaltet wurde. Explizites Ziel der Teammitglieder der *primary nursing*-Station war es, das Außergewöhnliche einer Station in etwas Gewöhnliches zu verwandeln, damit die Patienten sich eher zuhause fühlen konnten und weniger Angst vor Fremden haben mussten. Hierbei spielte vor allem die körperliche Haltung von Pflegenden gegenüber den Patienten eine bedeutsame Rolle, die bewusst und gezielt eingesetzt wurde, um Nähe, Offenheit und Gleichheit zu signalisieren. Im Vergleich mit der *team nursing*-Station hatte dieses zur Folge, dass die Pflegenden von den Patienten weniger als Frauen der Öffentlichkeit gesehen wurden, sondern eher als Frauen aus der häuslichen Sphäre. Patienten nahmen weibliche Pflegende auf der *primary nursing*-Station weniger als Sexualobjekte wahr – wie das einem lang tradierten gesellschaftlichen Ruf der Pflege anhängt (Kalisch et al. 1983; Salvage, 1985) – sondern objektivierten diese genauso wenig, wie zum Beispiel ihre Familienangehörigen.

Bauer (1996) untersuchte das Erleben der Patienten von Privatsphäre und Territorialität im Krankenhaus. Für die Patienten waren dabei Aspekte wie die Entblößung des Körpers und der Schutz der eigenen Identität wichtig. Auch der «Mangel an persönlicher Autonomie, dargestellt in dem Mangel an Information, Auswahl und Kontrolle, stellte ein weiteres Problem dar. (...) Themen des persönlichen Raums waren überraschenderweise nicht so wesentlich» (Bauer, 1996: 196). Die Akzeptanz der eingeschränkten Territorialität im Krankenhaus kann mit der Adaption der Patientenrolle erklärt werden. Auf die Verletzung der Privatsphäre reagieren Patienten meistens mit Rückzug. Die beunruhigendste Reaktion ist, so Bauer, das Verlassen des Krankenhauses auf eigene Verantwortung.

2.7 Zusammenfassung: Pflegekultur

Die bisherigen Ergebnisse zur Erforschung von Pflegekultur können folgendermaßen zusammengefasst werden: Pflegekultur steht einerseits für das Gesamte an kulturellen Aspekten in der Pflege (entspricht der Organisationskultur der Pflege) und andererseits für die Kultur, die ein Pflegeteam im Laufe seiner Zusammenarbeit entwickelt hat. Pflegekultur wird, in Anlehnung an Seago (1996) und Coeling, 1990) definiert als ein Muster von gemeinsamen Werten und Annahmen, die sich im Verhalten des Teams ausdrücken. Sie entwickelt sich über einen Zeitraum hinweg und hilft Probleme zu lösen, die typischerweise in ihrer Pflegearbeit auftauchen. Diese Definition bezieht sich auf ein gesundes Team. Demgegenüber stehen kranke Dynamiken von Teams, die bei Überforderung entstehen können und sich in Abwehrmechanismen gegenüber den Patienten äußern (Menzies, 1974; Kitwood, 1990; Martin, 1997). Die Pflegekultur verleiht ihren MitarbeiterInnen einen Sinn für Gemeinsamkeit und macht das berufliche Leben vorhersehbar (Coeling, 1993). Damit hat die Pflegekultur einen bedeutungsverleihenden und selbstkontrollierenden Charakter. Der Einfluss der Organisationskultur auf die Pflegekultur ist bedeutsam. Der typische Umgang eines Pflegeteams mit Verantwortung spiegelt sich in der Pflegekultur wieder.

In Kliniken mit ausgeprägter Hierarchie ist es für weibliche Pflegeleitungen schwer zu führen, da ihre Führung stärker auf Beziehungsarbeit ausgerichtet ist, welche mehr in demokratischen Organisationen als in hierarchischen Organisationen geschätzt wird (vgl. Helgesen, 1992). Der Führungsstil und das bevorzugte Arbeitssystem eines Teams prägt die Pflegekultur deutlich. Pflegekultur kann in folgende vier Aspekte operationalisiert werden:

1. Sprache, Kommunikation und Interaktion,
2. Rituale und Traditionen,
3. Regeln der Zusammenarbeit und
4. Wertorientierungen.

Die Ermittlung von Pflegekultur kann quantitativ und qualitativ erfolgen. Die quantitative Forschung eignet sich besonders, um formelle Aspekte der Pflegekultur zu erheben und qualitative Forschung, um informelle Aspekte der Zusammenarbeit zu ermitteln.

2.8 Arbeitsdefinition: Pflegekultur

Pflegekultur bezeichnet ein Muster von gemeinsamen Werten und Annahmen, die ein Pflegeteam im Laufe ihrer Zusammenarbeit gemeinsam entwickeln, um Probleme zu lösen, die typischerweise in ihrer Pflegearbeit auftauchen. Auch Abwehrmechanismen können als Versuch verstanden werden, Probleme lösen zu wollen. Die gemeinsame Wertorientierung enthält bewusste und unbewusste Aspekte. Pflegekultur hat für die MitarbeiterInnen eines Teams einen bedeutungsverleihenden und selbstkontrollierenden Charakter. Sie verleiht ihren MitarbeiterInnen einen Sinn für Gemeinsamkeit und macht das berufliche Leben vorhersehbar.

3. Berufliches Selbstkonzept von Pflegenden

Das berufliche Selbstkonzept von Pflegenden wird hier vor dem theoretischen Bezugsrahmen der Theorie der interpersonalen Beziehung nach Peplau dargestellt. Das Modell von Peplau wurde gewählt, weil es eine eigene Position zum Selbstkonzept aufzeigt, in deren Mittelpunkt die interpersonale Beziehung steht. Die Notwendigkeit der interpersonalen Kompetenz für den Umgang mit Verantwortung legitimiert diese Wahl.

3.1 Theoretischer Bezugsrahmen: Die Theorie der interpersonalen Beziehung nach Peplau

Hildegard Peplau (1952) entwickelte die Theorie der interpersonalen Beziehung in der Pflege und legte damit ihren Schwerpunkt auf die Beziehung zwischen Pflegenden und Patienten (sie verwendete Patient synonym mit Klient). Mit ihrer Arbeit wendete sich Peplau gegen den damals herrschenden Zeitgeist, der eine strikte Trennung zwischen Körper und Geist vorsah und Patienten üblicherweise mit körperlichen Konzepten begegnete und nicht mit Beziehungskonzepten. Sills und Beeber (1995) gehen davon aus, dass Peplaus Werk einen Paradigmenwechsel in der Pflege hervorbrachte, der von der Betrachtung *für* den und *an* dem Patienten zu handeln wegführt und statt dessen *mit* dem Patienten handelt. Obwohl Peplau ihr Modell der psychodynamischen Pflege am Beispiel der psychiatrischen Pflege entwickelt, ist es auf alle anderen Pflegebereiche übertragbar (McQuiston, 1995: 466; Simpson, 1991). In ihrer Theorie bezieht sich Peplau besonders auf Sullivan (1953/1983), der die interpersonale Theorie der Psychiatrie entwickelte und seinerseits stark durch den symbolischen Interaktionismus beeinflusst wurde (Mead, 1934). Das Modell von Peplau ist durch vier Schlüsselkonzepte gekennzeichnet:

1. Phasenbezogenheit,

2. interpersonales Lernen,

3. Bedürfnisse und Stufen der Angst und
4. Wechselseitigkeit, (Sills und Beeber, 1995: 40).

1. Peplau zeigt vier *Phasen der Pflegenden-Patienten Beziehung* auf:
   1. Orientierung,
   2. Identifizierung,
   3. Nutzung und
   4. Ablösung.

Die *Orientierungsphase* ist zentral bestimmt durch die Symptomatik des Patienten. Pflegende haben die Patienten dabei zu unterstützen, indem sie beispielsweise informieren, Ängste reduzieren und aktiv zuhören. Wichtig ist es dabei, die Vorannahmen und Erwartungen der Patienten zu klären (Forchuk, 1992). Die *Identifikationsphase* ist für Patienten und Pflegende durch eine gemeinsame Suche nach dem Problem oder den Problemen der Patienten gekennzeichnet. In der *Nutzungsphase* nutzen Patienten die gegebenen Möglichkeiten, wie sie beispielsweise ein Klinikaufenthalt mit sich bringt. Pflegende gehen in dieser Phase situativ auf die entsprechenden Bedürfnisse der Patienten ein. Die *Ablösungsphase* ist vor allem ein psychologisches Phänomen, in dem beide, Patient und Pflegende voneinander Abschied nehmen müssen.

2. Das *interpersonale Lernen* ist Ziel des Patienten und von Pflegenden. Hierzu bietet die Beziehung zwischen Pflegenden und Patienten das ideale Lernfeld. Jede Begegnung zwischen den beiden ist einzigartig und besonders. Die Selbstreflexion der Pflegenden macht es möglich, Interaktionen zwischen beiden zu beobachten, zu analysieren und unter Umständen mitzuteilen. Mit zunehmendem Verständnis für diese Beziehungsmuster kann der Patient lernen, seine Gefühle auszudrücken, Entscheidungen zu treffen und das eigene Verhalten zu reflektieren. In diesem Lernprozess benötigt der Patient unterschiedliche Verhaltensweisen von der Pflegenden. Die Pflegende kann dem nachkommen, indem sie in verschiedene Rollen schlüpft, je nach Beziehungsphase oder Lernthema. Diese Rollen sind beispielsweise die einer unterstützenden, beratenden, lehrenden oder führenden Person oder die Rolle des Ersatzes für eine signifikante andere Person (Peplau, 1952). Der in diesem Kontext verwendete Begriff der Edukation kann nur schwer mit dem deutschen Begriff der Erziehung übersetzt werden (Mischo-Kelling, 1995). Vielmehr geht es «um die *Transformation von Energien* im Sinne der **Erfahrungsbildung**» (1995: 180, Hervorhebung im Original). Mit Erfahrung wird alles bezeichnet, was erlebt

und erlitten wird (Mischo-Kelling, 1995). Die in der interpersonalen Beziehung gewonnenen Erfahrungen machen den bedeutsamen Teil des Lernprozesses (besonders) für den Patienten aus.

3. Die *Bedürfnisse von Patienten (und Pflegenden)* können zu *Ängsten* führen, wenn diese nicht befriedigt werden können. Wenn Bedürfnisse auftauchen, entsteht eine Spannung, die Peplau als Energiequelle beschreibt, die in eine Handlung übergeleitet werden kann. Eine sehr starke Spannung kann dabei in Angst übergehen. Die Handlungen lassen sich nach ihrer Ausrichtung in zwei Bereiche unterteilen, erstens Handlungen, die das Problem angehen und zweitens Handlungen, die das Problem vermeiden. Da Peplau davon ausgeht, dass beide, sowohl Patienten als auch Pflegende, dazulernen können, soll hier exemplarisch aufgezeigt werden, wie Pflegende mögliche Ängste im Umgang mit Verantwortung angehen können.

Peplau unterscheidet vier Schweregrade der Angst (wenig, mittel, stark und Panik) und erwartet von Pflegenden, diese beobachten und beschreiben zu können. Angst frühzeitig zu erkennen und zu reduzieren, zählt für sie zu den wichtigsten Aufgaben einer Pflegenden, da Angst den Lernprozess verhindert, der im Peplau'schen Modell essenziell ist. Damit ist die Selbstbeobachtung Ausgangspunkt für einen konstruktiven Umgang der Pflegenden mit ihren Ängsten. Zur Introspektion kann sich die Pflegende Fragen stellen nach den Hoffnungen und Befürchtungen bei der Übernahme von Verantwortung, nach den bereits gemachten Erfahrungen, nach körperlichen Anzeichen und Verhaltensreaktionen, im Umgang mit der Angst. Zur Reduktion der Angst kann beispielsweise die erforderliche Aufgabe geklärt, der Verantwortungsbereich abgesteckt, der Zeitraum der Verantwortungssituation ermittelt, mögliche Konsequenzen (z. B. Belohnung) erfasst und alternatives Verhalten aufgezeigt werden. Wird die Angst nicht angegangen und damit vermieden, können sich Verhaltensweisen mit negativen Folgen entwickeln, wie beispielsweise destruktive Aggression, Rückzug, Projektion, Regression oder Verschiebung (Peplau, 1988: 81). Peplau betrachtet die Angst als ein klinisches Konstrukt, welches sich in mehreren Stufen entwickelt. Entsprechend dem jeweiligen Stadium sind unterschiedliche Informationen notwendig, um die Angst verstehen zu können. Die erste Stufe der Angst zeichnet sich durch das Aufrechterhalten von Erwartungen aus. In der zweiten Stufe werden diese Erwartungen nicht befriedigt, dann breitet sich Unwohlsein aus (Stufe 3), es werden Verhaltensweisen eingesetzt, um sich Erleichterung oder Trost zu verschaffen (Stufe 4) und letztlich werden diese Verhaltensweisen rationalisiert oder gerechtfertigt (Stufe 5).

4. Mit *Wechselseitigkeit* meint Peplau ein beiderseitiges Wachstum für Pflegende und Patienten, welches durch das Sicheinlassen auf den gemeinsamen Bezie-

hungsprozess ermöglicht wird. Von zentraler Bedeutung ist hierbei für die Pflegenden das Verstehen ihres eigenen Selbst. Dieses Selbst-Verstehen kann als ein intrapsychischer Denkprozess verstanden werden, welcher von Pflegenden mehr als von den Patienten erwartet wird (McQuiston, 1995: 480). Als Grundvoraussetzung für pflegerische Entscheidungene und Interventionen gilt die produktive Beziehung mit dem Patienten, in die die Pflegende sowohl ihren Verstand als auch ihr Gefühl integrieren muss (Peplau, 1988). Wegen der großen Bedeutung des Selbstsystems wird hierauf detaillierter eingegangen.

3.1.1 Das Selbstsystem bei Peplau

Weil die Pflegende selbst ein essenzieller Bestandteil der Pflegenden-Patienten Beziehung ist, wird sie mit ihrer Person zum bedeutsamsten Instrument in der Pflege (Forchuk, Brown, 1989). Um mit diesem Instrument effektiv arbeiten zu können, ist die kritische Selbstreflexion unabdingbare Voraussetzung. Hierzu gehört auch, sich den Patienten gegenüber mit der eigenen Meinung und persönlichen Wertvorstellungen zurückzuhalten und statt dessen selbst als Resonanzboden für die Patienten zu fungieren. Peplau sieht in der Entwicklung einer Arbeitshypothese über den Inhalt des Selbst eines jeden Patienten eine zentrale Aufgabe eines Pflegeteams. Denn durch das gemeinsame Verstehen wird die Basis für eine Beziehung geschaffen. Auch wenn die Selbstsysteme[57] von Pflegenden und Patienten in der Interaktion sich in ständiger Wechselwirkung befinden, kommt der Pflegenden dennoch eine besondere Verantwortung für ihr Verhalten zu. Diese besondere Verantwortung ergibt sich aus der ungleichen Beziehung und der potenziell «machtlosen» Position des Patienten (1952/1988 S. 235).

Peplau verwendet die Begriffe Selbst und Selbstsystem synonym. Sie versteht darunter «etwas, wie ein theoretischer Rahmen, innerhalb dessen es einer Organisationsstruktur dient, durch welche Erfahrungen, Ereignisse und Menschen

---

57 Das Selbstsystem setzt sich aus vielen Aspekten zusammen, wie Selbstansichten, Selbstimagination, Selbstwert, Selbstrespekt, Selbstachtung, Statur, Status und Prestige. Selbst(an)sichten sind alle Definitionen und Konzepte, die jemand über sich selbst hat. Selbstimaginationen sind Wünsche, wie jemand von anderen gesehen werden möchte. Der Selbstwert beinhaltet die Bewertung des eigenen Selbst, was sich in Eigenschaften, Talenten und Fähigkeiten zeigt. Selbstrespekt wird als wesentlicher Bestandteil des Selbstwertes verstanden. Die Selbstachtung ist die internale Selbstbetrachtung, für die persönliche Leistungen eine wichtige Quelle sind. Statur ist eine bereichsbezogene Größe (z. B. auf den Beruf bezogen) und leitet sich von der persönlichen Einschätzung über Dinge ab, die erreicht werden können. Status bezieht sich auf offizielle und informelle Positionen und Prestige meint die persönliche soziale Macht, von anderen bewundert und anerkannt zu werden (Peplau, 1989).

wahrgenommen werden und erinnert, akzeptiert oder zurückgewiesen werden» (1989: 296). Mit dem Begriff Selbstsystem bezieht sie sich auf die Konzeption von Sullivan (1953). Das Selbst wird als System betrachtet, weil es die Tendenz hat, eine Balance oder Stabilität aufrecht zu erhalten. Sullivan definiert das Selbst als Anti-Angst System (1983: 134). Auch Peplau geht davon aus, dass die Aufrechterhaltung des Selbstsystems der Prävention von Angst dient und jede Veränderung im Selbstsystem mit Angst erlebt wird. Das macht die Arbeit der Pflegenden so schwer, die den Patienten helfen sollen, ihr dysfunktionales Selbst zu ändern, doch dieses Selbst sich natürlicherweise gegen Veränderung sträubt. Der Grad der Akzeptanz des eigenen Selbst bestimmt sowohl das persönliche Bewusstsein als auch den Grad der Angst. So berichtet jemand, der sich selbst akzeptiert aus dem *Ich-Bewusstsein* und erlebt keine Angst. Die partielle Akzeptanz seiner selbst steht in Verbindung mit dem *Vielleicht-Ich-Bewusstsein* (dem Stadium selektiver Unaufmerksamkeit) und mit wenig bis mittlerer Angst. Die Nicht-Akzeptanz des Selbst führt zum *Nicht-Ich-Bewusstsein* und zu starker Angst oder Panik (1989: 298). Beim *Nicht-Ich-Bewusstsein* liegt eine Dissoziation zum Ich vor und diese ist bedingt durch die Erfahrung von extremen Schmerzen oder Bestrafung (1989: 53). Die kognitive Kategorisierung von Selbstbildern bestimmt die Stabilität des Selbst. Das Selbst organisiert und integriert Erfahrungen.

Die Entwicklung des Selbst ist als lebenslanger Prozess zu sehen, der durch konstruktive und destruktive Begegnungen bestimmt wird. Analog der frühkindlichen Entwicklungsgeschichte des Selbstsystems und der entstandenen Bedürfnisse entwickelt Peplau Pflegeaufgaben wie Vertrauen wecken, eigene Ängste kontrollieren, damit auch der Patient die Möglichkeit hat, seine eigenen Ängste zu kontrollieren. Peplau unterscheidet drei bedeutsame Kindheitserfahrungen, die das Selbstsystem prägen, diese sind Anerkennung, Tadel und Gleichgültigkeit. Wenn Tadel das dominante Erziehungsverhalten ist, welches das Kind erfährt, führt das auf Dauer zur Hoffnungslosigkeit.

Pflegende haben vor allem die **Verantwortung,** ihr Selbst kritisch zu reflektieren. Nur wenn Pflegende sich theoretisch und praktisch mit ihrem Selbstsystem auseinandersetzen, können sie den Patienten den notwendigen Lernspielraum im Rahmen der interpersonalen Beziehung anbieten. Eine zentrale Funktion der Pflegenden sieht Peplau darin, Patienten zu helfen, ihre bisherigen Selbstbilder zu überprüfen und zu verändern. Die persönliche Selbstreflexion der Pflegenden ist hierfür unabdingbare Voraussetzung (1989: 295). Die Verantwortung der Pflegenden dafür, dass Patienten ihre Fähigkeiten im Umgang mit Problemen verbessern, ist eine schwere Aufgabe. Die Schwierigkeit besteht darin, dass Patienten diese Fähigkeiten in der Beziehung zu den Pflegenden erwerben, und nicht von den Pflegenden in Problemlösungen unterrichtet werden (Peplau, 1952/1988: 247). Sie unterscheidet eine primäre und eine sekundäre Verantwortung von Pflegenden. Die primäre Verantwortung besteht darin, die Patienten zu pflegen und ihnen bei ihren persönlichen Entwicklungsprozessen behilflich zu sein. Die sekundäre Aufgabe liegt in der Kooperation mit den Medizinern (Peplau, 1989: 271). Simpson (1991) beschreibt die Umsetzung des Peplau-Modells in die Praxis und zeigt dabei die Dynamik auf, die Patienten entwickeln können, wenn es darum geht, die Verantwortung für sich selbst zu akzeptieren und die Kontrolle über sich wieder zu erlangen. Eine zunehmende Verantwortungsübernahme beim Patienten reduziert den Grad der Abhängigkeit von Pflegenden (Simpson, 1991: 50).

3.2 Das berufliche Selbstkonzept von Pflegenden: eine Begriffsbestimmung

Verschiedene Begriffe werden mit dem Selbstkonzept synonym verwendet oder stehen in enger Beziehung zu diesem wie beispielsweise Selbst, Selbstbild, Selbstschema, Selbstsystem, Selbstbewusstsein und Selbstwertgefühl. Die Gemeinsamkeiten und Differenzen dieser Begriffe sollen vorab geklärt werden.

Dem Selbst, Selbstbild, Selbstsystem und Selbstkonzept gemeinsam ist die Bedeutung, sich zugleich als Subjekt und als Objekt erleben zu können (vgl. Dorsch, 1982). Das **Selbstkonzept oder Selbstbild** ist «ein relativ konsistentes, aber änderbares System von Erwartungen, Beurteilungen, Überzeugungen, Gefühlen und Wunschvorstellungen bezüglich der eigenen körperlichen, psychologischen, sozialen und Verhaltensmerkmalen (Fähigkeiten, Aussehen, Interessen, Gefühle, Werte u.a.). Es ist damit einerseits ein wesentlicher Teil der Persönlichkeit, aus dem heraus die Person spontan und kreativ handelt, andererseits ist es auch Gegenstand der Betrachtung» (Brockhaus, 1988, Bd. 20 S. 94). Das Selbstkonzept beinhaltet kognitive und affektiv-bewertende Komponenten. Das **Selbstschema** macht nur ein Teil des Selbstkonzepts aus: «Selbst-Schemata sind kognitive Generalisierungen über das Selbst, sie leiten sich aus Erfahrungen der Vergangenheit ab und organisieren und leiten den Prozess selbstbezogener Information, welche die individuelle soziale Erfahrung mit sich bringt» (Markus, 1977: 64). Schemata werden im Langzeitgedächtnis gelagert und organisieren das Wissen inhaltsspezifisch. Damit sind Schemata die kognitive Grundlage für gezielte Gedanken und Handlungen (Filipp, 1978; Cantor, 1990). Während das Selbstkonzept sowohl bewusste als auch unbewusste Prozesse umfasst, beschränkt sich das **Selbstbewusstsein** auf den bewussten Bereich: «im Gegensatz zum Außenweltbewusstsein das Erleben der geschlossenen Eigenheit und Einheit des persönlichen Ichs; Im übertragenen Sinne die Willenshaltung (Handlung) der Person in ihrer Beziehung zum Geltungstrieb» (Dorsch, 1982: 600). Das **Selbstwertgefühl** bezeichnet das kontextabhängige momentane subjektive Erleben des eigenen Wertes und zählt zu den affektiv-bewertenden Komponenten des Selbstkonzepts (Marsh,

1986). Wenn kein oder wenig Selbstwertgefühl vorhanden ist, sprechen wir vom Minderwertigkeitsgefühl (Erikson, 1993). Kognitive und affektive Komponenten des Selbstkonzepts stehen in enger wechselseitiger Beziehung zueinander (Higgins, 1983; Cantor, 1990). Das Selbstkonzept setzt sich aus einer Reihe bereichsspezifischer Selbstbilder zusammen, die sich beispielsweise auf Beruf, Freizeit oder Familie beziehen können. Damit ist das **berufliche Selbstkonzept** als ein wesentlicher Schwerpunkt des Selbstkonzepts zu verstehen. Im Folgenden wird von *einem* Selbstkonzept ausgegangen, das seinen Schwerpunkt auf den Beruf legt. Selbstschemata kann es dagegen mehrere geben.[58]

Historisch lässt sich die Betrachtung des **Selbstkonzepts** aus zwei Denktraditionen ableiten: die des symbolischen Interaktionismus und die der Phänomenologie. Vertreter des *symbolischen Interaktionismus* betonen die Bedeutung von Symbolen in zwischenmenschlichen Beziehungen und gehen davon aus, dass das Selbst gleichzeitig als Subjekt und Objekt gesehen wird (James, 1882; Cooley, 1912; Mead, 1934). Die *Phänomenologie* ist die Methode der direkten Wahrnehmung und bezieht sich auf alles Erleben und Erfahren durch die Sinne. Das Selbstkonzept wird hier als der Kern des phänomenologischen (perzipierten) Feldes eines jeden Individuums verstanden. Das Selbst wird sowohl als Objekt als auch als Prozess gesehen (Coombs und Snygg, 1959; Rogers, 1951; Maslow, 1954). Das Selbstkonzept entwickelt sich durch reflektierte Gedanken beim individuellen Wahrnehmen (Rogers, 1951). Beide Schulen gehen davon aus, dass das Selbstkonzept ein Ergebnis der Erfahrung ist und das Verhalten bestimmt.

Das Selbstkonzept ist Prozess und Struktur zugleich (Markus und Wurf, 1987). Während sich der Prozess auf den dynamisch arbeitenden Charakter bezieht, bezeichnet Struktur die inhaltliche Organisation der verschiedenen Selbstaspekte. Das Selbstkonzept ist eine «dynamische interpretative Struktur, welche die bedeutsamsten intrapersonalen Prozesse vermittelt (inklusive Informationsprozess, Affektion und Motivation) und eine große Bandbreite interpersonaler Prozesse (inklusive soziale Wahrnehmung, Situationswahl, Interaktionsstrategie und Reaktionen auf Rückmeldungen)» (Markus und Wurf, 1987: 300).

Super (1953) führte den Begriff des Selbstkonzepts in die Berufspsychologie ein und arbeitete die Selbstkonzept-Theorie für den Bereich der Arbeits- und Orga-

---

58 Obwohl in der Literatur der Begriff *possible selves* für mögliche Selbstaspekte üblich ist (Cross und Markus, 1991; Hooker, 1992) und das Selbst hier synonym mit dem Selbstkonzept verwendet wird, wird in dieser Arbeit von *einem* Selbstkonzept ausgegangen, während es *viele* Selbstschemata geben kann. Deshalb wird in dieser Arbeit der Begriff mögliches Selbst im Singular verwendet (*possible self* statt *possible selves*).

nisationspsychologie aus (Super, 1953; 1963). Mit dieser Selbstkonzept-Theorie kann die Wahl oder die Motivation eines Menschen für einen Beruf begründet werden. Die Theorie ist jedoch wenig hilfreich, um Aussagen über modifizierende Prozesse des beruflichen Selbstkonzepts zu machen, nachdem der Beruf schon einige Jahre ausgeübt wird.

3.3 Das berufliche Selbstkonzept in der Pflegewissenschaft

In der Pflegewissenschaft ist das Selbstkonzept entweder ein Teil einer Pflegetheorie (Peplau, 1952; Roy, 1974/1999; King, 1981; Watson, 1985) oder es wird zur Ermittlung einer Pflegediagnose verwendet (Bonham und Cheney, 1983; LeMone, 1991; McFarland und McFarlane, 1993). Beide Ansätze konzentrieren sich auf das Selbstkonzept von Patienten. Mischo-Kelling (1994) dagegen betont die Bedeutung eines reflektierten Umgangs der Pflegenden mit ihrem eigenen Selbstkonzept als Voraussetzung für die pflegerische Tätigkeit. Zunächst wird die Bedeutung des Selbstkonzepts in verschiedenen Pflegetheorien analysiert.

Da Peplau's Modell bereits als theoretischer Bezugsrahmen ausführlich beschrieben wurde, sei es an dieser Stelle nur kurz erwähnt. **Peplau** (1952/1988) beschreibt das Finden der eigenen Identität und die Entwicklung eines Selbstkonzepts als die wichtigste Aufgabe im Leben. Sie geht von einem dynamischen Selbstkonzept aus: «jedes auftretende Problem verändert die Sicht auf das Selbst, welches jemand von sich hat, und macht entweder Abwehr(-mechanismen) erforderlich oder erlaubt eine weitere Expansion des Selbst» (1988: 237). Peplau geht davon aus, dass es für ein Verständnis der Selbstkonzepte von Pflegenden und Patienten notwendig ist, in die frühe Kindheit zurückzugehen.

Bei **Roy** (1974) ist das Selbstkonzept einer der vier Eckpfeiler ihrer Pflegetheorie. Sie entwickelte das «Roy-Adaptionsmodell», welches sich in seinen Grundannahmen auf die Systemtheorie und den Humanismus bezieht. Sie differenziert vier verschiedene Modi bei Menschen, mit denen wir adaptieren, das heißt, mit denen wir uns den gegebenen Umständen anpassen: physiologische Bedürfnisse, Selbstkonzept, Rollenfunktion und interdependente Beziehungen. Das Selbstkonzept wird definiert als «eine Komposition von Überzeugungen und Gefühlen, die jemand über sich selbst zu einem gegebenen Zeitpunkt hat und die durch internale Wahrnehmung und die Wahrnehmung der Reaktionen anderer gebildet werden» (Roy, 1991: 270). Mit dieser Definition lehnt sich Roy an verschiedene Selbstkonzeptforscher an, wie zum Beispiel: Coombs und Snygg, 1959; Mead, 1934; Sullivan, 1953; Erikson, 1963. Das Selbstkonzept besteht aus zwei Komponenten, das physische und das persönliche Selbst. Das physische Selbst beinhaltet die Körperempfindungen und das Körperbild. Das persönliche Selbst setzt sich zusammen aus der Selbstkonsistenz, dem Selbstideal und dem moralisch-ethisch-spirituellen Selbst. Mit dem physischen Selbst trifft eine Person die Einschätzung über ihre Körperlichkeit, ihre Sexualität und Gesundheits- bzw. Krankheitszustände. Mit dem persönlichen Selbst erfolgen individuelle Einschätzungen über persönliche Charakterzüge, Erwartungen, Bewertungen und den eigenen Wert (Roy, 1991: 270). Als das Basisbedürfnis des Selbstkonzepts nennt Roy die psychische und spirituelle Integrität, damit meint sie das «Bedürfnis zu wissen, wer man ist», so dass man sich mit einem Sinn der Einheit und Bedeutung erleben kann (Roy und Andrews, 1999: 107). 1999 erweiterten Roy und Andrew das Modell und fügten dem Selbstkonzept die Gruppenidentität hinzu. Während die anderen drei Modi beibehalten wurden, wurde das Selbstkonzept umbenannt in «Selbstkonzept-Gruppenidentität Modus». Analog dem Selbstkonzept, welches sich auf das Individuum bezieht, bezieht sich die Gruppenidentität auf Gruppen. Die Gruppenidentität «reflektiert, wie Menschen sich selbst, bedingt durch das Feedback ihrer Umgebung, in Gruppen wahrnehmen» (Roy und Andrews, 1999: 379f). Diese Wahrnehmung ist abhängig vom Feedback der Umgebung, den zwischenmenschlichen Beziehungen, dem Selbstbild der Gruppe und von der Gruppenkultur.[59] Die hier aufgezeigte Gruppenkultur entspricht, ihrem Verständnis nach, der bereits aufgezeigten Pflegekultur.

Bei King (1981) ist das Selbstkonzept eines von 16 Konzepten ihres konzeptuellen Modelles, bzw. eines von zehn Konzepten ihrer Theorie der Zielerreichung. King entlehnt ihr konzeptuelles Modell der Systemtheorie und beschreibt drei interagierende Systeme:

1. das personale,
2. das interpersonale und
3. das soziale System.

Zum personalen System zählt sie die sechs Konzepte: Wahrnehmung, Selbst, Wachstum/Entwicklung, Körperbild, Raum und Zeit. Zum interpersonalen System zählen fünf Konzepte: menschliche Interaktionen, Kommunikation, Transaktion, Rolle und Stress. Das soziale System setzt sich aus folgenden fünf Konzepten zusammen: Organisation, Autorität, Macht, Status und Entscheidungsfindung. Aus dieser Anzahl unterschiedlicher Konzepte wählt King einige für ihre Theorie der Zielerreichung aus. Diese sind: Kommunikation, Wachstum und Entwicklung, Interaktion, Wahrnehmung, Selbst, Rolle, Raum, Stress, Zeit und Transaktion.

---

59 Roy und Andrews definieren Gruppenkultur folgendermaßen: «die Übereinstimmung der Gruppe in Bezug auf Erwartungen, inklusive Werte, Ziele und Normen» (1999, S. 381).

King entwickelt keine eigene Definition des Selbstkonzepts, sondern übernimmt die Definition von Jersild (1952).[60] Mit Jersild beschreibt King das Selbst als etwas, das vom Individuum gewusst und damit bewusst ist. In dieser Deskription sind unbewusste Aspekte nicht eingeschlossen. Durch den Schwerpunkt auf die Interaktion in ihrem konzeptuellen Modell setzt King das Selbstkonzept der Patienten dem Selbstkonzept der Pflegenden gegenüber. **Watson** (1985) entwickelte die Theorie der «transpersonalen Zuwendungsbeziehung» (*transpersonal caring relationship*) und vertritt einen phänomenologisch-existentiell und spirituell orientierten Ansatz. In ihrer Theorie nimmt das Selbst eine zentrale Rolle ein.

Watson lehnt sich in ihrer Definition des Selbst an Rogers (1959), Goldstein (1934), Lewin (1935) und die östliche Philosophie an. «Das Selbst bezeichnet eine organisierte, konsistente, konzeptuelle Größe, die aus der Wahrnehmung des ‹Ich› und seiner Beziehungen zu anderen Menschen, verschiedenen Aspekten des Lebens und den an diese Wahrnehmungen geknüpften Werten, besteht. Es ist eine fließende, in ständigem Wandel begriffene Größe – ein Prozess und dennoch in jedem Augenblick eine spezifische Entität» (Watson, 1996: 75). Nach Watson bezeichnen Begriffe, wie *Seele, inneres Selbst, spirituelles Selbst* und *Geist* das selbe Phänomen. Deshalb verwendet sie diese synonym mit dem Selbst (Watson, 1996: 64).

Neben dem Selbst existiert noch ein ideales Selbst, so Watson. Dieses ideale Selbst ist in einem höheren Sinn zu verstehen als ein spirituelles Selbst, welches unbewusste Aspekte einschließt. Das Selbst macht sozusagen das Zentrum der Person aus und ist umgeben von einem *phänomenalen Feld,* was «die Summe der jeweiligen menschlichen Erfahrungen (das eigene ‹In-der-Welt-sein›)» ausmacht (Watson, 1996: 75). Beim Prozess der transpersonalen Zuwendung berühren sich zwei Personen mit ihren Selbstkonzepten zu einem bestimmten Augenblick. Die Überschneidung der phänomenalen Felder macht dabei den konkreten Anlass der Zuwendungstransaktion aus. Diesen Moment echter Berührung beschreibt Watson als transzendierend und in die Lebensgeschichte beider Personen eingehend. Dieser Augenblick eröffnet, so Watson, neue Möglichkeiten für beide

---

60 «Das Selbst ist eine Komposition von Gedanken und Gefühlen, welche das Bewusstsein der individuellen Existenz einer Person konstituieren, ihrer Vorstellung darüber wer und was sie ist. Das Selbst einer Person ist die Summe über alles, was sie als das ihrige bezeichnen kann. Das Selbst beinhaltet neben anderen Dingen ein System von Ideen, Einstellungen, Werten und Verpflichtungen. Das Selbst ist die gesamte subjektive Umgebung einer Person. Es ist das kennzeichnende Zentrum für Erfahrungen und Bedeutungen. Das Selbst konstituiert die innere Welt einer Person als unterscheidend von der äußeren Welt, welches alle anderen Menschen und Dinge einschließt. Das Selbst ist das Individuelle, welches vom Individuum gewusst ist. Es ist das, was wir meinen, wenn wir ‹ich› sagen» (King, 1981: 27f.).

Seiten. Der Ansatz transzendentaler Phänomenologie «lässt uns in die Tiefe unserer Erfahrung eindringen und gibt uns die Chance, uns für das eigene Wesen zu öffnen und damit das Potential des Seins zu erfassen» (Watson, 1996: 114).

Das Selbstkonzept als Forschungsgegenstand der Pflegediagnosen hat ihren Schwerpunkt auf dem Selbstkonzept der Patienten. Zwei Gründe legitimieren das Eingehen auf diese Forschungen:

1. die Untersuchungen zum Selbstkonzept mit Bezug auf Pflegediagnosen erlauben auch grundsätzliche Aussagen, die auf das berufliche Selbstkonzept von Pflegenden übertragen werden können und

2. in der interpersonalen Beziehung können Patienten krankheitsbedingte Störungen ihres Selbstkonzepts auf Pflegende projizieren, welche das berufliche Selbstkonzept von Pflegenden beeinflussen können.

Das Selbstkonzept mit der Orientierung an Pflegediagnosen wird vor allem dann untersucht, wenn dieses krankheitsbedingte Störungen aufweist, wie beispielsweise Furcht, Hoffnungslosigkeit, Körperbildstörungen, Identitätsstörungen oder Selbstwertstörungen (Bonham und Cheney, 1983; LeMone, 1991; McFarland und McFarlane, 1993). Verschiedene Erkrankungen können zu negativen Veränderungen im Selbstkonzept führen. So kann Furcht zum Beispiel durch AIDS, Erblindung oder Krebs hervorgerufen werden (Mock, 1993). Hoffnungslosigkeit kann mit Alkoholabhängigkeit, Verbrennungen, Apoplexie oder dem Endstadium bei Nierenerkrankungen einhergehen (Markert, 1993). Identitätsstörungen können die Folge von Schädelverletzungen, Drogenmissbrauch, beeinträchtigten Sinnesfunktionen oder auch Beziehungsstörungen sein (Shea, 1993). Mit dem Verständnis eines krankheitsbedingt beeinträchtigten Selbstkonzepts erweitert die Pflegewissenschaft die beeinflussenden Faktoren des Selbstkonzepts um eine wesentliche Perspektive, nämlich die der einschneidenden Krankheitserfahrungen. Das *Erleben von Krankheiten* kann bedeutende Auswirkungen auf das Selbstkonzept haben, besonders, wenn es sich um bedrohliche Krankheiten handelt (Morse und Carter, 1995, 1996; Morse, 1997). Allerdings sind die meisten Skalen zur Ermittlung des Selbstkonzepts nicht sensitiv genug, um hier deutliche Differenzen zwischen dem Krankheitserleben und dem gesamten Selbstkonzept aufzuzeigen (vgl. Mock, 1993; Montgomery und Santi, 1996). In Bezug auf das körperliche Selbst als Teilaspekt des Selbstkonzepts, konnte eine Veränderung bei Patienten mit Hodenentfernung (Montgomery und Santi, 1996) und bei Patienten mit HIV/AIDS aufgezeigt werden (Wintle, 1995). Poorman und Webb (1992) ermitteln eine Veränderung des Selbstkonzepts und der Sexualität durch Hautkrankheiten und zeigen pflegerische Interventionen auf. Es scheint eine enge Verbindung zwischen körperlicher Integrität bzw. Unversehrtheit und dem Selbstkonzept zu geben. Deshalb ist es bei körperlichen Krankheiten wichtig, diese Veränderungen in das Selbstkonzept zu integrieren (Drench, 1994; Stein, 1995).

LeMone (1991) kommt in ihrer Konzeptanalyse des Selbstkonzepts zu dem Ergebnis, dass Veränderungen im Selbstkonzept zunächst immer mit negativen Gefühlen einhergehen. Diese Feststellung ist für Patienten und Pflegende gleichermaßen bedeutsam, da sie, bei Veränderungsprozessen, zu einer optimistischen Haltung ermutigen können. Dieses ist für sie eines von sechs bestimmenden Attributen des Selbstkonzepts.[61] Die Ausprägung des Selbstkonzepts wirkt sich auf vier Bereiche aus:

1. Selbstwahrnehmung,

2. Entwicklungsfortschritte,

3. Fähigkeit, den Ereignissen Bedeutung beizumessen und

4. Adaption an physischen und emotionalen Stress (LeMone, 1991: 129).

In ihrer Definition des Selbstkonzepts bezieht LeMone alle bisherigen Aspekte der besprochenen Pflegewissenschaftlerinnen mit ein:

> Das Selbstkonzept ist eine Komposition von Gedanken, Werten und Gefühlen, die jemand für sein physisches und persönliches Selbst zu einer gegebenen Zeit hat, geformt durch Interaktionen mit anderen Menschen und das eigene Verhalten bestimmend (LeMone, 1991: 129).

Bonham und Cheney (1983) entwickeln ein handlungsorientiertes Modell zum Selbstkonzept und lehnen sich dabei an die Systemtheorie (im Sinne Putt, 1978) an. Mittels operationalisierender Fragen an die Patienten, die sie in einem Diagramm aufzeigen (1983: 183) können Pflegende sich ein Bild von den verschiedenen Facetten des Selbstkonzepts (intellektuelles, physisches, moralisches und emotionales Selbst) ihrer Patienten machen. Dieses Vorgehen erlaubt es, über die persönliche Bewertung (z. B. wie bewerte ich meine Gefühle?) hinaus zu gehen und das handelnde Selbst in den Mittelpunkt zu rücken (z. B. wie beeinflussen meine Gefühle mein Verhalten?). Damit schaffen Bonham und Cheney ein praktikables Modell zur Ermittlung der Selbstkonzepte von Patienten.

---

61 Nach LeMone definieren folgende Attribute das menschliche Phänomen Selbstkonzept: 1. eine unfassbare abstrakte menschliche Qualität, 2. Erlaubnis einer Differenzierung von Selbst und Anderen, 3. psychologische und physiologische Dimensionen, 4. kognitive und affektive Komponenten, 5. Bestimmung von Verhalten und Gefühlen, 6. Entstehung negativer Gefühle (Schuld, Verlust, Angst, Machtlosigkeit und Entfremdung) bei Veränderung.

Die pflegewissenschaftlichen Forschungsergebnisse zum Selbstkonzept bei Patienten sind von fundamentaler Bedeutung und können zum Teil auf das berufliche Selbstkonzept von Pflegenden übertragen werden.

3.4 Untersuchungsmethoden zur Ermittlung des beruflichen Selbstkonzepts

In der Pflegeforschung wird das Selbstkonzept von Pflegenden mit Persönlichkeitsfragebögen, Ratingverfahren, dem Semantischen Differential, Sortierverfahren und adjektivischen Selbstbeschreibungsverfahren ermittelt. Auch für die Ermittlung des Selbstkonzepts von Patienten wurden spezielle Verfahren entwickelt (Bonham und Cheney, 1983; Zahn und Shen, 1994). Diese Verfahren sollen im Folgenden näher beschrieben werden.

Von den *Persönlichkeitsfragebögen* wird am häufigsten die Tennesse Self-Concept Scale (TSCS, Fitts, 1965) zur Ermittlung des beruflichen Selbstkonzepts bei Pflegenden verwendet (Ellis, 1980; Burgess, 1980; Joseph, 1985). Die TSCS besteht aus 90 likertskalierten Items.[62] Trotz der großen Beliebtheit des Verfahrens rechtfertigen die Ergebnisse nicht den Forschungsaufwand (Burgess, 1980). Kritisch anzumerken ist, dass die TSCS an 60 Collegestudenten geeicht wurde, jedoch bei anderen Berufen angewendet wird (Wylie, 1961).

Ein *Ratingverfahren*, welches häufig Anwendung findet, ist die *Nurse's Self Description Form (NSDF)* von Dagenais und Meleis (1982). Ursprünglich wurde dieses Instrument entwickelt, um kreatives Verhalten bei Wissenschaftlern der NASA (National Aeronautics and Space Administration) zu studieren. Die Skala wurde für Pflegende adaptiert und validiert, um das Verhalten von Pflegenden vorherzubestimmen. Die NSDF enthält 19 likertskalierte Items. Drei Faktoren konnten faktorenanalytisch isoliert werden: Professionalismus (*professionalism*), Empathie und Arbeitsethik.[63] Die NSDF nimmt an, dass das Wissen über sich

---

[62] Die TSCS ermittelt sowohl einen globalen Selbstkonzeptwert als auch acht Subskalenwerte, die nach drei Themen (Reihen) und fünf Bereichen (Spalten) unterteilt werden. Die drei Themen sind: 1. Identität = was ich bin, 2. Selbstzufriedenheit = wie ich mich selbst akzeptiere und 3. Verhalten = wie ich handele. Die fünf Bereiche sind: körperliches Selbst, soziales Selbst, Familienselbst, moralisch-ethisches Selbst und persönliches Selbst. Marsh und Richards (1988) evaluierten die Konstruktvalidität der Tennesse Self-Concept Scale für die fünf Subskalen der Bereiche. Die Skalen Familienselbst, soziales Selbst und körperliches Selbst konnten in ihrer Konsistenz gestützt werden. Geringere Konsistenz wurde für die Skalen moralisch-ethisches Selbst und persönliches Selbst ermittelt.

[63] Olson und Gullberg (1987) übersetzten die NSDF ins Schwedische und ermittelten in

selbst in Beziehung zu Anderen persönliches Verhalten und zukünftige Leistungen beeinflusst. Ein weiteres Ratingverfahren wurde von Arthur (1995) speziell zur Erhebung des beruflichen Selbstkonzepts bei Pflegenden entwickelt: das *Professional Self-Concept Nurses Instrument (PSCNI)*. Das PSCNI enthält 27 Items und besteht aus drei Subskalen, welche faktorenanalytisch (n = 170) ermittelt wurden:

1. professionelle Praxis (beinhaltet: Flexibilität/Kreativität, Führerschaft und Fähigkeit/Kompetenz),
2. Zufriedenheit,
3. Kommunikation.

Das *semantische Differential* ist ein von Osgood (1957) entwickeltes Skalierungsverfahren. Im Deutschen werden für diese Verfahren die Begriffe Polaritätsprofil oder Eindrucksdifferential verwendet.[64] Den Probanden werden bipolare Adjektivlisten vorgelegt, deren Selbsteinschätzung auf einer Likertskala angegeben werden soll. Die bipolare Skala mit 60 Items wurde von Kolb und Boyatzis (1970) zur Ermittlung eines allgemeinen Selbstbildes *(self-image)* entwickelt und von Burke und Weir (1976) faktorenanalytisch mit Pflegenden bearbeitet. Hieraus ergaben sich neun Faktoren: emotionale Kälte, Abgenutztheit, Dienstunfähigkeit, Schüchternheit, Unflexibilität, Wahrnehmungsvermögen, Geduld, soziale Extroversion und Selbstvertrauen. Burke (1982) verwendet dieses Skalierungsverfahren zur Ermittlung von effektiven und ineffektiven Helfern in der Pflege[65] (n = 136). Die Summierbarkeit von Itemwerten, die das semantische Differential erfordert, bleibt fraglich.

Die *Q-Sort-Techniken* fanden in der Selbstkonzeptforschung große Beliebtheit, so dass Wylie schon 1961 über 50 verschiedene Verfahren dieser Art aufzählt

---

dieser Fassung vier Faktoren: Professionalismus, Empathie, Arbeitsethik und Führerschaft *(leadership)*.

64 Durch Hofstätter (1971) wurde das Semantische Differential in den siebziger Jahren zu einem Verfahren, welches bei Selbstbeschreibungen in Deutschland am häufigsten angewendet wurde (Mummendy, 1979).

65 «Effektive Helfer in der Pflege sind älter, erfahrener, besser qualifiziert und eher in verantwortungsvollen Positionen. Ihre Hilfe kombiniere nichtdirektives Verhalten mit konkreten Vorschlägen, ohne dabei das Problem zu verniedlichen» (Burke, 1982a, S. 213). Das professionelle Selbstkonzept von effektiven Pflegenden in Hilfesituationen zeichnet sich aus durch: emotionale Wärme, Bestimmtheit, Flexibilität, Wahrnehmungsfähigkeit, Geduld, soziale Extroversion und Selbstbewusstsein. Zwei Typen für ineffektive Hilfe wurden ermittelt: 1. der freche, unflexible, dominante und emotional distanzierte Typ und 2. der passive, ängstliche, unsichere und in Interaktionen zögerliche Typ.

(Wylie, 1961: 145ff). Bei diesen Sortierverfahren werden den Probanden ein Set von Karten vorgelegt, auf denen personenbezogene Statements geschrieben sind. Die Karten sollen nach einem vorgegebenen Kategoriensystem sortiert werden. Dieses Verfahren wird in der Pflegewissenschaft mit anderen Methoden kombiniert (Stein, 1995, a; Stein, 1995, b; Markus und Zanjonc, 1985). Das aufwändige Verfahren hat den Vorteil, Aussagen über die Struktur, Dynamik und Verarbeitungsmechanismen des Selbstkonzepts zu machen. Der Selbstkonzept-Modus bezieht sich auf Emotions- und Verhaltensergebnisse des Informationsprozesses und schließt mit ein: Gefühle von Selbstkonsistenz, Selbstwert, moralisch-ethisch-spirituelles Verhalten und Gefühle von Angst oder Trauer.

Bei *adjektivischen Selbstbeschreibungen* werden den Probanden Listen mit Eigenschaftswörtern vorgelegt, die auf Zutreffen oder Nichtzutreffen bearbeitet werden sollen. Das am häufigsten verwendete Verfahren ist die Adjective Check List (ACL) von Gough und Heilbrun (1965). Sie wird auch in der Pflegewissenschaft verwendet (Davis, 1969). Die ACL besteht aus etwa 300 Eigenschaftswörtern, die größtenteils den Adjektivlisten von Cattell (1973) (welche auf Allport zurückzuführen sind) entnommen wurden. Die ACL lässt Aussagen über Selbstvertrauen und Autonomie zu.

Die kritische Analyse der Methoden zeigt, dass es zur Ermittlung von Selbstkonzepten zu den quantitativen Verfahren auch qualitativer Methoden bedarf.

3.5 Forschungsergebnisse zum beruflichen Selbstkonzept in der Psychologie

Die Selbstkonzeptforschung hat in der Psychologie eine lange Tradition. Einige bedeutsame Forschungsergebnisse sollen zunächst vorgestellt werden, bevor die Ergebnisse der pflegewissenschaftlichen Forschungen präsentiert werden.

Die Arbeitsweise, Funktion und Struktur des Selbstkonzepts werden durch viele Faktoren beeinflusst wie Geschlecht (Markus et al. 1982), die Organisation der Selbstaspekte im Gedächtnis (Shower, 1992), die Komplexität der Selbstschemata (Linville, 1987), Diskrepanzen zwischen aktuellem, idealem und Sollselbst (Higgins, 1984), die zukünftige Erwartung möglicher Selbstschemata (Hooker, 1992), Leistungsstrategien (Norem und Cantor, 1986).

Das **Geschlecht** bestimmt als ein entscheidender Faktor die Entwicklung und Arbeitsweise des Selbstkonzept (Markus, Crane, Bernstein und Siladi, 1982; Dayle Hunt, 1985). Josephs, Markus und Trafarodi (1992) konnten die Hypothese bestätigen, dass Männer und Frauen ihr Selbstbewusstsein, also den bewussten Teil des Selbstkonzepts, aus unterschiedlichen geschlechtsspezifischen Quellen ableiten. Geschlechtsspezifische Normen sind Separation und Unabhängigkeit für

Männer und Verbindung und Aufeinander-bezogen-sein für Frauen (vgl. Gilligan, 1982).

Die **Art und Weise, wie Selbstinformationen organisiert werden,** beeinflusst die Entwicklung von Gefühlen (Showers, 1992) und Bewertungen (McGuire und McGuire, 1986). Dieses konnte vor allem für die Depression nachgewiesen werden (Showers, 1992; Segal, 1988; Roth und Snyder, 1986; Campbell, 1986). Showers (1992) stellte fest, dass die Art der Organisation von Wissen über sich selbst im Gedächtnis eine entscheidende Rolle bei der Entwicklung von Selbstbewusstsein und Depressionen spielt. In ihrer Untersuchung über menschliche Taktiken, das eigene Selbstbild positiv darzustellen, kommen Roth und Snyder (1986) zu dem Ergebnis, dass die Zuschreibung von positiven Merkmalen des Selbst völlig unabhängig vom Prozess der Verleugnung negativer Merkmale des Selbst verläuft. Damit bestätigen sie die Existenz einer bestimmten Organisationsform von Informationen, wie Showers sie beschreibt. Es besteht ein Zusammenhang zwischen der Organisation von Selbstkonzepten und dem Selbstwertgefühl (Pelham und Swann, 1989). Dennoch gibt es Menschen ohne selbstschematische Organisation (Markus, 1977). Der Vorteil einer selbstschematischen Organisation liegt darin, Verhalten leichter abrufen zu können, zuverlässiger eigenes Verhalten vorhersagen zu können und resistenter gegen gegenschematische Informationen zu sein (Markus, 1977: 63).

Lazarus-Mainka und Siebeneick (1997) weisen am Beispiel von Ängstlichkeit nach, dass dieses Gefühl nicht nur Folge der Organisation von selbstbezogenen Informationen ist, sondern auch selbst zum strukturgebenden Element werden kann. Dann wird das Selbstkonzept zum Ängstlichkeitskonzept. Dieser Vorgang bringt einen bedeutsamen Perspektivenwechsel mit sich. Das subjektiv Erfahrene wird damit zu einem objektiv gegebenen Inhalt und aus der situativ erlebten Angst wird eine latent vorhandene Ängstlichkeit (1997: 154). Der entscheidende Unterschied in der Informationsverarbeitung zwischen Niedrig- und Hochängstlichen liegt darin, dass Niedrigängstliche in der Regel eine Präferenz für angenehme, positive Reize aufweisen, während Hochängstliche eine solche Präferenz nicht zeigen.

Die **Komplexität der verschiedenen Selbstschemata** beeinflusst ebenfalls Emotionen (Linville, 1987; Niedenthal, Setterland und Wherry, 1992; Stein, 1995). Linville (1987) konnte ihre Selbstkonzept-Puffer-Hypothese bestätigen, die besagt, dass je größer die Selbstkomplexität eines Menschen ist, desto stärker werden Einwirkungen wie Stress, Depression und Krankheit gemäßigt. Stein (1995) ermittelte bei psychisch Kranken (n = 19) eine niedrigere Differenzierung und größere Einheit der Selbstkonzepte, sowie eine größere Instabilität negativer Affekte als bei Menschen ohne psychische Symptome. Das bedeutet, dass bei Personen mit wenigen, aber stark aufeinander bezogenen Selbstschemata negative Ereignisse schneller generalisiert werden und zu negativer Stimmung führen.⁶⁶ Die Berufsausbildung kann als signifikanter Motor für die Differenzierung von Selbstschemata verstanden werden (Stein, 1995).

Diskrepanzen zwischen aktuellem Selbst, idealem Selbst und Sollselbst können Emotionen bewirken (Higgins et al., 1986, Strauman und Higgins, 1987; Cantor et al. 1987; Moretti und Higgins, 1990). Eine Diskrepanz zwischen aktuellem und idealem Selbst begünstigt die Entstehung von Depressionen. Eine Diskrepanz zwischen aktuellem Selbst und Sollselbst fördert die Entwicklung von sozialer Angst (Higgins, 1987).

Das **antizipierte zukünftige Selbstkonzept** prägt entscheidend das aktuelle Selbstkonzept im gegenwärtigen Denken und Handeln. Das mögliche Selbst (*possible self*): «repräsentiert die Ideen von Individuen darüber, was sie werden können, was sie gern werden möchten und was sie befürchten zu werden und stellen eine konzeptionelle Verbindung zwischen Kognition und Motivation dar» (Markus und Nurius, 1986: 954). Das mögliche Selbst spielt eine machtvolle Rolle bei motivierenden und zielorientierten Verhaltensregulierungen (Stein, 1995; Higgins, 1987). Wie stark dieser Einfluss ist, scheint von dem Verhältnis des möglichen Selbst zum existierenden Selbst abzuhängen (Markus, Cross und Wurf, 1990; Stein, 1995). Das mögliche Selbst ist entscheidend vom Alter abhängig (Cross und Markus, 1991; Hooker, 1992; Osberg und Shraugner, 1986).

Eine besondere Form des möglichen Selbst konnte im Umgang mit Lernstrategien aufgezeigt werden. Norem und Cantor (1986) entdeckten einen sehr bedeutsamen Mechanismus, mit dem eine potenzielle Selbstwertbedrohung abgeschwächt werden soll: den *defensiven Pessimismus*. Defensiver Pessimismus ist die Strategie, in der Menschen unrealistisch niedrige Erwartungen hegen, bevor sie eine risikoreiche Situation angehen, um potenzielles Fehlverhalten zu verhindern und sich selbst zu motivieren, hart zu arbeiten. Während pessimistische Studierende mit mehr Planung ein besseres Ergebnis assoziieren, erwarten Optimisten mit mehr Planung ein schlechteres Ergebnis. Auf Dauer bringt der defensive Pessimismus jedoch Nachteile, wie signifikant mehr allgemeinen Lebensstress, mehr psychische Symptome und signifikant weniger Zufriedenheit mit ihrem Leben (Norem und Cantor, 1990).

---

66 Wenngleich die Untersuchungsgruppe sehr klein ist, ist das Ergebnis interessant, das im Gegensatz zu psychoanalytischen Auffassungen steht. Während Psychoanalytiker (vgl. Horowitz, 1977; Jacobson, 1964, Kernberg, 1966, 1984) davon ausgehen, dass mangelnde Integration der Selbstaspekte zu Affektinstabilität führt, ergibt diese Untersuchung ein ganz anderes Bild.

3.6 Forschungsergebnisse zum beruflichen Selbstkonzept von Pflegenden

Dem beruflichen Selbstkonzept von Pflegenden gilt schon seit Jahren ein reges Forschungsinteresse (vgl. Coe, 1965). Die ersten Untersuchungen (in den 70er- und 80er-Jahren) hierzu beschäftigen sich häufig mit der Frage nach einer potenziellen Veränderung des beruflichen Selbstkonzepts durch die Pflegeausbildung. Seit den 90er Jahren gewannen interkulturelle Vergleiche von Pflegenden an Bedeutung, sowie die Frage nach den beeinflussenden Faktoren des Selbstkonzepts.

Wenn **Veränderungen des beruflichen Selbstkonzepts bei Pflegenden** ermittelt werden sollten, wurden hierzu stets Schüler in verschiedenen Stadien ihrer Ausbildung untersucht (Coe, 1965; Stoller, 1978; Ellis, 1980; George, 1982; Weller, Harrison und Katz, 1988; Hughes, Wade und Peters, 1991). Die Ausbildung beeinflusst das berufliche Selbstkonzept (Stoller, 1978, Weller et al., 1988). Dieser Einfluss kann positiv (Coe, 1965, Stoller, 1978) oder negativ sein (Ellis, 1980).

Eine Veränderung des beruflichen Selbstkonzepts durch die Pflegeausbildung (n = 64) ermittelte bereits Coe (1965) mit dem Twenty Statements Test (TST, Kuhn, 1960) in Washington. Mit fortschreitender Ausbildung bezogen sich die Schülerinnen zunehmend auf Pflegesituationen, mit einer signifikanten Zunahme an Statements, die auf andere bezogen waren, während zu Beginn der Ausbildung selbstbezogene Aussagen überwogen (Coe, 1965). Stoller (1978) wies (mit einem selbst entwickelten Fragebogen) ein größeres Bewusstsein für den professionellen Beitrag ihrer Pflege bei Fortgeschrittenen (n = 23) im Vergleich zu AusbildungsanfängerInnen (n = 34) nach. Fortgeschrittene (in New York) zeigten eine größere Verpflichtung gegenüber dem Pflegeberuf, sowie eine Reduzierung der Wichtigkeit der Pflegerolle in ihrem gesamten Selbstkonzept.

Im Vergleich mit der allgemeinen Bevölkerung zeigen PflegeschülerInnen (n = 177) in der Tennessee Self Concept Scale (TSCS, Fitts, 1965) niedrigere Werte in Bezug auf Selbstkritik und dem körperlichen Selbst auf und höhere Werte in Bezug auf das moralisch-ethische Selbst (1980). Die Selbstkonzeptniveaus variieren und sind zu Beginn des zweiten Ausbildungsjahres am höchsten, zu Beginn des dritten Jahres am niedrigsten (Ellis, 1980), was auf eine berufliche Verunsicherung am Ende der Ausbildung schließen lässt. Dagegen weist Joseph (1985) fünf Jahre später nach, dass Pflegende keine niedrigen Selbstkonzepte aufweisen. 62% der Pflegenden lagen mit ihren Werten (TSCS, Fitts, 1965) über dem Durchschnitt.

Weller, Harrison und Katz (1988) untersuchten an Pflegeschülern (n = 235) in Israel die Entwicklung des Selbstbildes und der beruflichen Orientierungen. Weller et al. gingen davon aus, dass sich ihr Selbstbild von einer idealen Pflegenden im Verlauf der Ausbildung den Vorstellungen ihrer Lehrer angleichen, was sie bestätigen konnten.

In einer über 30 Jahre alten Studie ermittelt Davis (1969) Differenzen im Selbstkonzept von Schülerinnen in der Pflegeausbildung und Schülerinnen in der Sozialarbeiterinnenausbildung (n = 100) in Kalifornien. Mit der Adjective Check List (Gough und Heilbrun, 1965) ermittelte Davis neben dem Selbstkonzept auch berufliche Rollenerwartungen und die Motivation zur Berufswahl. Während die Schülerinnen der Sozialarbeit sich vorzugsweise *unabhängig, spontan* und *bestimmt* beschreiben, schildern die Pflegeschülerinnen sich *als zuverlässig, tüchtig* und *gewissenhaft* mit der Tendenz zur Aufrechterhaltung von unterwürfigen Rollen. Während sich Sozialarbeitschülerinnen in erster Linie als Individuen sehen und sich erst sekundär als Sozialarbeiterinnen betrachten, ist dieses für Pflegeschülerinnen genau umgekehrt. Mit der Rollenerwartung begrenzen Pflegeschülerinnen ihre berufliche Freiheit, während die Sozialarbeitschülerinnen sich von den traditionellen Rollen entfernt haben und stärker aggressives und autonomes Verhalten in ihrem Beruf erwarten. «Diese größere berufliche Freiheit wird mit dem Preis der stärker angespannten Beziehungen zu Kollegen bezahlt» (Davis, 1969: 58). Mit Blick auf das Alter dieser Untersuchung lässt sich fragen, ob ähnliche Ergebnisse auch heute noch zu erwarten wären. Vernachlässigen wir den Aspekt der Übertragbarkeit, erscheint es interessant, dass die Pflegeschülerinnen die Zuverlässigkeit am häufigsten wählten. Damit stellt sich die Frage, wem gegenüber erwarten sie von sich selbst, zuverlässig zu sein. Handelt es sich um eine Zuverlässigkeit sich selbst gegenüber, den Patienten gegenüber oder dem Gesundheitsteam gegenüber? Die Frage des Bezuges ist von zentraler Bedeutung für eine Interpretation dieser Ergebnisse und ihrer Bedeutung für das Selbstkonzept der Pflegenden, da die selbsterwartete Zuverlässigkeit den Handlungsspielraum vergrößern kann, während sie anderen gegenüber den Handlungsspielraum verkleinern würde. Leider lässt sich darüber nichts der vorliegenden Veröffentlichung von Davis entnehmen.

Interkulturelle Vergleiche der beruflichen Selbstkonzepte von Pflegenden gewinnen in den 90er-Jahren an Popularität (Armstrong-Stassen et al., 1993; Cunningham, 1994; Adamson et al., 1995; Fry und Nguyen, 1996; Arthur et al., 1998; Arthur und Thorne, 1998; Arthur et al. 1999). Die Kultur beeinflusst das Selbstkonzept sehr und kann als «eine machtvolle Determinante der Parameter, durch welche das Selbst sich konstruiert» beschrieben werden (Fry und Nguyen, 1996: 148).

Während die meisten interkulturellen Vergleichsstudien Differenzen aufzeigen, kommen Armstrong-Strassen et al. (1993) zu Übereinstimmungen bei kanadischen (n = 586) und jordanischen (n = 263) Pflegenden. Sie untersuchten Zusammenhänge von Berufszufriedenheit, Burnout und der Intention, den Beruf zu verlassen. Für beide Gruppen ist die zukünftige Karriere eine der wichtigsten Determinanten beim Burnout, was die Bedeutung des zukünftigen positiven Selbstbildes (*possible self*) hervorhebt.

Fry und Nguyen (1996) untersuchen Einflüsse des Selbstkonzepts auf kognitive und emotionale Aspekte des Verhaltens bei australischen (n = 94) und vietnamesischen (n = 93) PflegeschülerInnen. Während AustralierInnen stärker individuelle Betrachtungen heranzogen, wie psychologische Störungen und das Bedürfnis nach Unabhängigkeit, interessierten sich die VietnamesInnen stärker für interdependente Themen wie Familie, Störungen der sozialen Harmonie, philosophisches und weltliches Herangehen an das Leben und an Beurteilungen. Diese Ergebnisse lassen sich mit denen von Markus und Kitayama (1991) vergleichen, in denen die Selbstkonzepte von Amerikanern mit denen von Asiaten (Japanern) verglichen wurden. Während die Amerikaner sich deutlich unabhängig beschrieben, zeigten die Japaner eine interdependente Bezogenheit für ihre Selbstbeschreibung auf.

Adamson, Kenny und Wilson-Barnett (1995) verglichen die wahrgenommene Dominanz von Medizinern mit der Arbeitsplatzzufriedenheit von australischen (n = 133) und britischen Pflegenden (n = 108). Die britischen Pflegenden zeigten sich signifikant unzufriedener mit ihrem Beruf als australische Pflegende und nahmen die medizinische Dominanz stärker als autoritär wahr. Die britischen Pflegenden verwendeten zwei zusätzliche Begriffe zur Beschreibung ihrer Mediziner, nämlich: sexistisch und spontan.

Cunnigham (1994) weist auf die Bedeutung der eigenen Kultur für das berufliche Selbstkonzept hin, wenn Pflegende in einem anderen Land arbeiten. Am Beispiel afrikanischer Pflegender in den USA arbeitet sie die Bedeutung des Beibehaltens der eigenen Kultur heraus, da Authentizität der Pflegenden die gesunden Selbstkonzepte bei Patienten fördere.

Arthur, Sohng, Noh und Kim (1998) untersuchten das berufliche Selbstkonzept von koreanischen Pflegenden (n = 700) mit dem Professional Self-Concept Nurses Instrument (PSCNI) (Arthur, 1992; 1995). Die Ergebnisse zeigen ein größeres Selbstkonzept bei älteren, verheirateten und graduierten Pflegenden über 35 Jahre auf. Das trifft jedoch nur für 6% der 700 UntersuchungsteilnehmerInnen zu. Während in dieser Untersuchung das Alter ausschlaggebend für die Ergebnisse war, zeigte sich in einer kanadischen Studie mit PflegeschülerInnen (n = 127) der Ausbildungsstand als ausschlaggebend für Differenzierungen im beruflichen Selbstkonzept (Arthur und Thorne, 1998). In einer Vergleichsstudie von Pflegenden aus elf verschiedenen Ländern bezüglich ihrer Caring-Haltung und dem professionellen Selbstkonzept (n = 1957) wurden für die koreanischen Pflegenden das niedrigste Selbstkonzept und für die Neuseeländer das höchste ermittelt (Arthur et al. 1999).[67]

---

[67] Länder, die an dieser Untersuchung teilnahmen waren Australien, Kanada, China, Hong-Kong, Korea, Neuseeland, Phillipinen, Schottland, Singapur, Südafrika und Schweden.

Nicht nur Ausbildung und Kultur beeinflussen das berufliche Selbstkonzept von Pflegenden, sondern auch organisatorische Arbeitsbedingungen (Shoham-Yakubovich et al. 1989; Armstrong et al. 1996), das Geschlecht (Stone und Goodwin, 1988) sowie die Tatsache, Kinder zu haben (Burgess, 1980).

Shoham-Yakubovich, Carmel, Zwanger und Zaltcman (1989) machten sich den Anlass eines landesweiten Ärztestreiks in Israel (der 116 Tage dauerte) zunutze, um die Auswirkungen dieser strukturellen Veränderung auf Pflegende zu untersuchen. Sie konnten einen Zuwachs an beruflicher Autonomie, Berufszufriedenheit und ein gesteigertes berufliches Selbstbild bei Pflegenden nachweisen.

Stone und Goodwin (1988) beschreiben den psychologischen und soziologischen Konflikt von weiblichen Pflegenden, von denen einerseits professionelles und autonomes Handeln und andererseits traditionelles (d.h. feminin-passives Verhalten) erwartet wird. Diese Inkongruenz führe zu Stress im Selbstkonzept und fördere die Unfähigkeit, internale Kontrolle und ein unabhängiges Selbst zu entwickeln. Um dem entgegen zu wirken entwickelten Stone und Goodwin einen Unterrichtskurs, mit dem sie erfolgreich berufliche Selbstkonzepte bei Pflegenden verändern konnten.

Burgess (1980) fand heraus, dass sich die berufliche Arbeit weniger auf das Selbstkonzept von Pflegenden auswirkt als beispielsweise die Tatsache, ob sie Kinder haben.

Einige PflegewissenschaftlerInnen setzen das berufliche Selbstkonzept von Pflegenden direkt in Bezug zur Verantwortung von Pflegenden (Strasen, 1989; Smith, 1995).

Strasen (1989) sieht eine direkte Verantwortung der Pflegenden darin, ein positives Selbstkonzept zu entwickeln. Sie geht davon aus, dass das Selbstkonzept unsere Werte und Emotionen verkörpert und wie eine sich selbst erfüllende Prophezeiung nach außen getragen wird. Damit haben berufliche Selbstkonzepte in der Pflege ein stark strukturierendes Potenzial. Mit Bezugnahme auf Tracy (1984) nimmt sie an, dass ein positives Selbstkonzept und das Gefühl, sich selbst kontrollieren zu können, direkt verbunden sind mit der Fähigkeit, die totale Verantwortung für sein eigenes Leben zu übernehmen. Obwohl Pflegende heute in einigen Bereichen autonom und unabhängig arbeiten und über eine gewisse Macht verfügen, haben sie dennoch nicht das Gefühl, alles unter eigener Kontrolle zu haben (Strasen, 1989). Um hier eine Veränderung herbeizuführen, sollten stärker positive Selbstkonzepte bei Pflegenden entwickelt werden. Die Verantwortung für die positive Entwicklung von Selbstkonzepten sieht Strasen vor allem bei den leitenden Pflegenden, die als Rollenmodell dienen. Sie sieht in der Visualisierung eine gute Methode, um hier eine Veränderung zu bewirken.

Smith (1995) ermittelte in ihrer Studie mit Pflegenden, dass diese mehr Selbstwahrnehmung in der Pflege in den Zusammenhang mit mehr Verantwortung und Autonomie stellen. Sie kommt zu dem Ergebnis, dass Pflegende zwar davon ausgehen, dass Selbstwahrnehmung in der Pflege zu mehr persönlichem Wissen, mehr Reife, mehr reflektierender Praxis, mehr Verantwortung und mehr Autonomie führt, sie jedoch keine Zeit für eine solche Selbstentwicklung haben.

Kelly (1996) fordert Pflegende in Bezug auf Meinungsäußerungen zu mehr Verantwortung auf. Sie sieht in dem wenig respektvollen Umgang von Pflegenden mit SchülerInnen das größte berufsethische Problem. Deshalb ermutigt sie Pflegende zur Courage das Schweigen zu brechen, wenn sie respektlosen Umgang erleben. «Mit einer Lüge leben, ohne den Mund aufzumachen, führt zu mangelndem Selbstrespekt» (1996: 32). Eine solche Courage dürfte sich positiv auf das berufliche Selbstkonzept auswirken.

3.7 Zusammenfassung: berufliches Selbstkonzept

Das berufliche Selbstkonzept entwickelt sich in interaktiven Prozessen der Pflegenden mit ihrer beruflichen Umwelt und unterliegt somit einer ständigen Dynamik. Veränderungen im beruflichen Selbstwertkonzept beeinflussen das Selbstwertgefühl. Das Gefühl vom eigenen beruflichen Wert beeinflusst wiederum die beruflichen Interessen, Erwartungen, Wert- und Wunschvorstellungen. Der bewusste Teil des Selbstkonzepts wird als Selbstbewusstsein bezeichnet. Die Begriffe Selbst, Selbstsystem und Selbstbild werden synonym mit Selbstkonzept verwendet. In der Pflegeliteratur wird das Selbstkonzept der Patienten stärker untersucht als das berufliche Selbstkonzept von Pflegenden, gleichwohl dieses für ihre Arbeit bedeutsam ist. Einigkeit über Selbstkonzepte besteht dahingehend, dass es sich dabei um eine unfassbare abstrakte menschliche Qualität handelt, die eine Unterscheidung zwischen dem Selbst und Anderen ermöglicht und über kognitive und affektive Komponenten verfügt. Es lassen sich ein aktuelles Selbst, ein ideales Selbst und ein Sollselbst unterscheiden. Diskrepanzen zwischen diesen drei Selbstzuständen führen zu unterschiedlichen Emotionen (Higgins, 1983). Für die Erledigung von Aufgaben kann ein positives Selbstkonzept für Pflegende ebenso bedeutsam sein, wie ein negatives Selbstkonzept (defensiver Pessimismus, Norem und Cantor, 1990). Das berufliche Selbstkonzept ist ein hypothetisches und aktiv arbeitendes Konstrukt, das sowohl bei intrapersonalen Prozessen (Informationsverarbeitung, Affektregulierung und Motivation) als auch bei interpersonalen Prozessen (soziale Wahrnehmung, Interaktion, Situations- und Gesprächspartnerwahl) eine Rolle spielt. Das Selbstkonzept unterliegt vielfach beeinflussenden Faktoren wie Geschlecht, Erwartungshaltung (*possible self*), Kultur oder einschneidenden Krankheitserfahrungen.

3.8 Arbeitsdefinition: berufliches Selbstkonzept von Pflegenden

Das berufliche Selbstkonzept von Pflegenden bezeichnet das Bild der Pflegenden von sich selbst im Beruf. Das berufliche Selbstkonzept von Pflegenden besteht aus bewussten und unbewussten Gedanken, Gefühlen, Überzeugungen, Erwartungen, Wert- und Wunschvorstellungen, die Pflegende über sich selbst im Beruf haben. Das berufliche Selbstkonzept entwickelt sich durch Interaktionen mit der beruflichen Umwelt und bezeichnet ein der Person inhärentes professionelles Entwicklungsprinzip (Peplau, 1989). Es unterliegt einer ständigen Dynamik, hat jedoch in jedem Augenblick eine spezifische Entität (Watson, 1996). Das berufliche Selbstkonzept von Pflegenden bezeichnet sowohl strukturelle Aspekte (Art und Weise der Speicherung und Organisation von Informationen über sich selbst im Beruf) als auch funktionelle Aspekte (Handlungen oder Verhaltensweisen und Gefühle, welche sich aufgrund der Informationen über sich selbst im Beruf ergeben) (Markus, 1977).

Teil II
Methodik

1. Ziele und Fragestellung

Das Ziel dieser Untersuchung soll sein, das Verantwortungserleben der Pflegenden in ihrem beruflichen Alltag aufzuzeigen und fördernde und hemmende Einflüsse zu ermitteln, die sich auf den Umgang mit Verantwortung auswirken. Die bisherige Pflegeliteratur zur Verantwortung hat ihren Schwerpunkt in Forderungen an Pflegende, ihrer beruflichen Verantwortung nachzukommen. Dieses geschieht auf zwei Wegen:

1. durch Appellieren an ethisch-moralisches Verhalten und
2. durch Hinweisen auf juristische Notwendigkeiten.

Diese Forderungen werden oft negativ assoziiert, im Sinne von Schuld und Strafe. Ein wesentliches Ziel dieser Untersuchung ist es, den Blickwinkel auf positive Aspekte der Verantwortung zu richten. Dieser Perspektivenwechsel soll ermöglichen, angenehme Aspekte der Verantwortung wahrzunehmen, um Pflegende mit diesen Erkenntnissen ermutigen (statt fordern) zu können, die pflegerische Verantwortung als Herausforderung anzunehmen.

Es ergeben sich folgende Fragestellungen, die durch diese Studie beantwortet werden sollen:

- Wie erleben Pflegende ihre pflegerische Verantwortung in ihrem Berufsalltag?
- Welche Aspekte fördern oder hemmen den Umgang mit pflegerischer Verantwortung?

2. Merkmalsbestimmung der verwendeten Konzepte: pflegerische Verantwortung, Pflegekultur und berufliches Selbstkonzept

Verantwortung ist immer kontextgebunden und soll deshalb im Zusammenhang mit zwei Konzepten dargestellt werden, welche in einer Beziehung zur Verantwortung stehen. Die beiden Konzepte sind: Pflegekultur und berufliches Selbstkonzept der Pflegenden. Es besteht die Erwartung, dass mit dieser Studie Indikatoren ermittelt werden können, welche die Zusammenhänge von pflegerischer Verantwortung, Pflegekultur und dem beruflichen Selbstkonzept verdeutlichen. Die drei Konzepte werden nach eingehender Bearbeitung der Literatur in bestimmende Merkmale zergliedert, um sie für die Erhebung der Daten greifbar zu machen. Für die Erhebung der Daten wurden folgende Merkmalsbestimmungen entwickelt.

Pflegerische Verantwortung setzt sich aus zwei Aspekten zusammen:

1. der kollektiven Verantwortung und

2. der persönlichen Verantwortung (van der Arend & Gastmans, 1996, 128).

Kollektiv ist ein Pflegeteam für eine gemeinsame Aufgabe verantwortlich, nämlich der Förderung des Wohlbefindens der Patienten. Persönlich sind Pflegende für ihr eigenes Handeln im Beruf verantwortlich. Pflegerische Verantwortung setzt sich also aus kollektiver und persönlicher Verantwortung zusammen und wird für die Erhebung in vier bestimmende Merkmalsbereiche zerlegt. Hierzu wurde sowohl die nicht-pflegewissenschaftliche Literatur als auch die pflegewissenschaftliche Literatur auf die Frage nach den Vorbedingungen untersucht, die notwendig sind, um Verantwortung zu übernehmen. Diese vier bestimmenden Bereiche sind:

1. Autonomie,

2. Autorität,

3. berufliche Kenntnisse, und

4. interpersonale Kompetenz.

Das Kontrollbewusstsein kann sowohl als Vorbedingung als auch als Konsequenz der ersten vier Bereiche verstanden werden und wird ebenfalls ermittelt.

Zur Pflegekultur konnten vier Merkmalsbereiche ermittelt werden, welche sich für diese Studie als adäquat erwiesen:

1. gemeinsame Werte eines Teams,

2. Kommunikation und Interaktion,

3. Regeln der Zusammenarbeit und

4. Rituale und Traditionen.

Das berufliche Selbstkonzept wird für die Erhebung, in Anlehnung an Dagenais & Meleis (1982) und Arthur (1992) in vier Subkonzepte operationalisiert:

1. Professionalismus,

2. Selbst und Andere (Kommunikation),

3. Arbeitsethik und Empathie und

4. perspektivisches Selbst.

3. Entwicklung des Forschungsdesigns

Um sich dem Erleben pflegerischer Verantwortung zu nähern, eignen sich besonders qualitative Methoden, da dieses Thema bisher nicht erforscht wurde und somit deren Exploration im Vordergrund des Interesses steht. Da die pflegerische Verantwortung ein sich wandelndes Phänomen ist, empfiehlt sich ein dynamisch-prozessuales und flexibles Vorgehen (Lamnek, 1988, Bd. 1). Die Gütekriterien der Forschung wurden ursprünglich für quantitative Verfahren entwickelt und können von qualitativen Methoden nicht vollständig eingelöst werden. Das gilt vor allem für die Objektivität und teilweise für die Reliabilität. Um sich bei der Erhebung nicht im Subjektiven zu verlieren wurde eine Methodentriangulation gewählt (Polit und Hungler, 1995), mittels derer jedes der drei zu ermittelnden Konzepte (pflegerische Verantwortung, Pflegekultur und berufliches Selbstkonzept) durch mindestens zwei unabhängige Verfahren erhoben wurde.

Die **Verantwortung** wird in dieser Studie vor dem Hintergrund der Konzepte Pflegekultur und berufliches Selbstkonzept untersucht, die jeweils einen der beiden Aspekte der Verantwortung besonders hervorheben:

1. das Konzept Pflegekultur soll vor allem die kollektiven Aspekte der Verantwortung fokussieren und

2. das berufliche Selbstkonzept soll vorzugsweise die persönliche Verantwortung lokalisieren.

Abbildung 4: Methodentriangulation zur Erfassung der drei Konzepte

	Gruppen-diskussion	NUCAT	problem-zentriertes Interview	teilnehmende Beobachtung
Pflegekultur	X	X		X
berufliches Selbstkonzept			X	X
pflegerische Verantwortung	X		X	X

Die kollektiven Aspekte der Verantwortung werden der Gruppendiskussion entnommen und die persönlichen Aspekte den problemzentrierten Einzelinterviews. Um die ermittelten Ergebnisse in den Kontext der alltäglichen Pflegearbeit der Teams einordnen zu können, wurden alle vier Teams jeweils zwei Wochen lang mit teilnehmender Beobachtung begleitet.

Mit der **Pflegekultur** bringt ein Pflegeteam seine Zusammenarbeit zum Ausdruck. Deshalb empfiehlt sich eine Erhebungsmethode, die das ganze Team mit einbezieht und gruppendynamischen Prozessen Raum gibt. Idealerweise bietet sich hierzu die themenzentrierte Gruppendiskussion an. Der bereits bestehende Fragebogen zur Erhebung von Pflegekultur im Amerikanischen, wurde, im Rahmen eines Pretest, ins Deutsche übersetzt und faktorenanalytisch berechnet. Dieser Fragebogen nennt sich Nursing Unit Cultural Assessment Tool (NUCAT) und wurde von Coeling (1992) entwickelt.

Das **berufliche Selbstkonzept** bezieht sich auf das persönliche Bild, was Pflegende von sich selbst im Beruf haben und sollte deshalb auch in einem persönlichen Gespräch erhoben werden. Hierzu bietet sich das qualitative Interview an. Das problemzentrierte Interview (Witzel, 1985) bietet sich idealerweise an, da die Kombination aus deduktivem und induktivem Vorgehen die Möglichkeit eröffnet, einerseits bestehende Hypothesen zu überprüfen als auch andererseits neue Hypothesen zu generieren. Der Leitfaden zum problemzentrierten Interview wurde zunächst in einem Pretest erprobt.

4. Voruntersuchung

Die Entwicklung des Leitfadens zum problemzentrierten Interview und die faktorenanalytische Berechnung des NUCAT-3 wurden in einer Voruntersuchung ermittelt.

4.1 Entwicklung des Leitfadens zum problemzentrierten Interview

Mit dem problemzentrierten Interview sollen das berufliche Selbstkonzept und die individuelle Verantwortung ermittelt werden. Nach eingehendem Literaturstudium wurden hierzu acht Themenbereiche (entsprechend der vier Subkonzepte des beruflichen Selbstkonzeptes und der vier Subkonzepte der pflegerischen Verantwortung) mit insgesamt 51 Fragen entwickelt. Jeder Themenbereich sollte mit einer offenen Frage eingeleitet werden und gegebenenfalls mit weiteren Vertiefungsfragen ermittelt werden.

In einem Pretest mit vier Pflegenden (zwei Frauen und zwei Männer), die zugleich im ersten Semester Lehramt Pflegewissenschaft an der Universität Bremen studieren und als Pflegende aktiv sind, wurde der entwickelte Leitfaden ausprobiert. Insgesamt 16 Fragen wurden gestrichen und eine weitere ergänzt. Es gab drei Gründe für die Herausnahme von Items aus dem Leitfaden:

1. die Frage war zu abstrakt und konnte deshalb nicht mit erlebter Erfahrung beantwortet werden (z.B: «Wenn Sie nach Lösungen suchen, was schätzen Sie, wie sehr wenden Sie dabei Ihr Pflegewissen an?»),

2. die Frage war suggestiv und provozierte immer ähnliche Antworten (z.B. «Was würden Sie über Ihre Zuverlässigkeit sagen?») und

3. die Beantwortung der Frage erwies sich als unbrauchbar für die Ermittlung der beiden Konzepte (z.B.: «Wie überzeugen Sie Patienten von Dingen, die dieser zunächst ablehnt?»).

Neu hinzugekommen ist die Frage: Wie sehen Sie Ihre berufliche Zukunft? (siehe Anhang: I).

Der entwickelte Leitfaden sieht nach der Voruntersuchung 36 Fragen in acht verschiedenen Themenbereichen vor. Da sich der Gesprächsverlauf beim problemzentrierten Interview am Gesprächsfaden des/der Interviewten orientiert, ist die Reihenfolge der Items ohne Belang (siehe Anhang: II).

4.2 Der Fragebogen NUCAT-3

Der NUCAT-3 (Nursing Unit Cultural Assessment Tool, in dritter überarbeiteter Fassung) ist ein von Harriet van Ess Coeling (1990) entwickelter Einschätzungsbogen, der die Ermittlung der Kultur eines Pflegeteams, oder Pflegeabteilung zum Ziel hat. Um den NUCAT-3 in Deutschland verwenden zu können ist neben einer Übersetzung ein faktorenanalytischer Vergleich der deutschen mit der US-amerikanischen Fassung notwendig. Deshalb wird der NUCAT-3 in diesem Kapitel zwei Mal besprochen

1. die Ergebnisse der Faktorenanalyse des NUCAT in der Voruntersuchung und

2. als verwendeter Fragebogen in der Hauptuntersuchung.

Coeling und Wilcox definieren Pflegekultur in Anlehnung an Van Maanen und Barley (1985) als einen «Pool von gemeinsam erarbeiteten Lösungsvorschlägen (Verhaltensweisen), die eine Gruppe von Menschen entwickelt hat, um Problemen zu begegnen, die sie durch ihre gemeinsamen Arbeitssituationen teilen» (1990: 231).

4.2.1 Übersetzung und Zugang zum Forschungsfeld

Mit der Copyrightlizenz für die Übersetzung des NUCAT-3 ins Deutsche, die Erstellung einer Faktorenanalyse und Anwendung dieses Fragebogens im deutschsprachigen Raum durch die Autorin Coeling begann die Übersetzung in drei Phasen. Wortgenauigkeit und Verständnis der Items wurden zunächst mit Studierenden der Pflegewissenschaft (n = 22) und dann mit Pflegenden einer Klinik (n = 8) (im Durchschnitt zwölf Jahre Berufserfahrung) diskutiert. Die letzte Korrektur wurde mit einem Experten für quantitative Methoden der Universität Hamburg bearbeitet. In dieser Besprechung stand die Übersetzungsgenauigkeit vor dem Hintergrund der Kulturunterschiede zwischen den USA und der Bundesrepublik Deutschland im Vordergrund. Die deutsche Fassung des NUCAT entnehmen Sie dem Anhang (V).

Nach Kontaktaufnahme mit vier verschiedenen Kliniken über die jeweilige Pflegedirektion erhielt die Autorin der vorliegenden Arbeit die Einverständniserklärung, den NUCAT-3 auf chirurgischen und internen Stationen anzuwenden. Dieses war notwendig, um eine Eichstichprobe und eine Faktorenanalyse ermitteln zu können. Drei Studierende des Studiengangs Pflegewissenschaft verteilten die Fragebögen in den Kliniken, in denen sie auch als Pflegende arbeiteten und sammelten diese wieder ein. Die Autorin der vorliegenden Arbeit übernahm die vierte Klinik. Die Gesamtstichprobe umfasste 200 Personen, 160 gaben den Fragebogen zurück, so dass ein Rücklauf von 80% erzielt wurde. Von diesen 160 Fragebögen konnten 155 als vollständig ausgefüllt in die Berechnungen einbezogen werden.

4.2.2 Die Faktorenanalyse: Deskriptive Statistik

Die Datenerhebung fand in dem Zeitraum vom 27. Oktober 1997 bis 5. Januar 1998 in vier verschiedenen Kliniken auf 21 verschiedenen Stationen statt. Insgesamt haben sich 155 Pflegende aus der inneren (n = 89) und chirurgischen Pflege (n = 66) an der Untersuchung beteiligt. Die Probanden waren weiblich und männlich und zwischen 22 und 54 Jahre alt. Die nachfolgenden Abbildungen

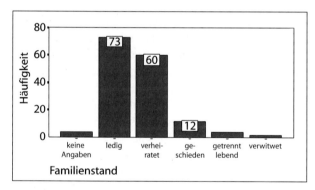

Abbildung 1:
Häufigkeitsverteilung des Familienstandes

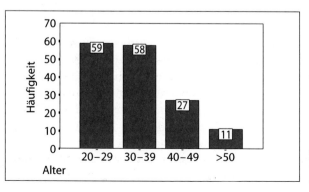

Abbildung 2:
Häufigkeitsverteilung der Altersgruppen

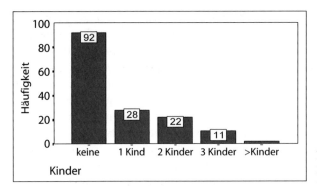

Abbildung 3: Häufigkeitsverteilung der Kinder der Probanden

(Häufigkeitsverteilungen) differenzieren die Stichprobe hinsichtlich biographischer Merkmale.

Die **Abbildung 1** zeigt, dass die Altersgruppe der 20–29-jährigen und die der 30–39-jährigen gleich stark in der Stichprobe vertreten sind. Etwas unterrepräsentiert ist die Gruppe der über 50-jährigen. Die **Abbildung 2** zeigt, dass ein großer Anteil der Stichprobe (73 Personen) ledig sind. Aus der **Abbildung 3** ist die Anzahl der Kinder der untersuchten Personen ersichtlich, wobei 92 Pflegende angeben, keine Kinder zu haben. An der Untersuchung haben 131 Frauen und 24 Männer teilgenommen, was einer repräsentativen Stichprobe entspricht.

Mittels Chi-Quadrat-Test wurde die Verteilung der o. g. biographischen Merkmale auf die einzelnen Stationen überprüft. Es zeigten sich hinsichtlich der Variablen Alter und Station ($Chi^2 = 77.73$; $DF = 60$; $p = .06$), Familienstand und Station ($Chi^2 = 101.37$; $DF = 100$; $p = .44$), Anzahl der Kinder und Station ($Chi^2 = 62.87$; $DF = 80$; $p = .92$), sowie Geschlecht und Station ($Chi^2 = 30.37$; $DF = 40$; $p = .87$) keine signifikanten Unterschiede.

4.2.3 Durchführung der Faktorenanalyse

Der NUCAT-3 bietet für jedes Item die Option der Selbstbeurteilung (mein bevorzugtes Verhalten) und der Beurteilung des Stationsteams (typisches Verhalten der Arbeitsgruppe) an. Es wurde der Frage nachgegangen, ob sich die Ergebnisse der Selbstbeurteilung (im Folgenden A-Items genannt) und der Gruppenbeurteilung (im Folgenden B-Items genannt) in ihren Faktoren unterscheiden. Die Faktorenanalyse bezieht alle 50 Items mit ein, das heißt die 50 A-Items und die 50 B-Items (also insgesamt 100). Dieses Vorgehen ist möglich, da die Gruppenkultur ermittelt werden soll und die persönliche Einschätzung als internalisiertes Gruppenverständnis gesehen werden kann. Zugleich ermöglicht die Mischung aller

Items tiefere Einblicke, fördert die Verständlichkeit der einzelnen Faktoren, da diese genauer durchleuchtet werden. Eine Faktorenanalyse der A-Items erbrachte keinerlei interpretierbare Faktoren. Im Vergleich zur Faktorenanalyse der B-Items erbrachte die Mischung aus A- und B-Items deutlich klarer interpretierbare Faktoren. Dieses bedeutet, dass die Teilung in Selbst- und Gruppenbeurteilung keine inhaltliche Trennung ist.

Es wurde eine *Principle Component Analysis* (Hauptkomponentenmodell) durchgeführt mit anschließender orthogonaler Varimaxrotation der vier extrahierten Faktoren. Nach dem vierten Faktor wurde die Faktorenextraktion wegen deutlich geringerer Varianz und damit deutlich geringerer Interpretierbarkeit abgebrochen. Mit vier Faktoren konnten 26,6% der Gesamtvarianz aufgeklärt werden, was im Vergleich von Fragebögen, die wie der NUCAT im Sinne eines Polaritätenprofils angewendet werden, ein befriedigendes Ergebnis darstellt.

4.2.4 Ergebnisse der Faktorenanalyse

Der **erste Faktor** und mit 27 Items größte Faktor, weist in der Reliabilitätsanalyse mit einem Chronbach Alpha von .91 ein hohe Ladung auf. (Eigenvalue: 12,01678; Pct of Var: 12,0; Cum Pct: 12,0.) Dieser Faktor wird im Folgenden **Professionalität** bezeichnet und verbindet die Aspekte der Zusammenarbeit im Team und die der beruflichen Kompetenz. Die Ladungen der Items liegen zwischen r_{tt}: .71 und r_{tt}: 38. Auffallend sind die hohen Ladungen der B-Items (r_{tt}: .71 bis r_{tt}: ..55) im Verhältnis zu denen der A-Items (r_{tt}: .54).

Die Zusammenarbeit im Team umfasst emotionale und kollegiale Unterstützung von KollegInnen (Items 35 B, 33 B, 33 A, 39 B), das Fördern der Gruppenmoral (Items 6 B, 29 B, 22 B, 20 B) und direkte Kommunikation (Item 21 B). Die berufliche Kompetenz zeigt sich im allgemeinen pflegerischen Anspruch der Arbeitsgruppe (11 B, 15 B, 13 B, 3 B, 5 B), im pflegerischen Anspruch bezogen auf die Patienten (44 B, 1 B, 41 B, 42 A, 44 A, 1 A) und im Anspruch an die eigene berufliche Entwicklung (28 B, 24 B, 47 B, 27 B, 36 B, 27 A).

Tabelle 5: Extrahierte Faktoren, Eigenwerte und Varianzauflösung

Faktor	Eigenvalue	Pct of Varianz	Cum Pct
1	12,01678	12,0	12,0
2	5,71405	5,7	17,7
3	4,81574	4,8	22,5
4	4,05539	4,1	26,6

Tabelle 6: Faktor 1 «Professionalität» (Ladungen der Items in Faktor 1)

,71	35	B	Wie wichtig ist die emotionale Unterstützung Ihrer KollegInnen?
,67	33	B	Wie wichtig ist es, sich um ihre KollegInnen zu kümmern?
,66	44	B	Wie wichtig ist es Patienten zu informieren und zu beraten?
,63	11	B	Wie wichtig ist es, in Ihrer Pflege kreativ zu sein?
,60	6	B	Wie wichtig ist die Förderung der Gruppenmoral?
,59	28	B	Wie wichtig ist die persönliche und berufliche Entwicklung?
,58	29	B	Wie wichtig ist es, bei der Arbeit Spaß zu haben?
,58	24	B	Ist es akzeptabel, neue Pflegeideen, von denen Sie gehört oder gelesen haben, zu diskutieren?
,58	47	B	Wie wichtig ist das Erlernen von neuen Technologien?
,57	35	A	Wie wichtig ist die emotionale Unterstützung Ihrer KollegInnen?
,56	1	B	Wie wichtig ist es, die Gefühle des Patienten zu verstehen?
,55	41	B	Wie wichtig ist es, in der Beobachtung von lebensbedrohlichen Komplikationen sicher zu sein?
,55	33	A	Wie wichtig ist es, sich um ihre KollegInnen zu kümmern?
,55	13	B	Wie wichtig ist ein sicheres Geschick in Notfallsituationen?
,54	22	B	Wie wichtig ist es, die Art und Weise, wie Ihre KollegInnen pflegen ebenfalls zu vertreten?
,52	3	B	Wie wichtig ist es, in einer effektiven Art und Weise zu arbeiten?
,52	20	B	Wie wichtig ist es, anderen Hilfe anzubieten, auch wenn sie noch nicht um Hilfe gebeten haben?
,51	39	B	Wie akzeptabel ist es, einen/eine MitarbeiterIn direkt statt indirekt um Hilfe zu bitten, wenn Sie mit Ihrer Arbeit nicht nachkommen?
,50	42	A	Wie wichtig ist es, mit dem Privatleben von Patienten und deren Familien während des Klinikaufenthaltes befasst zu sein?
,49	27	B	Wie wichtig ist es, auf dem neuesten Stand der Dinge zu handeln?
,45	21	B	Ist es akzeptabel, jemand direkt statt indirekt zu sagen, dass Sie sein/ihr Verhalten nicht mögen?
,44	44	A	Wie wichtig ist es Patienten zu informieren und zu beraten?
,44	36	B	Wie wichtig ist es, Weiterbildungen mit anerkanntem Abschluss zu machen?
,41	1	A	Wie wichtig ist es, die Gefühle des Patienten zu verstehen?
,40	5	B	Wie wichtig ist es, kompetent zu sein?
,39	15	B	Wie wichtig ist es, berufliche Verantwortung zusätzlich zu übernehmen, sowohl innerhalb als auch außerhalb ihrer Abteilung?
,38	27	A	Wie wichtig ist es, auf dem neuesten Stand der Dinge zu handeln?

Die hohen Ladungen der B-Items machen das Gruppenverständnis bezüglich der Professionalität sichtbar. Auch die A-Items sind in diesem Faktor auf die Arbeitsgruppe ausgerichtet und können als internalisiertes Gruppenverständnis ausgemacht werden, wie zum Beispiel die emotionale Unterstützung (35 A) und das Sich-kümmern um die KollegInnen (33 A).

Der **zweite Faktor** lautet **Entscheidungen (selbst) treffen** (Crohnbach Alpha: .55; Eigenvalue: 5,71405; Pct of Var: 5,7; Cum Pct: 17,7).

Die Ladungen liegen zwischen r_{tt}: .49 und r_{tt}: .31. Auch hierbei lagen die B-Items höher als die A-Items. Die Themen der Entscheidungen sind vielfältig, wie

Tabelle 7: Faktor 2: (Ladungen und Items des Faktor 2)

,51	26	B	Wie wichtig ist es, allein statt mit KollegInnen zusammen zu entscheiden, welche Pflege bei einem speziellen Patienten/einer Patientin notwendig ist?
,49	49	B	Ist es akzeptabel, länger als einen Tag jemandem gegenüber wütend zu sein?
,42	34	B	Ist es akzeptabel, sich krank zu melden, wenn Sie einen Tag Pause brauchen?
,40	25	A	Ist es akzeptabel, mit den KollegInnen zu konkurrieren?
,38	43	A	Ist es akzeptabel, sich gegenüber seinen MitarbeiterInnen durchsetzen zu können?
,38	32	A	Ist es akzeptabel, sich um klinische Karriere und Beförderung zu bemühen?
,38	26	A	Wie wichtig ist es, allein statt mit KollegInnen zusammen zu entscheiden, welche Pflege bei einem speziellen Patienten/einer Patientin notwendig ist?
,36	36	A	Wie wichtig ist es, Weiterbildungen mit anerkanntem Abschluss zu besuchen?
,34	2	B	Ist es akzeptabel, MitarbeiterInnen zurückzuweisen, die um Hilfe bitten?
,33	34	A	Ist es akzeptabel, sich krank zu melden, wenn Sie einen Tag Pause brauchen?
,32	15	A	Wie wichtig ist es, berufliche Verantwortung zusätzlich zu übernehmen, sowohl innerhalb als auch außerhalb ihrer Abteilung?
,31	17	B	Ist es akzeptabel, das Verhalten von Menschen dadurch verändern zu wollen, indem darüber gescherzt wird?
,31	37	B	Wie wichtig ist es, mit der Erledigung von Papierarbeit viel Zeit zu verbringen?

das Bevorzugen der Entscheidungsfindung mit einer weiteren Person, statt mit dem ganzen Team (26 B), die Entscheidung, sich krank zu melden, wenn ein Tag Pause notwendig ist (34 B) oder auch die Zustimmung zu kollegialer Konkurrenz (25 A). Es scheint, als würde dieses Entscheidungsmuster zunächst stärker der Arbeitsgruppe zugeschrieben, um sich dann selbst dazu zu bekennen, denn 26 B und 34 B lagen beispielsweise höher als 26 A und 34 A. Es zeigen sich jedoch auch inhaltliche Diskrepanzen in der Zuschreibung von Entscheidungen, je nach Perspektive. Während es akzeptabel ist, Hilfebitten von KollegInnen zurück zu weisen (2 B), was jedoch dem Gruppenverhalten zugesprochen wird, wird die Übernahme zusätzlicher Verantwortung, welche über die der eigenen Abteilung hinausgeht positiv bewertet (15 A).

Der **dritte Faktor** lautet **Anweisungen folgen** (Crohnbach Alpha: .42; Eigenvalue: 4,81574; Pct of Var: 4,8; Cum Pct: 22,5). Dieser Faktor transportiert am stärksten das Einhalten von Regeln und hierarchischen Strukturen (Items 40 A, 16 A, 7 A). Die Ladungen liegen zwischen r_{tt}: .58 und r_{tt}: .31. Die Erwartungen der Vorge-

Tabelle 8: Faktor 3 (Ladungen und Items des Faktor 3)

,58	9	A	Wie wichtig ist es, hart zu arbeiten?
,50	40	A	Wie wichtig ist es, den Anweisungen von Vorgesetzten (Stationsschwester bzw. -pfleger), Ihre Pflegearbeit betreffend zu folgen?
,49	16	A	Ist es akzeptabel, mit Ihrem Vorgesetzten nicht überein zu stimmen?
,48	7	A	Wie wichtig ist es, der hierarchischen Struktur von Befehlen zu folgen?
,48	9	B	Wie wichtig ist es, hart zu arbeiten?
,44	7	B	Wie wichtig ist es, der hierarchischen Struktur von Befehlen zu folgen?
,43	40	B	Wie wichtig ist es, den Anweisungen von Vorgesetzten (Stationsschwester bzw. -pfleger), Ihre Pflegearbeit betreffend zu folgen?
,40	4	A	Wie wichtig ist es, Regeln der Pflege und des üblichen Vorgehens zu befolgen?
,40	16	B	Ist es akzeptabel, mit Ihrem Vorgesetzten nicht überein zu stimmen?
,36	50	A	Ist es akzeptabel, Ihre persönlichen Ansichten und/oder die Ansichten Ihrer Familie, mit Ihren MitarbeiterInnen zu teilen?
,35	12	B	Wie akzeptabel ist es, Ihre Arbeit selbst zu erledigen, statt mit anderen zusammen zu arbeiten?
,32	45	B	Ist es akzeptabel, anderen direkt zu sagen, was sie zu tun haben, statt ihnen aufzuzeigen, was sie tun könnten?
,31	19	A	Ist es akzeptabel, sich krank zu melden, wenn Sie körperlich krank sind?

setzten werden höher bewertet als die eigenen Bedürfnisse. Mit Vorgesetzten übereinzustimmen und ihren Anweisungen zu folgen (Items 40 A, 16 A) ist wichtig, während es nicht akzeptabel ist, sich selbst bei körperlicher Krankheit krank zu melden (Item 19 A, negativ geladen). Das Privatleben wird von KollegInnen ferngehalten (negative Ladung der Item 50 A) und Aufgaben werden lieber selbst erledigt, als mit KollegInnen geteilt (Item 12 B).

Der **vierte Faktor** betont die Bedeutung von Tradition und wird deshalb **Tradition** genannt (Crohnbach Alpha: .40) (Eigenvalue: 4,055; Pct of Var. 4,1; Cum Pct: 26,6). Die Items dieses vierten Faktors bewerten traditionelles Arbeiten positiv (48 B, 38 B) und stellen diesem berufliche Kompetenz gegenüber (5 A, 41 A und 13 A, alle negativ geladen). Damit wird das Erledigen der Dinge auf die übliche Art und Weise als besonders wichtig hervorgehoben (48 B). Die überwiegenden A-Items machen deutlich, dass es sich hierbei primär um die persönliche Einschätzung handelt. In diesem Faktor werden negative Aspekte der Zusammenarbeit sichtbar, wie mangelnde Notwendigkeit von beruflicher Kompetenz. Hierbei überwiegt der Individualismus auf Kosten des gemeinsamen Arbeitens (auch Konkurrieren mit KollegInnen ist erlaubt). In diesem Faktor finden Konventionen keine Berücksichtigung. Das Individuum erlaubt sich diese Einstellung zur beruflichen Arbeit.

Tabelle 9: Faktor 4 (Ladungen und Items des Faktor 4)

,42	5	A	Wie wichtig ist es, kompetent zu sein?
,41	25	B	Ist es akzeptabel mit den KollegInnen zu konkurrieren?
,40	31	A	Ist es akzeptabel, bei der Entscheidung über die erforderliche Pflege dem eigenen Urteil zu folgen?
.40	41	A	Wie wichtig ist es, in der Beobachtung von lebensbedrohlichen Komplikationen sicher zu sein?
,37	17	A	Ist es akzeptabel, das Verhalten von Menschen dadurch verändern zu wollen, indem darüber gescherzt wird?
,37	13	A	Wie wichtig ist ein sicheres Geschick in Notfallsituationen?
,35	48	B	Ist es akzeptabel, Dinge auf bisherige Art zu erledigen, statt nach neuen Wegen Ausschau zu halten?
,34	10	A	Wie wichtig ist die verpflichtende Teilnahme an innerbetrieblicher Fortbildung?
,32	38	B	Wie wichtig ist es, zuerst die körperlichen Bedürfnisse der Patienten zu erfüllen bevor Sie sich um die psychosozialen Bedürfnisse kümmern?

Obwohl die Faktoren 2, 3 und 4 in der Reliabilitätsanalyse keine Skalenwerte aufweisen, reichen sie für eine heuristische Analyse aus. Da der NUCAT-3 wie ein Polaritätenprofil angewendet wird und mit ihm kein standardisiertes Instrument entwickelt werden soll, sind auch keine publizierbaren Skalen erforderlich. Die Anwendung wird unter Auswertung des NUCAT beschrieben.

Insgesamt sieben Items finden sich nicht in einer der vier Faktoren wieder (Item 8, 14, 18, 23, 30, 46 und 47). In der US-amerikanischen Faktorenanalyse fallen nur zwei Items aus den insgesamt 10 Faktoren heraus (Item 23 und 42). Coeling ließ die beiden Items dennoch im NUCAT-3, da sie diese Items in der praktischen Anwendung und Auswertung als hilfreiche Fragen erlebt (persönliche Korrespondenz, 1996). Interessant ist jedoch, dass ein Item in beiden Faktorenanalysen (der deutschen und der US-amerikanischen) herausfällt, nämlich das Item 23: Wie wichtig ist es, das Verhalten eines anderen nicht zu bewerten? Dieses kann bedeuten, dass die Verhaltensbewertung anderer Menschen nichts mit der Pflegekultur eines Teams gemein hat. Aus den gleichen Gründen, wie Coeling wurden auch in der deutschen Fassung alle Items im Fragebogen belassen. Interessanterweise erwiesen sich später in der Hauptuntersuchung viele gerade dieser Items als besonders aussagekräftig (Item 8, 18, 23 und 30) (siehe Ergebnisse des NUCAT in der Hauptuntersuchung).

4.2.5 Die amerikanische Faktorenanalyse

Die amerikanische Faktorenanalyse wurde aus A+B-Items gemeinsam ermittelt, (n = 607). Es ergeben sich insgesamt zehn verschiedene Faktoren, davon sechs größere mit 5–7 Items, zwei mit 4 Items, und jeweils einer mit 3 und einer mit 2 Items. **Faktor 1** nennt sich *Befolgen von Anordnungen* und beinhaltet Items, in denen die hierarchische Befehlsstruktur, die Anordnung von Vorgesetzten und das Einhalten üblicher Vorgehensweisen thematisiert werden (Items 7, 4, 6, 10, 9, 40). **Faktor 2** *Persönliche Entwicklung* beinhaltet Aussagen zur beruflichen Entwicklung (Items 36, 28, 32, 27, 15, 24). Der **Faktor 3** lautet *Bewerten technischer Fähigkeiten* und muss vor dem Hintergrund der amerikanischen Pflege betrachtet werden. Aufgabengebiete der Pflege werden in den USA in berufliche und technische eingeteilt. Während die beruflichen Aufgabenbereiche als übergeordnete zu verstehen sind, beziehen sich die technischen eher auf handwerkliches Geschick. Items dieses Faktors beziehen sich auf Geschick in Notfallsituationen, effektives Arbeiten und Kompetenz (Items 41, 13, 46, 3, 5, 47, 38). Der **Faktor 4** beschreibt den *Gebrauch professioneller Urteilsbildung* und umfasst Items der Entscheidungsfindung (Items 31, 1, 44, 14, 11). **Faktor 5** nennt sich ‹Bevorzugen des persönlichen Weges› und beinhaltet Aussagen, in denen die eigene Entscheidung im Vordergrund steht (Items 17, 16, 8, 12, 25). Der **Faktor 6** lautet *Zuwendung (caring)* *gegenüber MitarbeiterInnen* und beinhaltet emotionale und berufliche Hilfe und Unterstützung der KollgeInnen (Items 18,33,35,50,20,29). Der **Faktor 7** *Traditionen Aufrechterhalten* umfasst Items, in denen die Pflege der KollgeInnen vertreten wird und Dinge auf die bisher übliche Art und Weise erledigt werden, ohne sich nach Neuerungen umzuschauen (Items 22, 30, 48, 45). **Faktor 8** heißt *direkte Kommunikation* und beinhaltet Aussagen, in denen eine direkte statt indirekte Ansprache an MitarbeiterInnen gewählt wird (Items 21, 43, 39, 2). Der **Faktor 9** lautet *Arbeiten unter schwierigen Bedingungen* und beinhaltet Aussagen über das sich-krank-melden, wenn man krank ist oder eine Pause benötigt, sowie die Aussage, wie akzeptabel es ist, länger als einen Tag auf jemanden wütend zu sein (Items 19, 34, 49). Der **Faktor 10** heißt *Pflichtdokumentation* und beinhaltet nur zwei Items. Eines bezieht sich auf die Wichtigkeit, viel Zeit mit Papierarbeit zu verbringen und das andere auf die Tatsache, eine Entscheidung allein, statt mit KollegInnen zusammen zu treffen (Items 37, 26).

4.2.6 Vergleich der deutschen und der amerikanischen Faktorenanalyse

Die unklaren Angaben zur Art der Faktorenanalyse und deren Abbruchkriterien erschwert einen Vergleich der Ergebnisse, machen ihn jedoch nicht unmöglich. Im Folgenden wird die deutsche Faktorenanalyse mit der amerikanischen vergleichen.

Der erste große Unterschied zwischen den beiden Berechnungen liegt in der Anzahl der Faktoren. Während die amerikanische Faktorenanalyse insgesamt zehn Faktoren ermittelt, ergeben sich in der deutschen Berechnung lediglich vier Faktoren.

Der deutsche erste und größte Faktor *Professionalität* beinhaltet fast vollständig die amerikanischen Faktoren 2 ‹persönliche Entwicklung› und Faktor 6 *Zuwendung gegenüber MitarbeiterInnen*, sowie Faktor 4 *Gebrauch professioneller Urteilsbildung* und Faktor 3 *Bewerten technischer Fähigkeiten*.

Der zweite deutsche Faktor *Entscheidungen (selbst) treffen* bietet eine eigene Ausrichtung und deckt sich mit keinem Faktor der amerikanischen Faktorenanalyse. Dennoch beinhaltet er je zwei Items aus dem amerikanischen Faktor 5 *Bevorzugen des persönlichen Weges* und dem Faktor 9 *Arbeiten unter schwierigen Bedingungen*.

Der dritte deutsche Faktor *Anweisungen folgen* stimmt fast vollständig mit dem amerikanischen Faktor 1 *Befolgen von Anordnungen* überein. Lediglich die amerikanischen Items 6 und 10 fehlen in der deutschen Version, was sich als kulturelle Differenz erklären lässt. Das Item 6 bezieht sich auf die Wichtigkeit der Förderung von Gruppenmoral. Dieser moralische Druck, im Team arbeiten zu müssen, ist in deutschen Kliniken offenbar nicht so groß, wie in den amerikanischen. Die Förderung von Gruppenmoral wird im Deutschen nicht mit dem Befolgen einer Anweisung assoziiert. Das Item 10 beinhaltet die Wichtigkeit der verpflichtenden Teilnahme an innerbetrieblicher Fortbildung. Während deutsche Pflegende die Verpflichtung in diesem Item eher auf die Selbstverpflichtung zur Teilnahme beziehen, assoziieren die amerikanischen Pflegenden die Verpflichtung dieses Items offenbar eher mit der Anordnung durch Vorgesetzte. Unter Berücksichtigung dieser kulturellen Differenzen sind der Faktor 3 der deutschen und der Faktor 1 der amerikanischen Faktorenanalyse gut vergleichbar und zeigen eine hohe Übereinstimmung auf.

Der vierte Faktor der deutschen Fassung deckt sich mit keinem der amerikanischen.

4.2.7 Diskussion der Differenzen zwischen der amerikanischen und deutschen Faktorenanalyse

Amerikanische Pflegende scheinen einzelne Aspekte der Pflegearbeit stärker zu trennen, während diese für die deutschen Pflegenden in engerem Zusammenhang stehen. In der deutschen Pflege scheinen eine gute Teamarbeit (Faktor 6 der amerikanischen Fassung) und das Streben nach weiterer beruflicher Kompetenz (Faktor 2, 3 und 4 der amerikanischen Fassung) sich wechselseitig zu beeinflussen. Ein besonderer Unterschied zwischen der US-amerikanischen und der deutschen Faktorenanalyse besteht im deutschen Faktor 4 *Tradition,* der in diesem Sinne kein Gegenüber in der US-amerikanischen Fassung findet. Ein möglicher Grund hierfür mag eine weniger an alten Traditionen verhaftete amerikanische Gesellschaft sein, die sich auch in der Pflegekultur niederschlägt. Es könnte auch sein, dass US-amerikanische Pflegende, aufgrund des schon länger bestehenden Kostendrucks im Gesundheitswesen in Fragebögen eine höhere soziale Erwünschtheit angeben, da sie stärker und länger als in Deutschland um ihren Arbeitsplatz fürchten, wenn sie ehrliche Angaben machen.

Kritisch angemerkt werden muss zur deutschen Übersetzung, dass bei einigen Items die fünf möglichen Ankreuzoptionen nicht gut zur Frage passen, z. B. bei Item 27: Wie wichtig ist es, auf dem neuesten Stand der Dinge zu handeln? Mögliche Antwort: «trifft im wesentlichen zu». Diese Übersetzungsschwierigkeiten können durchaus das Ergebnis beeinflussen, indem Unsicherheiten beim Ausfüllen aufkommen, die zu ungenauen Angaben führen.

4.2.8 Legitimation der Verwendung des NUCAT-3 in der Hauptuntersuchung

Die vier deutschen Faktoren

1. Professionalität,
2. Entscheidungen (selbst) treffen,
3. Anweisungen folgen und
4. Traditionen können als essentielle Bestandteile des Konzepts Pflegekultur ausgemacht werden.

Die Ergebnisse der Faktorenanalyse legitimieren somit den Einsatz des NUCAT-3 zur Ermittlung von Pflegekultur in der Hauptuntersuchung.

5. Die Hauptuntersuchung

Der <u>Zugang zum Forschungsfeld</u> entwickelte sich folgerndermaßen: In einem Telefonkontakt mit der Pflegedirektion einer norddeutschen Klinik mittlerer Größe wurde ein Termin für ein persönliches Gespräch im Oktober 1998 ausgemacht. Die Pflegedirektorin zeigte sich von Anbeginn der Pflegeforschung aufgeschlossen gegenüber. Beim ersten Treffen der Forscherin[68] mit der Pflegedirektion berichtete diese von den fortschrittlichen Veränderungen, welche die Pflege in dieser Klinik gemacht habe, seit sie die Leitung vor 1,5 Jahren übernommen habe. Mit ihrer zielstrebigen und selbstbewussten Haltung lud sie die Forscherin ein, beim nächsten Stationsleitungstreffen die geplante Forschung vorzustellen, um Stationsteams zu finden, die gern mitmachen möchten.

Nach dem Stationsleitungstreffen im November 1998 hatten sich vier Stationsteams zur Teilnahme an dieser Untersuchung entschieden. Das Besondere an dieser Selbstauswahl war, dass Stationsteams, die in letzter Zeit viele Neuerungen eingeführt hatten, weniger Interesse zeigten, als andere Stationsteams. Damit schlossen die sogenannten «Vorzeigestationen» sich selbst aus, was einer eher natürlichen Auswahl entspricht. Da die meisten Pflegenden in deutschen Kliniken derzeit auf internen oder chirurgischen Stationen arbeiten, ist die Auswahl von zwei internistischen und zwei chirurgischen Stationen für diese Studie repräsentativ für viele Pflegende und ermöglicht Generalisierungen der Ergebnisse.

Vor Beginn des Erhebungszeitraumes auf den vier verschiedenen Stationen fanden zusätzliche Gespräche mit der stellvertretenden Pflegedienstleitung, der Leiterin der innerbetrieblichen Fortbildung und dem Verwaltungsdirektor statt. Alle Gespräche dienten dem gegenseitigen Kennenlernen und der ersten Informationssammlung über die Klinik. Der ärztliche Direktor wurde, auf Vorschlag der Pflegedirektion, von dieser über die Forschung informiert. Während der Erhebungsphase fanden Gespräche mit dem Sozialdienst der Klink statt, sowie der Leitung für die Übergangspflege und der Schulleitung.

---

68 Auch im Folgenden wird der Begriff Forscherin verwendet, da es sich hierbei um die Autorin handelt.

Der Erhebungszeitraum der Hauptuntersuchung betrug insgesamt acht Wochen und erstreckte sich vom 16. Februar bis 17. April 1998. Die Autorin begleitete jede der vier Pflegeteams zwei Wochen lang mit teilnehmender Beobachtung. In dieser Zeit fanden auch die Gruppendiskussion und die Einzelinterviews der Stationsmitglieder statt.

Mit der Klinik wurde ein schriftlicher Kooperationsvertrag abgeschlossen (siehe Anhang: III). Alle an der Studie Beteiligten hatten ihre mündliche und schriftliche Zustimmung zur Untersuchung gegeben, nachdem sie zuvor auf die Fragestellung, die Untersuchungsmethoden und den Zeitraum der Untersuchung in einem Gespräch informiert wurden. Vor Beginn der teilnehmenden Beobachtung erhielten alle UntersuchungsteilnehmerInnen eine schriftliche Information über Ziele, Methoden, Erhebungszeitraum, Datenschutz und die Möglichkeit von Rückfragen bei der Autorin.

In der Hauptuntersuchung wurden vier Erhebungsmethoden verwendet, die im Folgenden beschrieben werden.

5.1 Die themenzentrierte Gruppendiskussion

5.1.1 Die methodologischen Grundlagen der themenzentrierten Gruppendiskussion

Die Gruppendiskussion ist ein interaktionistisches Erhebungsverfahren und geht in seinen Ursprüngen auf Pollok (1955) und Mangold (1960) zurück, die diese Methode am Frankfurter Institut für Sozialforschung konzipierten. Die in dieser Studie angewandte Gruppendiskussion bezieht sich auf die von Leithäuser und Volmerg (1979/1988) entwickelte Modifikation der Gruppendiskussion und nennt sich die themenzentrierte Gruppendiskussion, da hier die themenzentrierte Interaktion nach Cohn (1975) eine besondere Rolle spielt. Hierzu wurden drei wesentliche Aspekte modifiziert. Erstens wird auf die vermeintlich objektive Rolle der/des DiskussionsleiterIn verzichtet, zugunsten der Akzeptanz ihrer Subjektivität und deren späteren Analyse. Kenntnisse der themenzentrierten Interaktion (Cohn 1976) ermöglichen der/dem DiskussionsleiterIn eine bewusste Partizipation am Gespräch. Damit wird der/die DiskussionsleiterIn für die Gruppe transparenter und wirkt der Möglichkeit entgegen die/den DiskussionsleiterIn als Übertragungsobjekt zu benutzen, was sich hemmend auf den Diskussionsverlauf auswirken kann (Devereux, 1984). Die zweite Modifikation besteht darin, neben der/dem GruppenleiterIn eine/n teilnehmende/n BeobachterIn einzusetzen, die/der vor allem die Interaktion während der Diskussion fokussiert und sich nur rudimentär am Gespräch beteiligt. Die dritte Modifikation ist die Einführung einer Interaktionsanalyse, die spätestens zwei Tage nach der Gruppendiskussion stattfindet und als Supervision von GruppenleiterIn und teilnehmender/m BeobachterIn verstanden werden muss. Es wird ein Protokoll der Interaktionsanalyse angefertigt, welches in die spätere Auswertung mit einbezogen wird.

Aus organisatorischen Gründen konnten nur die ersten beiden Modifikationen nach Leithäuser und Volmerg vollständig übernommen werden. Die Supervision erfolgte im Rahmen einer gruppendynamischen Zusatzausbildung der Diskussionsleiterin und reflektierte primär die Rolle der Leitung im späteren Auswertungsprozess der Gruppendiskussion mit der Auswertungsgruppe und sekundär ihre Rolle als Diskussionsleiterin in der Untersuchungsgruppe.

5.1.2 Erhebungsphase (Instrumente)

Alle Pflegeteams waren zuvor über die Untersuchungsmethoden unterrichtet worden und wurden in einem Vorgespräch gebeten, jeweils in der zweiten Woche der teilnehmenden Beobachtung einen Abendtermin freizuhalten, in dem sich das gesamte Team zur Gruppendiskussion trifft. Die Pflegedirektion hatte zuvor genehmigt, dass diese Zeit als Überstunden angerechnet werden können, um eine zusätzliche Motivation für die Teammitglieder zu schaffen, die zum Zeitpunkt der Erhebung eine große Arbeitslast zu tragen hatten. Es wurde ein Raum in der Klinik gefunden, in dem sich das Team nach der Spätschicht treffen konnte. Die Frühschicht des Tages kam dazu. Das Gespräch wurde auf Tonband aufgenommen, für deren Technik eine wissenschaftliche Mitarbeiterin der Universität Bremen zuständig war. Der Tisch war mit Süßigkeiten und Knabbersachen von der Autorin dekoriert worden und mit zwei sichtbaren Mikrophonen ausgestattet. Alle vier Gruppendiskussionen wurden einheitlich eingeleitet. Zunächst stellte die Autorin allen Anwesenden die wissenschaftliche Mitarbeiterin vor, die den Auftrag hatte, sich primär um die Technik zu kümmern. Dann stellte sie das Diskussionsthema vor, welches sich mit zwei Fragen umschreiben ließ:

1. Wie erlebe ich unsere Zusammenarbeit?
2. Wofür bin oder fühle ich mich zuständig?

Diese beiden Fragen waren auf großen Plakaten für alle sichtbar zusätzlich im Raum aufgehängt worden, damit sich alle während dieser Diskussion immer wieder darauf beziehen konnten. Mit laufendem Tonband wurden alle TeilnehmerInnen dieser Diskussion auf drei formelle aber wichtige Aspekte aufmerksam gemacht:

1. die Freiwilligkeit des Gespräches,
2. die Anonymisierung der Daten und

3. alle wurden noch einmal gebeten per Handzeichen zu signalisieren, dass sie der Aufzeichnung dieses Gespräches zustimmen.

Dann begann eine kurze Vorstellungsrunde, in der jedes Teammitglied seinen Namen und die Dauer der Anwesenheit auf dieser Station nannte. Dann begann die Diskussion, indem die Diskussionsleiterin die beiden Fragen noch einmal wiederholte. Die Dauer der vier Gruppendiskussionen betrug zwischen 80 (Team A) und 92 Minuten (Team D).

5.1.3 Gütekriterien der themenzentrierten Gruppendiskussion

Die Messung der Variablen zur internen und externen Validität bilden die Kriterien zur Sicherung der Objektivität in der Erhebungssituation. Die Validität macht eine Aussage darüber, ob wirklich gemessen wird, was ermittelt werden soll.

Die interne Validität bezieht sich auf die intersubjektive Überprüfbarkeit und bestimmt damit die Zuverlässigkeit einer Erhebung (Volmerg, 1981: 124). Ihre Sicherung erfolgt im interpretativen Paradigma durch bewusstes Verwenden von allgemein verständlichen und intersubjektiv geteilten Kommunikationsregeln, welche der Forscherin zur systematischen Einstimmung auf den Gegenstand und die Diskussionsgruppe dienen. Für die TeilnehmerInnen der Gruppendiskussion wird hierdurch eine möglichst natürliche Gesprächsatmosphäre hergestellt und damit zu offenen Äußerungen ermutigt, was einer verfremdeten oder künstlichen Situation, die Ängste und Unsicherheiten mit sich bringt, entgegenwirkt und sich positiv auf den Wahrheitsgehalt der Gesprächsinhalte auswirken kann.

Die externe Validität bestimmt die Realitätshaltigkeit und wird dadurch gesichert, dass die Angemessenheit der Methoden an den Untersuchungsgegenstand eingehend geprüft werden. Eine Kontextsicherung wird erreicht, indem die Diskussionsleiterin auch an der Auswertung maßgeblich beteiligt ist.

In der Auswertungssituation wird die Objektivität durch Konsensbildung der Auswertungsgruppe über die Realitätshaltigkeit, die Stimmigkeit und die Nachvollziehbarkeit der Interpretation erreicht. Notwendige Bedingung hierfür sind die Prüfungen von Konsistenz, Konstanz und Kontinuität durch Explikation der Interpretationsregeln.

5.1.4 Auswertung der themenzentrierten Gruppendiskussion

Auch die Auswertung der themenzentrierten Gruppendiskussion erfolgt in Anlehnung an Leithäuser und Volmerg. Demnach unterliegt jede Gruppendiskussion einer ihr eigenen Dynamik, die (unbewusst) ebenfalls den Gesprächsinhalt transportiert. Um diese dynamischen Aspekte auswerten zu können, bedarf es einer Auswertungsgruppe, welche in der Identifikation mit der Erhebungsgruppe durch das Einlesen in den Text die ursprüngliche Dynamik der Erhebungssituation reproduziert. Um diese reproduzierte Dynamik interpretieren zu können, bedarf es eines/r BeobachterIn, welche/r diesen Prozess spiegelt. Dieser reaktualisierte gruppendynamische Prozess ist für die Auswertung von großer Bedeutung und ermöglicht ein weitreichendes Verstehen von Gesprächsinhalt und Gesprächsdynamik. Volmerg geht davon aus, «dass die Interpretationsfähigkeit in dem Maße gelernt werden kann, in dem man sich in diesen Prozess begibt und darin Erfahrungen macht» (1988: 253).

Zunächst wurden die Tonbänder der Gruppendiskussionen vollständig transkribiert. Alle Namen wurden anonymisiert. Auch nonverbale Aspekte des Gespräches, wie kürzere oder längere Pausen, Lachen, Räuspern oder Unterbrechungen wurden kenntlich gemacht.

Das Auswertungsverfahren der themenzentrierten Gruppendiskussion nach Leithäuser und Volmerg (1988) vollzieht sich in mehren Schritten und fokussiert insgesamt vier Sinnerschließungsfragen:

1. worüber wird gesprochen? (logisches Verstehen),

2. wie wird miteinander gesprochen? (psychologisches Verstehen),

Tabelle 10: Schematische Darstellung des Auswertungsverfahrens Leithäuser/Volmerg, (1988: 257)

Erhebungs-material	Tonbandprotokolle			
Modi der Textgewinnung	Erzählung/Diskussion/Problemlösung			
Sinngehalte	Prepositionaler	metakommunikativer	pragmatischer	intentionaler Gehalt
Sinnerschließungsfragen	Worüber wird gesprochen?	Wie wird miteinander gesprochen?	Wie wird worüber gesprochen?	Warum wird wie worüber gesprochen?
Verstehensmodi	logisch	psychologisch	szenisch	tiefen-hermeneutisch
Vergleich der Sinnebenen	Konsistenz-/Kontinuitäts-/Konstanz-Prüfung			
Gültigkeitskontrolle	Überprüfung der Stimmigkeit der Nachvollziehbarkeit der Interpretation im Forscherdiskurs			

3. wie wird worüber gesprochen? (szenisches Verstehen) und
4. warum wird wie worüber gesprochen? (tiefenhermeneutisches Verstehen).

Die Auswertung der vier erhobenen Gruppendiskussionen wurde als Seminar an der Universität Bremen für Studierende der Pflegewissenschaft angeboten. Im Vorgespräch zu diesem Seminar erklärten sich alle TeilnehmerInnen bereit, sich auf den notwendigen gruppendynamischen Prozess einzulassen, was konkret bedeutete, dass sie sich nicht nur inhaltlich auf den Text einließen, sondern auch ihre Gefühle in der Auseinandersetzung mit dem vorliegenden Text mitteilten. Dieses, für universitäre Verhältnisse unübliche Vorgehen kann als ein erfolgreiches «Experiment» verstanden werden, in dem sich die Studierenden in hohem Maße für ihr Tun (beispielsweise regelmäßige Anwesenheit oder zuvor begründete Abwesenheit) verpflichteten.[69] Obwohl alle Daten vollständig anonymisiert waren und keine Rückschlüsse auf die Klinik und die UntersuchungsteilnehmerInnen zuließen, verpflichteten sich alle AuswertungsteilnehmerInnen schriftlich, Inhalte dieser Auswertung nicht an Dritte weiter zu geben. Jeweils zwei Auswertungsgruppen (á 11 und á 15 TeilnehmerInnen) trafen sich über einen Zeitraum eines halben Jahres zur Interpretation der Texte. Die Mittwochsgruppe (n = 11) traf sich vierzehntägig zu jeweils vier Auswertungsstunden und bearbeitete die Gruppendiskussionen von Pflegeteam A und D. Die Donnerstagsgruppe (n = 15) traf sich wöchentlich zu jeweils zwei Auswertungsstunden und bearbeitete die Gruppendiskussionen von Pflegeteam B und C. Beide Auswertungsgruppen arbeiteten äußert engagiert und diszipliniert.

Die Auswertung erfolgte in zwei Schritten:

1. der vertikalen Analyse und
2. der horizontalen Analyse.

Die *vertikale Analyse* beschreibt die Auseinandersetzung der Auswertungsgruppe mit einer Gruppendiskussion. Die erste Sitzung begann jeweils mit der offenen Diskussion über besondere Textinhalte, Assoziationen, Eindrücke und Gefühle

---

69 Das Installieren einer solchen Auswertungsgruppe an einer Universität im Rahmen eines Seminars ist deshalb ungewöhnlich, da die meisten deutschen Universitäten den Studierenden gegenüber große Toleranz in Bezug auf ihre Anwesenheit an der Universität zeigen. Sowohl die Verpflichtung der kontinuierlichen Teilnahme, als auch die Bereitschaft, sich auf einen gruppendynamischen Prozess einzulassen ist außergewöhnlich. Beide Gruppen zeigten diesbezüglich einen anerkennenswerten Einsatz, mit dem sie auch «Durststrecken» erfolgreich meisterten.

der AuswertungsteilnehmerInnen beim Bearbeiten des Textes, also der Transkription der Gruppendiskussion. Zu jedem Treffen meldeten sich ein bis zwei freiwillige Beobachter, die sich nicht an der Diskussion beteiligten, sondern den Verlauf und die Dynamik der Auswertungsgruppe beobachteten. Diese Beobachtungen wurden der Gruppe in den letzten 15 bis 20 Minuten eines Treffens mitgeteilt. Die TeilnehmerInnen der Auswertungsgruppe hatten somit die Gelegenheit, das eigene Verhalten zu reflektieren und auf einen Zusammenhang zum diskutierten Thema hin zu analysieren. Zu jedem Treffen lasen alle die Transkripte wiederholt auf einen gemeinsam festgelegten Gesichtspunkt hin. Ein bis zwei Personen bereiteten sich hierauf besonders intensiv vor und eröffneten mit ihren Interpretationen die nächste Sitzung. Es wurde jeweils die Bedeutung bestimmter Phänomene (wie z. B. der Interaktionsformen der Pflegeteams) herausgearbeitet, wobei sich das Klären der Gegenübertragungsreaktionen der Auswertenden als äußerst hilfreich erwies. Die *horizontale Analyse* beinhaltet eine Bearbeitung aller Gruppendiskussionen (also hier jeweils zwei pro Auswertungsgruppe), um hieraus übergreifende zentrale thematische Felder zu untersuchen. Nachdem sich die Auswertungsgruppe auf eine Auswahl bestimmter Themen geeinigt hatte, wurden diese von der Diskussions- und Auswertungsleiterin inhaltsanalytisch ausgewertet. Die gewählten Themen waren beispielsweise formelle und informelle Regeln des Pflegeteams und Besonderheiten der Kommunikation. Diese Ergebnisse wurden beiden Auswertungsgruppen in einem späteren Arbeitsgruppentreffen auf Flipcharts präsentiert und durch diese kontrolliert.

In beiden Analyseverfahren spielt das szenische Verstehen (vgl. Argelander, 1970; Löchel 1995) eine bedeutsame Rolle. Im Text enthaltene Beziehungsangebote werden durch die TeilnehmerInnen der Auswertungsgruppe wahrgenommen und reflektiert, und in Gefühlen oder Phantasien ausgedrückt. Damit knüpft das szenische Verstehen bei Textinterpretationen an erlebte Beziehungsangebote an und geht der Frage nach, wie worüber gesprochen wird. Eine Annäherung an das szenische Verstehen wird über das Setting der Interpretationsgruppe mit dem/der BeobachterIn erreicht, sowie durch eine Forschungssupervision. Aus finanziellen und organisatorischen Gründen musste in der vorliegenden Untersuchung eine Abwandlung der Vorgaben nach Leithäuser und Volmerg erfolgen. Nicht die ganze Auswertungsgruppe, sondern lediglich die Auswertungsleiterin unterzog sich einer regelmäßigen Supervision über den gesamten Erhebungs- und Auswertungszeitraum hinweg.

5.2 Das problemzentrierte Interview

5.2.1 Die methodologischen Grundlagen des problemzentrierten Interviews

Beim problemzentrierten Interview «handelt es sich um eine Methodenkombination bzw. -integration von qualitativem Interview, Fallanalyse, biographischer Methode, Gruppendiskussion und Inhaltsanalyse» (Witzel, 1985: 230). Die Konzeptgenerierung steht beim problemzentrierten Interview zwar im Vordergrund, doch besteht auch die Möglichkeit, schon bestehende wissenschaftliche Konzepte der Forscherin durch die Äußerungen der/des Interviewten zu modifizieren. Als Methode hat das problemzentrierte Interview bereits seine Verwendung in der Pflegewissenschaft gefunden (Weidner, 1998).

Drei Kriterien bestimmen das problemzentrierte Interview:

1. die Problemzentrierung,
2. die Gegenstandsorientierung und
3. die Prozessorientierung.

Das zentrale Kriterium ist das der Problemzentrierung und enthält eine doppelte Bedeutung. «Einmal bezieht es sich auf eine relevante gesellschaftliche Problemstellung und bei ihrer theoretischen Ausformulierung, elastisch zu handhabendes Vorwissen des Forschers. Zum anderen zielt es auf Strategien, die in der Lage sind, die Explikationsmöglichkeiten der Befragten so zu optimieren, dass sie ihre Problemsicht auch gegen die Forscherinterpretation und in den Fragen implizit enthaltenen Unterstellungen zur Geltung bringen können» (Witzel, 1985: 231f.). Das Kriterium der Gegenstandsorientierung macht die Gewichtung der Methode (mehr narrativ oder mehr Dialogform oder mehr Gruppendiskussion) vom jeweiligen Untersuchungsgegenstand abhängig. Die Prozessorientierung beschreibt die schrittweise Gewinnung und Prüfung der Daten im Sinne einer gegenstandsbezogenen Theorie nach Glaser und Strauss (1979). In der gegenstandsbezogenen Theorie wird der Forschungsprozess als eine Aufeinanderfolge von induktiver und deduktiver Vorgehensweise verstanden. Dieses führt zu Verstehensprozessen bei dem/der InterviewerIn noch während der Erhebungsphase und bereitet die Interpretationsphase vor, in der die Daten systematisch analysiert werden.

5.2.2 Erhebungsphase des problemzentrierten Interviews

Das problemzentrierte Interview lässt sich in fünf Phasen beschreiben:

1. Kontaktaufnahmen,
2. Gesprächseinstieg,
3. allgemeine Sondierungen,
4. spezifische Sondierungen und
5. ad-hoc-Fragen.

Die *Kontaktaufnahme* ist von entscheidender Bedeutung und kann das weitere Gespräch wesentlich beeinflussen. Da die Forscherin nicht als «gesichtsloses Instrument» (Kohli, 1976: 338) auftritt und damit immer schon eine gewisse Einstellung zum Thema vorhanden ist, ist eine positive Interviewrolle wichtig. Diese positive Haltung gegenüber dem Gesprächsgegenstand und gegenüber dem/der Interviewten ermöglicht einen ersten Vertrauensvorschuss. Zu vermeiden gilt es jedoch, sich mit der Institution (hier Krankenhaus) zu identifizieren. Bei der Kontaktaufnahme werden einige inhaltliche Dinge des Interviews besprochen, wie die Ankündigung der gewünschten Gesprächsform, die Mitteilung, dass keine Wissensfragen gestellt werden sondern, dass die/der Interviewte zum Thema ihre/seine Sichtweise erzählen soll.

Der *Gesprächseinstieg* ist eine wichtige Phase für das problemzentrierte Interview. Hier gilt es, mit einer offenen Frage eine narrative Gesprächsstruktur aufzubauen, die dem/der Interviewten erlaubt, das Thema in Inhalt und Form auszugestalten. Der Inhalt beschreibt dabei die individuelle Sichtweise zum Thema und die Form bezieht sich auf Artikulations- und Verarbeitungsweise des/der Interviewten. Als Regel für die InterviewerIn gilt in dieser Phase möglichst zurückhaltend Fragen zu stellen, um dem/der Interviewten einen großen Spielraum zur Entfaltung und Ausdifferenzierung des Themas zu geben.

Die *allgemeine Sondierung* dient der Material- und Verständnisgenerierung. Hier sollen einzelne Sachverhalte und Zusammenhänge spezifiziert werden, die zu den Alltäglichkeiten gehören und wegen ihrer Selbstverständlichkeit oft nicht beschrieben werden. Es bietet sich an, in dieser Phase auf Erfahrungsbeispiele aus dem Berufsalltag einzugehen, um einen möglichst natürlichen Zugang zum Thema zu bekommen. Diese Vorgehensweise wirkt der «konstruierten Forschungssituation» des Interviews entgegen.

Die *spezifische Sondierung* dient primär der Verständnisgenerierung. Witzel sieht drei Sondierungsformen vor:

1. die Zurückspiegelung,
2. die Verständnisfrage und
3. die Konfrontation.

Zurückspiegelungen sind zusammenfassende Äußerungen des/der InterviewerIn über das Gesagte des/der Interviewten und dienen beiden GesprächsteilnehmerInnen als kognitive Strukturierungshilfe. Zugleich bietet es dem/der Interviewten die Möglichkeit der Korrektur. Diese Technik hat oft einen positiven Einfluss auf das Gespräch, da der/die Interviewte sich ernst genommen fühlen kann. Die Verständnisfrage wird gestellt, um widersprüchliche oder ausweichende Äußerungen zu thematisieren. Dieses aktive Vorgehen ist in qualitativen Interviews eher unüblich, es wird sogar davor gewarnt, bei Unklarheiten nachzufragen, um den Rapport nicht zu stören (Friedrichs, 1973: 233; Scheuch, 1973: 96). Im problemzentrierten Interview wird dagegen davon ausgegangen, dass die Forscherin nur dann eine positive Kooperation mit dem/der Interviewten herstellen kann, wenn Interesse und Verständnisbereitschaft inhaltlich eingelöst wird, was bedeutet, dass er/sie problemzentriert nachfragt. Auch Konfrontationen bei Widersprüchen oder Ungereimtheiten sind erlaubt, sollten jedoch sehr vorsichtig gehandhabt werden, da hierdurch das Gesprächsklima stark beeinträchtigt werden kann. Der Unterschied zum «Stress Interview» (Freeman, 1942; Barron 1957, zit. nach Scheuch 1973: 97f.) besteht darin, dass dem/der Interviewten im problemzentrierten Interview nicht unterstellt wird, den/die InterviewerIn anzulügen, sondern die Konfrontation Interesse am Verständnis der Problematik ausdrückt. *Ad-hoc-Fragen* werden gestellt, wenn Erzählsequenzen des/der Interviewten keine erschöpfende Auskunft geben oder zum Untersuchungsgegenstand gehörende Aspekte nicht explizit geschildert werden.

5.2.3 Instrumente des problemzentrierten Interviews

Das Instrumentarium des problemzentrierten Interviews setzt sich zusammen aus einem Kurzfragebogen, einem Leitfaden, der Tonbandaufzeichnung und einem Postskriptum.

Der *Kurzfragebogen* enthält Fragen zu persönlichen biographischen Angaben, wie Alter, Geschlecht, Familienstand, Kinder und berufsbiographische Angaben, wie Anzahl der Berufsjahre in der Pflege, Berufsjahre auf der aktuellen Station, Erfahrungen in anderen Fachdisziplinen, Zusatzqualifikationen. Die Verwendung eines Kurzfragebogens bringt zwei wesentliche Vorteile mit sich. Zum einen eröffnet er einen Gesprächseinstieg, indem der/die InterviewerIn den ausgefüllten Bogen kurz überfliegt und das Interview hierauf bezugnehmend eröffnet. Zum anderen werden zentrale biographische Merkmale des/der Interviewten aus dem Gespräch herausgenommen und ein schnellerer Einstieg in das eigentliche Gesprächsthema ermöglicht.

Der *Leitfaden* ist als eine Art Orientierungsrahmen für den/die InterviewerIn zu verstehen, sieht jedoch keinen chronologischen Ablauf des Gespräches vor. Im Vordergrund des Gespräches steht der Gesprächsfaden des/der Interviewten. Der Leitfaden wird vom/von der InterviewerIn thematisch sortiert auswendig gelernt und gedanklich während des Gespräches abgehakt. Damit wird ein relativ natürliches Gespräch entwickelt und dem/der Interviewten Raum gegeben, die Erzählsequenzen auszugestalten und die Breite und Tiefe selbst festzulegen. Mit der Beschränkung des Leitfadens auf Fragerichtungen soll die volle Flexibilität der/des InterviewerIn erhalten bleiben, um sich auf den/die Interviewte/n einzustellen. Diese Flexibilität gibt dem/der Interviewten die Möglichkeit, das Gesprächsthema aus seiner/ihrer Sicht darzustellen und soll der Tendenz der/des InterviewerIn entgegenwirken, lediglich entwickelte Forschungsvorannahmen zu bestätigen. Damit wird das «Problem» und die Betrachtung dessen durch den/die Interviewte/n in den Mittelpunkt gerückt.

Die *Tonbandaufzeichnung* bringt vor allem zwei wesentliche Vorteile mit sich. Zum einen ist der/die InterviewerIn entlastet, da sie/er keine Notizen machen muss und sich somit inhaltlich ganz auf das Gespräch konzentrieren und somit auch nonverbales Verhalten beobachten kann. Zum anderen kann ein transkribiertes Tonband systematischer analysiert werden, da auch paralinguistische Phänomene, wie Lautstärkenschwankungen, plötzliche Einsilbigkeit und Pausenlängen ausgewertet werden können.

Im *Postskriptum* wird der/die InterviewerIn als aktives Element der Untersuchung begriffen und persönliche Eindrücke festgehalten. Diese Eindrücke können Gedanken, Vermutungen, Zweifel oder Gefühle sein, die vor, während oder nach dem Interview aufkommen. Auch nonverbale Aspekte des Interviews oder besondere Rahmenbedingungen, unter denen das Gespräch stattfand, werden hierin festgehalten. Das Postskriptum ist nach jedem Interview anzufertigen und kann sehr hilfreich sein, später einzelne Erzählpassagen auszuwerten.

In der vorliegenden Untersuchung wurden die Instrumente um ein Weiteres ergänzt, nämlich um die der *schriftlichen Einverständniserklärung* der/des Interviewten. In dieser Einverständniserklärung erhält die Interviewerin die Erlaubnis, die erhobenen Daten für ihre Forschungszwecke zu verwenden.

5.2.4 Gütekriterien des problemzentrierten Interviews

Für die Erhebungssituation ließ sich die Validität durch vorheriges Prüfen der Angemessenheit der Methoden an den Untersuchungsgegenstand erreichen. Hierzu diente die Kontrolle des Dissertationskolloquiums, in dem vorab die Methoden auf die Forschungsfragen abgestimmt wurden.

In der Auswertung wurden Objektivität und Validität weitestgehend in der Phase der kontrollierten Interpretation, ebenfalls durch die Kontrolle des Dissertationskolloquiums gesichert.

5.2.5 Die Auswertung des problemzentrierten Interviews

Die Auswertung des problemzentrierten Interviews erfolgt in drei Phasen:
1. methodische Kommentierung,
2. kontrollierte Interpretation und
3. vergleichende Systematisierung.

In der ersten Phase der *methodischen Kommentierung* wird der vollständig transkribierte Text daraufhin untersucht, wie die Kommunikation der beiden GesprächspartnerInnen verlaufen ist. Wechselseitig verwendete Typisierungen oder Unterstellungen werden fokussiert und Suggestivfragen, Missverständnisse oder Unaufmerksamkeiten aufgedeckt. Es gilt typische Interviewfehler aufzudecken, wie beispielsweise ungeduldiges Fragen, um die Interpretierbarkeit der Transkripte zu beurteilen. Die inhaltliche Interpretation soll systematisch den subjektiven Sinn offenlegen.

Die zweite Phase der Datenaufbereitung nennt Witzel (1982) die der *kontrollierten Interpretation*. Hier wird die Textanalyse der Forscherin durch das gesamte Forschungsteam, sprich den Teilnehmerinnen des Doktorandenkolloquiums, kontrolliert. Auszüge aus den Daten und ihre Interpretation wurden hier vorgestellt und so lange der Kritik der Teilnehmerinnen unterzogen bis ein Konsens erreicht wurde.

In der dritten Phase der *vergleichenden Systematisierung* geht es um die generalisierende Ebene kollektiver Deutungsmuster. Hier sollen zentrale Argumente, die sich in den Einzelinterviews wiederholen, aufgedeckt und zu bestimmten stereotypen Realitätsentwürfen verdichtet werden (Witzel, 1982: 112).

Trotz dieses phasischen Aufbaus der Auswertung wendet sich Witzel «gegen einen standardisierten Forschungsablauf, der vorab gefassten, methodischen Schemata verpflichtet bleibt und keine gegenstandsadequaten Korrekturen zulässt» (Witzel, 1982: 112).

5.2.6 Die Auswertung des Kontrollbewusstseins

Sowohl in der Gruppendiskussion als auch im problemzentrierten Interview wurde das Kontrollbewusstsein nach den Prinzipien Hohners (1987) ermittelt. Hohner differenziert Kontrollbewusstsein (im Sinne Hoffs 1982) auf zwei Ebenen, nämlich der Grundform des Kontrollbewusstseins und der Feinstruktur. «Die *Grundform des Kontrollbewusstseins* stellt ein theoretisch zentrales und differentialpsychologisch bedeutsames Merkmal subjektiver Kontrollkonzepte dar» (S. 18). Hohner übernimmt von Hoff (1992) die drei Grundformen und eine Zwischenform des Kontrollbewusstseins. Die Grundformen sind: deterministisch-rigide (internal beziehungsweise external), fatalistisch-schwankend und interaktionistisch-flexibel. Die Zwischenform nennt er additiv-deterministisch.

Die **deterministisch-rigide Grundform** zeichnet sich durch ihren monokausalen Charakter aus. Personen, die der deterministisch-rigiden-internalen Grundform zugeordnet werden, geben als Wirkfaktor beziehungsweise Verhaltensursache ausschließlich ihre eigene Person an. Aussagen wie: «was ich will, das schaffe ich auch» oder «ich bin selber meines Glückes Schmied» werden hierunter subsummiert. Bei der deterministisch-rigiden-externalen Grundform geben die hier zugeordneten Personen äußere Einflüsse an, die das individuelle Verhalten bestimmen.

Bei der **fatalistisch-schwankenden Grundform** sieht sich diese Person unvorhersehbaren oder unerklärlichen Faktoren ausgeliefert. «Dabei interessiert erst in zweiter Linie, ob die Wirkfaktoren interner (z. B. Stimmung, Laune, Triebe) und/oder externer Natur sind (z. B. Schicksal, Wetter, Katastrophen)» (1987: 19/20).

Bei der **interaktionistisch-flexiblen Grundform** wird eine spezifische Verknüpfung von Person und Umwelt hergestellt. Bei dieser Form wird «Handeln (statt Verhalten, Anm. R.T.) grundsätzlich als ‹Ausdruck› und gegenseitigem Austausch (nicht als ‹Resultat›) von Umwelt- und Personeneinflüssen begriffen» (Hohner 1987: 20). Ein logisches Verständnis von individuellem Agieren und Reagieren zugleich, ist bei dieser Grundform impliziert.

Mit **additiv-deterministischer Zwischenform** des Kontrollbewusstseins ist eine Mischung aus internalen und externalen deterministisch-rigiden Evaluationen gemeint, die einem bestimmten System folgen. Ein solches System ist beispielsweise die unterschiedliche Gewichtung bestimmter Bereiche. So können positive Aspekte der Arbeit durchgängig internal und negative Aspekte der Arbeit durchgängig external evaluiert werden.

Aus Gründen der besseren Lesbarkeit werden im Folgenden die Begriffe internale, externale, fatalistische und interaktionistische Attribuierung verwendet.

Die zweite Ebene, auf der Kontrollbewusstsein ermittelt wird, ist die der **Feinstruktur**. Hohner bezeichnet die Grundform des subjektiven Kontrollbewusstseins als strukturelles «Skelett», während die Feinstruktur dem Ganzen das individuelle Aussehen verleiht und somit das «Fleisch» ausmacht. Eine wichtige Betrachtungsweise der Feinstruktur ergibt sich durch die Erhebung der Kontrollperspektive. Bei der **Kontrollperspektive** sind vier Blickwinkel möglich:

1. individuelle-persönliche Kontrolle (= ich),
2. kollektive-persönliche Kontrolle (= wir),
3. individuelle-allgemeine Kontrolle (= man) und
4. kollektive-allgemeine Kontrolle (= der verallgemeinerte Andere als Kollektiv).

Der besseren Lesbarkeit wegen werden im Folgenden die Begriffe *ich-Perspektive*, *wir-Perspektive* und *man-Perspektive* verwendet.

5.3 Die teilnehmende Beobachtung

5.3.1 Die methodologischen Grundlagen der teilnehmenden Beobachtung

Bei der teilnehmenden Beobachtung wird die natürliche Lebenswelt der Untersuchungspersonen, hier der Arbeitswelt der Pflegenden durch kommunikatives Handeln der Forscherin erschlossen. Die Forscherin nimmt direkt am Alltagsleben der Pflegenden teil. Die teilnehmende Beobachtung dient der Ermittlung sozialen Verhaltens und hat als qualitative Forschungsmethode zunehmenden Zuspruch gefunden.

In der hier gewählten Methodentriangulation bietet die teilnehmende Beobachtung die Möglichkeit, die Ausagen aus den Interviews und Gruppendiskussionen auf dem Hintergrund ihrer sozialen Realität zu erfassen und unterstützt somit den Verstehensprozess in der Erhebungs- und Auswertungsphase. Zugleich erfahren die mit anderen Methoden gewonnenen Daten durch die teilnehmende Beobachtung eine Kontrolle mittels derer die Ergebnisse verifiziert werden können. Die teilnehmende Beobachtung verfolgt primär drei Ziele:

1. Ermittlung des Führungsstils,
2. Ermittlung des Arbeitssystems und
3. der Feststellung von Übereinstimmungen und Differenzen von formellen und informellen Strukturen.

5.3.2 Feldforschung in der eigenen Kultur

Die eigene Berufsgruppe zu beobachten, bringt besondere Vorteile, aber auch besondere Nachteile mit sich. Field (1991) beschreibt die Vor- und Nachteile von PflegeforscherInnen, die ihre eigene Kultur untersuchen. Sie zeigt auf, dass schon innerhalb einer Klinik so viele Subkulturen unter den Pflegenden herrschen, dass beispielsweise Pflegende von peripheren Stationen nicht die Sprache von Pflegenden auf Intensivstationen verstehen können oder umgekehrt, da in beiden Bereichen ganz unterschiedliche Abkürzungen verwendet werden. Damit ist für eine Pflegeforscherin, die zwar die Pflegekultur untersucht, aber nicht die der eigenen Station, das erforderliche Maß an Fremdheit gegeben. Die Vorteile dieser Insiderforschung liegen im «leichten Zugang (zum Forschungsfeld, Anm. RT), Vermeidung von Unterbrechungen normaler Gruppenprozesse, dem bestehenden Wissen über relevante Forschungsfragen und einer größeren Kapazität, tiefliegende Daten hervorzulocken» (Lipson, 1984: 349). Ein wesentlicher Nachteil der Erforschung der eigenen Kultur liegt in der Möglichkeit, dass das eigene Urteil durch eine zu starke Eingebundenheit in das Team subjektiv gefärbt werden kann (Wax, 1978). Im Extremfall kann dieses zu einer Unfähigkeit führen, eine adäquate Distanz zum Untersuchungsfeld herzustellen (Estabrooks, 1987). Die teilnehmende Beobachtung von Pflegewissenschaftlerinnen in der Pflege ist eine wichtige Methode und kann dann gelingen, wenn folgende Fragen reflektiert werden: Wann überwiegt eine subjektive und wann eine objektive Haltung? Wie balanciere ich zwischen Datenschutz und Integrität der Forschung? Wann ist eine Intervention der Forscherin notwendig, wann nicht? (in Anlehnung an Byerly, 1969).

Durch Besprechung der teilnehmenden Beobachtung während der gesamten Erhebungsphase mit einem Mitglied des Doktorandenkolloquiums sowie der kontinuierlichen Supervision der Forschung durch die Betreuerin dieser Arbeit, konnten emotional belastende Situationen bearbeitet werden und die erforderliche Distanz immer wieder hergestellt werden. Auch die kontinuierliche Bearbeitung der schriftlichen Aufzeichnungen verhalfen zur Reflektion der teilnehmenden Beobachtung und ermöglichten die Entwicklung neuer Forschungsfragen. Besonders wichtig ist die Klärung der eigenen Rolle als Forscherin gegenüber der Untersuchungsgruppe, was als ein Prozess betrachtet werden kann, da die Pflegeteams tendenziell versuchten, die Forscherin in ihr Team mit einzubeziehen.

5.3.3 Die Erhebung mittels teilnehmender Beobachtung

Die Intensität der Teilnahme am Berufsalltag der Pflegenden wird zuvor definiert und in der Beobachterrolle festgelegt. Von einer völligen Identifikation wird ebenso Abstand genommen wie zu einer völligen Beobachtung ohne jegliche Teilnahme. Es war vorgesehen, dass die Forscherin in der Beobachtung der Pflegenden außerhalb der Patientenzimmer die Rolle der Beobachtenden als Teilnehmerin einnehmen sollte und in den Patientenzimmern die Rolle der Teilnehmenden als Beobachterin, was sich auch umsetzen ließ. Mit der Rolle der Teilnehmerin als Beobachterin in den Patientenzimmern konnte eine Anpassung an die natürliche Kommunikation stattfinden und Unterbrechnungen der üblichen Interaktionsmuster vermieden werden.

Die Beobachtungsfelder wurden im Verlauf der teilnehmenden Beobachtung klarer definiert. Hierzu erwiesen sich die Schichtübergaben aller Teammitglieder und die «Zusammenarbeit» der Forscherin mit allen Teammitgliedern in spezifischen Situationen als besonders wertvoll, um sowohl der Pflegekultur eines Teams als auch dem professionellen Selbstkonzept der individuellen Pflegenden nachzuspüren.

5.3.4 Beschreibung der teilnehmenden Beobachtung (Instrumente)

Das Instrument in der teilnehmenden Beobachtung ist die Forscherin selbst. Da es viele verschiedene Formen der teilnehmenden Beobachtung gibt, wird die verwendete im Folgenden kurz umschrieben. Bei der gewählten Form der teilnehmenden Beobachtung handelt es sich um eine systematische, unstrukturierte, offene, teilnehmende direkte Feldbeobachtung. Die systematische Beobachtung grenzt sich von der Alltagsbeobachtung ab, durch ein explizites Beobachtungsziel, wiederholte Prüfungen und Kontrollen bezüglich der Gültigkeit und Genauigkeit, systematische Aufzeichnung der Beobachtung und systematische Planung der Erhebung (Jahoda et al., 1966: 77). Die unstrukturierte Beobachtung erfolgt nicht nach vorher festgelegten Beobachtungskategorien und gibt damit der Forscherin einen größeren Spielraum. Offen und damit nicht verdeckt ist die Beobachtung, weil alle Untersuchungsteilnehmer den Zweck der Untersuchung kennen und die Forscherin ausdrücklich als solche auftritt. Als teilnehmende Beobachterin wird die Forscherin selbst Teil des Forschungsfeldes. Die Intensität ihrer Teilnahme muss kontinuierlich reflektiert und in der Auswertung der Daten berücksichtigt werden. Die Beobachtung erfolgt direkt vor Ort, durch Begleitung der Pflegeteams im Berufsalltag, was einer Feldforschung entspricht, da sie sich von Laborbedingungen abgrenzt.

5.3.5 Gütekriterien der teilnehmenden Beobachtung

Sowohl in der Erhebungsphase als auch während der Auswertung wurde sich der Validität und Objektivität der teilnehmenden Beobachtung durch die kritische Betrachtung des Forschungsprozesses durch das Doktorandenkolloquium sowie durch die Supervision der Forscherin in dieser Untersuchung angenähert.

5.3.6 Die Auswertung der teilnehmenden Beobachtung

Die Auswertung der protokollierten Aufzeichnungen der teilnehmenden Beobachtung erfolgt in Anlehnung an die qualitative Inhaltsanalyse nach Mayring (1988), mit dem Schwerpunkt der Generalisierung und Reduktion. Auf die Paraphrasierung wurde weniger Gewicht gelegt, da die Aufzeichnungen nicht immer die wörtliche Rede wiedergeben konnten. Dieses reduktionistische Verfahren ermöglicht eine gute Bewältigung des umfangreichen Datenmaterials, welches nicht als alleinige Aussage der Untersuchung stehen soll, sondern die Ergebnisse der Interviews und der Gruppendiskussion verifizieren soll.

5.4 Der Fragebogen NUCAT-3

Während in der Voruntersuchung die Verwendung des NUCAT durch die Faktorenanalyse legitimiert werden konnte, wird der Fragebogen nun mit seinen methodologischen Grundlagen, den Gütekriterien und der Anwendungsweise beschrieben.

5.4.1 Die methodologischen Grundlagen des NUCAT-3

Wie bereits in der Beschreibung der Voruntersuchung aufgezeigt (1.4.2), handelt es sich bei dem NUCAT-3 (Nursing Unit Cultural Assessment Tool) um die dritte überarbeitete Fassung eines Einschätzungsbogens für Pflegende zur Ermittlung der Pflegekultur.

Der Fragebogen besteht aus 50 Items, mit doppelter Likertskalierung mit jeweils fünf Wahloptionen. Die Wahl bezieht sich auf den Grad des Zutreffens, bzw. Nicht-Zutreffens der Itemaussage und differenziert sich in: 1 = überhaupt nicht, 2 = etwas, 3 = trifft im wesentlichen zu, 4 sehr wichtig/sehr akzeptabel, 5 extrem wichtig/sehr akzeptabel. Links, neben den Items befindet sich die Ankreuzmöglichkeit für die Einschätzung des persönlichen Verhaltens, gekennzeichnet mit «mein bevorzugtes Verhalten» und rechts, neben den Items befindet sich die Ankreuzoption für das eingeschätzte Verhalten des Arbeitsteams von der/dem ProbandIn, betitelt mit «das typische Verhalten meiner Arbeitsgruppe».

Der NUCAT ermöglicht Aussagen über folgende Verhaltensweisen (Coeling, 1996):

1. Kulturelle Normen (Verhaltensweisen), welche wichtig für die Arbeitsgruppe sind und sowohl machtvolle Motivationselemente als auch Abwehrverhalten sein können.
2. Kulturelle Normen, zu denen die Gruppe unterschiedliche Meinungen vertritt oder Verhaltensweisen aufzeigt. Dieses sind Verhaltensweisen, die möglicherweise Gruppenkonflikte verursachen.
3. Kulturelle Verhaltensweisen, die von der Gruppe verändert werden möchten. Dieses sind Verhaltensweisen, die verschiedene Optionen repräsentieren um sich professionell weiter zu entwickeln.
4. Kulturelle Differenzen zwischen verschiedenen Abteilungen. Dieses sind Differenzen, die Konflikte heraufbeschwören können, wenn diese Abteilungen zusammengefügt werden.

Die Retest-Reliabilität für das typische Verhalten der Arbeitsgruppe beträgt r_{tt}: = .92 und die des individuellen Verhaltens r_{tt}: = .78 (Coeling, 1996). Die Validität des NUCAT konnte durch eine Serie verschiedener Untersuchungen (z. B. 3-monatige teilnehmende Beobachtung, Diskussionen mit Forschern und Pflegenden, einem Fragebogen mit offenen Fragen und Interviews) unter Beweis gestellt werden.

5.4.2 Die Erhebungsphase

Die Einschätzungsbögen (siehe Anhang: IV)) wurden jeweils in der zweiten Woche der teilnehmenden Beobachtung an alle UntersuchungsteilnehmerInnen ausgegeben und zumeist eine Woche später auf der Station abgeholt. Dieses Vorgehen wurde gewählt, damit die Pflegenden zunächst Zeit hatten, die Forscherin kennen zu lernen, bevor sie sich schriftlich äußerten, was ihnen in der Regel schwer fällt (Grün, 1996; Bartholomeyczik, 1996).

5.4.3 Die Gütekriterien

Die Konstruktvalidität der amerikanischen Fassung konnte in Vergleichsuntersuchungen (n = 607) bestätigt werden. Die Retest-Reliabilität der Einschätzung des Verhaltens der Arbeitsgruppe liegt bei 0.92, die Retest-Reliabilität der Einschätzung des persönlichen Verhaltens wird mit 0.78 angegeben (Coeling, 1996).

Für die deutsche Fassung konnte, wie bereits in der Voruntersuchung aufgezeigt, eine Faktorenanalyse ermittelt werden (n = 155), die vier Faktoren hervorbrachte:

1. Professionalität (Chronbach Alpha .91),
2. Entscheidungen (selber) treffen (Chronbach Alpha .55),
3. Anweisungen folgen (Chronbach Alpha .42) und
4. Traditionen (Chronbach Alpha .40).

Vor allem der erste Faktor erreicht eine hohe Ladung und beinhaltet Aspekte der Zusammenarbeit und beruflichen Kompetenz.

Aus organisatorischen Gründen konnte für die deutsche Übersetzung keine Reliabilität ermittelt werden. Da es sich bei dem NUCAT jedoch um einen Einschätzungsbogen handelt, der sich nicht als eindimensionale Skala verstanden haben will, ist die Reliabilität nicht von allzu großer Bedeutung.

5.4.4 Auswertung des NUCAT-3

Die Anwendung des NUCAT-3 erfolgt in den USA recht pragmatisch. Der vor allem in Ohio bekannte Test wird durch Pflegeforscher eingesetzt oder direkt von den Pflegeteams eingefordert, wenn eine Art Ausgangsposition für potenzielle Veränderungen erhoben werden soll. Die häufigsten und größten Diskrepanzen zwischen der Itemaussage «mein bevorzugtes Verhalten» und «das typische Verhalten meiner Arbeitsgruppe» wird ermittelt und mit der Station diskutiert. In der Diskussion mit dem jeweiligen Pflegeteam versuchen die Pflegeforscher mit den Stationsmitgliedern Lösungsstrategien zu ermitteln, um diese Diskrepanzen zu reduzieren.

Die angewandte deutsche Fassung des NUCAT wurde folgendermaßen ausgewertet. Alle Daten wurden in den Computer (Programm SPSS) eingespeist, um herauszufinden, ob sich die vier verschiedenen Pflegeteams in den Ausprägungen der Faktoren unterscheiden.

Teil III
Ergebnisse der Hauptuntersuchung

Die Ergebnispräsentation der Hauptuntersuchung gliedert sich in zwei Teile:

1. die Auswertungen zum Konzept Pflegekultur und der in diesem Zusammenhang ermittelten kollektiven Verantwortung (erhoben durch themenzentrierte Gruppendiskussion, NUCAT-3 und teilnehmende Beobachtung) und

2. die Auswertungen zum beruflichen Selbstkonzept und der individuellen Verantwortung (erhoben mittels problemzentrierten Einzelinterviews und teilnehmender Beobachtung).

Im Folgenden werden zunächst die Vorbesprechungen geschildert, die mit den vier teilnehmenden Pflegeteams stattfanden. Hierbei wird die Reihenfolge eingehalten, in der die Vorgespräche stattfanden. Die Zuordnung der Buchstaben A bis D für die Pflegeteams kennzeichnet die Reihenfolge der Erhebungsphase. Im Anschluss an die Vorgespräche werden die Ergebnisse der Untersuchung präsentiert.

1. Vorbesprechungen mit den Stationsleitungen der vier Stationen

Die Vorbesprechungen lassen bereits erste gruppendynamische Aspekte aufzeigen und seien deshalb im Folgenden kurz skizziert.

Anfang Februar 1998 fanden die Vorgespräche einzeln mit den Stationsleitungen der Pflegeteams A, B und C statt, sowie mit der ersten Bereichsleitung der Station D, die ihre Abteilungsleitung damit vertrat. Die Pflegeteams A, B und C werden von einer Stationsleitung geführt und das Team D von einer Abteilungsleitung, die gleichzeitig auch für eine weitere Station zuständig war. In den Vorgesprächen wurden die Untersuchungsfragen, die gewählten Methoden, der Erhebungszeitraum und die Form der teilnehmenden Beobachtung besprochen. Die Forscherin trug, wie alle anderen Pflegenden auch, einen weißen Kittel und begleitete die Pflegenden außerhalb der Patientenzimmer, ohne mitzuarbeiten. Bei den Patienten stellte sich die Forscherin als Krankenschwester vor, die für vierzehn Tage auf der Station sein wird. In den Patientenzimmern half die Forscherin bei notwendigen Handreichungen mit, arbeitete jedoch nicht eigenständig. Ein solches Vorgehen ist möglich, da hier nicht die Patienten, sondern die Pflegenden im Mittelpunkt des Forschungsinteresses stehen.

Nachdem die Forschung im Stationsleitungstreffen mit den drei Schwerpunkten Pflegekultur, berufliches Selbstbild und den Aspekten der Pflege, für die sich Pflegende zuständig fühlen, vorgestellt worden war, ist der Begriff der Pflegekultur innerhalb der Klinik in Umlauf geraten, sodass viele davon ausgingen, dass

Tabelle 11: Übersicht der vier untersuchten Pflegeteams

	Pflegeteam A	Pflegeteam B	Pflegeteam C	Pflegeteam D
Fachgebiet	intern	intern	chirurgisch	chirurgisch
Patientenanzahl	29	29	26	29
Leitung	Stationsleitung	Stationsleitung	Stationsleitung	Abteilungsleitung

vor allem die Pflegekultur erforscht werden soll. Der Einfachheit halber, und weil dieser Begriff so positive Zustimmung erfuhr, beließ die Autorin es dabei.

Das erste Gespräch fand mit der Stationsleitung und ihrer Stellvertreterin des **Pflegeteams C,** einer chirurgischen Station statt. Beide hatten mich bereits erwartet und ein vorübergehend leeres Patientenzimmer mit einem Tisch und drei Stühlen eingerichtet, damit wir uns ungestört unterhalten konnten. Beide zeigten sich der Forschung gegenüber aufgeschlossen und freuten sich auf den Untersuchungsbeginn. Auch das Stationsteam sei informiert und bereit zur Teilnahme. Als orthopädische Station nehmen die Pflegenden dieses Teams nur angemeldete Patienten (selten Notfälle) auf, was eine gute Arbeitsplanung ermöglicht. Die Stationsleitung teilt in diesem Gespräch mit, dass Organisation ihre Stärke sei. Es arbeiten neun examinierte Pflegende (alle weiblich) im Tagdienst auf der Station C. Sie sind für 26 Patienten zuständig. Die Station ist in zwei Bereiche geteilt und arbeitet in der Bereichspflege, für die es zwei Pflegende gibt, die die Hauptverantwortung für die Bereiche haben (eine davon ist die stellvertretende Stationsleitung). Die Stationsleitung ist seither ausschließlich für organisatorische Fragen zuständig und arbeitet nicht mehr in der direkten Pflege. Die Patienten werden beschrieben als geistig fit, sie kämen geplant und freiwillig und wüssten, was sie wollten. Die Stationsleitung bietet sich der Forscherin für den weiteren Untersuchungsverlauf ungefragt als Ansprechpartnerin an.

Auf der **Station B** (innere Medizin) werde ich von der Stationsleitung in das Dienstzimmer geschickt, indem ich auf sie warten soll, da sie noch ein Telefonat führen müsse. In diesem Dienstzimmer treffen nach und nach einige Teammitglieder ein, denen ich mich vorstelle. Dabei stellt sich heraus, dass diese Pflegenden noch nicht über die Forschung informiert sind. Niemand, außer der Stationsleitung, wusste offensichtlich von diesem Vorgespräch. Als die Stationsleitung dazukommt, stelle ich allen Anwesenden die geplante Untersuchung vor und bitte sie, sich und die nicht anwesenden Teammitglieder zu fragen, ob sie daran teilnehmen wollen. Von der Stationsleitung erfahre ich, dass sie neun examinierte Pflegende (alle weiblich) im Tagdienst und für 29 Patienten zuständig sind. Gearbeitet werde in der Funktionspflege. Die Patienten werden mit ihren Krankheiten beschrieben. Die meisten Patienten sind älter und kommen mit Apoplexie, Herzinsuffizienz, Herzkreislauferkrankungen oder Karzinomen. Jüngere Patienten kommen mit Ulcera, Bluthochdruckkrisen, Diabetes oder zur chemotherapeutischen Behandlung. Von den 29 Patienten benötigen 10 bis 13 eine Ganzkörperwäsche.

Zwei Tage nach diesem Vorgespräch kann die Stationsleitung mir bei dem verabredeten Telefonat noch nicht mitteilen, ob die Station an der Untersuchung teilnehmen wird, da sie noch nicht dazu gekommen sei, mit ihrem Team darüber zu sprechen. Wir verabreden, dass ich mich in fünf Tagen noch einmal melde. Nach fünf Tagen bittet die Stationsleitung mich, am Apparat zu bleiben, um mit

1. Vorbesprechungen mit den Stationsleitungen der vier Stationen   **179**

dem Team zu sprechen. Nach kurzer Zeit kommt sie zurück ans Telefon und teilt mir mit, dass ihr Team an der Untersuchung teilnehmen werde. Wir einigen uns auf einen Erhebungszeitraum vom 2. bis 13. März 1998. Meine Ansprechpartnerin soll die Mentorin der Station sein.

Die **Station D** ist eine chirurgische Station, die von einer Abteilungsleitung geführt wird. Diese Abteilungsleitung ist derzeit wegen einer Weiterbildung abwesend. Deshalb trifft sich die erste Bereichsleitung zum Vorgespräch mit mir. Sie berichtet, dass sie in der Bereichspflege arbeiten und die gesamte Station in zwei Bereiche geteilt sei. Für einen dieser Bereiche sei sie zuständig. Außerdem vertrete sie die Abteilungsleitung. Das gemischte Team besteht aus neun examinierten Pflegenden (davon zwei Männer) im Tagdienst, wobei ein Pfleger schon seit längerer Zeit (drei Monate) krank sei. Sie sind für 29 Patienten zuständig. Das Team sei insgesamt sowohl vom Alter als auch von der Berufserfahrung sehr jung. Über die Forschung seien alle informiert und bereit mitzumachen. Die Patienten werden nach den Krankheitsbildern beschrieben, die eine große Bandbreite aufweisen: bei jüngeren Patienten chronische Erkrankungen, wie Krebs, Morbus Crohn (zur Anlage eines Anus praeter) oder Colitis ulcerosa. Bei den Unfallpatienten gäbe es auch viele ältere, die verwirrt seien. Daneben gäbe es «Shunt-Patienten, septische Knochen-Operationen und akute Bäuche», so die Bereichsleitung. Wir einigen uns auf einen Erhebungszeitraum vom 30. März bis 9. April 1998.

Die **Station A** ist eine interne Station. Die Stationsleitung erwartet mich bereits und möchte mich dem Team vorstellen, welches derzeit noch mit der Übergabe beschäftigt ist. Sie nutzt die Zwischenzeit, mich über ihre Aufgaben und die Arbeit auf der Station zu unterrichten. Da sie seit 18 Jahren auf dieser Station arbeitet, kann sie viel berichten, über den Verlauf und die Veränderungen auf dieser Station. Insgesamt habe die Arbeit zugenommen, sodass kaum mehr Zeit für ein Gespräch mit den Patienten bleibe, was sie sehr bedauert. Das Team besteht aus neun examinierten Pflegenden (davon zwei Männer) im Tagdienst und ist für 29 Patienten zuständig. Nach der Übergabe ist das Team in Aufbruchstimmung und muss von der Stationsleitung gebeten werden, sich zu gedulden, bis ich die Forschung vorgestellt habe. Die Patienten haben ein Durchschnittsalter von etwa 80 Jahren. Sie kommen mit Apoplexie, Herzinfarkt, Alkoholkrankheit, Magengeschwüren, Oberbauchbeschwerden, Bluthochdruck, Diabetes und Arrythmien. Wir einigen uns auf einen Erhebungszeitraum vom 16. bis 27. Februar. Meine Ansprechpartnerin sei die Mentorin. Auch die Stationsleitung könne ich jederzeit ansprechen, doch die Bereichsleitung sei besser über die pflegerische Arbeit informiert.

Im Folgenden werden die Ergebnisse der teilnehmenden Beobachtung, der Gruppendiskussion, des Fragebogens (NUCAT-3) und der Einzelinterviews vorgestellt.

2. Ergebnisse der teilnehmenden Beobachtung

Mit der teilnehmenden Beobachtung werden drei Ziele der Ermittlung verfolgt:
1. der Führungsstil,
2. das Arbeitssystem und
3. die Übereinstimmungen und Differenzen zwischen formellen und informellen Strukturen.

Die Ergebnisse zum ermittelten Führungsstil und zum Arbeitssystem sollen nun vorgestellt werden. Die Resultate zu den formellen und informellen Strukturen sind umfassender und werden, um Wiederholungen zu vermeiden, nicht an dieser Stelle präsentiert, sondern fließen in die Ergebnisse der Gruppendiskussion und der Einzelinterviews mit ein.

2.1 Der Führungsstil und Organisationsstil der verschiedenen Pflegeteams

Das **Pflegeteam A** wird **demokratisch** geführt. Es überwiegen partnerschaftliche Kommunikationsstrukturen zwischen der Stationsleitung und ihrem Team. Im Umgang miteinander fällt der gegenseitige Respekt zwischen den Teammitgliedern und der Stationsleitung auf. Alle Pflegenden dieses Teams treffen ihre Entscheidungen für die Pflege selbst und ziehen bei Fragen ihre Kolleginnen hinzu, ohne dabei jedoch die Verantwortung für ihr berufliches Handeln abzugeben. Im Sinne der Organisationskultur nach Cooke und Lafferty (1987) ist das Stationsteam A als **konstruktiv**[70] zu beurteilen. Beim konstruktiven Organisationsstil

---

[70] Cooke und Lafferty (1987) entwickelten ein quantitatives Messinstrument, um die Organisationskultur zu ermitteln (OCI – Organizational Culture Inventory) und ordneten ihre Ergebnisse drei Führungsstilen zu: 1. konstruktiv, 2. passiv-defensiv und 3. aggressiv-defensiv. Siehe hierzu auch Kapitel 2.

werden die Bedürfnisse der einzelnen Teammitglieder betont und zu gegenseitiger Unterstützung ermutigt. Die Zusammenarbeit ist geprägt durch Leistungsorientierung, menschliche Ermutigung und Zugehörigkeit.

Das **Pflegeteam B** wird **autokratisch** geführt. Hier liegt alle Macht und Verantwortung in der Hand der Stationsleitung. Die Kommunikation ist durch Anweisungen der Stationsleitung geprägt. Die Teammitglieder treffen Entscheidungen ungern allein und sichern sich lieber durch Rücksprachen mit anderen Kolleginnen oder mit der Stationsleitung ab. Der Organisationsstil, im Sinne von Cooke und Lafferty (1987) muss als **passiv-defensiv** beschrieben werden. Hierbei steht das Sicherheits- und Schutzbedürfnis der Teammitglieder im Vordergrund. Die Zusammenarbeit ist geprägt durch die Abhängigkeit von hierarchischen Strukturen und Vermeidungsverhalten, was bedeutet, dass Positives nicht belohnt, Fehler aber bestraft werden.[71] Auch wird bestimmtes Verhalten, wie eine aggressive oder ablehnende Grundstimmung, zur Aufrechterhaltung von Konfliktvermeidung gebilligt.

Beim **Pflegeteam C** überwiegt die **demokratische** Führung, wird jedoch phasenweise zugunsten der **autokratisch**en Führung aufgegeben. Dieses geschieht immer dann, wenn die Stationsleitung mit einer Entscheidung ihrer Teammitglieder nicht einverstanden ist. Dann setzt sie ihre Meinung durch, unter Umständen auch gegen das gesamte Team. Dem Team fällt es dann schwer, sich gegen die dominante Stationsleitung zu behaupten, weil sie oft inhaltlich Recht hat. Das Team ist lediglich unzufrieden damit, *wie* sich die Stationsleitung durchsetzt. Ein beliebtes Zitat zu diesem Umstand war: «der Ton macht die Musik». Der Organisationsstil, im Sinne von Cooke und Lafferty ist mit **aggressiv-defensiv** zu beschreiben. Hierbei äußert sich das Sicherheitsbedürfnis der Teammitglieder in der Verteidigung von Position und Status. Die Zusammenarbeit ist getragen durch Oppositions- und Machtkämpfe, durch Konkurrenz und Perfektionismus. Dieses äußerte sich unter anderem darin, dass sämtliche Stationsmitglieder versuchten, die Forscherin auf «ihre Seite» zu bringen, indem sie ihre eigene Position selbstlobend betonten und versuchten, die Forscherin als Verbündete gegen die anderen einzusetzen.

Das **Pflegeteam D** wird im **laisser faire** Stil geführt. Das kann als ein vorübergehender Führungsstil verstanden werden, da die Abteilungsleitung wegen ihrer Zusatzausbildung häufig abwesend ist und die Bereichsleitung dann die Leitung der Station zu übernehmen hat. Die unterschwellige Konkurrenz zwischen der Abteilungsleitung und der Bereichsleitung führt dazu, dass zwar beide versuchen, die Leitung für die Station zu übernehmen, jedoch nicht konsequent sind in ihrem Verhalten. Das konkurrierende Verhalten drückt sich bei der Bereichsleitung im Ignorieren der Abteilungsleitung aus (sie hat sich Fremden gegenüber

---

71 Das Vermeidungsverhalten wird besonders in den Einzelinterviews beschrieben.

mehrfach als Stationsleitung präsentiert), und bei der Abteilungsleitung findet dieses seinen Ausdruck im Verniedlichen des Verhaltens der Bereichsleitung (bezeichnet dieses als «unausgereift»). Der Organisationsstil ist **aggressiv-defensiver** Art. Die meisten Teammitglieder verteidigen ihre Position, ihren Status oder ihre Meinung. Ein häufiges Thema ist deshalb auch, _wer_ bei Auseinandersetzungen _Recht hat._ Konkurrenz- und Machtkämpfe sind unter vielen Teammitgliedern zu beobachten. Eine Pflegende bezeichnet sich sogar selbst stolz als «der kleine Aufmucker», was ihre oppositionelle Position untermauert. Ein Hang zum Perfektionismus, der diesem Organisationsstil üblicherweise entspricht, konnte jedoch nicht beobachtet werden.

2.2 Das Arbeitssystem der vier verschiedenen Pflegeteams

Das **Pflegeteam A** hatte sich vor etwa einem Jahr zur Einführung der **Bereichspflege** entschlossen und systematisch darauf vorbereitet. Seit einem dreiviertel Jahr arbeiten sie in diesem Pflegesystem, was durch die Pflegedirektion sehr unterstützt wird. Die Stationsleitung kümmert sich um organisatorische Aufgaben und bedient das Telefon, was für alle, die in den Patientenzimmern arbeiten, eine große Entlastung ist. Darüber hinaus kümmert sie sich um die Neuaufnahmen und entlastet ihr Team, indem sie nach den Visiten in den beiden Bereichen (an denen sie selbst nicht mehr teilnimmt) damit beginnt, die Kurven auszuarbeiten. Die beiden Bereiche werden von zwei Bereichsleitenden geführt, die für ihren Bereich allein verantwortlich sind. Durch den konsequenten Rückzug der Stationsleitung konnten alle Teammitglieder selbstständiger werden und eine größere Eigenverantwortung erlangen, was auch in den Einzelgesprächen von vielen Teammitgliedern unterstrichen wird.

Das **Pflegeteam B** arbeitet in der **Funktionspflege.** Hier übernimmt die Stationsleitung allein die Visite mit den Ärzten für die gesamte Station. Um bei der Visite einen Überblick über die Patienten zu haben, kommt sie jeden morgen freiwillig eine Stunde früher, als sie eigentlich müsste, nämlich um sechs Uhr. Nach der Übergabe durch die Nachtwache geht sie mit den Medikamenten durch alle Zimmer und teilt diese aus. Dabei verschafft sie sich einen Eindruck von den Patienten. Alle anderen Teammitglieder verteilt sie auf die verschiedenen Patientenzimmer, in denen Menschen eine Ganzkörperwäsche benötigen. Nachdem alle Patienten ihre Morgentoilette beendet haben, werden die Pflegenden neu eingeteilt. Manchmal bleiben sie in dem Bereich, indem sie bereits morgens gearbeitet haben, manchmal aber auch nicht. Für Verordnungen, die sich während der Visite ergeben, weist die Stationsleitung die Pflegenden persönlich an. Auch hierbei spielt der Bereich keine Rolle, in dem die Pflegende gerade arbeitet.

Das **Pflegeteam C** arbeitet seit etwa einem halben Jahr in der **Bereichspflege**. Noch gibt es Startschwierigkeiten in der Zuständigkeit einzelner Aufgaben, doch insgesamt ist die Bereichspflege von allen akzeptiert und gewollt. Die Stationsleitung kümmert sich dabei ausschließlich um organisatorische Belange, wie das Schreiben des Dienstplans oder das Bedienen des Telefons. Mit ihrer sehr strikten Auslegung der Bereichspflege, als Koordinatorin keinerlei pflegerische Arbeiten zu übernehmen, grenzt sie sich vom Team ab.

Das **Pflegeteam D** arbeitet offiziell in der **Bereichspflege**. Bei genauem Hinsehen wird jedoch schnell deutlich, dass es sich zwar um eine Teilung der Station in zwei Bereiche handelt, doch stark funktionell gearbeitet wird. Das ist zwar der Abteilungsleitung, aber nicht ihren Teammitgliedern bewusst. Im Vordergrund der Arbeit stehen die Tätigkeiten, die es zu verrichten gilt. Für einzelne Tätigkeiten erfolgen dann Durchgänge durch alle Zimmer. Eher selten werden alle anstehenden Aufgaben bei einem Patienten, wie Blutdruckmessen, Verband wechseln und ein Getränk bringen, bei einer Begegnung erledigt.

Tabelle 12: Zum Führungsstil, Organisationsstil und Arbeitssystem der vier Pflegeteams

	Station A	Station B	Station C	Station D
Führungsstil	demokratisch	autokratisch	demokratisch/ autokratisch	laisser faire
Organisationsstil[72]	konstruktiv	passiv-defensiv	aggressiv-defensiv	aggressiv-defensiv
Arbeitssystem	Bereichspflege	Funktionspflege	Bereichspflege	Bereichsaufteilung, doch hohe funktionelle Anteile

---

72 Der Organisationsstil wurde im Sinne von Cooke und Lafferty (1987) in drei Typen eingeteilt.

3. Ergebnisse der Gruppendiskussion zur Pflegekultur

3.1 Auswertung der Gruppendiskussion zur Pflegekultur

In den Gruppendiskussionen wurden folgende zwei Themen diskutiert:
1. Wie erlebe ich unsere Zusammenarbeit und
2. wofür bin oder fühle ich mich zuständig?

3.1.1 Ergebnisse der Gruppendiskussion zur Pflegekultur des Pflegeteams A[73]

Teilnehmerinnen der Gruppendiskussion

An der Gruppendiskussion nehmen fünf von neun examinierten Pflegenden der Station teil: die Stationsleitung A3, die Bereichsleitungen A2 und A8, die Mentorin A4, und die Teamjüngste A5. Die Stationsleitung (A3) hat 18 Jahre Berufserfahrung und ist direkt nach ihrer Ausbildung auf diese Station gekommen. A2 ist seit sechs Jahren und A8 seit acht Jahren auf dieser Station. Die Mentorin (A4) ist seit neun Jahren hier und A5 seit einem Jahr. Die abwesenden Teammitglieder hatten ihr Fehlen zuvor alle entschuldigt. Die Leiterin der Gruppendiskussion ist zugleich die Forscherin dieser Arbeit.

---

73 An den Auswertungen der vier Gruppendiskussionen beteiligten sich zwei Auswertungsgruppen (siehe Methodik, Kapitel 2). Die Gruppendiskussion des Pflegeteam A dauerte 70 Minuten.

Besonderheiten dieser Gruppendiskussion

Die Stationsleitung hatte für dieses Treffen belegte Brote mitgebracht. Die Stationsleitung eröffnet die Diskussion mit der Frage «Und wenn wir jetzt nichts sagen, können wir gehen, oder?» Damit löst sie die Spannung und alle lachen. Erst dann beginnt A3 ernsthaft und äußert sich über die Zusammenarbeit des Teams.

Auswertung der Aspekte zur Pflegekultur der Gruppendiskussion

Um die Pflegekultur der Stationen aufzuzeigen werden folgende Themenschwerpunkte untersucht:

1. Kommunikation, Interaktion und sprachliche Besonderheiten,
2. gemeinsame Wertvorstellungen,
3. Zusammenarbeit und
4. Rituale und Traditionen.

Kommunikation, Interaktion und sprachliche Besonderheiten

Das Team verwendet eine eigene Sprache, beziehungsweise Wortwahl. Besondere Worte sind beispielsweise: «blaue und rote Seite» für die beiden Stationsbereiche und die dazu farblich gekennzeichneten Kurven; «Seitenschwester» für die stellvertretende Stationsleitung; «Ösenball»[74] für das Stationsleitungstreffen. Auch der Sprachstil mit einer Wortwahl kann zum Teil nur von Insidern verstanden werden.

Die Teammitglieder berichten, dass Außenstehende einen «rauen Umgangston» in ihrem Team erleben würden. Dabei handelt es sich häufig um «gespielte Anfeindungen».

> A4: Und der Witz ist halt dass, bei uns wird oft gesagt, dass hier ein rauer Umgangston herrscht, also rau würde ich nicht sagen (...) (361–362).[75]

Die Teammitglieder verhalten sich dann so, als ob sie sich beschimpfen, scherzen jedoch letztlich miteinander. Dieser gespielte Ernst ist eine wichtige Besonderheit

---

74 Stationsleitungen hießen früher Stationsösen, und wurden intern kurz Ösen genannt.
75 Diese Zahlen beziehen sich auf die Zeilenzahl des transkribierten Textes der Gruppendiskussion.

des Teams. Obwohl es von Außenstehenden als «rauer Umgangston» erlebt wird, möchten alle diese Anspielungen nicht missen. Wer verstehen möchte, was im Team wie gemeint ist, braucht eben eine gewisse Zeit, bis sich SchülerInnen und neue MitarbeiterInnen daran gewöhnt haben. Es hat etwas Humorvolles, worauf das Team nicht verzichten möchte.

Wie wichtig der **Humor** auf dieser Station ist, wird vielfach deutlich. Hierzu sei ein Textbeispiel aufgezeigt, in der die Mentorin A4 die Tatsache, ein Team zu sein, direkt in den Zusammenhang mit Witz bringt. Sie hatte zunächst überlegt, ob sie, trotz der Bereichspflege sich noch als gemeinsames Team verstehen können und kommt dann zu folgendem Schluss:

> A4: «(...) doch ein Team sind wir auf alle Fälle, und ich denke, wir verlieren ja auch den Witz nicht so untereinander und laufen ja nicht erbost darum» (765–767).

Gemeinsame Wertvorstellungen des Pflegeteams A

Allen Teammitgliedern gemeinsam ist, dass sie in der Stationsarbeit **ähnliche Prioritäten** setzen. In der Arbeitsauftteilung haben alle Tätigkeiten, die direkt mit den Patienten zu tun haben, die höchste Priorität, während die Papierarbeit als zweitrangig erachtet wird. Es werden klare Vorstellungen und **Anforderungen an eine/n neue/n MitarbeiterIn** formuliert, welche Eigenschaften diese/r haben soll, um mit dem Team konform zu sein. Diese Attribute sind: «schnelle Auffassungsgabe», der- oder diejenige muss als SchülerIn auf der Station gewesen sein, er oder sie muss Power und Widerstandskraft gegen Ärzte haben und «Schwung rein bringen und nicht so ein stilles Mäuschen» sein (A4, 330). Mangelnde Eigenständigkeit und fehlende Kollegialität sind beispielsweise Gründe, um die Probezeit nicht zu bestehen. Explizites Lernziel dieses Teams ist es, selbstständig pflegen zu können.

Zusammenarbeit des Pflegeteams A

Das Team hat **eigene Lösungsstrategien** entwickelt, wenn beispielsweise private Sorgen das Berufsleben schwer machen oder es gilt, mit der hohen Arbeitslast mitzuhalten. Hier dient ein besonderer Humor, der von Außenstehenden nicht ohne weiteres verstanden werden kann, als Stressreduzierer. Es besteht eine hohe **Teamgebundenheit,** d. h. trotz Stress und Unzufriedenheit mit der hohen Arbeitsbelastung ziehen nur wenige MitarbeiterInnen ein Verlassen der Station in Betracht, da sie das Team sehr vermissen würden. Die Stationsleitung A3 berichtet vom «familiären touch» und hebt hervor, wie jeder auf seine «Art und Weise seine Spuren im Team hinterlässt» (703–704). Die Bereichsleitung A2 berichtet, dass es oft auch «ohne Worte geht», was sie auf eine gute Kooperation zurückführt.

Rituale und Traditionen des Pflegeteams A

Der Umstand, dass die **Stationsleitung** A3 **als Vorbild** gesehen wird, führt zu einer Weitertradierung von Handlungen und Arbeitsabläufen. Die Mentorin A4 arbeitet am längsten mit der Stationsleitung zusammen und erklärt: «Also A3 war eigentlich immer mein Vorbild, hab viel von A3 eigentlich gelernt, haben jahrelang zusammen gearbeitet und ich hab mir von A3 fast alles abgeguckt» (555–559). Als Mentorin leitet sie das Wissen, was sie sich von der Stationsleitung abgeguckt hat, an SchülerInnen und neue MitarbeiterInnen, wie zum Beispiel die Bereichsleitung A2 weiter. Besonders auffallend auf dieser Station ist, dass die Teammitglieder sich selber **gegenseitig loben.** Ein Ritual, das besonders von der Stationsleitung gepflegt wird, die damit differenziert die einzelnen Teammitglieder anspricht. Bei einem solchen Lob wird dem Gegenüber Respekt für seine Arbeit gezollt, was besonders gut in der teilnehmenden Beobachtung erfahren werden konnte. Auch die Mentorin A4 fragt manchmal mittags: «Waren wir nicht gut heute?», doch so wie sie es sagt, lässt die Formulierung keinen Zweifel zu. Allen wichtig ist die **Anleitung von SchülerInnen und neuen MitarbeiterInnen,** was deshalb als eine Tradition betrachtet werden kann. Wenn ein neues Teammitglied gesucht wird, orientiert sich die Station an den SchülerInnen des Examenskurses. Bei neuen MitarbeiterInnen ist das Ziel der Anleitung, die Eigenständigkeit zu erreichen, die notwendig ist, um selbst Entscheidungen zu treffen und verantwortungsvoll zu pflegen. Die Rolle der **Stationsleitung als Mutmacherin,** die Ängste reduziert und zur Annahme von Herausforderungen ermutigt, besitzt in diesem Team ebenfalls tradierte Werte. In der Gruppendiskussion nimmt sie eine klärende Haltung ein, indem sie bei Verallgemeinerungen von Teammitgliedern differenziert.

3.1.2 Ergebnisse der Gruppendiskussion zur Pflegekultur des Pflegeteams B[76]

Teilnehmerinnen der Gruppendiskussion

Von insgesamt zehn Pflegenden (darunter eine Krankenpflegehelferin: KPH) dieser Station nehmen acht Personen, inklusive der KPH teil. Hierunter die Stationsleitung B8 mit 30 Jahren Berufserfahrung. Sie leitet seit sieben Jahren diese Station. Ihre Stellvertreterin B6 ist mit 12 Jahren von allen am längsten auf dieser Station. B7 und B2 sind die jüngsten Examinierten und seit einem knappen Jahr

---

76 Die Gruppendiskussion dauert 83 Minuten.

auf dieser Station. B4 begann nach ihrer Ausbildung vor fast drei Jahren auf dieser Station. B3 legte ihr Examen vor 20 Jahren in Polen ab, kam für ein Halbjahrespraktikum auf die Station und ist dann im Anschluss, vor eineinhalb Jahren übernommen worden. B5 absolvierte ihr Examen vor 25 Jahren in dieser Klinik, arbeitete aber in vielen anderen Berufen, bis sie vor zehn Jahren wieder als Krankenschwester in der Klinik im Nachtdienst anfing. Sie ist jetzt seit sieben Jahren auf der Station. B9 arbeitet seit acht Jahren als Krankenpflegehelferin auf dieser Station. Nicht teilgenommen haben die Mentorin B1, die derzeit im Urlaub war, und das jüngste Teammitglied B10, die krank war.

Besonderheiten dieser Gruppendiskussion

Nachdem sich die Anwesenden (B8, B7, B2, B3 und B4) vorgestellt hatten kamen verspätet noch B9 und die Bereichsleitung B6 dazu. Sie hatten vergeblich an einem anderen Eingang zum Gebäude auf den Rest des Teams gewartet, die jedoch bereits durch den Hintereingang angekommen waren. Dieses Missverständnis löste Unruhe aus, und verzögerte den Einstieg in die Gruppendiskussion.

Im Verlauf des Gespräches kommt es an acht Stellen zu auffallend langen Gesprächspausen. In der Diskussion halten sich alle sehr an die Fragen der Diskussionsleiterin und diskutieren nicht frei, indem neue Themen entwickelt werden. Inhaltlich wurde lange darüber gesprochen, dass selbstständiges Arbeiten nur im Nachtdienst möglich ist. Abschließend beendet die Stationsleitung die Gruppendiskussion mit den Worten, dass jetzt alle erwarten würden, das Licht ginge aus (wie im Fernsehen).

Kommunikation, Interaktion und sprachliche Besonderheiten

Die Stationsleitung B8 formuliert häufig die Worte «das ist so» und betont damit die Endgültigkeit einer Sache. Das bringt die anderen Teammitglieder dazu, das Gesagte nicht weiter anzuzweifeln. In der Diskussion fällt die überwiegend indirekte Kritik der Teammitglieder untereinander auf. Bis auf ein Teammitglied (B5) äußert niemand direkte Kritik am Team, dafür wird aber sehr deutlich alles mögliche Andere kritisiert.

Die Bereichsleitung berichtet, dass sie schon «einige Schüler so durch die Jahre geschleust» habe. «Ich habe bestimmt, sage ich jetzt mal so, sechs, sieben, acht Examinierte durchgeschleust». Auf Nachfrage erklärt sie: «Durchgeschleust, das heißt, so richtig angelernt» (B5: 198–204).

Bei diesem Team fällt weniger das Gesagte, als vielmehr das Nicht-Gesagte auf. Die vielen Pausen in der Gruppendiskussion entstehen immer dann, wenn es um persönliche Meinungen geht, die offensichtlich nicht geäußert werden dürfen.

Gemeinsame Wertvorstellungen des Pflegeteams B

Ein Leitmotiv dieser Station ist das **Gleichsetzen von Teamarbeit mit Anpassung**. Fast alle Teammitglieder berichten, dass sie sich anfangs haben einfügen und anpassen müssen. B5 hatte sogar befürchtet ihre Selbstständigkeit durch die Teamarbeit zu verlieren, welche sie im Nachtdienst erworben hatte.

> B5: «Ja, ich fand das für mich erst einmal schwer, mich einer Gruppe anzupassen. (...) Ich konnte mich von der Nachtwache, also diesen Schritt, das zu verlassen, das fand ich ganz schwer, weil ich gedacht habe irgendwie, dass ich meine Selbstständigkeit auch aufgebe» (240–244).

Damit spricht sie deutlich aus, was einige andere nur andeuten, nämlich, dass Teamarbeit Anpassung erfordert und unter Umständen die Autonomie reduziert. Die Stationsleitung untermauert dieses mit einer allgemeingültigen Aussage: «Krankenschwestern sind nie Einzelkämpfer gewesen» (B8: 215). Ausnahmen sind für sie nur die Nachtdienstpflegenden, die gern «ihr eigenes Süppchen kochen». B8 spricht dabei nicht von anpassen sondern von teamfähig sein: «Ich denke mal, am Tag könnte man nicht längere Zeit überleben, wenn man nicht teamfähig ist, das geht nicht» (236). Teamfähig sein bedeutet für B8 vor allem, nicht arrogant zu sein. B5: «(...) jemand der arrogant ist, würde überhaupt nicht reinpassen in die Gruppe, mit Sicherheit nicht» (672–673). Es fällt auf, dass viele betonen, wie schwer es ihnen anfangs gefallen sei, sich in das Team einzufügen. Ein wesentliches Lernziel des Teams scheint in der Anpassung zu liegen.

Zusammenarbeit des Pflegeteams B

Ein Leitthema der Station ist die **viele Arbeit**. Alle Teammitglieder besetzen es positiv, viel zu arbeiten. Auf die Frage, was sie vermissen würden, wenn sie diese Station verlassen müssten antworten alle damit, dass sie die Arbeit vermissen würden. Mit keinem Wort wird bei dieser Frage die Zusammenarbeit erwähnt, sondern nur die «viele Arbeit», die sich auf alle verteilt. Die Stationsleitung gibt an, dass sie den Stress vermissen würde (727). Dass die viele Arbeit einen zentralen Stellenwert auf dieser Station hat wird auch von der Stationsleitung B8 bestätigt, die als wichtige Eigenschaft einer neuen Mitarbeiterin angibt, diese müsse «ganz schön hart arbeiten können» (202).[77]

---

[77] Auch die Gegenübertragungsreaktionen der TeilnehmerInnen der Auswertungsgruppe deutet darauf hin, dass das Thema Zusammenarbeit in diesem Team sehr anstrengend ist. Es kommt bei der Besprechung dieses Themas zu einem schleppenden Gespräch. Die Leiterin der Auswertungsgruppe bemühte sich das Gespräch in Gang zu halten. In

Rituale und Traditionen des Pflegeteams B

Der **Zeitmangel** ist ein häufiges Thema. B9 betont, sie habe immer auf «Powerstationen» (764) gearbeitet und müsste sich auf einer anderen Station total umstellen, was sie offensichtlich nicht möchte. Wenn Arbeitsabläufe schneller als üblich erledigt sind, hat sie das Gefühl, etwas «falsch» gemacht zu haben. Die Bereichsleitung B6 erklärt, dass sie immer eine Beschäftigung benötige und in ruhigeren Zeiten sich deshalb mit «Aufräumarbeiten» (819) beschäftigen würde. Sie benötige einen «gewissen Pegel» an Arbeit, sonst würde sie unruhig (819). Auch B5 benötigt ein gewisses Arbeitstempo: «Also, wenn das so ganz langsam wäre, dann wird man ja schon 'n bisschen unzufrieden» (767). Was die Unzufriedenheit ausmacht, ist die **Schwierigkeit, die Zeit inhaltlich zu füllen.** «Es fällt einem oft ganz schwer, die Zeit auszufüllen, sag ich mal, das ist ganz komisch» (B7: 789). Die Stationsleitung erklärt diese Tendenz mit einer allgemeinen Unsicherheit und Angst, den Arbeitsplatz zu verlieren.

3.1.3 Ergebnisse der Gruppendiskussion zur Pflegekultur des Pflegeteams C[78]

Teilnehmerinnen der Gruppendiskussion

Das Team besteht aus insgesamt neun examinierten Pflegenden, wovon fünf an dieser Gruppendiskussion teilnehmen. Zu diesen fünf gehören die erste Bereichsleitung C6, (seit 2,5 Jahren auf dieser Station) die zweite Bereichsleitung C8 (seit 3,5 Jahren auf dieser Station) die Mentorin C3 (seit 2 Jahren) sowie C2, die insgesamt 37 Jahre Berufserfahrung in der Pflege mitbringt (seit 13 Jahren auf dieser Station) und C9 mit einer 1/3 Stelle (seit 13 Jahren auf dieser Station). Nicht an der Diskussion beteiligt waren die Stationsleitung C4, eine Pflegende C7, die zweite Mentorin C5 hatte den Termin vergessen und die Pflegende C1 hatte an diesem Tag frei.

---

der Auswertungsgruppe tauchen Sätze auf, wie: «es hat keinen Sinn, länger darüber zu diskutieren» oder «das Team gleicht einer Herde Schafe». Mit solchen Assoziationen wird die Hilflosigkeit des Teams deutlich, welches kaum Möglichkeiten sieht, etwas zu verändern.

78 Das Gespräch dauerte insgesamt 81 Minuten.

Besonderheiten dieser Gruppendiskussion

Eigentlich hatte auch die Stationsleitung C4, trotz Krankheit, für dieses Gespräch zugesagt, war dann aber ohne «Abmeldung» nicht gekommen. So entstand anfangs ein wenig eine wartende Situation, die das Gespräch unter Umständen beeinflusste. Themen, über die längere Zeit diskutiert wurde, waren die Vorzüge eines potenziellen männlichen Mitarbeiters und die Schwierigkeiten mit dem «ärztlichen Bereich.»

Kommunikation, Interaktion und sprachliche Besonderheiten

Allgemein zum sprachlichen Umgang fällt auf, dass das Team eine große Vielfalt an Eigenschaften für einen neuen Mitarbeiter aufzeigt, in denen sie übereinstimmen. Zentral bleiben jedoch die Begriffe: ruhig, flexibel, offen und gesprächsbereit. C9 verwendet den Ausdruck «positive Grundeinstellung» und definiert das mit kooperativ, kontaktfreudig und ruhig. Es gibt keine Ausdrücke, die besonders häufig verwendet werden. Allerdings steht das Wort «personengebunden» hier synonym für die Stationsleitung C4.

> C3: Ich denke aber, jeder, der den Mund nicht aufgemacht hat, hat aber auch ganz persönliche Erfahrungen gemacht und auch seine Gründe, nichts mehr zu sagen. Und das liegt eben, also dieses Problem wird sich nie, denke ich, das is' unterschwellig ja immer da (...) das wird immer ein Problem bleiben. Wir wissen alle, worum es da geht. Es ist halt personengebunden. (854–859)

Die Mentorin C3, führte dieses Wort ein, um nicht auszusprechen, dass die Kritik auf dieser Station ausschließlich von der Leitung C4 ausgeht und somit an ihre Person gebunden ist.

Gemeinsame Wertvorstellungen der Teammitglieder

Eine besonders hohe Übereinstimmung liegt in der gemeinsamen Wertvorstellung, dass **Organisation wichtig** ist. Immer wieder wird betont, wie gut diese Station organisiert sei. Die gute Planung und Organisation ist zugleich etwas, was allen Teammitgliedern wichtig ist und was sie vermissen würden, wenn sie die Station verlassen müssten. Wenn etwas im Team nicht klappt, so pflegt die Stationsleitung zu sagen «alles Sache der Einteilung» (C2 zitiert C4: 426) oder das Team habe sich «schlecht organisiert» (C3 zitiert C4: 424). Auf die Frage, was das Team verändern würde sagt C9 sofort, «in der Pflege, da brauchen wir nicht viel ändern» (432), denn darin «sind wir optimal versorgt» (434). Für sämtliche Aufgabenbereiche, wie Bestellung von Material oder Medikamenten gibt es Pläne, in denen sich die Mitarbeiterinnen eintragen können. Diese Zuständigkeiten finden Akzeptanz und werden auch ausgeführt. Auch die Stationsleitung betone häufig die Wichtigkeit einer guten Organisation und wird folgendermaßen zitiert: «es sei alles eine Sache der Einteilung». Bei schlechter Organisation ist die Möglichkeit, dass die Stationsleitung C4 eingreift, tendenziell größer. Das bedeutet für das Team, dass sie persönlich mehr Autorität bei ihrer Arbeit haben, wenn sie sich gut organisieren. Es wird festgestellt, dass in diesem Team alle ihre Verantwortung tragen und es keine «Mitläufer» (C9: 369) gäbe, die sich hinter den anderen verstecken könnten.

Auch bezüglich der gewünschten **Attribute einer neuen Mitarbeiterin** herrscht eine große Übereinstimmung. Optimalerweise sollte diese Person ruhig, ausgleichend, möglichst männlich und nicht rechthaberisch sein. Sich selber bezeichnen sie dagegen als «Dickköpfe».

Zusammenarbeit des Pflegeteams C

Zu den ersten zwei Dritteln der Gruppendiskussion wird eine sehr positive Schilderung über die Zusammenarbeit des Teams gegeben, wobei die Beschreibungen auffallend emotionslos sind. Erst nachdem die Leiterin der Gruppendiskussion nach der Zusammenarbeit fragt und dabei andeutet, dass es ja in der letzten Zeit Schwierigkeiten im Team gegeben habe, ändert sich dieser Eindruck. In den ersten zwei Dritteln des Textes stellt sich das ganze Team als ein eingespieltes Team dar und beschreibt sich als offen gegenüber Neuerungen. Im letzten Drittel beschreiben sie ihren Teamkonflikt als etwas Unabänderliches. Was **Teamarbeit** ausmacht, wird nicht namentlich benannt. Stattdessen werden bei der Frage nach Teamarbeit alternative Themen vertieft, wie beispielsweise die «optimale Pflege». Oder es wird zur Teamarbeit lediglich gesagt, dass «es klappen soll» (C2: 354) oder dass «es laufen soll und seinen normalen Gang gehen» (C2: 268). Das Miteinander wird als «es» bezeichnet. Auch bei Fragen untereinander beziehen sich die Diskussionsteilnehmerinnen nicht namentlich aufeinander. Die Vorstellung, einen **männlichen Mitarbeiter** ins Team zu holen, lockert die Stimmung auf. Dabei verwenden die Pflegenden stigmatisierende Begriffe für weibliche Pflegende, wie «Frauen quatschen» oder gehen wie «HB-Männchen in die Luft». Wenn männliche Kollegen auf sie «heruntergrinsen», scheint das normal zu seien.

Rituale und Traditionen des Pflegeteams C

An einem sehr entscheidenden Thema, nämlich der Eskalation von Konflikten, sind sich die beiden Teamältesten C2 und C9 einig, indem sie davon ausgehen, dass es solche Eskalationen immer wieder geben wird. Wenn dieser immer wiederkehrende Mitarbeiterkonflikt angesprochen wird, werden Ausdrücke verwendet, die den Naturkatastrophen entlehnt sind. Dann ist von «Urknall» die Rede, oder von einer «Talsohle», die es zu überstehen gilt. Man kann diese Krisen nicht verhindern. Der einzige Schutz besteht darin, gerade dann nicht anwesend zu sein, zum Beispiel durch Urlaub. Alle Anwesenden des Teams vertreten unterschiedliche Positionen darüber, wie dieser Konflikt zu lösen sei. Die Teamältesten C9 und C2 sind sich darin einig, dass diese heftigen Konflikte nicht zu vermeiden sind. Die Lösung besteht darin, «sich zusammenzureißen, durchzuhalten» und sich selbst zu einer positiven Grundstimmung zu bringen. Für einige liegt die Lösung in einer stärkeren Innenschau und Selbstbesinnung aller Teammitglieder, andere wünschen sich eine stärkere Kooperation aller Teammitglieder und hoffen solchen Problemen damit begegnen zu können. Alle wissen, dass die Anfänge des Konfliktes auf das «Hinter-dem-Rücken-Reden», also Lästern, zurückzuführen sind. So äußert die Bereichsleitung C8:

> C8: «Und genau das zieht uns runter, weil – jeder sammelt sich auf. Und irgendwann munkelt man hinter der Tür bis die andere betroffene Person das mitkriegt. Dann geht das alles hoch dann» (812–814).

3.1.4 Ergebnisse der Gruppendiskussion zur Pflegekultur des Pflegeteams D[79]

TeilnehmerInnen der Gruppendiskussion

An dieser Gruppendiskussion nehmen sechs von zehn Pflegenden der Station teil. Diese sind die Abteilungsleiterin D5, die Bereichsleitungen D2 und D6, und die Pflegenden D3 und D4, sowie der Pfleger D1. Die Abteilungsleiterin D5 hat seit einem halben Jahr die Führung dieser Station. Sie hat 30 Jahre Berufserfahrung in der Betriebskrankenpflege und im Nachtdienst. D2 hat vier Jahre Berufserfahrung und arbeitet seit zwei Jahren auf dieser Station. D6 ist seit eineinhalb Jahren auf dieser Station und hat insgesamt sieben Jahre Berufserfahrung. Sie ist zurzeit schwanger und wird in den nächsten Wochen aus dem Dienst ausscheiden. D4 hat drei Jahre Berufserfahrung und ist seit eineinhalb Jahren in diesem Team. D3

---

79 Die Gruppendiskussion dauerte 92 Minuten.

hat ihre Ausbildung vor einem halben Jahr beendet und ist von der Pflegedirektion gezielt auf diese Station geschickt worden, um das junge Team mit ihrer Lebenserfahrung (42 Jahre) zu mischen. Der Pfleger D1 ist seit einem Jahr auf dieser Station. Vier Stationsmitglieder nahmen nicht an der Gruppendiskussion teil. Drei Pflegende waren krank und eine Krankenpflegehelferin hatte frei.

Besonderheiten dieser Gruppendiskussion

Die Abteilungsleiterin verlässt das Gespräch unerwartet vorzeitig, weil sie noch Dienstpläne abschließend bearbeiten will, da sie die nächsten Tage frei habe. Bevor sie geht, bespricht sie noch mit D6 die Planung ihrer freien Tage, was alles auf Band aufgezeichnet wird. Obwohl die Diskussion keine Pausen aufweist, gibt es eigentlich nur zwei Themen, die sich immer wiederholen oder längere Zeit diskutiert werden, diese sind die starke Arbeitsbelastung und der Stress mit den Ärzten. Selten reagieren die Gesprächsteilnehmer aufeinander sondern werfen eher Dinge in den Raum als sie miteinander zu besprechen. Häufig reden mehrere Teammitglieder gleichzeitig.

Kommunikation, Interaktion, Sprachbesonderheiten

Das gesamte Team, mit Ausnahme von D3, benutzt eine auffallend **ausdrucksstarke oft abwertende Sprache**. Dieser sprachliche Umgang bleibt nicht auf der Teamebene, wie zum Beispiel die Erklärung von D4, dass der Pfleger D1 ihr «mit dem nackten Hintern ins Gesicht gesprungen» sei, sondern bezieht sich auch auf die Ärzte. Hier sagt D1 zum Beispiel, dass während der Chefvisite «blöd rum gemotzt wird». Auch der Umgang mit den Patienten wird drastisch geschildert, wenn D4 davon spricht «den Patienten ins Bett zu werfen» oder D2 es für notwendig hält, einen Patienten, der im Zimmer raucht «zusammenzustauchen» und meint an anderer Stelle «das geht mir doch links am Hintern vorbei» (350). Die Abteilungsleiterin D5 spricht über die aktuelle und politische Lage der jetzigen Kliniken im Allgemeinen und benutzt dabei Ausdrücke aus dem Kriegsvokabular. So redet sie von «PDL-Geschoss» (564) und von «wie es mal an der Front war» (568) und davon, dass «die Pflege fest in männlicher Hand» liege (570). Der raue Umgangston liege an der Chirurgie, an den es sich zu gewöhnen gilt, so D5. In der Diskussion lassen sich die Teammitglieder oft nicht aussprechen und unterbrechen sich gegenseitig. Als die Abteilungleiterin die Diskussion vorzeitig verlässt, kritisieren die Teammitglieder anschließend ihr Arbeitsverhalten. Lästern ist somit ein Problem.

Gemeinsame Wertvorstellungen des Pflegeteams D

Auf den ersten Blick werden keine gemeinsamen Wertvorstellungen sichtbar, doch gibt es einige Dinge, die von allen als Grundregeln betrachtet werden. Zum Beispiel die Tatsache, dass **niemand auf dieser Station als neue/r MitarbeiterIn eingearbeitet** wird. Obwohl sich alle darüber beklagen, wird dieser Zustand nicht beseitigt. Außerdem gehen alle davon aus, dass **Veränderungen nur von außen initiiert** werden können, sehen sich da selber eher machtlos. Deshalb kann das Team nichts ändern, da eigene Ressourcen nicht gesehen werden. D2 führt zum Beispiel an, wenn sich etwas verändern sollte, müsste das OP-Programm herunterfahren werden und **mehr Mitarbeiter** eingestellt werden. Ein großes gemeinsames Gesprächsthema ist der Ärger über die **mangelnde Kooperation mit den Ärzten**. Dieses Thema macht fast ein Drittel der gesamten Gruppendiskussion aus und zieht sich wie ein roter Faden durch das gesamte Gespräch.

Zusammenarbeit des Pflegeteams D

Die Zusammenarbeit des Teams lässt sich auch an seinen **Absprachen** erkennen. Diese sind nicht eindeutig. Einige Teammitglieder wünschen sich eine bessere Absprache, bezweifeln aber zugleich, ob diese wirklich eingehalten würden. Das Bedürfnis des Teams nach **Führung** ist unterschiedlich. Während D3 diesen Wunsch deutlich zum Ausdruck bringt, setzen sich die Bereichsleitungen D6 und D2 stark gegen eine strengere Kontrolle durch eine Vorgesetzte ein. Für D3 wäre eine stärkere Führung der Station positiv, da es ihr die Einarbeitung erleichtern könnte. Die Abteilungsleitung ist aufgrund der fehlenden fachlichen Qualifikation und mangelnden Führungserfahrung überfordert und kann das Team nicht stützen. Allen ist das private Team wichtiger, als das berufliche. Zur **Verbesserung der Zusammenarbeit** auf dieser Station, schickte die Pflegedirektion D3 auf diese Station. Mit ihrer Lebenserfahrung (42 Jahre) soll sie den sehr jungen Altersdurchschnitt der Teammitglieder anheben und so die Stimmung harmonisieren. Da das Team jedoch davon ausgeht, dass nur externale Dinge zur Veränderung führen und D3 nach einem halben Jahr in das Team aufgenommen ist, finden ihre konstruktiven Vorschläge kein Gehör. Das Team erlebt sich als Gruppe verletzlich.

Rituale und Traditionen des Pflegeteams D

Alle Teammitglieder betonen, dass sie **nicht eingearbeitet** wurden, und sich alles selber erarbeiten mussten. Damit hat jede/r einen äußerst schwierigen Start auf dieser Station. Obwohl alle wissen, wie hart das für sie war, wird dieses Ritual nicht geändert. Besonders auffallend ist die strikte **Trennung zwischen dem beruflichen und dem privaten Team**. «Mich hält nicht das Team während der Arbeit, sondern mich hält das Team privat» (D2: 280–282). Obwohl diese Trennung zunächst aufgezeigt wird (D2 hält das private, nicht das berufliche Team), wird diese Trennung bei direkter Ansprache der Diskussionsleiterin geleugnet. D6 reagiert darauf sofort mit «Das stimmt ja gar nicht» (1046), um dann zu erklären, das seien nur so vereinzelte private Treffen und dann würde auch nicht über die Arbeit gesprochen. Von allen, einschließlich der Abteilungsleiterin D5 wird angegeben, dass **nur kritisiert, aber nicht gelobt** wird und damit wird Bezug genommen auf die Ärzte, von denen sie offensichtlich mehr Lob erwarten und verärgert über das Ausbleiben sind. Eine Formulierung fällt besonders auf, weil sie von vielen Teammitgliedern verwendet wird und sie nur im Zusammenhang mit der Einarbeitung auf der Station auftaucht. Es geht um das «**Schwimmen im Wasser**». So sagt D4: «Die hier sitzen, sind alle ins Wasser geschmissen worden» (221). Auch D2 berichtet, wie sie auf dieser Station angefangen hat: «dann hieß es, D2 schwimm» (268). D3 erzählt, wie sie sich eingearbeitet habe: «ja gut, ich denke, wenn man nichts hat (besondere oder unerwartete Arbeitssituationen, die über die Routine hinausgehen, Anmerkung: RT), dann schwimme ich so mit, dann ist alles so ganz gut» (1083). Damit wird das «Mitschwimmen» zum Lernziel der neuen MitarbeiterInnen.

3.2 Ergebnisse des Fragebogens NUCAT-3 und deren Diskussion

Der Fragebogen NUCAT-3 ermittelt die Pflegekultur eines Pflegeteams. Einzelne Ergebnisse sollen im Folgenden berichtet und anschließend mit den Ergebnissen der Gruppendiskussion verglichen werden. Da der Vergleich der NUCAT-Ergebnisse der vier Stationen mit der Faktorenanalyse der Eichstichprobe keine signifikanten Resultate aufzeigt, d.h. keine nennenswerten Auffälligkeiten bezüglich der vier deutschen Faktoren aufzeigen, werden im Folgenden bedeutsame Diskrepanzen und Übereinstimmungen einzelner Items aufgezeigt. Diese Vorgehensweise entspricht der üblichen Auswertung, wie sie in den Vereinigten Staaten erfolgt (Coeling, 1996). Die vier verschiedenen Pflegeteams lassen sich durch die größten und die niedrigsten Differenzen zwischen dem persönlich bevorzugten Verhalten und der Einschätzung des Teams darstellen. Bei den größten Differenzen liegen zwischen der Selbst- und der Teambewertung mindestens sechs Rohwertpunkte des ganzen Teams. Bei den niedrigsten Differenzen werden höchstens zwei Rohwertpunkte, Differenz zwischen der Selbst- und der Teameinschätzung, ausgemacht. Die einzige Ausnahme ist das Team D, welches generell sehr hohe Differenzwerte aufweist, und ihre niedrigsten zwischen drei bis vier Differenzpunkten liegen. Mit dieser Auswertungsmethode wird der Autorin des NUCAT (Coeling, 1996) gefolgt, die Pflegeteams stets auf die größten Diskrepanzen zwischen der persönlichen Einschätzung und der des Teams untersuchte. Um Redundanzen zu vermeiden werden die tabellarisch dargestellten Ergebnisse gleich im Anschluss diskutiert.

3.2.1 Ergebnisse des Fragebogens NUCAT-3 im Pflegeteam A

Das Pflegeteam A zeigt die niedrigsten Diskrepanzen zwischen der Selbst- und der Teameinschätzung bei den Items 4, 20, 22 und 23 und die größten Diskrepanzen bei den Items 8, 18, 28 und 45.

Die hohe Übereinstimmung der Items 4 und 22 können im Zusammenhang verstanden werden. Da die Stationsregeln miteinander entwickelt wurden und auch die Prioritäten in der Pflege gemeinsam festgelegt wurden, ist es für die Teammitglieder wichtig, diesen Regeln zu folgen und auch die Arbeitsweise der KollegInnen zu vertreten.

Tabelle 13: Größte und kleinste Diskrepanzen zwischen der persönlichen Einschätzung und der des Pflegeteams A

Items mit den kleinsten Diskrepanzen beim Team A
4   Wie wichtig ist es, Regeln der Pflege und des üblichen Vorgehens zu befolgen?
20 Wie wichtig ist es, anderen Hilfe anzubieten, auch wenn sie noch nicht um Hilfe gebeten haben?
22 Wie wichtig ist es, die Art und Weise, wie ihre KollgeInnen pflegen ebenfalls zu vertreten?
23 Wie wichtig ist es, das Verhalten eines anderen nicht zu bewerten?[80]
Items mit den größten Diskrepanzen beim Team A
8   Ist es akzeptabel anderen zu erklären, wie Dinge gemacht werden, wenn diese gar nicht um Rat gefragt haben?
18 Wie wichtig ist es, sich mit KollegInnen auch außerhalb der Klinik zu treffen?
28 Wie wichtig ist die persönliche berufliche Entwicklung?
45 Ist es akzeptabel, anderen direkt zu sagen, was sie zu tun haben, statt ihnen aufzuzeigen, was sie tun könnten?

---

80 Das Item 23 fiel sowohl in der US-amerikanischen als auch in der deutschen Faktorenanalyse raus, wurde jedoch beibehalten. In der Auswertung zeigt sich, dass dieses Item für das Team A und Team C bedeutsam ist.

Beim Item 22 liegen die Teammitglieder mit einem Durchschnitt von 3,5 auf der Likertskala zwischen der Bewertung: «3 = trifft im Wesentlichen zu» und «4 = sehr wichtig». Mit dieser Aussage beschreibt das Team einen wesentlichen Aspekt ihrer Pflegekultur, nämlich der Tendenz, ähnliche Prioritäten in der Arbeit zu setzen. Auch diese Vorgehensweise ist auf die konsequente Anleitung neuer MitarbeiterInnen zurückzuführen. Beim Item 20 ist sich dieses Team darüber einig, dass es sehr wichtig ist, anderen KollegInnen auch dann Hilfe anzubieten, wenn diese noch gar nicht um Hilfe gebeten haben. Dieses Verhalten entspricht der Tradition dieses Teams, neue MitarbeiterInnen konsequent anzuleiten und sie auch über Dinge zu informieren, was sie noch nicht wissen, und deshalb unter Umständen auch nicht erfragen können. Das Verhalten anderer nicht zu bewerten (Item 23) trifft für das Pflegeteam A im Wesentlichen zu. Die hohe Übereinstimmung hierin spiegelt ein Ergebnis der Gruppendiskussion wieder, nämlich den konstruktiven Umgang mit Kritik. Die Vorsicht im Umgang mit Bewertungen bezüglich des Verhaltens Anderer, verdeutlicht auch den gegenseitigen Respekt der Teammitglieder untereinander. Die größten Differenzen zwischen Selbst- und Teameinschätzung besitzen den größten Diskussionsbedarf, und bieten den Ausgangspunkt, wenn das Team etwas ändern möchte, so die Fragebogenautorin Coeling (1992). Ein solcher Diskussionsbedarf scheint in Bezug auf drei Themen zu bestehen:

1. die Frage nach dem *Wie* des Verhaltens in Anleitungssituationen (Item 8 und 45),

2. private Treffen mit KollegInnen (Item 18) und

3. die persönliche und berufliche Entwicklung.

Während eine große Übereinstimmung in Bezug auf die Wichtigkeit von Anleitungen besteht, scheint die Frage danach, wie sehr direktiv dabei vorgegangen werden kann auf sehr unterschiedliche Meinungen zu stoßen. Diese Aussage könnte mit der enormen Arbeitslast dieses Teams erklärt werden. Während in der Anleitung ein nondirektives Verhalten überwiegt (Ergebnis der teilnehmenden Beobachtung), kann unter Zeitdruck anders reagiert werden. Diese Zwangssituation, die unter Zeitdruck entstehen kann, wird möglicherweise als Teamerwartung projiziert, im Sinne von: ich finde direktive Anleitung zwar nicht richtig, doch das Team erwartet dieses von mir. Über die Notwendigkeit von privaten Treffen der Stationsmitglieder bestehen große Meinungsverschiedenheiten, was die Vielfalt der Meinungen hierzu spiegelt. Die großen Differenzen in Bezug auf die persönliche berufliche Entwicklung zeigt auf, dass die einzelnen Teammitglieder ihre eigene berufliche Entwicklung für «extrem wichtig» halten, während das Team diesen Aspekt für weniger bedeutsam hält. Obwohl die Teammitglieder dieser Station durch einen besonderen Gruppenzusammenhalt gekennzeichnet sind, deutet dieses Ergebnis an, dass einige mit ihrer persönlichen Entwicklung nicht ganz zufrieden sind. Die Bereitschaft aller Teammitglieder des Team A, füreinander einzuspringen, deutet darauf hin, dass die Teamentscheidung vor die persönliche Entscheidung gestellt wird.

3.2.2 Ergebnisse des Fragebogens NUCAT-3 im Pflegeteam B

Das Pflegeteam B zeigt seine größten Übereinstimmungen bei der Selbst- und Teameinschätzung im NUCAT bei den Items 4, 8, 9, 12 und 18 und die größten Differenzen bei den Items 21, 28, 43 und 48.

Die hohe Übereinstimmung bezüglich des Befolgens von Regeln kann bei diesem Team als Ausdruck ihrer hierarchischen Organisation und dem autokratischen Führungsstil verstanden werden. Dabei hat der Faktor des «hart-arbeiten-Müssens» (Item 9) eine das Team verbindende Wirkung, wie auch bereits in der Gruppendiskussion festgestellt wurde. Mit der hohen Übereinstimmung bezüglich des direktiven Umgangs mit KollegInnen (Item 8) wird ebenfalls die hierarchische Struktur unterstrichen, in der sie zu arbeiten in diesem Team gewohnt

Tabelle 14: Größte und kleinste Diskrepanzen zwischen der persönlichen Einschätzung und der des Pflegeteams B

Items mit den kleinsten Diskrepanzen beim Team B
4 Wie wichtig ist es, Regeln der Pflege und des üblichen Vorgehens zu befolgen?
8 Ist es akzeptabel anderen zu erklären, wie Dinge gemacht werden, wenn diese gar nicht um Rat gefragt haben?
9 Wie wichtig ist es, hart zu arbeiten?
12 Wie akzeptabel ist es, Ihre Arbeit selbst zu erledigen, statt mit anderen zusammenzuarbeiten?
18 Wie wichtig ist es, sich mit KollegInnen auch außerhalb der Klinik zu treffen?
Items mit den größten Diskrepanzen beim Team B
21 Ist es akzeptabel, jemand direkt statt indirekt zu sagen, dass Sie sein/ihr Verhalten nicht mögen?
28 Wie wichtig ist die persönliche berufliche Entwicklung?
43 Ist es akzeptabel, sich gegenüber seinen MitarbeiterInnen durchsetzen zu können?
48 Ist es akzeptabel, Dinge auf bisherige Art zu erledigen, statt nach neuen Wegen Ausschau zu halten?

sind. Auch halten die Teammitglieder der Station B es für durchaus akzeptabel, die Arbeit selbst zu erledigen, statt mit anderen zusammenzuarbeiten (Item 12). Hier wird das Misstrauen den KollegInnen gegenüber deutlich, welches nicht zum Wunsch nach Zusammenarbeit führt. Dementsprechend verständlich ist das übereinstimmend niedrige Bedürfnis, sich mit KollegInnen privat zu treffen (Item 18). Die größten Diskrepanzen zwischen Selbst- und Teameinschätzung beziehen sich auf den Umgang mit Kritik, die persönliche berufliche Entwicklung, das eigene Durchsetzungsvermögen und den Umgang mit Neuerungen. Der Umgang mit Kritik scheint bei diesen Teammitgliedern Unzufriedenheit zu wecken. Die unterschiedliche Vorstellung zwischen den Pflegenden und dem gesamten Team über die persönliche berufliche Entwicklung erklärt sich durch den, auf dieser Station üblichen Anpassungsdruck, der den individuellen Meinungen der Pflegenden wenig Raum gibt. Ähnlich kann die große Diskrepanz beim Item 43 erklärt werden. Hier äußern die Pflegenden, dass sie selbst es legitim finden, sich gegenüber den KollegInnen durchzusetzen, während sie dem Team zuschreiben, dieses nicht so zu sehen. Der Anpassungsdruck und das Misstrauen der Teammitglieder untereinander machen dieses Phänomen verständlich. Die meisten Pflegenden der Station B halten es für weniger akzeptabel, Dinge auf die bisherige Art zu erledigen, statt nach neuen Wegen Ausschau zu halten (Item 48), während sie dem gesamten Team hierzu eine andere Position zuschreiben. Damit halten sich die einzelnen Teammitglieder für fortschrittlicher als ihr Team.

3.2.3 Ergebnisse des Fragebogens NUCAT-3 im Pflegeteam C

Das Pflegeteam C zeigt seine niedrigsten Diskrepanzen zwischen Selbst- und Teameinschätzung bezüglich der Items 4, 19, 23 und 40 und die größten Diskrepanzen bei den Items 9, 18, 21, 29 und 50.

Mit der hohen Übereinstimmung in Bezug auf die Items 4 und 40 macht das Team deutlich, dass sie es wichtig finden, den üblichen Regeln der Pflege und den Anweisungen der Stationsleitung zu folgen. Dieses Team berichtet in der Gruppendiskussion darüber, dass sie, was die Organisation ihrer Pflege betrifft, gemeinsame Prioritäten entwickelt haben. Obwohl sie die Art und Weise, wie die Stationsleitung Anweisungen gibt, kritisieren, scheint eine hohe Übereinstimmung darin zu bestehen, diesen dennoch zu folgen. Das könnte auf die doch stärker ausgeprägte autokratische Führung, als bisher angenommen, hinweisen. Mit der Übereinstimmung bezüglich des Krankmeldens bei Krankheit (Item 19) deutet das Team darauf hin, dass dieses ein akzeptiertes Verhalten ist. Die anderen drei Teams äußern sich nicht so deutlich zu diesem Item, was damit erklärt werden kann, dass auf der Station C im Vergleich die niedrigste Arbeitslast herrscht und es deshalb keine Frage ist, sich bei Krankheit krank zu melden. Die Überein-

Tabelle 15: Größte und kleinste Diskrepanzen zwischen der persönlichen Einschätzung und der des Pflegeteams C

Items mit den kleinsten Diskrepanzen beim Team C
4 Wie wichtig ist es, Regeln der Pflege und des üblichen Vorgehens zu befolgen?
19 Ist es akzeptabel, sich krank zu melden, wenn Sie körperlich krank sind?
23 Wie wichtig ist es, das Verhalten eines anderen nicht zu bewerten?
40 Wie wichtig ist es, den Anweisungen von Vorgesetzten (Stationsschwester bzw. -pfleger), Ihre Pflegearbeit betreffend zu folgen?
Items mit den größten Diskrepanzen beim Team C
9 Wie wichtig ist es, hart zu arbeiten?
18 Wie wichtig ist es, sich mit KollegInnen auch außerhalb der Klinik zu treffen?
21 Ist es akzeptabel, jemand direkt statt indirekt zu sagen, dass Sie sein/ihr Verhalten nicht mögen?
29 Wie wichtig ist es, bei der Arbeit Spaß zu haben?
50 Ist es akzeptabel, Ihre persönlichen Ansichten und/oder die Ansichten Ihrer Familie, mit Ihren MitarbeiterInnen zu teilen?

stimmung darin, das Verhalten der anderen nicht zu bewerten, muss, nach den Kenntnissen über die Probleme des Lästerns in diesem Team, als Idealbild verstanden werden. Damit machen sie deutlich, dass ihnen diese nicht-bewertende Haltung wichtig ist. Die größten Diskrepanzen bestehen bezüglich der Freude an der Arbeit (Item 9 und 29), privater Kontakte zu KollegInnen (Item 18 und 50) und dem Umgang mit Kritik. Die Teammitglieder halten es persönlich für nicht wichtig, hart arbeiten zu müssen und gehen davon aus, dass die Arbeit Spaß machen soll, während sie ihrem Team eine ganz andere Position hierzu zuschreiben. Auch halten sie es persönlich für wenig wichtig, ihre eigenen Ansichten mit den KollegInnen zu teilen. Damit wird ein Misstrauen gegenüber den KollegInnen angedeutet. Beim Umgang mit direkter Kritik schreiben sich die einzelnen Teammitglieder eine eher zurückhaltende Position zu, während sie das Team diesbezüglich direktiver erleben.

3.2.4 Ergebnisse des Fragebogens NUCAT-3 im Pflegeteam D

Das Pflegeteam D zeigt die niedrigsten Diskrepanzen zwischen der Selbst- und der Teameinschätzung bei den Items 6, 30, 38 und 40 und die größten Diskrepanzen bei den Items 15, 16, 18, 25 und 37.

Tabelle 16: Größte und kleinste Diskrepanzen zwischen der persönlichen Einschätzung und der des Pflegeteams D

Items mit den kleinsten Diskrepanzen beim Team D
6 Wie wichtig ist die Förderung der Gruppenmoral?
30 Wie wichtig ist es, ganz auf Lebenserhaltung zu setzen statt ein würdevolles Sterben zu ermöglichen, wenn der Tod unvermeidlich ist?
38 Wie wichtig ist es, zuerst die körperlichen Bedürfnisse der Patienten zu erfüllen, bevor Sie sich um die psychosozialen Bedürfnisse kümmern?
40 Wie wichtig ist es, den Anweisungen von Vorgesetzten (Stationsschwester bzw. -pfleger), Ihre Pflegearbeit betreffend zu folgen?
Items mit den größten Diskrepanzen beim Team D
9 Wie wichtig ist es, hart zu arbeiten?
16 Ist es akzeptabel, mit Ihrem Vorgesetzten nicht überein zu stimmen?
18 Wie wichtig ist es, sich mit KollegInnen auch außerhalb der Klinik zu treffen?
25 Ist es akzeptabel, mit Ihren KollegInnen zu konkurrieren?
37 Wie wichtig ist es, mit der Erledigung von Papierarbeit viel Zeit zu verbringen?

Die hohe Einigkeit bezüglich der Förderung der Gruppenmoral ist bei diesem Team erstaunlich, da es genau in diesem Bereich Probleme im Team gibt. Es lässt sich jedoch mit der Haltung der Stationsmitglieder erklären, die zwar bestimmte Dinge wichtig finden, dennoch nicht davon ausgehen, dass sie selbst für deren Umsetzung verantwortlich sind, sondern eher von den anderen KollegInnen erwartet wird. Mit dieser Begründung kann auch die Übereinstimmung im Umgang mit Sterbenden erklärt werden. In der teilnehmenden Beobachtung wurden hierzu große Unterschiede in der Arbeitsweise festgestellt. Das Team geht mit seiner hohen Übereinstimmung bezüglich Item 38 davon aus, dass es für alle wichtiger ist, zunächst die körperlichen Bedürfnisse von Patienten zu befriedigen, bevor sich den psychosozialen Bedürfnissen zugewendet wird. Das könnte mit der hohen Arbeitslast als auch mit der geringen Berufserfahrung der Teammitglieder begründet werden. Möglicherweise werten Pflegende mit weniger Berufserfahrung die physischen Bedürfnisse höher, weil sie noch nicht so sehr den Blick für die Gesamtsituation von Patienten entwickeln konnten. Dass die Teammitglieder darin übereinstimmen, den Anweisungen der Vorgesetzten zu folgen, mag dagegen erstaunen, weil dieses in ihrem Stationsalltag eher mit Problemen verbunden ist. Das bleibt vor allem deshalb widersprüchlich, weil dieses Thema ebenso bei den größten Differenzen zwischen Selbst- und Teameinschätzung auftaucht. Die größten Diskrepanzen beziehen sich auf die Themen Konkurrenz mit KollegInnen, Übereinstimmung mit Vorgesetzten, die Notwendigkeit von privaten Treffen mit KollegInnen, die Erledigung von Papierarbeit und auf die Wichtigkeit von harter Arbeit. Besonders große Diskrepanzen weist das Team bezüglich der Konkurrenz mit KollegInnen auf. Die Pflegenden halten sich dabei persönlich für gar nicht konkurrierend, schreiben jedoch dem Team konkurrierendes Verhalten zu. Die einzelnen Pflegenden halten es nicht für erforderlich, mit der Vorgesetzten übereinstimmen zu müssen, gehen jedoch davon aus, dass es vom Team allgemein erwartet wird. Persönlich scheinen die Pflegenden dieses Teams davon auszugehen, dass es wichtig ist, hart zu arbeiten. Das Team scheint diese Ansicht jedoch nicht zu teilen. Die Erledigung von Papierarbeit halten sie persönlich nicht für bedeutsam, gehen jedoch davon aus, dass der Rest des Teams der Papierarbeit eine große Bedeutung beimisst. Die unterschiedlichen Prioritäten bei der Pflegearbeit werden hierbei deutlich. Die Diskrepanz bezüglich der Notwendigkeit von privaten Treffen mit KollegInnen könnte darauf hinweisen, dass die häufigen privaten Treffen einiger Teammitglieder nicht von allen positiv bewertet werden.

3.3 Vergleich bedeutsamer NUCAT-Ergebnisse aller vier Pflegeteams

Ein Item, welches im Ergebnis besonders auffällt, ist die Frage 18) Wie wichtig ist es, sich mit KollegInnen auch außerhalb der Klinik zu treffen? Hierzu geben die Pflegeteams A, C und D die größten Diskrepanzen und das Team B die niedrigste Diskrepanz zwischen der persönlichen Einschätzung und der des Teams an. Für das Team B, in dem ein generelles Misstrauen den Kolleginnen gegenüber überwiegt, lässt sich leicht eine hohe Übereinstimmung erklären, die so zu verstehen ist, dass die Teammitglieder es alle für nicht erforderlich halten, sich mit den KollegInnen privat zu treffen. In den anderen drei Teams gibt es hierzu sehr unterschiedliche Positionen, die als Meinungsvielfalt interpretiert werden kann. Bevor auf teamübergreifende Ergebnisse eingegangen wird, sollen nun zunächst die einzelnen Pflegeteams dargestellt werden.

In Bezug auf die Frage 21) Ist es akzeptabel, jemand direkt statt indirekt zu sagen, dass Sie sein/ihr Verhalten nicht mögen? weisen die Stationen B und C hohe Diskrepanzen zwischen der Selbst- und der Stationseinschätzung auf. Beide Stationen haben Schwierigkeiten mit dieser Form der direkten Kritik, weil sie bereits negative Erfahrungen damit gemacht haben.

Beim Item 4) Wie wichtig ist es, Regeln der Pflege und des üblichen Vorgehens zu befolgen? zeigen die Pflegeteams A, B und C hohe Übereinstimmung. Das Pflegeteam D, welches im Laisser-faire-Stil geführt wird, kommt hierzu verständlicherweise zu keiner hohen Übereinstimmung.

Beim Item 23) Wie wichtig ist es, das Verhalten eines anderen nicht zu bewerten? kommt es bei den Pflegeteams A und C zu hoher Übereinstimmung. Während beim Team A damit die allgemeine Haltung der Teammitglieder zum Ausdruck kommt, deutet es bei dem Team C darauf hin, dass sie sich zwar der Bedeutung der Nicht-Bewertung von Verhalten bewusst sind, jedoch dieses in der Praxis nur teilweise umsetzen können.

Beim Item 40) Wie wichtig ist es, den Anweisungen von Vorgesetzten (Stationsschwester bzw. -pfleger), Ihre Pflegearbeit betreffend zu folgen? geben die beiden Teams C und D eine hohe Übereinstimmung an. Ausgerechnet diese beiden Teams scheinen mit dem Befolgen der Anweisungen Schwierigkeiten zu haben. Die hohe Übereinstimmung ist deshalb nur schwer zu erklären. Möglicherweise waren sie beim Ausfüllen des Fragebogens ihrem Idealbild näher, als ihrem Realbild von der gemeinsamen Zusammenarbeit.

Beim Item 33) Wie wichtig ist es, sich um Ihre KollegInnen zu kümmern? geben die Pflegeteams B, C und D größere Diskrepanzen an als das Team A. Die Teams B, C und D schreiben sich persönlich ein größeres Interesse bei dieser Frage zu, als dem Rest des Teams.

3.4 Zusammenfassung der Ergebnisse der Gruppendiskussion und des NUCAT zur Pflegekultur

Die Pflegekulturen der vier Pflegeteams sind sehr unterschiedlich. Die Ergebnisse der Gruppendiskussion und des Fragebogens NUCAT stimmen zumeist überein. In den Bereichen Kommunikation, gemeinsame Wertvorstellungen, Zusammenarbeit und Rituale und Traditionen haben sie deutlich verschiedene Schwerpunkte. Bezogen auf die **Kommunikation** bevorzugt das Pflegeteam A einen humor- und respektvollen Umgang miteinander. Das Pflegeteam B vermeidet Tabuthemen durch lange Gesprächspausen, während das Pflegeteam C zum Tabuthema «dominante Stationsleitung» eine Art Code entwickelt und von «personen-gebundener Kritik» spricht, wenn die Stationsleitung gemeint ist. Das besondere Kennzeichen des Pflegeteams D liegt in der ausdrucksstarken (verbal aggressiven) Sprache. Die **gemeinsamen Werte** des Pflegeteams A weisen hohe Übereinstimmungen auf, wie beispielsweise den Anspruch, das Verhalten von KollegInnen nicht zu bewerten. Das Team B erlebt die Teamarbeit als Anpassungsdruck und teilt die Vorstellung, Arbeiten lieber allein zu erledigen, statt mit KollegInnen zusammenzuarbeiten (Item 12). Das Pflegeteam C misst organisatorischen Arbeiten eine große Bedeutung zu. Das Team D geht davon aus, dass Änderungen nur von «außen» initiiert werden können. Die **Zusammenarbeit** der

Pflegenden des Team A ist durch ein ausgesprochen teamgebundenes Verhalten gekennzeichnet, in der eine gute Kooperation explizites Ziel ist. Das Pflegeteam B wird vor allem durch die viele Arbeit zusammengehalten und misst der Fähigkeit des Hart-arbeiten-Könnens eine große Bedeutung bei (Item 9). Das Pflegeteam C wird durch eine gute Organisation miteinander verbunden, da die Meinungen über kollegiales Verhalten differieren (Item 50). Die Uneinigkeit des Pflegeteams D bezüglich gemeinsamer Absprachen drückt sich auch im NUCAT aus, in dem sie einerseits angeben, dass es wichtig sei, den Anweisungen der Vorgesetzten zu folgen (Item 40) und andererseits in Frage stellen, ob sie mit ihrer Vorgesetzten übereinstimmen müssen (Item 16). Auch die **Rituale und Traditionen** der vier Pflegeteams sind sehr unterschiedlich. Das Pflegeteam A hat eine eigene Kultur des Sich-gegenseitig-Lobens etabliert, in der die Stationsleiterin als Mutmacherin fungiert. Das Pflegeteam B hat Zeitmangel als Dauerthema ritualisiert und beim Pflegeteam C eskalieren Teamkonflikte in regelmäßigen Abständen. Ein Ritual des Teams D ist die konsequente Nicht-Anleitung neuer MitarbeiterInnen.

3.5 Diskussion der Ergebnisse der Gruppendiskussion zur Pflegekultur

3.5.1 Diskussion der Gruppendiskussion des Pflegeteams A zur Pflegekultur

Humor verbindet

Die Pflegekultur des Pflegeteams A weist einige Besonderheiten auf. Hierzu zählen:

1. der scheinbar raue Umgangston,
2. das gegenseitige Loben,
3. die Stationsleitung als Mutmacherin und
4. die Auswahl und Anleitung neuer MitarbeiterInnen und
5. die Einigkeit bezüglich Prioritäten.

Bei dem Team A stellt der Zusammenhalt ein explizites Ziel und zugleich ein hohes Gut des Teams dar. Erreicht wird diese durch sehr vielfältige Mechanismen, wie den humorvollen Umgang miteinander (der nur scheinbar rau ist), gegenseitige Wertschätzung und Ermutigung sowie die Einigung auf gemeinsame Pflegeverfahren. Die Frustration, die sich durch die hohe dauernde Arbeitsbelastung einstellt, wird durch den gemeinsamen hohen Teamgeist reduziert.

Der «**raue Umgangston**» untereinander stabilisiert das Team und grenzt gleichzeitig Fremde aus. Es besteht für das Team kein Grund, diesen «rauen» Umgangston untereinander zu ändern, obwohl sie es manchmal selbst nicht verstehen. Da der ausgrenzende Aspekt dieser Sprache so sehr hervorgehoben wird, aber niemand darauf kommt, dieses zu verändern, muss darin ein tieferer Sinn liegen. Als Integrationsprobe für neue MitarbeiterInnen oder SchülerInnen ist es ein ideales Instrument. Die Art und Weise wie darüber gesprochen wird weist darauf hin, dass dieser Sprachstil etwas Verbindendes hat und zugleich Humorvolles. Dieser raue Umgangston hat dabei nichts wirklich Respektloses, da die amüsante Seite der Kommunikation überwiegt. Da dieser Umgangston nie gegenüber Patienten angeschlagen wird (teilnehmende Beobachtung) und auf den Umgang im Team untereinander beschränkt bleibt, scheint er als Entlastungsfaktor zu dienen. Der gemeinsame Außenfeind, gegen den sich alle verbünden müssen, ist die hohe Arbeitslast, die es täglich zu bewältigen gilt. Neben dem Außenfeind der hohen Arbeitslast kann dieses Verhalten auch in emotional belastenden Situationen mit Patienten entlasten. Mit dem auffallend hohen Zusammenhalt des Teams begegnen sie gemeinsam dem *burnout*, der sich durch die hohe körperliche und emotionale Belastung in vielen Teams einzustellen beginnt. Kollegiale Unterstützung reduziert den Stress in der Pflege (Thomas, 1998) und fördert die Berufszufriedenheit (Lucas, Atwood, Hagaman, 1993).

Das gegenseitige Loben ist für alle Teammitglieder ein sehr wichtiges Ritual. Es wird vor allem von der Stationsleitung und der Mentorin verwendet, um den KollegInnen Respekt zu zollen. Mit dieser verbreiteten Haltung des differenzierten Lobens oder des allgemeinen Lobens (A4 sagt vor Beginn der Übergabe zu allen Anwesenden: «Waren wir nicht gut heute?» und leitet damit ein gegenseitiges Loben ein) wird eine positive Arbeitsatmosphäre geschaffen, die dazu ermutigt, die eigene Arbeit gut zu machen. Das Loben befriedigt die Bedürfnisse nach Wertschätzung und Anerkennung und wirkt Ängsten und Unsicherheiten entgegen (Thomas, 1998).

Die **Auswahl neuer MitarbeiterInnen** erfolgt durch eine Selektion der SchülerInnen des Oberkurses. Damit haben alle Teammitglieder ein großes Mitspracherecht. Dieses Verfahren reduziert die Arbeit, jemanden neu einzuarbeiten und kann als ökonomisch im Umgang mit den eigenen Kräften verstanden werden, da die SchülerInnen schon die Klinik und die Station kennen und bereits Energie in die entsprechende Person bei der SchülerInnenanleitung gesteckt wurde. Es werden nur diejenigen genommen, denen selbstständiges Arbeiten zugetraut wird. Aus diesem Grunde legen alle Teammitglieder größten Wert auf die **Anleitung und Einarbeitung neuer Teammitglieder**. Alle nehmen neue Teammitglieder ernst und begegnen ihnen respektvoll und unterstützend. Jede/r im Team erinnert sich positiv an die eigene Einführung auf dieser Station.

Die hohe Übereinstimmung in der Rangreihenfolge der **Prioritäten** aller Mitarbeiter lässt sich mit der gezielten Einführung neuer MitarbeiterInnen erklären. Da die Mentorin, die alle neuen MitarbeiterInnen anleitet, in der Stationsleitung ihr großes Vorbild sieht, gibt sie die Werte und Normorientierungen der Stationsleitung an alle anderen MitarbeiterInnen weiter. Dabei sieht die Stationsleitung ihre Werte nicht als etwas Absolutes, sondern diskutiert diese mit ihrem Team. Sie ist auch bereit, sich überzeugen zu lassen, womit sie wichtige Führungsqualitäten aufzeigt, wie Selbstsicherheit, Verantwortungsgefühl und Engagement (Bernhard; Walsh, 1997). Folgende Aspekte der eigenen Tätigkeit finden eine hohe Wertschätzung bei allen MitarbeiterInnen dieses Teams: Die Bedeutsamkeit des Patientengespräches und der Information der Patienten; das gegenseitige Loben und Motivieren mit Humor; die gedankliche und argumentative Vorbereitung auf Herausforderungen, Neuerungen und Konfliktlösungen; die Bedeutung der Hoffnung in der Pflegearbeit; die Bedeutung intuitiven Arbeitens; das Planen- und Beeinflussen-Können ihrer Arbeit und das Respektieren der Bedürfnisse von KollegInnen. Die hohe Übereinstimmung dieses Teams mit ihren Zielen drückt sich auch in den Leistungsbeurteilungen von SchülerInnen aus, bei denen eine gute Einigung erreicht werden kann. Die gemeinsam festgelegten Standards machen einen wichtigen Teil der Pflegekultur dieses Teams aus und beeinflussen die Patientenversorgung positiv (Grzyb-Wysocki et al. 1996).

3.5.2 Diskussion der Gruppendiskussion des Pflegeteams B zur Pflegekultur

Schweigen ist Gold

Folgende Themen sollen diskutiert werden:

1. die Anleitung neuer Mitarbeiterinnen,

2. das Verborgene der Pflegekultur dieses Teams,

3. die viele Arbeit und

4. der Zeitmangel.

Die **Anleitung neuer Mitarbeiterinnen** erfolgt in der Orientierung an den ausgesprochenen und unausgesprochenen Regeln der Stationsleitung. Eine richtige Anleitung bedeutet, jemanden «durchzuschleusen», wie B6 erklärt, die für die Anleitung neuer Mitarbeiterinnen zuständig ist. Hinter dem Begriff «Durchschleusen» steckt die Assoziation einer Initiation, die durchlaufen werden muss, um in das Team aufgenommen zu werden. Eine Schleuse ist «eine Kammer mit zwei Türen zur Überwindung von Druckunterschieden zwischen zwei Räumen» (Brockhaus,

1988, Bd. 19, 413). Die Schleuse, also die Mentorin, funktioniert offensichtlich nicht richtig, da die Mitarbeiterinnen auch nach der Anleitung (dem Durchschleusen) noch großen Druck, nämlich Anpassungsdruck, verspüren. Durchschleusen setzt auch keine eigene Aktivität der neuen Mitarbeiterinnen voraus, sondern eher ein passives Adaptieren an die Umgebung. Die Anleitung ist mit dem Ziel der Anpassung, nicht mit dem Ziel des Erwerbs von Selbstständigkeit verbunden. Das kann sowohl auf den Führungsstil, als auch auf das Arbeitssystem zurückgeführt werden. Beim autokratischen Führungsstil wird nicht von partnerschaftlichen Diskussionen ausgegangen, um eine Einigung in der Zusammenarbeit zu erreichen, sondern von bestimmten Regeln, welche durch die Stationsleitung festgelegt werden und die es zu befolgen gilt. Das Arbeitssystem der Funktionspflege erwartet letztlich ein Funktionieren des Stationsablaufes. Hier wird die Pflege nicht primär auf die Patienten bezogen, sondern auf die Aufgaben, sprich Funktionen, die zu erledigen sind. In dieser Orientierung kann auch das Bild, welches sich ein Team von einer neuen Mitarbeiterin macht, auf ihr Funktionieren reduziert sein. Anleiten wird damit zum notwendigen Muss. Die Wortwahl des «Durchschleusens» lässt nicht auf ein ganzheitliches Verständnis gegenüber der Anleitung an sich und gegenüber der neuen Kollegin schließen. Die Teamälteste, die für Anleitungen zuständig ist, berichtet über die Schülerbeurteilungen: «Wir machen das meistens in Zusammenarbeit mit dem Schüler, hinterher machen wir die Besprechung, dass er sich auch rechtfertigen kann» (B5: 1492–1496). Die Worte *Zusammenarbeit* und *rechtfertigen* scheinen hier widersprüchlich. Die Zusammenarbeit mit dem Schüler weckt Assoziationen von kollegialem Verhalten, welches die Situation der Beurteilung und den damit aufgezeigten hierarchischen Verhältnissen vielleicht die Schärfe nehmen soll. Doch durch die erwartete Rechtfertigung der Schüler wird genau dieses Verhältnis wieder untergraben.

Insgesamt wird der Eindruck geweckt, die **Pflegekultur** dieser Station liege vor allem **im Verborgenen**. Sprachlich wird das unterstützt durch die Formulierungen. Nichts wird direkt benannt. Es fallen keine besonderen Redewendungen oder Worte auf, die von allen benutzt werden. Nicht das, was gesagt wurde, scheint dieses Team zu verbinden, sondern das Nicht-Gesagte. Das machen auch die längeren **Gesprächspausen** deutlich, in denen bestimmte Dinge nicht ausgesprochen, sondern höchstens gedacht werden dürfen. Längere Pausen entstehen ausschließlich dann, wenn eines von zwei Tabuthemen angesprochen wird, die in diesem Team einer Regelverletzung gleichkämen. Diese Themen sind

1. die individuelle Meinungsäußerung zu wichtigen Fragen und
2. die Missachtung der hierarchischen Struktur.

Die Pausen sind damit systemstabilisierend, da eine echte Kommunikation, im Sinne eines partnerschaftlichen Austausches, als natürlicher Feind einer hierarchischen Organisation verstanden werden kann. Diese Tabuisierungen fördern die kollektive Abwehr von Verantwortung (Weidmann, 1996).

Die **viele Arbeit** scheint das einzige zu sein, was alle irgendwie zusammenhält. Wenn viel Arbeit wichtig ist, hat sie eine Funktion. In diesem Fall soll sie von persönlichen Konflikten des Teams untereinander ablenken und verhindern, dass die einzelnen Teammitglieder Zeit haben, über ihre Arbeit inhaltlich nachzudenken. Da sich einige mehr Autonomie wünschen, kann die Betonung der vielen Arbeit auch von diesem Wunsch ablenken, da die individuelle Selbstbestimmung in der Funktionspflege nicht so leicht zu vergrößern ist. Dabei scheint das Motto durchzuklingen: «Wer viel arbeitet, ist gut». Dafür ist es besonders wichtig, belastbar zu sein. Denn es gilt «Arbeit wegzuschaffen». Damit operiert das gesamte Team an den psychischen und physischen Grenzen. Das Hinnehmen oder Akzeptieren dieser harten Tatsache wird durch die Stationsleitung immer wieder mit den Worten «das ist so» untermauert. Diese Worte bergen die Gefahr, negative Zustände zu zementieren, da sie das Team dazu bringen, das Gesagte nicht anzuzweifeln. Mit «viel Arbeit» ist insbesondere körperliche Arbeit gemeint, da der Gefühlsarbeit, im Sinne von Strauss et al. (1985) kein besonderer Stellenwert beigemessen wird. Die viele Arbeit kann als gemeinsamer Außenfeind verstanden werden, gegen den das Team (scheinbar) zusammenhält (Stokes, 1994).

Der häufig angegebene **Zeitmangel** kann viele Gründe haben. Er kann als Ausdruck dafür verstanden werden, dass keine Veränderungen erwünscht sind, denn Neuerungen brauchen zunächst Zeit. Der Zeitmangel ist auch ein Argument, welches gegen viele Dinge, zum Beispiel Veränderungen, machtlos macht und das aktuelle Verhalten entschuldigt. Auch werden Neuerungen ausdrücklich für unmöglich erklärt, da es momentan an Zeit mangelt (z. B. Einführung der Bereichspflege). Damit festigt das Zeitmangelargument die bisherigen Arbeitsmethoden und verhindert Selbstreflexionen.

Die Angst, die Zeit nicht füllen zu können, weist auf ein geringes berufliches Selbstbild hin. In einem hierarchisch organisierten Team wird das Pflegeverständnis als eher vorgegeben betrachtet. Das Team sieht sich deshalb nicht in der Lage, ein gemeinsames Pflegeverständnis miteinander zu entwickeln. Sich selbst auf Vorgaben reduzierend, kann auch potenzielle Zeit nicht gefüllt werden. Auch das Verwenden bestimmter Ausdrücke, wie beispielsweise «durchziehen», um Neuerungen einzuführen oder «durchschleusen», um die Anleitung von Schülern zu beschreiben, deutet auf ein eher gering ausgebildetes Pflegeverständnis hin.

3.5.3 Diskussion der Gruppendiskussion des Pflegeteams C zur Pflegekultur

Gute Organisation ist alles

Den Pflegenden dieses Teams fällt es ausgesprochen schwer, ihre Zusammenarbeit auf einer Beziehungsebene und nicht auf einer organisatorischen Ebene zu beschreiben. Dabei fallen folgende Aspekte auf:

1. das Ausweichen einer Beschreibung von Zusammenarbeit auf andere Themen,
2. das Problem des Lästerns,
3. die Notwendigkeit einer guten Organisation und
4. die männliche Orientierung zur Konfliktlösung.

Es fällt auf, dass die Pflegenden dieser Station **auf andere Themen ausweichen,** wenn sie nach ihrer **Zusammenarbeit** gefragt werden. So weichen sie auf den generellen Konflikt mit den Ärzten aus und die meisten anderen gehen hierbei auf die Vorteile einer guten Organisation ein. Den Medizinern wird eine festgesetzte Meinung angelastet, die umso sturer vertreten werde, je mehr man versuche, sie vom Gegenteil zu überzeugen (C3: 468). Auch das allgemeine Interesse der Ärzte an einer Zusammenarbeit mit den Pflegenden wird angezweifelt (C9: 541). Das kann auch als Verschiebung des Problems von der Stationsleitung auf die Mediziner verstanden werden, da genau das gleiche für C4 zuträfe, was jedoch nicht in Worte gefasst werden kann. Hinter diesem Ausweichen auf andere Themen mag das Nicht-Benennen von Beziehungen untereinander stecken. Der zentrale Aspekt von Teamarbeit, das heißt der Beziehungsaspekt wird völlig ausgeblendet.[81] Was die Zusammenarbeit ausmacht, kann scheinbar nicht benannt werden. So sagt C2, dass «es klappen soll» (C2: 354) oder dass «es laufen soll und seinen normalen Gang gehen» (C2: 268). Das Miteinander wird als «es» bezeichnet und bekommt damit etwas Fatalistisches. Jedenfalls fällt auf, dass das Beziehungselement fehlt. Das Ausblenden des Beziehungsaspekts in der Zusammenarbeit macht deutlich, das kollegiale Beziehungen angstbesetzt sind.

---

81 Die Sprachlosigkeit auf der Beziehungsebene wird besonders in der Gegenübertragung der Auswertungsgruppe deutlich. Durch die ganze Auswertung zog sich eine Art «schwere Stimmung». Es kam keine rechte Spannung auf. Auch fanden keine Identifikationen, weder positiver noch negativer Art mit den Teammitgliedern statt. Bis zum Zeitpunkt der Ansprache des Teamkonflikts wirkte der Auswertungstext wie die Beschreibung einer «heilen Welt» und damit steril.

Was offiziell nicht gesagt werden kann oder darf, wird «hinter dem Rücken» weitergegeben und führt zu Problemen. Lästern ist oft ein Zeichen von kurzfristiger Druckentlastung bei Menschen, die Selbstwertprobleme kompensieren wollen. In diesem Team führen aufgedeckte Lästereien zu enormen Konflikten, die eskalieren können und dazu führen, dass die Teammitglieder darunter leiden. Obwohl die Mitarbeiterinnen dieses Teams selbst zu einem solchen Konflikt beitragen, erleben sie ihn wie etwas Externales oder Fatalistisches, wie einen «Urknall», der nicht beeinflusst werden kann. Trotz dieser Krisen kommt es immer wieder zum Phänomen des Lästerns. Das deutet einerseits darauf hin, dass der Druck im Team noch größer sein muss als die aktuelle Angst vor den Konsequenzen dieser Handlungen. Andererseits belegt dieses Verhalten, wie sehr die Teammitglieder ihre (negativen) kollegialen Verhaltensweisen ausblenden.

Eine Möglichkeit, diesen Konflikt zu lösen, sieht das Team in der Einstellung eines **männlichen Mitarbeiters**. Der Wunsch nach einem männlichen Arbeitskollegen kann den unbewussten Wunsch des Teams darstellen, einen starken Mann gegen die starke Leitung einzusetzen. Während die Stationsleitung C4 eher männlich auftritt, sich durchsetzt und dominant erscheint, schildert sich das restliche Team als besonders weiblich: «impulsiv». Die Bezeichnung aller als dickköpfig kann als Identifikation mit C4 verstanden werden. Vielleicht soll ein männlicher Kollege sie vor der Leitung schützen und gleichzeitig das impulsive Team beruhigen, denn er sollte vor allem ruhig sein. Der Aspekt, dass er als Gegenpol zu C4 fungieren soll, ist dabei wichtig. Es scheint einen Widerspruch zu geben zwischen den starken Persönlichkeiten der Teammitglieder und dem Wunsch, sich von einem (starken) Mann schützen zu lassen. Die schwelenden Konflikte haben das eigentlich starke Selbstbewusstsein der Teammitglieder stark in Mitleidenschaft gezogen. Das wirkt sich unterschiedlich auf die einzelnen Teammitglieder aus. Während einige Tendenzen von Resignation aufweisen (C8), wird bei anderen der Kampfgeist geweckt (C9) und andere Teammitglieder rivalisieren bewusst oder unbewusst mit der Stationsleitung (C3 und C6). Weil dieser Konflikt nicht auflösbar scheint, wird er ritualisiert mit Naturgewalten, wie «Urknall» beschrieben. Das mag an der Angst der Teammitglieder vor der gemeinsamen Teamarbeit liegen. Je mehr sie sich darauf einlassen, ein Team zu sein, desto größer erleben sie die Gefahr, die eigene Identität zu verlieren.

Allen Stationsmitgliedern ist die **gute Organisation** ihrer Arbeit besonders wichtig. Warum allen die gute Organisation so wichtig ist, hat verschiedene Gründe. Einerseits gibt ihnen das die Möglichkeit, sich mit der Stationsleitung zu identifizieren, für die eine gute Organisation das A und O der Berufstätigkeit ausmacht. Eine Identifikation mit der Stationsleitung, die phasenweise als aggressiv und verletzend erlebt wird, bietet, psychoanalytisch gesehen, einen gewissen Schutz vor ihr (Phänomen: *Identifikation mit dem Angreifer*, Anna Freud, 1978). Ein weiterer Grund, warum diesem Team die Organisation so sehr wichtig ist, mag darin liegen, dass durch die Beschäftigung mit kognitiven Prozessen (Organisation) die Beschäftigung mit emotionalen Prozessen (Ängste und Gefühle überhaupt) verhindert oder reduziert werden kann. Es entsteht der Eindruck, dass alles auf dieser Station gut läuft, doch die Gefühle wegorganisiert werden sollen. Die gute Organisation kann damit eine Kontrolle über die Arbeit verleihen, eine Kontrolle, die im emotionalen Bereich vermisst wird («wir sind alle impulsiv» C9: 202).

3.5.4 Diskussion der Gruppendiskussion des Pflegeteams D zur Pflegekultur

Hier herrscht das Chaos

Im Pflegeteam D haben sich trotz der Kürze der gemeinsamen Zusammenarbeit einige Rituale und Traditionen etabliert. Hierzu zählen:

1. die ausdrucksstarke Sprache und deren Verbindung zum Lästern,
2. die Nichtanleitung neuer Mitarbeiter und
3. die Trennung in ein berufliches und ein privates Team.

In diesem Team fällt zunächst die ausdrucksstarke und oft **negativ bewertende Alltagssprache** auf. Die Formulierungen scheinen überzogen oder haben einen negativen Beigeschmack. Situationen werden dabei nicht differenziert, sondern verallgemeinert und oft übertrieben dargestellt. Dabei wird die Aussage ins Extrem und oft ad absurdum geführt. So teilt eine Pflegende mit, sie hätte keine Probleme Patienten zu berühren und würde sich eben Handschuhe anziehen, wenn die Patienten «dreckig» seien. Allein diese Formulierung lässt an der notwendigen Empathie Zweifel aufkommen. Solche abwertenden Worte sind in diesem Team üblich und werden von der Abteilungsleiterin rationalisiert. Das hohe Maß an verbaler Aggression, welches dieses Team wie selbstverständlich verwendet, beschreibt die Abteilungsleitung als rauen Umgangston der Chirurgie, der gewöhnungsbedürftig sei. Die Verwendung eines destruktiven Vokabulars deutet auf den verzweifelten Wunsch nach Grenzen hin, der mit dieser Aggression ebenfalls transportiert wird. Dieser unbewusste Wunsch wird durch Rationalisierungen kompensiert, was langfristig die Aggression steigert. Damit entsteht ein Teufelskreis. Die Pflegenden verwenden, mit Ausnahme eines noch neuen Teammitgliedes, keine respektvolle Sprache, wenn sie über die Patienten reden. Der «barsche Umgangston» fällt nur einem neuen Teammitglied auf. Die übliche

Ausdrucksweise der Teammitglieder über die Patienten macht ein hierarchisches Gefälle deutlich, in dem Patienten sich am unteren Ende dieser Hierarchie befinden. Auch die Wortwahl der Abteilungsleiterin ist auffällig. Sie funktionalisiert die Beziehungen zum Team, wenn sie von «Material», statt von MitarbeiterInnen spricht, mit dem sie arbeiten müsse, um den Dienstplan erstellen zu können. Die Abteilungsleiterin distanziert sich vom Team, und die Pflegenden distanzieren sich von den Patienten. Arnold (1999) stellt hierzu fest, dass die Qualität der Kommunikation eines Teams erheblich deren Beziehungen bestimmt. Da die Beziehungsgestaltung einen sehr wichtigen Bestandteil der Pflege ausmacht (Peplau, 1988) reduziert dieses Team mit ihrer destruktiven Sprache ihre Pflegekompetenz. Diese auffällige Sprache mag ein Zeichen für die Jugendlichkeit dieses Teams sein oder Ausdruck der geringen Berufserfahrung. Diese Sprache bringt geringe gegenseitige Wertschätzung und mangelnden Respekt untereinander zum Ausdruck. Der fehlende gegenseitige Respekt verringert ihre Autonomie (Boughn, 1995). Diese entwertende Dynamik fördert wiederum das Gefühl persönlicher Entwertung (Ewashen, 1996). Durch kontinuierliches Entäussern von aggressiven Impulsen kommt es nicht zu der Möglichkeit, Verhalten zu reflektieren.

Das Team lästert in der Gruppendiskussion über die Abteilungsleitung, nachdem diese den Raum verlassen hatte. Zuvor hatte die Abteilungsleiterin sich über die (nicht anwesende) Pflegedirektion beklagt. Dieses Lästern kann auch als Rivalisieren verstanden werden. Dies ginge dann von der Pflegenden D4 und den beiden Bereichsleitungen D2 und D6 aus. Das Bedürfnis nach Anerkennung ist gerade bei wenig berufserfahrenen Pflegenden verständlich. Doch die Abteilungsleitung kann dem gar nicht nachkommen, da sie selber sehr mit ihrer Einarbeitung beschäftigt ist. Das Team findet keine Lösung mit der Abteilungsleiterin. Vielleicht konnten sie ihr Anliegen, warum sie ein bestimmtes Verhalten nicht gut finden und darum bitten dieses zu verändern, nicht deutlich genug zum Ausdruck bringen. Aber auch die Abteilungsleiterin erklärt sich nicht, sondern teilt dem Team mit, ihr gefalle es einfach, was sie tue. Damit lehnt sie es scheinbar ab, ihr Tun zu reflektieren und die Ängste des Teams ernst zu nehmen. Sie distanziert sich vom Team, was in der Gruppendiskussion auch sprachlich deutlich wird. Über Teamkonflikte geht sie mit dem Satz «sie hacken manchmal» (248) hinweg. Mit dem «sie» distanziert sie sich selbst vom Team. Die Abteilungsleiterin nähert sich nur einem «wir» wenn sie sich mit ihrer Überforderung den Teammitgliedern anschließen will. Das Team distanziert sich durch Lästern von der Abteilungsleiterin. Das Ausbleiben der Anerkennung wird vom Team kompensiert, indem sie die eigene Position idealisieren. Dieses geschieht zum Beispiel, indem sie den Ärzten Angst vor den Pflegenden zuschreiben, die den Ärzten zu sehr eigenverantwortlich arbeiten würden. Das lästernde Verhalten dient der Kompensation von Minderwertigkeitsgefühlen. Der mangelnde Selbstwert kann als Folge von häufig auftretenden Fehlern und dem üblichen Chaos verstanden werden, die dieses Team begleiten. Die fehlende Wertschätzung durch die Mediziner und die Abteilungsleitung verstärkt diesen Prozess. Beruflich gelingen dem Team keine Kontakte, die bei Konflikten hilfreich sein können. Auch die Abteilungsleiterin kann sich nicht auf das Team einlassen, sondern benötigt eine gewisse Distanz, welche ebenfalls nicht hilfreich ist, um Konflikte zu lösen.

Ein auffallendes Ritual ist die **Nicht-Einarbeitung** neuer MitarbeiterInnen. Dieses muss als eine Art Initiationsritual verstanden werden. Alle Teammitglieder verwenden die Formulierung «ins kalte Wasser geworfen worden zu sein», um ihren Einstieg in dieses Team zu beschreiben. Diese Ausdrucksweise wird ausschließlich von den Teammitgliedern dieser Station verwendet. In diesem Zusammenhang ist auch die Formulierung des «Mitschwimmens» interessant. D3 macht deutlich, dass das Mitschwimmen auf dieser Station das Lernziel ist, was es zu erreichen gilt. Auch D2 fühlte sich zum «Schwimmen» aufgefordert, als sie plötzlich von der internen auf eine chirurgische Station wechselte. Vielleicht hält man gerade noch den Kopf über Wasser, da es einem schon bis zum Hals steht. Nur wer diesen Wurf in das kalte Wasser übersteht, wird zum Mitglied dieser Gruppe. Statt eine gemeinsame Linie zu verfolgen, werden Probleme individualisiert, was schon mit dem Einstieg eines/r neuen MitarbeiterIn deutlich gemacht wird. Durch die mangelnden Absprachen und die Individualisierung der Teammitglieder können sich wenig entlastende Routinen entwickeln. Das löst immer wieder ein Chaos aus, was auch jeder mit der Station assoziiert. Dadurch, dass sich jedes Teammitglied selbst seinen Weg durch den Stationsalltag suchen muss und keiner Rückhalt bei einer Leitung finden kann, fühlen sich alle überfordert. Da auch die Stationsleitung D5 überfordert ist, kann sie ihr Team nicht unterstützen, entlasten oder motivieren. Durch die mangelnden Absprachen und mangelnde Einigkeit versucht jeder allein klar zu kommen, auch mit den Ärzten. Da sie sich nicht als ein Team formieren, wird Kritik von den Medizinern als persönlich erlebt. Durch die starke Individualisierung auf dieser Station versucht so jede einzelne bei den Ärzten Anerkennung zu finden.

Besonders auffallend ist die strikte **Trennung zwischen dem beruflichen und dem privaten Team**. Auf Nachfrage der Diskussionsleitung, warum sie sich privat so gut verstehen und beruflich so große Probleme miteinander haben, wird das von allen geleugnet. Die Zurücknahme der so häufig erwähnten Trennung des Teams in zwei unterschiedliche Bereiche lässt vermuten, dass diejenigen, die sich privat treffen, das den anderen gegenüber nicht so deutlich machen wollen, obwohl es letztlich bekannt ist. Bei einem uneinigen beruflichen Team können private Treffen einiger Teammitglieder auch zu Koalitionen untereinander führen, die sich zusätzlich negativ auf das Berufsleben auswirken. Dementsprechend dient das Leugnen dem Dämpfen des Misstrauens. Die deutliche Bevorzugung des privaten Teams gegenüber dem beruflichen lässt sich als eine Flucht vor der beruflichen Auseinandersetzung verstehen. Statt Konflikte miteinander zu besprechen, wird ein Chaos bevorzugt, welches Stress produziert, und verhindert, dass miteinander geredet werden kann. Die Flucht in das private Team sowie dessen Idealisierung lässt den Alltagsärger vorübergehend vergessen und kann als ein Schutzmechanismus verstanden werden. Bei diesem Schutz werden Gedanken oder Verhalten isoliert, «sodass deren Verbindung zu anderen Gedanken oder der übrigen Existenz des Subjekts unterbrochen ist» (Laplanche & Pontalis, 1989, S. 238). Durch die Isolierung kann die Bedrohung, die das berufliche «Chaosteam» mit sich bringt, abgewehrt werden, indem das Interesse auf das private Team verlagert wird. Außerdem bietet das berufliche Team keine positive Identität für die Teammitglieder. Obwohl das eigentliche Problem, nämlich der mangelnde Zusammenhalt des beruflichen Teams, bekannt ist (D2: «Ich denke, oftmals fehlt es uns am gleichen Strang zu ziehen», 976), sieht das junge und wenig berufserfahrene Team keine Möglichkeit, dieses zu ändern. Die Auseinandersetzung wird vermutlich auch deshalb gescheut, weil viele Teammitglieder sehr impulsiv sind, sich schnell aufregen und in Beschimpfungen ergehen, statt nach einer Ursache oder Lösung des Konflikts zu suchen. Das Team ist sehr auf die Gegenwart bezogen, was den beruflichen Weitblick oder die Beschäftigung mit einer gemeinsamen beruflichen Perspektive ausschließt. Diese negative Dynamik ihrer Teamkultur wirkt sich negativ auf die Patientenversorgung aus (Grzyb-Wisocki et al., 1996).

3.6 Zusammenfassung der Ergebnisse zur Pflegekultur in den vier Pflegeteams

Die Pflegekultur des **Teams A** ist vor allem geprägt durch einen großen Teamzusammenhalt. Eine gute Arbeitsatmosphäre ist explizites Ziel und wird besonders durch Humor gegenseitige Wertschätzung und systematische Einarbeitung neuer MitarbeiterInnen erreicht. Konflikte werden offen thematisiert und diskutiert. Beim Suchen nach Lösungen leistet jede/jeder seinen/ihren Beitrag und kann sich der Anerkennung des Teams sicher sein.

Ein zentraler Aspekt der Pflegekultur des **Teams B** liegt in der Notwendigkeit zur Anpassung, die von vielen Teammitgliedern als Druck erlebt wird. Das Team verbindende Elemente sind die hohe Arbeitslast und der Zeitdruck. Individuelle Fähigkeiten dürfen nicht thematisiert werden. Auch zwischenmenschliche Konflikte werden nicht offen angesprochen. In dieser hierarchischen Organisation wird die Lösung von Problemen durch die Stationsleitung erwartet.

3. Ergebnisse der Gruppendiskussion zur Pflegekultur

Tabelle 17: Vergleichende Ergebnisse zur Pflegekultur der vier Pflegeteams

	Pflegeteam A	Pflegeteam B	Pflegeteam C	Pflegeteam D
Kommunikation	offen	verdeckt	verdeckt	verdeckt
Interaktion	teameigener Humor verbindet und reduziert Spannungen	indirekte Kritik und ängstliche Zurückhaltung überwiegen	Leugnen des Teamkonflikts durch Überbetonung des «guten Teams»	disziplinloses Ausagieren von Konflikten verletzt MitarbeiterInnen
Feedback durch Leitung	Loben: häufig Kritisieren: direkt und sachlich	Loben: sehr selten Kritisieren: direkt und verletzend	Loben: sehr selten Kritisieren: direkt und verletzend	Loben: sehr selten Kritisieren: indirekt und verallgemeinernd
gemeinsame Werte	ähnliche Prioritäten durch offene Kommunikation gemeinsam entwickelt	Anpassung ans Team zugunsten eigener Selbstständigkeit	Organisation wichtig, um von zwischenmenschlichen Konflikten abzulenken	Leugnen der Ernsthaftigkeit ihrer beruflichen Arbeit
Zusammenarbeit	zufrieden gemeinsamer Anspruch an gute Pflege verbindet	unzufrieden hohe Arbeitslast und Zeitdruck verbindet	unzufrieden gemeinsamer Anspruch an gute Pflege verbindet	unzufrieden private Treffen und Nicht-Ernstnehmen der Arbeit verbindet
Rituale/ Traditionen	humorvolles Necken	Zeitmangel wird ritualisiert	Teamkonflikte eskalieren phasenweise	«ins kalte Wasser werfen» neuer MitarbeiterInnen

Die Pflegekultur des **Teams C** ist durch eine gute Organisation gekennzeichnet, die allen Teammitgliedern wichtig ist. Zwischenmenschliche Konflikte werden als Bedrohung für die eigene Individualität erlebt und können phasenweise «wegorganisiert» werden. Um diese nicht zu thematisieren, wird das Team als ein besonders gut funktionierendes dargestellt. Die dominante Führung der Stationsleitung weckt Assoziationen nach einem, vor ihr beschützenden, männlichen Mitarbeiter.

Die Pflegekultur des **Teams D** liegt in einer auffallenden Trennung von beruflichem und privatem Team. Die berufliche Zusammenarbeit wird mit einer besonders ausdrucksstarken (und oft vulgären) Sprache beschrieben, in der Lästern zum «coolen» Umgangston zu gehören scheint. Konflikte werden tendenziell affektiv ausagiert. Zwischenmenschliche Spannungen im Beruf scheinen sich in privaten Treffen aufzulösen. Konflikten wird oft die Ernsthaftigkeit abgesprochen.

4. Ergebnisse der Gruppendiskussion zur kollektiven Verantwortung

4.1 Auswertung der Gruppendiskussion zur kollektiven Verantwortung

Im Folgenden sollen aus der Gruppendiskussion Aspekte der Verantwortung erhoben werden. Diese sind in die Bereiche Autonomie, Autorität, berufliche Kenntnisse und interpersonale Kompetenz eingeteilt. Da die Ergebnisse zum Kontrollbewusstsein in der Gruppendiskussion mit den Ergebnissen zum Kontrollbewusstsein in den Einzelinterviews übereinstimmen, wird an dieser Stelle auf eine Präsentation der Ergebnisse verzichtet, um Redundanzen zu vermeiden. Auf die Ergebnisse zum Kontrollbewusstsein wird bei der Darstellung der Einzelinterviews besonders eingegangen.

4.1.1 Ergebnisse der Gruppendiskussion des Pflegeteams A zur kollektiven Verantwortung

Autonomie des Pflegeteams A

Die **Selbstbestimmung und Freiheit Entscheidungen zu treffen,** welche die Autonomie ausmachen, wird an verschiedenen Diskussionsstellen deutlich. So übernimmt die Stationsleitung die Eröffnung der Gruppendiskussion. Mit einem Einleitungsscherz «Wenn wir nix sagen, dürfen wir dann gehen?» (A3: 84) entspannt sie ihr Team und macht es für das Gespräch bereit. Durch die Einführung der Bereichspflege hat sich auch das Arbeitsgebiet der Stationsleitung geändert. Zuvor hatte sie einen Großteil der Verantwortung allein zu tragen. Für sie persönlich ist die Umstellung auf die Bereichspflege eine Entlastung, da sie früher allein für alles zuständig war und sich die Verantwortung nun im Team verteilt. Damit erhöht sich automatisch die **Selbstständigkeit aller Teammitglieder.** Ängstliche

Teammitglieder, die sich nicht getraut haben, die Verantwortung für einen Bereich allein zu übernehmen, «wurden langsam an diese Aufgabe herangeführt» (A3: 510). Ein wesentlicher Aspekt der Selbstbestimmung in diesem Team liegt in der Auswahl neuer MitarbeiterInnen. Ein wichtiger Aspekt von selbstbestimmtem Arbeiten betrifft das Setzen von Prioritäten. Hierzu spricht A2 für das gesamte Team:

> A2: «Ich denke, wichtig für uns alle, ist eigentlich alles, was mit den Patienten direkt zu tun hat. Schreibkram drumrum ausarbeiten, das sind alles Sachen, die eigentlich immer an letzter Stelle kommen, mir geht es so» (846–848).

Sie setzt klar die Priorität, dass der Patient an erster Stelle kommt und die Dokumentation zweitrangig ist, und ist davon überzeugt, dass es den anderen Teammitgliedern auch so geht.

Der **Handlungsspielraum** dieses Pflegeteams bleibt dabei **nicht auf die Station begrenzt**. Das Team macht auch Verbesserungsvorschläge, die die gesamte Klinik betreffen. Bei den anstehenden Umbaumaßnahmen machen sie sich beispielsweise Gedanken darüber, welche Auswirkungen das für ihre Teamarbeit haben wird. Das Team fühlt sich durch die Stationsleitung gut informiert, da diese sich in den entsprechenden Gremien über alle anstehenden Dinge auf dem Laufenden hält und das umgehend dem Team mitteilt. So werden beispielsweise die Vor- und Nachteile eines offenen Tresens, statt einer, vom Flur abgehenden Tür zum Dienstzimmer diskutiert.

Autorität des Pflegeteams A

Die **Autorität** der einzelnen Teammitglieder für bestimmte Bereiche zuständig zu sein, wird **durch die Stationsleitung zugesprochen,** und die Verantwortlichen genießen hierfür Anerkennung. Eine generelle Autorität der Teammitglieder ergibt sich durch die Haltung der Stationsleitung, die ihrem Team die Aufgaben zutraut und ihren MitarbeiterInnen vertraut. Um den Teammitgliedern selbstständiges Arbeiten zutrauen zu können, ist die Auswahl der neuen KollegInnen von besonderer Bedeutung. Die Probezeit wird dabei sehr ernst genommen. Wenn es der neuen KollegIn nach einem halben Jahr nicht gelungen ist, ihre Arbeit selbstständig zu organisieren, kann sie nicht ins Team übernommen werden. Die Stationsleitung A3 ist in der Lage ihren Handlungsspielraum gut zu nutzen und sieht große Vorteile in der Verteilung fester Aufgabenbereiche. Durch die **festen Zuteilungen von Aufgabenbereichen,** wie das Bestellen von Material oder Medikamenten, kommt einigen Teammitgliedern eine besondere Verantwortung zu und damit auch eine besonders wichtige Funktion für das Team. Auch die eingeführte Bereichspflege bringt für alle ein Mehr an Verantwortung mit sich.

4. Ergebnisse der Gruppendiskussion zur kollektiven Verantwortung 221

Berufliche Fachkenntnis des Pflegeteams A

Die beruflichen Kenntnisse sind in der Gruppendiskussion nicht direkt erfragt worden und können deshalb auch nur indirekt erschlossen werden. Viele Textstellen weisen bei dem Pflegeteam A darauf hin, dass sie sich ihrer Kenntnisse bewusst sind, und es bevorzugen, eigene Entscheidungen zu treffen. Die beruflichen Kenntnisse werden in diesem Team stark geprägt durch die lange Berufserfahrung der Stationsleitung und ihr «menschliches Händchen», was von allen Teammitgliedern als vorbildlich gesehen wird.

Interpersonale Kompetenz des Pflegeteams A

Zur Beziehungsfähigkeit finden sich in diesem Team die **häufigsten Aussagen**. Es besteht eine hohe Übereinstimmung dahingehend, dass **die Zusammenarbeit im Team besonders wichtig** ist. Die Stationsleitung hat dabei die Rolle übernommen, trotz harter Arbeit einen gewissen **Optimismus** zu verbreiten. In den Beziehungen untereinander werden allen KollegInnen auch Zeiten zugestanden, in denen es Ihnen persönlich nicht so gut geht. So gesteht die Leitung jedem seine «total miesen Phasen» zu, stellt aber gleichzeitig fest, «jeder hat irgendwie seine witzige Phase» (A3: 778). A3 bemerkt an sich selbst, wenn sie eine Erholungspause benötigt. Dieses Bedürfnis nimmt sie dann ernst und zieht sich, zum Beispiel kurzfristig zum Putzen, zurück. Dieses **körperliche Abreagieren emotionaler Spannungen** erlebt sie als ein hilfreiches Mittel, sich selbst wieder ins Lot zu bringen. A3 macht das ganz bewusst, da sie weiß, dass sie andere nicht mehr motivieren kann, wenn sie selber eine Erholungspause benötigt.

Die Mentorin A4 eröffnet in der anfänglichen Vorstellungsrunde gleich, dass sie sich auf dieser Station wohl fühlt. Mit dieser Bemerkung fällt sie so sehr auf, dass die anderen humorvoll nachfragen, ob sie für dieses Statement bezahlt wurde. Doch entscheidend dabei ist, dass A4 von Anbeginn auf die Beziehungsqualitäten des Teams eingeht. Dieser Schwerpunkt wird auch von anderen betont. Die enge Anbindung ans Team wird bei allen in den Wir-Formulierungen deutlich.

Zwei Pflegende (A4 und A8) äußern ihre «**Angst vor Neuem**». A8 ist verärgert über sich selbst, weil es ihr so schwer fällt, Entscheidungen zu treffen, zum Beispiel die Station zu verlassen und neue Erfahrungen in einer anderen Klinik zu sammeln. A8 würde nach einer möglichen Kinderpause gern wieder auf diese Station kommen und ist enttäuscht über die schnelle Ersetzbarkeit von Teammitgliedern. Beide können ihre Befürchtungen und Ängste in diesem Team offen mitteilen. Ihnen wird mit Verständnis begegnet.

4.1.2 Ergebnisse der Gruppendiskussion des Pflegeteams B zur kollektiven Verantwortung

Autonomie des Pflegeteams B

Die **Autonomie** scheint sich im Pflegeteam B sehr **auf die Position der Stationsleitung B8** zu **beschränken**. B8 demonstriert ihre Führung des Teams in der Gruppendiskussion, indem sie streckenweise die Gesprächsführung übernimmt und ihren Teammitgliedern Fragen stellt. Wenn ihr die Aussagen ihrer Mitarbeiterinnen in der Diskussion zu negativ sind, unterbricht sie diese und ist bemüht die Station in ein «gutes Licht» zu setzen. Die Stationsleitung trifft die Entscheidungen oft für die gesamte Station und gibt diese, im Sinne einer klassischen hierarchischen Führung weiter. Der Wunsch nach mehr Autonomie wird bei einigen Teammitgliedern deutlich. So äußern die beiden jüngsten Teammitglieder B2 und B7, die seit einem knappen Jahr auf diese Station arbeiten, den Wunsch, Bereichspflege einzuführen und B5 wünscht sich eine größere Mitsprache bei der Einstellung neuer Mitarbeiterinnen.

Allgemein wird der **hohe Anpassungsdruck** in diesem Team beklagt (B2, B4, B7), was mit dem Gefühl einhergehen kann, seine Selbstständigkeit aufgeben zu müssen (B5). Insgesamt steht in diesem Team der Stationsleitung die größte Autonomie zu. Die Teammitglieder erleben sich in ihrem selbstbestimmten Handeln eher beschränkt, was einige Pflegende dieses Teams stört.

Autorität des Pflegeteams B

Die Stationsleitung B8 **bewertet das Verhalten ihrer Mitarbeiterinnen**. So hebt sie die Pünktlichkeit von B6 hervor (108) und dass diese allerorts gelobt werde (486), doch die Art wie sie es sagt, klingt so, als ob sie sich irgendwie über B6 lustig mache. So reagiert sie auf den Kommentar von B6, nachdem diese verspätet zur Gruppendiskussion kommt und erstaunt fragt: «Ach seid ihr schon alle hier?» mit den Worten: «Wen habt ihr denn gesucht?». Diese Gegenfrage kann gleichzeitig humorvoll oder provokativ aufgenommen werden. B6 spricht daraufhin ernst weiter, was bedeutet, dass sie diese Reaktion nicht humorvoll deutet.

Über das junge Teammitglied B6 stellt B8 fest, dass diese gut Schüler anleiten könne, und bei B6 eine Art «Leidenschaft» sei (471).[82] Die Stationsleitung B8 kritisiert B5, als diese einräumt, dass sie bei Neuentscheidungen im Team kein

---

82 B6 äußerst sich im Einzelinterview über dieses Statement sehr erstaunt. Nie sei sie von der Leitung gelobt worden und ist unsicher, ob das ernst gemeint ist.

großes Mitspracherecht haben, mit den Worten, dass es ja schließlich noch so sei, dass sie sagen könnten «das und das möchten wir haben» (180). Im Gegensatz zu allen anderen Teammitgliedern ist B5 die einzige, die auf kritische Bemerkungen der Stationsleitung reagiert. Alle anderen Teammitglieder nehmen die Kommentare der Stationsleitung widerspruchslos hin, auch wenn sie darüber verärgert sind. Auch die Ärzte werden von B8 kommentiert. Im Nachtdienst habe sie von den Ärzten, wenn sie diese nachts weckte, «meistens auch nur blöde Antworten gekriegt» (295).

Es bestehen <u>Unklarheiten bezüglich der Verantwortung</u>. Es fallen hierzu Äußerungen wie

> B7: «(…) also da erst einmal reinzuwachsen in diese Verantwortung, sage ich mal, das alles mitzubekommen, das alles zu verstehen, an alles zu denken. Das war natürlich ziemlich schwer» (373–376).

Sie versteht unter Verantwortung «das *alles* mitzubekommen, das *alles* zu verstehen, an *alles* zu denken» (376). Verantwortung wird nicht mit Lernschritten assoziiert, sondern mit *allem*.

Im Pflegeteam B sind <u>keine Aufgaben im Sinne von **festen Zuständigkeiten**</u> vergeben. Auf die Frage der Diskussionsleiterin nach verschiedenen Zuständigkeiten antwortet die Stationsleitung B8, dass <u>einfach jede immer zuständig sei</u>. Die Bereichsleitung meint, dass Zuständigkeiten aus Zeitgründen nicht eingehalten werden könnten.

Berufliche Fachkenntnis des Pflegeteams B

Auf die Frage, nach den Fähigkeiten, die neue Mitarbeiterinnen mitbringen müssen, um auf dieser Station arbeiten zu können, antworten die Stationsleitung B8 und ein junges Teammitglied B2. Die Stationsleitung sagt hierzu: «Ich denke mal, man muss **ganz schön hart arbeiten können**» (202). Die junge Pflegende B2 führt das Thema mit folgenden Worten fort:

> B2: «Und ich denke gerade für den Einstieg ist es wichtig, dass man (…) sich ins Team mit einfügt und sich durchaus erst einmal alles sagen und zeigen lässt und nicht sagt, ich bin jetzt hier die Neue und ich mache jetzt alles neu» (203–206).

Mit den beiden Statements von B8 und B2 bleibt festzustellen, dass die Fähigkeit «hart arbeiten zu können» und «sich in das Team einfügen können», für neue Mitarbeiterinnen von zentraler Bedeutung ist.

Interpersonale Kompetenz des Pflegeteams B

Zum Umgang mit Beziehungen untereinander werden wenig direkte oder positive Aussagen gemacht. Lediglich B6 betont die «Kollegialität untereinander», was von den anderen nicht kommentiert wird. Als darüber gesprochen wird, dass sie bereits gemeinsam bowlen gegangen seien, stellt sich heraus, dass ein Teammitglied (B2) davon nichts mitbekommen hatte. Eine Begründung, warum B2 nichts von diesem Treffen erfahren hatte, wird nicht gebracht. Insgesamt zeigen die Teammitglieder dieser Station **wenig positive Beziehungen untereinander**. Es kommt keine Diskussion auf, sondern alle Teammitglieder reagieren nur auf Fragen der Diskussionsleitung. Nur die Stationsleitung B8 spricht einzelne Mitarbeiterinnen direkt an. Alle anderen beziehen sich nicht aufeinander. Die Leitung betont, dass «keiner behaupten könne, er sei vollkommen» und dass «jeder seine Macken» habe. Wichtig bei einem neuen Teammitglied sei, «nicht arrogant» zu sein.

Alle Teammitglieder kritisieren etwas. Das Schimpfen über Dinge, die nicht direkt mit der Zusammenarbeit im Team zu tun haben, fällt auf, weil es fast alle Mitarbeiterinnen dieser Station machen. So wird die Unhöflichkeit der MitarbeiterInnen in den Funktionsabteilungen, den so genannten «Schnittstellen» beklagt (B6), die Arbeitssituation in einer anderen Klinik kritisiert B7 oder das mangelnde Funktionieren des Hol- und Bringdienstes beklagt (B4). Diese Form indirekter Kritik an der Stationsarbeit kennzeichnet deutlich die typische Interaktion der Teammitglieder.

4.1.3 Ergebnisse der Gruppendiskussion des Pflegeteams C zur kollektiven Verantwortung

Autonomie des Pflegeteams C

Obwohl die **Stationsleitung** C4 nicht an der Gruppendiskussion teilgenommen hat, scheint sie in der Gruppe **sehr präsent** zu sein. Allerdings wird wenig namentlich von ihr gesprochen als vielmehr mit Andeutungen, indem typische Aussprüche von ihr zitiert werden, die jedes Teammitglied kennt. Dabei wird die Stationsleitung als sehr **dominant** beschrieben, die sich die Freiheit herausnimmt, in laufende Prozesse einzugreifen. Es wird vom Team nicht kritisiert, *dass* die Stationsleitung eingreift, sondern *wie* sie eingreift. Der resoluten Art der Stationsleitung weiß das Team nur schwer etwas entgegen zu setzen. Der als **gering erlebte Handlungsspielraum** bei Konflikten macht eine klare Eingrenzung der Tätigkeiten erforderlich, in denen die inhaltliche Gestaltung selbst bestimmt werden kann. Die Ärzte scheinen den Handlungsspielraum der Pflegenden einzuschränken: «Der Chef und der Oberarzt haben 'ne festgesetzte Meinung, und je mehr man versucht, sie von irgend etwas zu überzeugen, desto sturer werden die, find' ich» (C3: 447–449). Selbstbestimmtes Arbeiten ist allen Teammitgliedern wichtig. Das zeigt sich auch darin, dass sich alle als «starke Charaktere» (C6: 374; C2: 375) und als «impulsiv» (C3: 104; C9: 202) bezeichnen. Weil den meisten Teammitgliedern ihre **Selbstbestimmung** und das Treffen eigener Entscheidungen **wichtig** ist, erleben sie Konfliktsituationen, in denen sie sich gegen die Stationsleitung **nicht durchsetzen können**, als **verletzend**. Die größte Autonomie liegt in diesem Team bei der Stationsleitung. Die Teammitglieder genießen nur bezüglich bestimmter Bereiche, wie der Organisation ihres Pflegealltages, einen gewissen Freiraum, der jedoch eingeschränkt werden kann, wenn die Stationsleitung mit der Planung nicht einverstanden ist.

Autorität des Pflegeteams C

In diesem Pflegeteam besteht eine **klare Aufgabenverteilung**. Sämtliche Aufgaben, wie das Bestellen von Medikamenten, das Überprüfen des Betäubungsmittelschrankes und das Bestellen von Material wird wochenweise gewechselt. Auf einem Plan kann sich jede selbst eintragen, wann sie gern welche Aufgaben übernehmen möchte.

Obwohl C6 formell die Stellvertretung der abwesenden Stationsleitung C4 ist, beteiligt sie sich vergleichsweise wenig. Aktiv engagiert sind dagegen C9, die eine Dreiviertelstelle innehat und mit der Stationsleitung befreundet ist, und die Mentorin C3. C9 übernimmt informell die Führung, indem sie häufig als erste und zwar für das gesamte Team antwortet. Die stellvertretende Leitung C6 beendet dafür die Gruppendiskussion, indem sie sich im Namen des Teams für die Forschung auf dieser Station bedankt, die alle sehr angeregt hätte.

Berufliche Fachkenntnis des Pflegeteams C

In Bezug auf die beruflichen Kenntnisse der Teammitglieder scheinen viele eine **hohe Anspruchshaltung** an sich selbst zu haben. So berichtet die Mentorin C3, dass man sich immer von seinen Kolleginnen «das Beste» (364) abgucken und sich aneignen müsse. Diese Lernbereitschaft äußert auch C2 über den Umgang mit Kritik: «Wenn das eine berechtigte Kritik ist, kann man ja echt nur daraus lernen» (400). Die Bereichsleitung C6 geht davon aus, dass alle Teammitglieder ihr Bestes geben.

Insgesamt ist dieses Team sehr aufeinander eingespielt. So ist es völlig normal, dass man sich gegenseitig zuarbeitet und sich Aufgaben ungefragt abnimmt.

Hierzu werden einige Situationen beschrieben. Die Bereichsleitung meint dazu, dass sie «wirklich ein gut funktionierendes Team» seien (993) ein «eingeschweißtes Team» (996).

Interpersonale Kompetenz des Pflegeteams C

Dass es auf der Beziehungsebene in diesem Team Schwierigkeiten miteinander gibt, wird erst thematisiert, nachdem die Diskussionsleiterin es ansprach. Die immer wiederkehrenden Konflikte werden von den Teammitgliedern, die am längsten auf dieser Station arbeiten (C2 und C9), mit Naturgewalten («Urknall») beschrieben, so als wenn diese nicht zu beeinflussen wären und einfach kommen und gehen.

> **C9:** Das wird immer wieder mal soweit kommen, das kennen wir seit Jahren, Jahrzehnten, wir als alte Hasen sagen das mal so. Dass das immer wieder mal darauf hinausläuft, weil die Stimmung schlecht ist, oder – weil einige schlecht drauf sind. Es eskaliert dann, und dann klappt's wieder. Das wird immer wieder so kommen (763–767).

Es scheint eine **unüberbrückbare Distanz** zwischen der Theorie und Praxis der Teamarbeit zu bestehen. Theoretisch finden alle die Teamarbeit und eine gute Kooperation wichtig. Dennoch findet das Team keine Lösung, die zukünftig die heftigen Konflikte verhindern könnte. Ganz im Gegenteil, vertritt C9, eine der drei Teamältesten die Auffassung: «dass es im Team immer ein einziger Kampf ist, ein Kampf, das immer wieder positiv hinzukriegen».

Bezüglich möglicher Veränderungen erklärt C9 sofort: «Also, in der Pflege, da brauchen wir nich' viel ändern» (432) worin sie von C6 unterstützt wird. Dann ergänzt C9: «Wie gesagt, also da sind wir optimal versorgt» (434). Die erlebte Uneinigkeit im Team wird jedoch nicht direkt von C9 thematisiert, statt dessen wird über die Uneinigkeit der Ärzte gesprochen.

Der **potenzielle Verlust an Individualität** wird als ein Problem der Teamarbeit erlebt. Es kommt zwischen den Teammitgliedern zu einem, für Außenstehende nur schwer verständlichen Gespräch.

> **C2:** Aber ich finde auch, dass es ganz wichtig ist, dass wir doch unterschiedlich bleiben sollten, denn jeder ist eine Persönlichkeit für sich. Das wäre ja schrecklich, wenn wir nun alle gleich wären (allgemeines Lachen). Das soll trotzdem so alles weiter klappen wie bisher, aber ich möchte schon *ich* bleiben dabei. Und nicht dieses ganze Team – ja, ein Stück davon schon sein. Aber trotzdem halt *ich* bleiben, verstehst Du? (spricht dabei die Diskussionsleiterin an).
> **C6:** Ich glaube nicht, dass jemand sagen würde, ich möchte nicht mehr so sein wie Du oder Du oder Du (351–359).

Zunächst berichtet C2 über ihre Sorge, die eigene Identität zu verlieren (ich möchte schon *ich* bleiben). Die Bereichsleitung C6 erklärt, dass alle Teammitglieder dickköpfig seien, was von C2 bestätigt wird. Dann meint C6, dass sich vermutlich niemand im Team offensichtlich von den anderen distanzieren wolle, was von C3 und C9 bestätigt wird. Die Aussagen von C2 und C6 scheinen dabei widersprüchlich, was von den Teammitgliedern offensichtlich nicht so wahrgenommen wird. Das macht es so verwirrend, wie es bei einer verlorenen Identität der Fall wäre. Darin scheint etwas Unausgesprochenes zu liegen.

4.1.4 Ergebnisse der Gruppendiskussion des Pflegeteams D zur kollektiven Verantwortung

Autonomie des Pflegeteams D

Die **Abteilungsleitung** D5 bringt zum Ausdruck, dass sie sich selbst **überfordert** fühlt: «Und ich finde (...) wir werden hier allesamt ganz fürchterlich verheizt» (425). Ihre langjährige Berufserfahrung bezieht sich zum größten Teil auf außerklinische Bereiche und die Arbeit im Nachtdienst. Ihr fehlen Erfahrungen im Tagdienst und eine Leitungsqualifikation, welche sie derzeit nachholt. Dementsprechend kann sie auch ihre Mitarbeiterinnen, die sie Kollegen nennt, nicht motivieren. Diese Überforderung trifft alle Stationsmitglieder gleich zu Beginn, wenn sie anfangen, auf dieser Station zu arbeiten.

Autorität des Pflegeteams D

Die Überforderung der Abteilungsleiterin D5 verhindert, dass diese sich selbst in der legitimen Machtposition sieht, bestimmte Dinge selbst beeinflussen zu können[83]. Um sich in ihre neue Rolle einzufinden, die sie sich selbst ausgesucht hat, jedoch die Qualifikationen hierfür erst nach und nach erwirbt, benötigt sie die Unterstützung der Pflegedirektion, was D5 indirekt zum Ausdruck bringt. D5 macht der Pflegedirektion den Vorwurf, nicht die richtige Personalwahl bei der Besetzung der Stellen dieses Teams getroffen zu haben. Die Abteilungsleiterin D5 beklagt die «Hetze und Hektik» (209) auf dieser Station, die sie auf den Personalnotstand zurückführt, was sie «persönlich frustrierend» (203) findet. Sie vermisst einen «Ruhepol, wo man hingehen kann und der einfach Zeit hat für mich» (560–561). Sie **kann ihr Team nicht motivieren,** sondern setzt es zusätzlich unter

---

83 Im Einzelinterview gibt D5 an, dass sie eigentlich nur für den Dienstplan zuständig sei.

Druck: «Ja, wer's nicht schafft, der geht weg, der muss weggehen, so einfach ist das, es laufen genug auf der Straße rum, glaub' es mir, preiswerte junge Schwestern» (452–453). Für die Bereichsleitung D2 bedeutet eigenständiges Arbeiten «sein eigener verantwortlicher Chef» zu sein. Auch die Abteilungsleiterin sieht die Verantwortungssituation ähnlich, wie D2.

> D5: Im Grunde genommen ist jeder seine eigene Stationsschwester, und für den Bereich, den derjenige hat, muss er auch voll verantwortlich sein (391–392).

Die volle Verantwortung für den eigenen Bereich wird hier mit der Funktion einer Stationsschwester gleichgesetzt, was den Verantwortungsbegriff unscharf macht.

Berufliche Fachkenntnis des Pflegeteams D

Zu den beruflichen Kenntnissen ist zunächst festzustellen, dass dieses ausgesprochen junge Team insgesamt über **wenig Berufserfahrung** verfügt. Niemand verfügt über eine abgeschlossene Zusatzqualifikation zur Mentorin. Die Abteilungsleiterin absolviert zur Zeit einen Stationsleitungskurs. Die Abteilungsleiterin D5 plädiert für eine Ausrichtung im Stil der Funktionspflege, obwohl diese Station offiziell mit dem System der Bereichspflege arbeitet. In dem Bestreben nach mehr Eigenständigkeit und professionellem Verhalten gegenüber den Medizinern, lehnen viele Teammitglieder Handreichungen für die Ärzte ab, welche einen devoten Charakter haben könnten. Die Tatsache, dass die Abteilungsleiterin, entgegen den Vorstellungen des Teams, bei der Chefarztvisite für den Chefarzt eine Flasche Sterilium (Händedesinfektionsmittel) immer griffbereit mitträgt, erleben die Teammitglieder als erniedrigendes Verhalten und Zeichen von mangelnder Selbstsicherheit.

> D4: Wir sagen D5 hundertmal, dass sie nicht mit Sterilium und Handschuhen hinterherlaufen soll. Sie hat in einer Hand Sterilium, in der anderen Handschuhe, läuft permanent hinter ihm hinterher, gibt ihm Handschuhe, gibt ihm das Sterilium, wenn sie nicht da ist, will er, dass das jemand anders macht (920–924).

Von den meisten Teammitgliedern wird die Eigenverantwortung[84] besonders betont. Besonders die Abteilungsleiterin und die beiden Bereichsleitungen äußern

---

84 Das Wort Verantwortung wird bei diesem Team in der Gruppendiskussion insgesamt 16 Mal verwendet, während das Pflegeteam A den Begriff 6 Mal, das Pflegeteam B 7 Mal und das Pflegeteam C 1 Mal verwendet. Von der Pflegedirektion ist dieses Team mehrfach auf ihr mangelndes verantwortliches Handeln hingewiesen worden (u.a. einmal im Beisein der Forscherin, wozu diese von der Pflegedirektion eingeladen war).

sich ausführlich darüber, dass Pflegende für ihre Arbeit verantwortlich sind. Die erste Bereichsleitung D2 bringt die Eigenverantwortung in einen direkten Zusammenhang zur Professionalität der Pflege.

> D2: (...) und deswegen muss ich auch in meinem Tun und Handeln eigenverantwortlich sein und dann brauche ich auch keinen, der mir sagt, du musst jetzt aber Frau Soundso waschen gehen und jetzt musst Du das und das machen, und denk dran, dass Du noch das aufarbeitest und mach das und das. Also daher muss ich schon selbst verantwortlich sein und ich muss auch selber für meine Fehler dastehen, denn sonst, also sonst brauche ich auch nicht in der Krankenpflege zu arbeiten. Dann verliert meine Krankenpflege auch an Professionalität (600–606).

Zugleich gibt D2 an, dass sie häufig nach dem Dienst denke, «du weißt genau, da ist noch irgendwas, was Du vergessen hast, das mag wichtig sein, aber es geht nicht, ist keine Zeit dafür» (648–649). Die Betonung der Eigenverantwortung und dem gleichzeitigen Eingeständnis, oft zu wissen, dass etwas vergessen wurde, jedoch aus Zeitgründen nichts dagegen tun zu können, ist widersprüchlich. Dieses ambivalente Verhalten zeigen auch andere Teammitglieder. Es scheint (mit einer Ausnahme), eine typische Reaktion dieses Teams zu sein.

Interpersonale Kompetenz des Pflegeteams D

Ein zentrales Problem des Teams wird von der Bereichsleitung D2 auf den Punkt gebracht, die bemerkt, dass es dem Team daran fehle **«am gleichen Strang zu ziehen»** (D2: 976). Durch den dauernden Arbeitsstress bleibt, so D2, keine Zeit zum miteinander Reden. So fragt sie sich: «wann hab' ich noch Zeit (...) bei dem ganzen Stress auf Station, noch irgendwann mit jemandem zu reden?» (402–403). Doch gleichzeitig gesteht D2, dass sie den Stress benötige. Ernsthaft formuliert sie: «Ich brauche diesen Stress; bin danach süchtig, das würd' ich am meisten, glaub' ich, vermissen. Diesen abend zuhause sein und vollkommen kaputt sein» (D2: 1130–1133). Teamkonflikte werden mit «Knisterspannungen» beschrieben (D2: 399).

Das Team beklagt die mangelnde Wertschätzung durch die Mediziner. D4 kommt sich von den Ärzten oft wie eine «kleine dusselige Krankenschwester» behandelt vor, die ihr «Examen auf 'ner Lotterie gewonnen hat» (796). Auch die Bereichsleitung D6 bringt zum Ausdruck, dass sie sich von den Ärzten, wie ein «dummes Püppchen» (894) behandelt fühle und sich in ihrer Kompetenz durch die Ärzte beschnitten sehe (835).

4.2 Diskussion der Ergebnisse der Gruppendiskussion zur kollektiven Verantwortung

4.2.1 Pflegeteam A: Gemeinsam sind wir stark

Durch den einleitenden Scherz der **Stationsleitung** eröffnet sie die Gruppendiskussion und **macht ihr Team gesprächsbereit**. Damit bekennt sie sich zur Führung dieses Teams, ermutigt zugleich ihr Team zur Kooperation (*empowerment*, im Sinne von Dennis, 1991) und übernimmt einen sehr entscheidenden Teil der Verantwortung für dieses Treffen. Dieses Vorgehen kann als eine Strategie der Stationsleitung verstanden werden, sich neuen Situationen bewusst zu stellen und dazu beizutragen, das Beste daraus zu machen. Diese selbstbestimmte Position wird auch von den anderen MitarbeiterInnen übernommen, die sich beispielsweise aktiv in die Klinikpolitik einmischen und mit anstehenden Neuerungen auseinandersetzen, bevor diese eingeführt werden. Dieses Verhalten deutet auf eine sehr selbstbestimmte Position hin, die durch die Stationsleitung initiiert wird und vom gesamten Team übernommen und mitgetragen wird. Durch diese Form selbstbestimmten Handelns eröffnen sich diese **Teammitglieder einen großen Handlungsspielraum und die Freiheit, eigene Entscheidungen zu treffen.** Die Gruppendiskussion wird damit nicht primär der Forschung gewidmet, sondern zu ihrer eigenen Angelegenheit gemacht. In diesem Aneignungsprozess liegt eine große Fähigkeit zum autonomen Arbeiten und wirkt zugleich Entfremdungsmechanismen entgegen, welche als typische Zeichen funktionellen (tayloristischen) Arbeitens gelten.

Die Teammitglieder können in diesem Team **offen über ihre Ängste reden.** Damit ist eine wesentliche Voraussetzung zur Früherkennung von Angst gegeben, die eine wichtige Aufgabe von Pflegenden darstellt (Peplau, 1988). A4 und A8 berichten von persönlichen Schwierigkeiten, sich auf Veränderungen einzustellen und mit ihren unterschiedlichen Strategien damit umzugehen. Das Team gibt beiden Raum sich über ihre «Schwächen» zu äußern und akzeptiert die beiden, so wie sie sind, ohne sie zu verurteilen. Nach Peplau (1983) wird jede Veränderung im Selbstsystem mit Angst erlebt. Demnach können die Ängste von A4 und A8 als ein Veränderungsprozess ihres Selbstkonzepts verstanden werden. Beide sind seit mehr als sieben Jahren in diesem Team und haben das erreicht, was sie für sich erreichen wollten. Während eine mit dem Gedanken spielt eine Familie zu gründen, überlegt die andere, ob ein Wechsel in eine andere Klinik eine neue Herausforderung darstellen könnte. Mit der empathischen Haltung aller anderen Teammitglieder geben sie den Beiden die Möglichkeit zur Selbstreflexion, worin Peplau (1989) eine unabdingbare Voraussetzung von Pflegenden sieht, um pflegerische

4. Ergebnisse der Gruppendiskussion zur kollektiven Verantwortung **231**

Verantwortung übernehmen zu können. Damit schafft dieses Team eine konstruktive Bedingung zur Entwicklung des individuellen beruflichen Selbstkonzepts ihrer Teammitglieder.

Eine wichtige Voraussetzung für das selbstbestimmte Handeln der Teammitglieder ist durch den **eindeutigen Zuspruch von Autorität durch die Leitung** an die Pflegenden dieses Teams gegeben. Eine ebenfalls bedeutsame Rolle hierbei spielen die beruflichen Fachkenntnisse und die hohe Sozialkompetenz der Stationsleitung, welche in beiden Aspekten als Vorbild erlebt wird. Entscheidend ist dabei die generelle Einstellung, dass sowohl die fachliche als auch die interpersonale Kompetenz erlernt werden kann und alle Teammitglieder für diese Entwicklung die notwendige Voraussetzung eines gewissen Maßes an Eigenständigkeit mitbringen. Die Beziehungsarbeit wird von allen als wichtig erachtet. So kümmert sich die Stationsleitung um das Wohlergehen ihres Teams, wenn sie zur Gruppendiskussion belegte Brote mitbringt. Sie übernimmt damit eine mütterliche und versorgende Haltung, mit der sie ihr Team nach getaner Arbeit für dieses Gespräch ermutigen will. Die Bedeutsamkeit der Beziehungsebene in diesem Team wird auch deutlich, als die Mentorin A4 von ihrer Enttäuschung über die Ersetzbarkeit von Teammitgliedern spricht und das Team darauf eingeht. Die Stationsleitung macht zunächst an einzelnen Beispielen deutlich, wie sehr jedes Teammitglied auf individuelle Art und Weise seinen besonderen Platz im Team einnimmt. Mit diesen Argumenten versucht das Team die Mentorin zu trösten. Dieser Umgang mit den Gefühlen von Teammitgliedern kann als typisch verstanden werden. Das Ernstnehmen des Problems und das Überzeugen mit Argumenten spielt dabei eine bedeutsame Rolle. Damit wird die Enttäuschung von A4 weder abgewertet, noch geleugnet, sondern ihr wird eine andere Perspektive gegenübergestellt. Dieser Umgang miteinander ist durch gegenseitigen Respekt und Vertrauen getragen und macht Auseinandersetzungen möglich, ohne dabei persönlich zu verletzen. Dazu gehört auch, dass jedem Teammitglied persönliche Schwächen zugestanden werden. Damit zeigen die Teammitglieder eine hohe zwischenmenschliche Kompetenz und Beziehungsfähigkeit, die sich unter anderem auch in der Fähigkeit des gezielten Lobens ausdrückt.

Insgesamt kann diesem Team ein hohes Maß an Autonomie zugeschrieben werden, was sowohl die Gruppendynamik positiv beeinflusst (Gleason, 1999) als auch die Autonomie der Patienten (Rose, 1995). Die therapeutische Wirkung dieses Gruppenprozesses (Hastings-Vertino, 1996) kann besonders im Umgang mit der Angst von MitarbeiterInnen beobachtet werden.

4.2.2 Diskussion der Ergebnisse zur kollektiven Verantwortung im Pflegeteam B

Angst vor Verantwortung

Folgende Themen werden diskutiert:

1. die Kontrolle der Leitung,
2. der fehlende Zuspruch von Autorität durch die Leitung,
3. der Anpassungsdruck und
4. die Kritik des Teams.

Die Stationsleitung B8 bewertet das Verhalten der einzelnen Teammitglieder. Damit scheint sie in diesem Team eine **Kontrollfunktion** zu übernehmen, die es ihr ermöglicht ihre Wertmaßstäbe an die Mitarbeiterinnen anzusetzen und diese zu beurteilen. Durch die offen ausgesprochenen Beurteilungen gegenüber den Teammitgliedern macht die Stationsleitung ihre eigene Autorität deutlich, und spricht diese zugleich ihren Teammitgliedern ab. B8 lobt zwar B7 für ihre Schüleranleitung, verwendet jedoch zur Erklärung des Verhaltens von B7 den Begriff «Leidenschaft», mit der sie der Anleitung eine emotionale Färbung zuspricht, was das Lob insgesamt zu schmälern scheint. In diesem Fall spricht die Stationsleitung B7 nachträglich die Autorität für die Schüleranleitung zu, da B7 hierfür eigentlich nicht zuständig ist. Dennoch erfolgt keine offizielle Legitimation, im Sinne eines Angebots zur Mentorenausbildung. Überhaupt scheinen feste Zuständigkeiten zu den Tabuthemen dieses Teams zu gehören. Als die Diskussionsleiterin nach festen Zuständigkeiten fragt, erklärt die Stationsleitung kategorisch, dass immer alle für alles zuständig sein müssten. Beim wiederholten Nachfragen der Diskussionsleiterin zu diesem Thema entsteht eine sehr lange Pause, so dass sich die Diskussionsleiterin gezwungen sieht, ein anderes Thema anzuschneiden. Diese Pause weist auf das Tabu hin, dass niemand außer der Stationsleitung Zuständigkeiten vergibt, wobei sie mit dieser Haltung ihrem Team die notwendige Autorität für eigenständige Arbeitsbereiche verwehrt. Hier wird deutlich, dass der Leitung das fehlt, was Cook (1999) mit Management des Vertrauens bezeichnet, womit eine zentrale Führungskompetenz gemeint ist. Durch ihre starke Kontrolle wird ein Misstrauen in die Fähigkeit der Teammitglieder gefördert (Coccia, 1998).

Der **fehlende Zuspruch an Autorität** durch die Stationsleitung an das Team und der damit verbundene **eingeschränkte Handlungsspielraum** lässt wenig Raum für kreative Prozesse oder inhaltliche Auseinandersetzungen. Durch das Ausblenden der Beziehungsebene kommt es in diesem Bereich zu Konflikten, die eine emotionale gegenseitige Unterstützung der Teammitglieder ausschließen. Das Sich-Einlassen auf das Team wird als Anpassungsdruck erlebt. Persönliche Beziehungen untereinander machen die einzelnen Pflegenden angreifbarer und werden deshalb vermieden. Die einzige in diesem Team, die selbstbestimmt arbeiten kann und sich die Freiheit nimmt, eigene Entscheidungen unabhängig zu treffen, ist die Stationsleitung. Zum Teil bringt ihre Position als Stationsleitung in dieser hierarchisch organisierten Struktur diese Option des autonomen Arbeitens mit sich. Allen anderen wird weniger Selbstbestimmung und Entscheidungsfreiheit eingeräumt. Während die Bereichsleitung damit zufrieden zu sein scheint, deuten die Aussagen der anderen Teammitglieder auf eine größere Unzufriedenheit hin, die mit dem Wunsch nach mehr Selbstbestimmung einhergeht.

Es fällt auf, dass viele Pflegende dieses Teams betonen, wie schwer es ihnen anfangs gefallen sei, sich in das Team **einzufügen bzw. anzupassen**. Es deutet darauf hin, dass die erwartete Anpassung in diesem Team als Verlust an Selbstbestimmung und Entscheidungsspielraum erlebt wird. Zwischen den beiden Aspekten des Sich-Anpassens und der Selbstbestimmung liegt die größte Spannung in diesem Team. Der Anpassungsdruck ergibt sich vor allem durch den autokratischen Führungsstil und das Arbeiten im System der Funktionspflege. Beide Aspekte sind direkt mit der Stationsleitung verbunden, was offensichtlich nicht thematisiert werden kann. Jede Veränderung der Mitarbeiterinnen in Richtung eigenständige Entscheidung kann von der Leitung als Machtverlust erlebt werden. Das implizite Lernziel dieses Teams scheint damit in der Anpassung und Unterordnung zu liegen. In der autokratischen Führung liegt die alleinige Verantwortung bei der Stationsleitung. Bei starker Verinnerlichung von autokratischen Grundsätzen kann die Macht der Leitung der Ohnmacht der Mitarbeiterinnen gegenübergestellt werden. Eigentlich ist es die Aufgabe einer Leitung, eine Anpassungskultur zu verhindern (Noer, 1993).

Die **Kritik dieser Teammitglieder** an Dingen oder Personen, die nichts mit der Zusammenarbeit im Team zu tun haben, fällt auf. Mit der Kritik an Anderen, Nicht-Teammitgliedern, wird eine Art Außenfeind gewählt, der es ermöglicht zu schimpfen, ohne das eigene Team zu kritisieren. Die Unzufriedenheit gilt eigentlich der Zusammenarbeit dieses Teams, welches jedoch nicht thematisiert werden darf. Als die Diskussionsleiterin dieses Tabu bricht, indem sie zwei junge Teammitglieder direkt auf ihre Erfahrungen mit der Zusammenarbeit in diesem Team anspricht, reagiert eine der Angesprochenen (B2) aggressiv, wobei sie die Diskussionsleiterin offensichtlich missverstanden hat. Die Diskussionsleiterin hatte sie angesprochen, weil sie «als Letzte» in dieses Team gekommen war. B2 verstand allerdings, dass sie das «Allerletzte» sei. Die Kritik von B2 an der Diskussionsleiterin scheint deshalb so scharf zu sein, da die Diskussionsleiterin mit ihrer Aufforderung, dass die jüngsten Teammitglieder sich zur Zusammenarbeit äußern sollen, ein Tabu bricht. Den Jüngsten scheint eine Stellungnahme hierzu nicht zuzustehen. Wenn die jüngsten Teammitglieder der Aufforderung von der Diskussionsleiterin nachkämen, würden sie eine wichtige Regel verletzen, die ihnen die weitere Zusammenarbeit erschweren würde. Die Unzufriedenheit mit dem Team kann durch diesen Mechanismus auf die Diskussionsleiterin projiziert werden, da für B2 eine ehrliche Antwort das «Allerletzte» zu sein scheint.

Durch den fehlenden Zuspruch von Autorität durch die Stationsleitung an das Team und das Ausblenden der Beziehungsebene ist dieses Team in seinem Entscheidungsspielraum sehr eingeschränkt und hat wenig Optionen selbstverantwortlich zu arbeiten.

4.2.3 Diskussion der Ergebnisse zur kollektiven Verantwortung im Pflegeteam C

Wir sind gut, aber...

Die größte **Spannung** im Konflikt der Stationsmitglieder untereinander besteht **zwischen** den individuellen Wünschen nach **Selbstbestimmung** der Pflegenden **und** dem Wunsch, sich als **Mitglied einer Arbeitsgruppe** zu erleben. Die Spannung zwischen dem Bedürfnis nach Nähe und nach unabhängiger Identität ist in Arbeitsgruppen als ein normales Phänomen zu betrachten (Stokes, 1994). Deutlich wird das an der subtilen aber deutlichen Angst einiger Teammitglieder, in der Zusammenarbeit ihre Identität zu verlieren. Die Aussagen, seine Persönlichkeit wahren zu müssen und die Beteuerung, alle hätten starke Charaktere, scheinen widersprüchlich. Es ist in diesem Team offensichtlich schwer möglich, die eigene Selbstständigkeit zu wahren und zugleich Mitglied dieses Teams zu sein. Diese Zerrissenheit der einzelnen Pflegenden kann der Auslöser für die bereits beschriebene Sprachlosigkeit sein, wenn es um die Beziehungen untereinander geht. So wie ein Identitätsverlust mit Verwirrung einhergeht, wird die Angst davor ebenfalls verwirrend beschrieben[85]. Während C2 sagt, «ich möchte schon *ich* bleiben» setzt C6 dagegen, sie glaube nicht, «dass niemand sagen würde, ich möchte nicht mehr so sein wie Du oder Du oder Du» (361). Der Widerspruch dieser beiden

---

85 Es fiel den meisten AuswertungsteilnehmerInnen schwer, sich auf das Team zu konzentrieren, (Gegenübertragung) weil die Teammitglieder der Diskussionsgruppe ihnen konturlos erschienen. Da das Team sich um eine sachlich korrekte Darstellung bemüht und angestrengt versucht, sich als gutes Team zu präsentieren, bleiben die einzelnen Teammitglieder ohne eine persönliche Geschichte. Sie werden nicht greifbar und werden deshalb von den AuswertungsteilnehmerInnen verwechselt.

Aussagen wird in der Diskussion nicht aufgelöst. Was ist die Ursache dieser Verwirrung? Ein beeinflussender Faktor kann der wechselnde Führungsstil der Stationsleitung sein, die solange demokratisch führt, solange die Pflegenden in ihrem Sinne entscheiden. Ansonsten wechselt sie spontan zur autokratischen Führung und nimmt sich die Freiheit, allein zu entscheiden. Dabei wird nicht die Tatsache, *dass* die Stationsleitung sich einmischt, negativ erlebt, sondern die Art und Weise *wie* sie sich einmischt. Alle bestätigen, dass C4 mit ihren Einwänden oft Recht habe, und sie eigentlich nur vor Fehlern bewahren will. Doch das dominante Vorgehen der Stationsleitung wird als verletzend erlebt. Gerade besonders starke Charaktere haben einen großen Wunsch nach Selbstbestimmung, der hier immer wieder gebremst wird.

Eine zentrale Sorge der Teammitglieder ist die, bei zu starkem Sich-Einlassen auf das Team, die eigene Persönlichkeit zu verlieren. Die Angst, sich selbst zu verlieren, und damit einen Teil der Identität aufzugeben, führt zu einem distanzierten Verhalten der Teammitglieder untereinander. Zugleich hat jedes Teammitglied das Bestreben nach Zugehörigkeit (vgl. Stokes, 1994). Dieses Bedürfnis wird beispielsweise durch gemeinsame Aktivitäten außerhalb der beruflichen Arbeit befriedigt. Das Team diskutiert in einer ambivalenten Art, die einerseits Einigkeit signalisieren soll, aber zugleich **Ängste** sichtbar werden lässt, die sich darauf beziehen, die **eigene Identität verlieren zu können,** wenn man sich zu sehr auf das Team einlässt, was in der Gegenübertragung mit «konturlos» bezeichnet wurde. Diese Ängste lassen sich auf den wechselnden Führungsstil der Stationsleitung C4 zurückführen, die abrupt vom demokratischen Stil zum autoritären wechseln kann. Ein solcher Wechsel verlangt ein spontanes «Umschalten» von partnerschaftlichem Umgang zur Haltung einer Befehlsempfängerin. Das bedeutet ein Wechsel von einer Position, in der selbst entschieden werden kann, zu einer Position, in der die eigene Meinung und Entscheidung ohne Belang ist. Dieser schroffe Wechsel führt zur Verunsicherung der Teammitglieder. Diese Verunsicherung bleibt nicht auf einer beruflichen Ebene der Zusammenarbeit, sondern trifft die Teammitglieder persönlich, was die Angst verständlich macht, die eigene Persönlichkeit zu verlieren, wenn man sich zu sehr auf das Team einlässt. Denn das Sich-Einlassen macht auch zugleich verletzlicher bei Konflikten und hebt die Schutzmechanismen der Distanzierung auf.

Auch **aktuell,** zum Zeitpunkt der Datenerhebung, besteht ein **Teamkonflikt** zwischen dem Team und der Stationsleitung. Die Furcht einer Auseinandersetzung mit der Stationsleitung ist so groß, dass nicht mal ihr Name in ihrer Abwesenheit während der Gruppendiskussion ausgesprochen wird. Statt dessen wird sie von C3 mit dem Wort «personengebundene Kritik» eingeführt und C2 ergänzt: «Es ist auch die Person, die immer sagt ‹alles Sache der Einteilung›» (426). Diese Formulierungen, um den Namen der Stationsleitung nicht zu nennen, weisen darauf hin, dass die Unsicherheiten hier sehr groß sind. Hinter der Fassade von «starken Charakteren» scheint sehr viel Verletzliches zu stecken, was nicht thematisiert werden darf. Dieser Konflikt begrenzt die Autonomie aller Teammitglieder und festigt die autonome Position der Stationsleitung.

Da eine Bearbeitung dieses **Konfliktes** derzeit nicht möglich ist, wird er **auf die Ärzte projiziert**. Dieses Abwehrverhalten wird umgekehrt auch bei den Medizinern beobachtet (Kanning, 1999). Laut Halton (1994) findet sich ein solcher Abwehrmechanismus häufig in helfenden Berufen, da hier negative Gefühle traditionellerweise tabuisiert werden. Das Team nutzt alle negativen Eigenschaften, welche sie zur Beschreibung ihrer Stationsleitung verwenden würden, um sie den Ärzten vorzuhalten. So wird bemerkt: Es ist nichts schlimmer, als wenn die Patienten merken, dass die Ärzte sich nicht einig sind. So das – «da möchte ich auch nicht liegen» (C9: 587). Hier projiziert C9 die Uneinigkeit des Teams mit der Leitung auf die Mediziner im Umgang mit den Patienten. Auch wenn C4 von Chef- und Oberarzt spricht, könnte man statt dessen die Stationsleitung einsetzen. C9 berichtet, dass eine echte Zusammenarbeit mit den Medizinern bisher nicht möglich war, «weil die – da – unkooperativ sind» (476) und «viel abblocken» (450). Auch C2 bestätigt, so wie die Ärzte untereinander arbeiten «da werden wir wohl kaum Einfluss drauf haben» (564).

Neben den wechselnden Zuständigkeiten für verschiedene administrative Tätigkeiten haben einige Teammitglieder noch zusätzliche Aufgaben, die mit **Gefühlsarbeit** im Sinne von Strauss et al.(1985) bezeichnet werden können. Hierbei gilt es die Stimmungsschwankungen von Kolleginnen zu kompensieren. Die immer wiederkehrenden Konflikte aller Teammitglieder untereinander führen dazu, dass sich einige Teammitglieder, wie z. B. C9 in der Rolle als Vermittlerin sehen. C9 beschreibt Teamarbeit als einen «ständigen Kampf». Dementsprechend definiert sie das «Auffangen von Teammitgliedern» als die Aufforderung, sich mehr anzustrengen. Es wird deutlich, wie wenig die Pflegenden dieses Teams sich emotional tragen können und wie hoch gerade dieses Bedürfnis ist. Interessant ist auch, dass C9 sich selbst als Ausgleich für das Team beschreibt, was jedoch nicht so recht von den anderen Stationsmitgliedern bestätigt wird. Das mag damit zu tun haben, dass C9 als Freundin der Stationsleitung C4 eine vermittelnde Rolle zwischen C4 und dem Team hat, welche C9 deutlich wahrnimmt. Da C9 jedoch nur eine Eindrittelstelle hat, ist sie wenig da und das Team verlässt sich mehr auf C8, die ja viel häufiger da ist. Außerdem vertritt C8 nicht so deutlich die Position der Stationsleitung wie C9.

Auffallend sind die **Diskrepanzen zwischen formellen und informellen Strukturen**. C6 müsste als erste Bereichsleitung die Stationsleitung vertreten, doch dieses übernimmt C9, die mit der Stationsleitung persönlich befreundet ist. Zugleich übernimmt C9 eine Kontrollfunktion, da sie den Inhalt der Gruppendiskussion an die Stationsleitung weitergeben wird. Diese Haltung weckt Misstrauen im Team und führt zu codierten Formulierungen (personengebundene Kritik) statt zu offener Diskussion.

Insgesamt gibt es in diesem Team große Schwierigkeiten in den Arbeitsbeziehungen untereinander. Durch die ständige Angst einer verletzenden Konfrontation gehen alle sehr vorsichtig miteinander um und sind darauf bedacht, ihre Grenzen zu wahren.

4.2.4 Diskussion der Ergebnisse zur kollektiven Verantwortung im Pflegeteam D

Rivalität statt Kooperation

Eine weitere Verbindung des Teams besteht in der scheinbar gemeinsamen **Front gegen die Ärzte** und in gewissem Sinne auch gegen die Abteilungsleiterin. Das Beklagen über die mangelnde Kooperation der Ärzte mit dem Team hat offensichtlich einen großen Stellenwert und nimmt etwa ein Drittel der Diskussionszeit ein. Eine wirkliche gemeinsame Entscheidung, wie mit den Ärzten umzugehen ist, gibt es allerdings nicht. Jeder präferiert letztlich eine individuelle Lösung. Deshalb dienen die Mediziner in erster Linie als Projektionsfläche für die eigenen Unzulänglichkeiten. Vielleicht benötigt das Team die Front gegen die Ärzte, um sich als Team zu verstehen. Solange sich die Abteilungsleiterin D5 nicht als zum Team zugehörig erklärt, wird sie automatisch mit zum Außenfeind. Auch in dieser Gruppendiskussion bleibt sie nicht bei dem Team, sondern verlässt die Gruppe vorzeitig. Damit zeigt sie, dass es Wichtigeres für sie gibt, als mit dem Team zu diskutieren. D2 behauptet, sie brauche ein gewisses Maß an Stress, um sich wohl zu fühlen. Länger als eine Woche könne D2 nicht ohne diesen Stress auskommen. Das führt dazu, dass das <u>Team Stress produziert, um nicht miteinander reden zu müssen</u>. So sagt D2 einerseits, sie benötige den Stress und andererseits habe sie wegen des Stresses keine Zeit, um mit den anderen Teammitgliedern zu reden. Und die Streitereien, die vorkommen, werden somit als natürlich und gewollt verstanden, da sie vor Selbstreflexion schützen können. Es stellt sich die Frage, warum die Selbstreflexion derart angstbesetzt ist. Beim Projizieren von persönlichen Unzulänglichkeiten auf andere (ebenso durch das Lästern) ist die Entwertung des Gegenübers von zentraler Bedeutung. Das lässt vermuten, dass die größte Angst darin besteht, sich mit Minderwertigkeitsgefühlen auseinandersetzen zu müssen. Aus Angst vor Wertlosigkeit werden andere Teammitglieder oder Mediziner entwertet, um die eigene Minderwertigkeit zu kompensieren.

Besonders auffallend ist die häufige Betonung der **Eigenverantwortung**. Das deutet darauf hin, dass es in diesem Bereich Probleme gibt, was auch in der teilnehmenden Beobachtung ermittelt werden konnte. Der so häufig zitierten Wichtigkeit von eigenverantwortlichem Arbeiten in der Pflege steht das Problem des Teams gegenüber, für ihr «Chaos[86]» bekannt zu sein. Es passierten täglich Fehler im Team, so dass wichtige Dinge vergessen wurden, wie beispielsweise das Bringen eines Patienten in den OP. Die Mediziner versuchten häufig herauszufinden, wer für welches Nicht-Erledigen verantwortlich war (teilnehmende Beobachtung). Dieses Chaos präsentiert sich auch in der Gruppendiskussion, in der viele nicht richtig zuhören, sich aber ständig unterbrechen. Die Themen werden nicht ausdiskutiert, um zu einer gemeinsamen Lösung zu kommen, sondern die eigene Meinung zu den Themen ist für dieses Team das eigentlich bedeutsame. Somit versucht jede/r zu Wort zu kommen, um den anderen mitzuteilen, wie sie/er das sieht. Es erfolgt kein Aufeinanderbeziehen und auch keine Einigung. Jeder und jedem ist es offensichtlich gestattet, alles zu sagen, was und wie sie oder er es sich denkt. Auch bei barschen Formulierungen versucht niemand aus dem Team Aussagen eine respektvolle Erscheinung zu geben. Mit der Betonung der Eigenverantwortung (der letztlich nicht nachgekommen wurde) bleibt die kollektive Verantwortung, die ein Team gemeinsam trägt, unerwähnt. Dieses Team zeigt im beruflichen Kontext kaum teamunterstützendes Verhalten, wie das Ermutigen, Harmonisieren, Kompromisse schließen, sich zuhören oder das Festsetzen von Standards (Bernhard, Walsh, 1997: 31). Deshalb kann kein positives Arbeitsklima aufkommen, was laut Bernhard und Walsh der wichtigste Faktor für das effektive Funktionieren einer Gruppe ist. Für die kollektive Verantwortung ist die Leitung das wesentliche Vorbild, was dieses Team vermisst.

Die eigene **Rollenunklarheit** der Abteilungsleiterin macht sich beispielsweise in folgender Aussage deutlich. Vor den Teammitgliedern sagt sie in der Gruppendiskussion: «jeder ist seine eigene Stationsschwester» (391), womit sie auf die Verantwortung der Pflegenden hinweisen will, mit der es häufiger Probleme gibt[87]. Zugleich sagt sie damit jedoch, dass sie mit ihrer Position überflüssig ist, wenn jeder seine eigene Stationsschwester ist. In diesem Satz wird die Ambivalenz deutlich, mit der die Abteilungsleiterin ihre eigene Arbeit erlebt. Die mangelnde Klarheit über ihre Rolle geht einher mit der unklaren Zuständigkeit der einzelnen Teammitglieder. Das Beisein der Abteilungsleiterin bei der Chefvisite führt

---

86 Schon als die Forscherin sich das erste Mal telefonisch beim Pflegeteam D meldet, wird ihr mitgeteilt, dort herrsche das Chaos.
87 Während der Datenerhebung kam einmal die Pflegedirektion vorangemeldet vorbei, um mit dem Team zu reden. Dabei wies sie alle darauf hin, zukünftig verantwortungsvoller zu arbeiten, da sie sich ansonsten gezwungen sehe, ihnen eine Stationsleitung zuzuordnen, welche dann für Ordnung sorgen würde.

zur Frage, wie ernst die Bereichspflege eigentlich genommen wird. Der Chefarzt, der gewohntermaßen die Hierarchie einhält, wendet sich dann häufig der Abteilungsleiterin statt der Bereichsleitung zu. Offensichtlich signalisiert die Abteilungsleiterin den Ärzten nicht deutlich, wer für die Patienten die Hauptverantwortung trägt und entmachtet damit die Bereichspflegenden. Diese wiederum rivalisieren mit der Abteilungsleiterin. So beginnen D6 und D4 über negative Verhaltensweisen der Abteilungsleiterin zu reden, nachdem diese die Gruppendiskussion vorzeitig verlassen hat. <u>Die Abteilungsleiterin erlebt ihre Pflegedirektion als mangelnd kompetent, was zugleich die eigene Rollenidentität belastet</u> (Galuschka, 1992).

Bei einigen Teammitgliedern fällt auf, dass sie **unklare Doppelrollen** haben. So soll D5 die Station leiten, und sich gleichzeitig zur Leitung ausbilden lassen. D2 ist einerseits «nur» Bereichspflegende, muss jedoch die Stationsleitung vertreten, wenn diese nicht da ist, was oft der Fall ist. Dennoch darf D2 sich nicht Stationsleitung nennen. D3 soll das Team direkt nach Abschluss ihrer Ausbildung mit ihrer Reife harmonisieren und sich gleichzeitig selbst einarbeiten. Wenn D3 einerseits zu wenig berufserfahren für eine Leitungsposition ist, sie aber andererseits mit ihrer Lebenserfahrung das ansonsten jugendliche Team zu mehr Verantwortung und Reife bringen soll, kommt es zu einer Verschiebung von formellen und informellen Strukturen. Diese unklaren Strukturen erweisen sich als kontraproduktiv für die Entwicklung von Verantwortung (Wittrahm, 1996). Die fehlende Kontrolle ihrer eigenen Arbeit beeinflusst die Arbeitseffektivität negativ (Laschinger und Havens, 1996).

4.3 Ergebnisse der teilnehmenden Beobachtung

Um Aspekte der kollektiven Verantwortung aus dem Datenmaterial der teilnehmenden Beobachtung erschließen zu können, wurde die Beobachtungssituation der mittäglichen Schichtübergabe gewählt. Im Folgenden werden die Schichtübergaben in ihrem üblichen Ablauf kurz beschrieben.

Die Schichtübergaben finden in allen Pflegeteams in einem kleinen Aufenthaltsraum der Pflegenden statt, welches durch das Dienstzimmer zu erreichen ist. Das Dienstzimmer grenzt an den Stationsflur und ist vom Flur aus durch eine große Glasscheibe einzusehen. Der dahinterliegende Aufenthaltsraum ist vom Flur aus nicht einsehbar und grenzt an das Arztzimmer der Station.

4.3.1 Die Schichtübergabe im Pflegeteam A

An der Übergabe nehmen alle Pflegenden des Frühdienstes und der Spätschicht teil. Lediglich die Stationsleitung befindet sich im Dienstzimmer und nimmt Anrufe entgegen und geht zu Patienten, die sich über eine Bettklingel gemeldet haben. Bei großer Arbeitslast teilt sich die Leitung diese Aufgaben mit einem Zivildienstleistenden oder einer Praktikantin. In erster Linie sorgt die Stationsleitung dafür, dass ihr Team 30 Minuten ungestört der Übergabe nachkommen kann.

Die Begrüßung der beiden Schichten erfolgt freundlich und oft humorvoll. Sie wird kurz gehalten, da allen an der Übergabe gelegen ist. Die Übergabe findet zumeist pünktlich und hinter verschlossener Tür und mit größter Konzentration statt. Die Zuständigen der Frühschicht übergeben jeweils 15 Minuten lang die Belange ihrer Patienten. Dabei herrscht absolute Ruhe. Während der Übergabe finden keine persönlichen Gespräche statt. Nur die jeweilige Bereichsleitung spricht und macht kurz und zügig die wichtigsten Ereignisse ihrer Patienten deutlich. Die Hälfte der Nachmittagsschicht, welche für diesen Bereich zuständig sind, macht sich Notizen und stellt nur im Zweifelsfall Rückfragen. Wenn Ärzte während der Übergabe durch den Aufenthaltraum gehen müssen, entschuldigen sie sich für diese Unterbrechung und bemühen sich, sehr leise zu sein. Die Übergaben durch die Zuständigen sind äußerst professionell. Die Informationen sind präzise und geben eine klare Auskunft über die anstehenden Pflegehandlungen. Es werden viele Fachbegriffe und Kürzel verwendet, die von allen verstanden werden. Medizinische und pflegerische Kenntnisse sind von der Zuständigen zuvor (gedanklich) verbunden worden und werden in der Übergabe reflektiert vermittelt. Die Übergabe findet unter hohem Zeitdruck statt, da die 30 Minuten nur bei größter Aufmerksamkeit aller Beteiligten ausreichen, um die wichtigsten Informationen weiterzugeben und die Stationsleitung nicht länger als 30 Minuten die Schwerkranken allein versorgen kann. Das Team weiß es zu schätzen, dass ihnen ihre Stationsleitung den Rücken für diese Zeit freihält, will diesen Dienst der Leitung jedoch nicht länger als notwendig beanspruchen.

4.3.2 Die Schichtübergabe im Pflegeteam B

An der Übergabe nehmen alle Pflegenden der Früh- und Spätschicht teil, inklusive der Praktikantinnen. Die Stationsleitung übergibt die Belange aller Patienten allein. Die Tür zwischen dem Aufenthaltraum und dem Dienstzimmer bleibt während der Übergabe offen, damit die Stationsleitung nebenbei auf Telefonate reagieren und auf Fragen der vorbeikommenden Mediziner antworten kann. Für die Telefonate und Mediziner wird die Übergabe jederzeit unterbrochen, was häufig der Fall ist. Die Übergabe beginnt zumeist mit etwas Verspätung, da alles von der Stationsleitung abhängt und diese sich oft noch in Arbeitsprozessen der Klärung oder der Aufgabenzuteilung befindet, bevor sie beginnen kann. Die Informationen über die Patienten sind präzise und mit einem deutlichen Schwerpunkt auf medizinische Hintergründe ausgerichtet. Zuweilen werden interessante Berichte von Untersuchungsergebnissen verlesen. Da während der Übergabe nicht immer klar ist, wer von der Spätschicht in welchem Bereich arbeiten wird, vergibt die Stationsleitung besondere Aufgaben an Mitarbeiterinnen, die sie gezielt anspricht. Bei solchen Aufgaben werden dann Teammitglieder bevorzugt, die schon länger im Team arbeiten. Die Übergabe kann (wegen der häufigen Unterbrechungen) länger als 30 Minuten dauern. Dann spricht die Stationsleitung ihre Frühschicht an, dass diese schon gehen könne. Wenn Patienten während der Übergabe klingeln, muss immer ein Teammitglied aus der Übergabe herausgehen. Wenn die Frühschicht schon gegangen ist, kann es passieren, dass eine Pflegende der Spätschicht «zur Klingel gehen» muss. Insgesamt kommt es zu häufigen Unterbrechungen, worunter vor allem die Konzentration der Beteiligten leidet. Unterbrechende Mediziner entschuldigen sich nicht und bekommen jeweils die Aufmerksamkeit des gesamten Teams.

4.3.3 Die Schichtübergabe im Pflegeteam C

An der Übergabe nehmen alle Pflegenden der Früh- und Spätschicht teil, mit Ausnahme der Stationsleitung, die im Dienstzimmer Telefonate entgegen nimmt und zum Teil auch Patienten versorgt, die sich während der Übergabe melden. Wenn es der Stationsleitung zuviel wird, unterbricht sie die Übergabe und gibt die Aufgabe an die zuständige Pflegende weiter. Die Übergaben erfolgen durch die betreffende Zuständige des Frühdienstes. Zwei Zuständige teilen sich die etwa 30 Minuten der Übergabe, die auch nach 20 Minuten beendet sein kann. Wegen der niedrigen Patientenzahl und geringeren Fluktuation stehen die Übergaben nicht unter dem Zeitdruck, der beispielsweise für die Pflegeteams A, B und D charakteristisch ist. Es bleibt oft Zeit für die Anleitung von SchülerInnen, die genutzt wird, sodass einige Patienten den SchülerInnen unter Anleitung übergeben werden. Insgesamt verlaufen die Übergaben ruhig und präzise. Wenn neue Patienten vorgestellt werden, die den älteren Teammitgliedern bereits bekannt sind, werden kurze Erinnerungen diesbezüglich ausgetauscht. Die Tür zum Dienstzimmer ist manchmal geöffnet und manchmal geschlossen. Mediziner werden von der Stationsleitung während der Übergabe gebeten zu warten, bis die Übergabe beendet ist.

4.3.4 Die Schichtübergabe im Pflegeteam D

An der Übergabe nehmen alle Pflegenden des Spätdienstes und die meisten Pflegenden des Frühdienstes teil. Einige Pflegende des Frühdienstes kommen später dazu. Die Abteilungsleiterin nimmt in der Regel nicht an den Übergaben teil, sondern arbeitet in ihrem eigenen Zimmer (welches sich nicht auf dieser Station befindet) Dienstpläne aus. (Wegen der hohen Krankheitsrate gibt es immer wieder Schwierigkeiten beim Erstellen der Pläne.)

Nacheinander geben zwei Pflegende des Frühdienstes, die jeweils für einen Patientenbereich zuständig waren, die Informationen über Patientenbelange an die Spätschicht weiter. Oft werden diese Informationen durch Pflegende ergänzt. Das kommt vor, wenn sich am Vortag besondere Situationen mit dem entsprechenden Patienten ereignet haben, die dann nicht an die nächste Schicht weiter gegeben wurden. Phasenweise ähnelt die Übergabe dann einem Gespräch, bei dem jede/r etwas hinzufügt. Emotional belastenden Erlebnissen wird viel Raum gegeben, unter Umständen zugunsten fachlich relevanter Informationen. Das häufige Vorkommen von Fehlern wird auch immer wieder während der Übergaben thematisiert, die Ursachen hierfür jedoch nicht analysiert, sondern auf Nicht-Anwesende projiziert. Auch persönliche Gespräche können in die Übergaben einfließen. Insgesamt wird die Übergabe häufig durch Telefonate, Mediziner oder klingelnde Patienten unterbrochen, da immer einer der Anwesenden hierfür den Raum verlassen muss. Wenn Ärzte die Übergaben unterbrechen, entschuldigen sie sich nicht und bekommen die gesamte Aufmerksamkeit der Teammitglieder.

4.4 Vergleichende Diskussion der Gruppendiskussion zur kollektiven Verantwortung

Einen deutlichen Hinweis auf den Umgang mit Verantwortung in den vier Pflegeteams lässt sich jeweils vom Verhalten der Stations- bzw. Abteilungsleiterin in den Gruppendiskussionen ableiten. Die Stationsleitung des **Teams A** bringt etwas zu Essen mit und ermutigt ihre MitarbeiterInnen, mit einem humorvollen Einstieg in die Diskussion, sich ebenfalls zu beteiligen. Damit übernimmt sie einen Teil der Verantwortung für ein gutes Gelingen des Gespräches. Die Stationsleitung des **Teams B** verhält sich in dem Gespräch zunächst reaktiv und antwortet auf die Fragen der Diskussionsleiterin erst, nachdem einige Teammitglieder geantwortet haben. Ihr aktives Verhalten beschränkt sich darauf, selbst Fragen an ihre Mitarbeiterinnen zu stellen, was als konkurrierendes Verhalten gegenüber der Diskussionsleiterin verstanden werden kann. Mit dem aktiven Verhalten übernimmt sie jedoch keine Verantwortung für den Verlauf der Gruppendiskussion, was an

4. Ergebnisse der Gruppendiskussion zur kollektiven Verantwortung   **243**

den vielen langen Pausen deutlich wird, in denen sie von der Diskussionsleitung ein Eingreifen erwartet. Die Stationsleitung des **Teams C** kündigt zunächst an, trotz Erkrankung an der Gruppendiskussion teilzunehmen und erscheint dann ohne Mitteilung nicht. Mit der Ankündigung des Kommens macht sie deutlich, dass ihr das Treffen wichtig ist. Durch ihr Nichterscheinen stellt sie die Bedeutung der Gruppendiskussion in Frage und entzieht sich der Verantwortung. Das Team lässt sie im Unklaren, da es während der Diskussion nicht weiß, ob die Stationsleitung noch dazu kommt oder nicht. Die Abteilungsleiterin des **Teams D** erscheint zur Gruppendiskussion und verabschiedet sich mitten im Gespräch vorzeitig mit der Begründung, noch den Dienstplan schreiben zu müssen. Damit bringt sie zum Ausdruck, dass ihr andere Aufgaben wichtiger sind als diese Diskussion und übernimmt keine verlässliche oder kontinuierliche Verantwortung für den Verlauf des Gesprächs.

Im Folgenden sollen die vier Pflegeteams bezüglich der vier Verantwortungsbereiche (Autorität, Autonomie, berufliche Kenntnisse und interpersonale Kompetenz) miteinander verglichen werden.

Im Pflegeteam A spricht die Leitung ihren MitarbeiterInnen **Autorität** zu, indem sie die Fähigkeit zum eigenständigen Arbeiten ihrer MitarbeiterInnen lobt. Mit dem humorvollen Einstieg reduziert sie die Anspannung im Team und ermutigt die Pflegenden sich am Gespräch zu beteiligen. Diese Ermutigung ist im Sinne des *empowerment* zu verstehen, in dem Menschen die Macht zum selbstständigen Handeln zugesprochen wird. Dieses *empowerment* führt beim Team zur aktiven Beteiligung und einer offenen Haltung, die es ermöglicht, auch über persönliche Ängste zu sprechen.

Im Pflegeteam B nimmt die Stationsleitung Wertungen an Äußerungen ihrer MitarbeiterInnen vor, womit sie ihre eigene Position als Beurteilende festigt und dem Team die Rolle zuschreibt, ihr Urteil anzunehmen. Die Stationsleitung kontrolliert das Verhalten des Teams, indem sie kritische Äußerungen anzweifelt und ihre Position dazu deutlich macht. Das kontrollierende Verhalten der Leitung intensiviert die Angst im Team, Fehler zu machen und verhindert, dass Teammitglieder Persönliches von sich preis geben.

Beim Pflegeteam C provoziert die unerwartete Abwesenheit der Stationsleitung einen Autoritätskonflikt. Die stellvertretende Stationsleitung hält sich im Gespräch deutlich zurück. Das Team wird durch eine Pflegende angeführt, die lediglich eine Eindrittelstelle inne hat, jedoch eng mit der Stationsleitung befreundet ist. Mit ihrer aktiven Beteiligung übernimmt sie zum Teil die Verantwortung für diese Gruppendiskussion, stellt jedoch zugleich die Position der stellvertretenden Stationsleitung in Frage. Außerdem übernimmt sie eine Art Kontrollfunktion an Stelle der Stationsleitung. Diese Situation provoziert beim Team die Angst, Fehler zu machen und Persönliches von sich preis zu geben.

Die Abteilungsleiterin des Teams D übernimmt zunächst die Verantwortung

Tabelle 18: Vergleich der Gruppendiskussionsergebnisse der Pflegeteams zur kollektiven Verantwortung

Verantwortung:	Pflegeteam A	Pflegeteam B	Pflegeteam C	Pflegeteam D
Autorität				
Rollenverteilung:	klare Rollenzuteilung	klare Rollenzuteilung	unklare Rollenzuteilung	unklare Rollenzuteilung
Machtverteilung:	Macht auf alle verteilt	alleinige Macht bei Stationsleitung	Machtkämpfe	Machtkämpfe
Führungsschwerpunkt der Leitung	empowerment	Kontrolle	Kontrolle	unklar
Autonomie				
Raum für Diskussion der MitarbeiterInnen	alle bekommen Raum für Diskussion	statt Diskussion ein Frage-Antwort-Verhalten	Positives wird offen diskutiert, Konflikte erzeugen Sprachlosigkeit	gestehen sich gegenseitig keinen Raum für Diskussion zu
konträre Ansichten	werden zugelassen und diskutiert	werden unterbunden	werden verschlüsselt und zurückgezogen	werden überhört und nicht ernst genommen
Berufl. Kenntnisse				
Verhältnis von Anspruch und Kompetenz	hohe Übereinstimmung zw. eigenem Anspruch und persönlicher Kompetenz	Diskrepanz zw. Anforderungen der Stationsleitung und Kompetenz des Teams	Diskrepanz zw. Selbstanforderung und persönl. Kompetenz	Diskrepanz zw. Anforderung der Abteilungsleitung und Kompetenz des Teams
interpersonale Kompetenz				
Sich-aufeinander-beziehen der Teammitglieder	alle beziehen sich in Diskussion aufeinander	beziehen sich nur aufeinander, um Kritik zu äußern	beziehen sich nur bei positiven Aspekten aufeinander	beziehen sich nicht aufeinander
Umgang	humor- und respektvoll	gehemmt und ängstlich	vorsichtig und verunsichert	impulsiv und abwertend

für die Gruppendiskussion, indem sie das Gespräch eröffnet. Ihr vorzeitiges Gehen lässt offen, wem sie die weitere Führung für den Rest der Gruppendiskussion überträgt und stellt zugleich die Bedeutung dieses Gespräches in Frage. Das Dienstplangespräch der Abteilungsleiterin mit einer Mitarbeiterin während der Gruppendiskussion hat übergriffigen Charakter und wertet die Diskussion als solche ab. Der problematische Umgang mit Grenzen steht in engem Zusammenhang mit der Rollenunklarheit der Abteilungsleiterin und einiger Teammitglieder. Das Team reagiert etwas verspätet wütend auf das Verlassenwerden von der Abteilungsleiterin und entlädt sich impulsiv, indem sie ihre Unzufriedenheit mit ihrer Abteilungsleiterin zum Ausdruck bringen.

Die **Autonomie** eines Teams wird in der Gruppendiskussion vor allem daran sichtbar, wieviel Raum sich das Team gegenseitig zum Beteiligen zugesteht und wie mit konträren Meinungen umgegangen wird. Im Pflegeteam A bekommt jedes Teammitglied Raum, sich zu äußern. Konträre Meinungen werden zugelassen und rege diskutiert.

Im Pflegeteam B kommt es zu keiner richtigen Diskussion, sondern zu einem starren Frage-Antwort-Verhalten. Wenn die Diskussionsleiterin keine neuen Fragen stellt, entstehen lange Pausen. Konträre Positionen werden im Ansatz durch die Stationsleiterin unterbunden.

Das Pflegeteam C wirkt zunächst eigenständig und selbstbestimmt, wenn es die positiven Aspekte der gemeinsamen Zusammenarbeit schildert. Auf den bestehenden Teamkonflikt angesprochen wirken alle ratlos und unsicher. Konträre Meinungen werden verschlüsselt geäußert, jedoch zugleich zurückgezogen.

Im Pflegeteam D geben sich die Pflegenden nur wenig Raum zum Sprechen. Oft reden alle gleichzeitig. Es scheint wichtiger, seine eigene Meinung zu äußern, als anderen zuzuhören und miteinander zu diskutieren. Auf konträre Meinungen wird zumeist gar nicht reagiert, so als würden diese überhört oder nicht ernst genommen werden.

Die **beruflichen Kenntnisse** der Pflegenden sind in der Gruppendiskussion nur schwer zu ermitteln. Aufgezeigt werden können jedoch mögliche Diskrepanzen zwischen dem Anspruch auf Fachkenntnis und dem Umgang damit. Im Pflegeteam A stimmen der Anspruch an sich selbst und an neue MitarbeiterInnen überein mit dem tatsächlichen beruflichen Fachwissen, was vor allem durch die Stationsleitung mit ihrer Beschreibung des Teams zum Ausdruck kommt.

Im Pflegeteam B besteht eine Diskrepanz zwischen den Anforderungen, welche die Stationsleitung an ihr Team stellt und der Reaktion des Teams. Auf allgemeine Feststellungen der Stationsleitung traut sich niemand zu antworten, auch wenn sichtlich andere Ansichten bestehen. Hart arbeiten zu können scheint die entscheidende Voraussetzung für die Teammitglieder zu sein, was auf ein quantitatives Verständnis von Pflege schließen lässt.

Das Pflegeteam C zeichnet sich durch eine Diskrepanz zwischen dem eigenen Anspruch und dem Umgang mit Konflikten aus, bei denen es nicht möglich ist, das Beste daraus zu machen. Diese Diskrepanz zwischen theoretischem und tatsächlichem Einsatz von praktischen Kenntnissen spiegelt sich auch im Haltungswechsel des Teams wider. Positive Aspekte der Arbeit werden mit viel Fachkenntnis geschildert, während negativen Aspekten der Zusammenarbeit mit Sprachlosigkeit begegnet wird.

Das Pflegeteam D legt, ähnlich dem Team B, den Anspruch nicht selbst fest. Eine Diskrepanz besteht in den Anforderungen der Abteilungsleiterin an das Team und der Reaktion des Teams darauf. Bestehende Unkenntnis wird dabei tendenziell nicht ernst genommen.

Die **interpersonale Kompetenz** der Teammitglieder wird daran deutlich, wie sie in der Gruppendiskussion miteinander umgehen. Die Pflegenden des Teams A beziehen sich in der Diskussion aufeinander und diskutieren rege, ohne dass die Diskussionsleiterin mit neuen Fragen das Gespräch in Gang halten muss. Der gegenseitige Umgang ist dabei durch Humor und Respekt geprägt.

Im Team B beziehen sich Teammitglieder nur aufeinander, um indirekte Kritik am Gegenüber zu äußern. Die Pflegenden gehen sehr gehemmt und ängstlich miteinander um.

Das Pflegeteam C kann sich bei positiven Schilderungen aufeinander beziehen und frei diskutieren. Bei konfliktbeladenen Themen ziehen sich alle zurück und antworten nur noch vereinzelt auf Fragen. Der Umgang wechselt zwischen lockerem-freundlichen Verhalten und vorsichtig-ängstlichen Reaktionen.

Die Pflegenden des Teams D beziehen sich nicht aufeinander. Häufig reden alle gemeinsam und hören sich nicht zu. Es ist ein impulsiver und gegenseitig abwertender (respektloser) Umgang zu beobachten.

4.5 Zusammenfassung der vergleichenden Diskussion

Das Pflegeteam A erfüllt alle Voraussetzungen, um der kollektiven Verantwortung gemeinsam zu begegnen und kommt dieser nach. Das Team B kann der kollektiven Verantwortung nicht gemeinsam begegnen, da die Hauptverantwortung sich hier auf die Stationsleitung beschränkt und die beruflichen Beziehungen nicht geeignet sind für ein konstruktives und kooperatives Arbeiten. Das Team C erfüllt nur begrenzt die Voraussetzungen, um der kollektiven Verantwortung zu begegnen. Einschränkungen bestehen durch verunsicherte berufliche Beziehungen, die keine konstruktive Auseinandersetzung mit Teamkonflikten ermöglicht. Das Team D kann der kollektiven Verantwortung nicht gemeinsam begegnen, da die Voraussetzung zur kooperativen Zusammenarbeit nicht gegeben ist.

5. Ergebnisse zum beruflichen Selbstkonzept der Pflegenden

5.1 Auswertung der Einzelinterviews: das berufliche Selbstkonzept

Das berufliche Selbstkonzept wurde in den folgenden vier Bereichen beschrieben:

1. berufliche Entwicklung,
2. Selbst und Andere,
3. Arbeitsethik und Empathie und
4. Problemlösungsstrategien.

Nach vorheriger Einzelauswertung aller Interviews werden die Ergebnisse stationsweise zusammengefasst und zu den jeweiligen Bereichen besprochen. Alle vier Bereiche beinhalten sowohl bewusste und unbewusste Aspekte, als auch kognitive und affektive Merkmale.

Berufliche Entwicklung

Die berufliche Entwicklung beschreibt vergangene, gegenwärtige und zukünftige Ansichten über sich selbst als Pflegende und bezieht sich sowohl auf reale als auch auf hypothetische (in der Zukunft mögliche) Aspekte der eigenen Person im Beruf. Das berufliche Selbstkonzept wird verstanden als ein der Person inhärentes Entwicklungsprinzip. Neben den allgemeinen Informationen über die bisherige berufliche Laufbahn (schriftlicher Kurzfragebogen zu Beginn des Einzelinterviews) beinhaltet die berufliche Entwicklung folgende Items:

Tabelle 19: Items zur Ermittlung der beruflichen Entwicklung

- Wenn Sie sich jetzt in Ihrem Beruf sehen und sich vergleichen mit der/dem Krankenschwester/-pfleger, die/der Sie früher waren, wie würden Sie dann Ihre berufliche Entwicklung beschreiben?
- Fühlen Sie sich beruflich sicher? Immer? Wann nicht?
- Wie würden Sie Ihre berufliche Zukunft beschreiben?

Selbst und Andere

Selbst und Andere beschreibt die soziale Wahrnehmung der eigenen Person im Beruf im Vergleich zu anderen Personen, sowie interaktive Prozesse mit allen Menschen, denen beruflich begegnet wird. Mit dieser Operationalisierung soll dem Grundsatz des symbolischen Interaktionismus Rechnung getragen werden, dass die Selbstwahrnehmung durch zwischenmenschliche Beziehung entsteht und das Selbst gleichzeitig Subjekt und Objekt sein kann. ‹Selbst und Andere› soll mit folgenden Items ermittelt werden:

Tabelle 20: Items zur Ermittlung von Selbst und Anderen

- Wie würden Sie Ihre Zusammenarbeit mit Ihren Kollegen und Kolleginnen beschreiben?
- Wann arbeiten Sie lieber mit anderen zusammen, wann lieber allein?
- Wie würden Sie Ihre Beziehung zu den Patienten beschreiben?
- Wenn Sie an Ihr Stationsteam denken, wie würden Sie da Ihren Stellenwert für das Team beschreiben?
- In welchen Situationen sind Sie Ihren KollegInnen überlegen?
- Worin sind Sie besonders kompetent?

Problemlösungsstrategien

Die Kategorie Problemlösungsstrategien beschreibt den Umgang mit schwierigen Arbeitssituationen und Strategien der Bewältigung belastender Ereignisse im Beruf. Hiermit sollen koordinierte Informationssteuerungsprozesse aufgezeigt werden, welche über die Datenspeicherung hinausgehen und Lösungen von beruflichen Problemen anstreben. Neben den folgenden Items werden hierzu die Qualifikationen der Teammitglieder aus dem Kurzfragebogen erfasst.

Tabelle 21: Items zur Ermittlung von Problemlösungsstrategien

- Wenn Sie wissen, dass eine Situation bevorsteht, die Sie besonders herausfordern wird, wie bereiten Sie sich (innerlich) darauf vor? Welche Gedanken haben Sie dabei?
- Welche berufliche Situation hat Sie in der Vergangenheit gefühlsmäßig sehr angerührt? Wie sind Sie damit umgegangen? Was haben Sie gedacht? Was gefühlt?
- Wenn Sie sich für Veränderungen oder Erneuerungen engagieren, wie ernst werden Sie vom Team genommen?
- Wenn Sie innerliche Selbstgespräche mit sich führen, wie das ja jeder macht, was sagen Sie sich dann?

Arbeitsethik und Empathie

Arbeitsethik und Empathie beschreibt die ethischen Wertvorstellungen, welche berufliche Entscheidungen maßgeblich beeinflussen sowie den empathischen Umgang mit allen Menschen, denen beruflich begegnet wird. Diese Operationalisierung bezieht sich auf den Aspekt des «Beimessens von Bedeutung», welche zu Erwartungen, Beurteilungen, Überzeugungen und Gefühlen führen kann. ‹Arbeitsethik und Empathie› soll mit folgenden Items erfasst werden:

Tabelle 22: Items zur Ermittlung von Arbeitsethik und Empathie

- Wie würden Sie die Kraft/Energie beschreiben, mit der Sie sich in Ihrer Arbeit einbringen?
- Welche Rolle spielt Hoffnung bei Ihrer Pflege?
- Wenn Sie intuitiv handeln, wann oder wobei passiert das?
- Ist es möglich, dass Sie nur einfach so bei dem Patienten sind, ohne direkte Aufgabe? Ist dieses einfach Dasein eine bewusste Entscheidung?

5.1.1 Ergebnisse der Einzelinterviews des Pflegeteams A zum beruflichen Selbstkonzept

Berufliche Entwicklung des Pflegeteams A

Im Durchschnitt sind die Mitglieder dieses Teams 29,4 Jahre alt und teilen eine durchschnittlich 7,3-jährige gemeinsame Berufserfahrung auf dieser Station. Sechs der Teammitglieder sind ledig, zwei verheiratet, niemand hat Kinder.

Die **berufliche Entwicklung** aller Teammitglieder auf dieser Station wird **von Anbeginn an positiv** geschildert. Alle berichten gern über ihren Beginn auf dieser

Station, den sie zumeist sehr genossen haben, da sie geduldig an alles herangeführt wurden. Mit Rückblick auf ein «Früher» sind sich alle unabhängig voneinander einig, dass sie durch die «Zeit» viel Berufserfahrung gesammelt haben und in viele Dinge «hineingewachsen» sind. Damit schildern sie die Zusammenarbeit dieses Teams als einen Lernort.

Diesem positiven Bild der Vergangenheit schließt sich ein positives Bild der **Gegenwart** an. Die berufliche Sicherheit wird von allen betont und auf das geduldige Team, die langsame Heranführung an verantwortungsvolle Tätigkeiten und das Vorbild der Stationsleitung zurückgeführt. Alle bestätigen, dass sie Selbstständigkeit erworben und mehr Selbstvertrauen gewonnen haben. Das Berufsbild der Pflege wird, trotz wahrgenommener gesellschaftlicher Herabwertung, eher positiv erlebt.

> A2: Also ich denke mal, so gesellschaftlich wird es oft dargestellt, dass die wirklich nur auf der Station arbeitet (...) Töpfe schiebt und Po abwischt, und rein auf solche Sachen eingegrenzt. Aber für mich ist das eine ganze Menge mehr (136–142).

Einige beschreiben, dass ihnen die Verknüpfung von pflegerischen und medizinischen Kenntnissen wichtig ist, um selbstständige Entscheidungen treffen zu können. Die Mentorin geht davon aus, dass ihre Kenntnisse durch die Mentorenausbildung immer auf dem neuesten Stand ist und sie damit «mehr Schwung reinbringen» kann. Von einigen Teammitgliedern wird geäußert, dass sich die Pflege immer weiter entwickele und es deshalb auch in Zukunft nicht langweilig im Beruf werde.

Selbst und Andere

Eine gute Zusammenarbeit des Teams ist ein explizites Ziel und wird als persönliche und berufliche Sicherheit erlebt. Aus diesem Grunde sehen fast alle Teammitglieder ihre berufliche Zukunft weiterhin auf dieser Station. Die positive Kooperation wird wesentlich durch das gegenseitige Loben und das Motivieren mit Humor geprägt. Im Team helfen sie sich gegenseitig, Schwächen und Unsicherheiten zu überwinden und erkennen Stärken an. Alle bevorzugen es, mit KollegInnen zusammenzuarbeiten und beschreiben ihre Position im Team mit dem Begriff «gleichberechtigt». Die Stationsleitung ist stolz auf ihr Team und betont die mit der Einführung der Bereichspflege stark zugenommene Eigenverantwortung aller Teammitglieder. In der Beziehung zu Patienten spielt das Gespräch mit ihnen und der gegenseitige Respekt bei allen eine wichtige Rolle. Mit jeweils einer Ausnahme geben alle an, sich gut durchsetzen zu können und andere gut anleiten und führen zu können. Die Teammitglieder fühlen sich beruflich sicher und sind sich ihrer Kompetenzen bewusst. Die eigene Überlegenheit gegenüber den KollegInnen kann zumeist selbstbewusst aufgezeigt werden.

Problemlösungsstrategien des Pflegeteams A

Beim Umgang mit Herausforderungen überwiegt das Sich-Gedanken-machen. Bei Auseinandersetzungen wird viel Wert auf einen erfolgreichen Ausgang des Gesprächs gelegt. Hierzu gehört vor allem die Vorankündigung des Gespräches, damit sich alle darauf vorbereiten und Argumente sammeln können. Bei Auseinandersetzungen ist das Überzeugen durch Argumente üblich. Von neuen MitarbeiterInnen wird eine gewisse Eigenständigkeit als Voraussetzung verlangt.

Es fällt auf, dass auf dieser Station viele Teammitglieder unabhängig voneinander davon berichten, wie selbstverständlich sie mit den Schwächen ihrer KollegInnen umgehen und ihnen dabei helfen, diese zu überwinden. Diese konstruktive Herangehensweise gilt auch KollegInnen, die schon sehr lange zum Team gehören. Auch hierbei wird von einer **generellen Lernfähigkeit** ausgegangen, so dass eine Pflegende, der es schwer fällt, Angehörigengespräche zu führen, nachdem der Patient verstorben ist, immer wieder zu solchen Gesprächen mitgenommen wird. Bei beruflichen Erlebnissen, die den Pflegenden besonders nahe gegangen sind, handelt es sich um ähnliche Situationen, wie Notfälle oder der Umgang mit sterbenden Patienten. Für belastende Ereignisse, die Emotionen wecken, wird großes Verständnis gezeigt. Gedankliche Selbstgespräche dienen der Motivierung oder Kommentierung des eigenen Verhaltens bei berufserfahrenen Teammitgliedern und der Entlastung bei Ärger bei jüngeren Teammitgliedern. Intuitives Arbeiten wird positiv gewertet. Die Teammitglieder verlassen sich dabei bewusst auf ihr Gefühl. Die Stationsleitung kann hierzu von einem «siebten Sinn in brenzlichen Situationen» berichten.

Arbeitsethik und Empathie: Pflegeteam A

Alle Teammitglieder gehen davon aus, dass der größte Teil ihrer Energie auf dieser Station bleibt und vermuten, dass der Energieverlust bei einigen mit dem zugenommenen Alter in Verbindung steht. Für alle Teammitglieder spielt Hoffnung in der Pflege eine wichtige Rolle. Die subjektive Hoffnung der Pflegenden gegenüber den Patienten wird als eine essenzielle Sache der Pflege betrachtet. Die Empathie der Pflegenden gegenüber den Patienten wird vor allem durch die Stationsleitung positiv gewertet. Alle berichten, keinerlei Berührungsängste gegenüber den Patienten zu haben und verwenden das Streicheln von Händen oder Rücken zur Beruhigung von Patienten. Durch die hohe Arbeitslast ist es nicht möglich, ohne direkte Aufgabe einfach Zeit mit dem Patienten zu verbringen. Da das Patientengespräch jedoch einen sehr hohen Stellenwert in diesem Team einnimmt, werden viele Gelegenheiten dazu genutzt. Bei Problemgesprächen werden diese als wichtig bewertet und auch geführt, wenn hinterher ein Schritt schneller gearbeitet werden muss.

5.1.2 Ergebnisse der Einzelinterviews des Pflegeteams B zum beruflichen Selbstkonzept

Berufliche Entwicklung der Teammitglieder der Station B

Die Teammitglieder der Station B haben im Vergleich zu den anderen Stationen mit 34,8 Jahren den höchsten Altersdurchschnitt aber zugleich die höchste Standardabweichung (s = 10,9), womit die Altersheterogenität aufgezeigt wird.[88] Mit einer gemeinsamen durchschnittlichen Berufserfahrung von 5,1 Jahren (s = 4,0) bewegt sich dieses Team im Mittelfeld zwischen 7,3 Jahren (Team A) und 1,8 Jahren (Team D). Es gibt zwei Mütter mit jeweils einem Kind auf dieser Station. Beide Kinder sind bereits 27 Jahre alt. Eine der beiden Mütter ist die Stationsleiterin.

Aus der bisherigen beruflichen Entwicklung beschreiben alle Teammitglieder überwiegend belastende Einstiegserfahrungen, welche sich bezogen auf die Erfahrungen auf dieser Station besonders im erlebten Anpassungsdruck ausdrücken. Ängste, den Einstieg nicht zu schaffen, bestimmen den Berufsanfang. Auch die Stationsleitung berichtet von früheren Ängsten, als sie «ganz unbedarft vom Land» (B8: 46) in diese Stadt gekommen sei, betont aber, heute keine Ängste mehr zu haben. Alle Teammitglieder beschreiben die aktuelle berufliche Situation im Vergleich mit der Vergangenheit positiver, was sich in der zugenommenen Selbstsicherheit oder dem Mut, Dinge zu hinterfragen, zeigt. Über die berufliche Zukunft haben bereits alle Teammitglieder nachgedacht und sich mit Alternativen zu dieser Station beschäftigt. Während die jüngeren Pflegenden durch eine Weiterbildung oder ein Studium mehr Selbstbestimmung für sich erwarten («mein eigener Herr sein» wollen, B7: 1093) sehen die älteren Teammitglieder wenig Chancen, die Station zu verlassen, was sie an ihrer Qualifikation oder der Gesundheit festmachen. Die Stationsleitung kann sich eine Weiterarbeit auf dieser Station nur unter der Voraussetzung der Beibehaltung der Funktionspflege vorstellen und überlegt alternativ, ein Altenheim zu leiten. Die erlebte berufliche Sicherheit wird vorsichtig beschrieben. Nur die Stationsleitung gibt hierzu an, keine Probleme zu haben.

---

[88] Im Vergleich zu den anderen Stationen ergeben sich folgende Mittelwerte und Standardabweichungen für das Alter der Teammitglieder: Station A mean: 29,4; s = 4,9; Station C mean: 32,4; s = 9,8; Station D mean: 29,5; s = 10,6. Die gemeinsame Berufserfahrung der anderen Teams beläuft sich auf folgende Werte: Station A mean: 7,3; s = 5,7; Station C mean: 6,4; s = 5,5 und Station D mean: 1,8; s = 1,5).

5. Ergebnisse zum beruflichen Selbstkonzept der Pflegenden

Selbst und Andere: Pflegeteam B

Die <u>Zusammenarbeit</u> wird allgemein als «<u>schwierig</u>» beschrieben. Eine Schicht beschreibt sich selbst als strukturiert und organisiert, die andere Schicht dagegen als «konfus» (B2) oder «chaosmäßig» (B5). Zu Konflikten der Teammitglieder untereinander sagt die Stationsleitung: «Dass man das also unterbinden muss» (B8: 763–764).

Die Stationsleitung sieht «erhebliche Differenzen» in der Teamarbeit ihrer Mitarbeiterinnen. «Es gibt also Leute, die überhaupt nicht miteinander auskommen und echt Schwierigkeiten haben» (B8: 353–356). Hier versucht sie, durch eine geschickte Dienstplangestaltung die Fronten aufzulösen. «Also ich berücksichtige zumindest, dass die Leute dann nicht gezwungen sind unmittelbar miteinander zu arbeiten. Dass sie sich eben halt aus dem Wege gehen können» (B8: 377–382). Dementsprechend ist die gängige Antwort auf die Frage, ob sie lieber allein oder lieber mit anderen zusammen arbeiten: «Kommt drauf an, mit wem man zusammenarbeitet.» Die Stationsleitung betrachtet sich als eine Art «Puffer zwischen den Fronten». Wenn sie nicht da wäre, würde jemand fehlen, der bei Auseinandersetzungen rechtzeitig «abblockt» und dadurch würde «Unzufriedenheit entstehen». Die Mentorin arbeitet seit acht Jahren in diesem Team und fühlt sich seit etwa drei Jahren von der Stationsleitung mit ihrer Arbeit anerkannt.

Fast alle Teammitglieder sprechen beim Thema Zusammenarbeit persönliche Arbeits- oder Verhaltensschwerpunkte an, die auch auf die Stationsleitung zutreffen. Zum Vergleich werden die Aussagen von zwei Beispielen gegenüber gestellt:

«(…) ich meine ich bin auch so ein bisschen eine Powerfrau. Ich kann ganz gut ranklotzen. Also ich kann jetzt nicht so sinnig vor mich hinarbeiten. Ich muss eigentlich immer gut so was zu tun haben» (B1: 670–675). Die Stationsleitung sagt: «Also mir geht es relativ gut und ich denke mal, ich bin auch jemand, der Stress so ein bisschen braucht, Hektik, ist so» (B8: 475–478).

B7 berichtet, dass sie auch selber ein Stück Verantwortung für den Patienten übernimmt und schließt dieses Thema mit den Worten: «Dass man auch ein bisschen mitdenken kann» (B7: 305–306). Dazu die Stationsleitung: «(…) ich denke relativ viel mit und überlege mir halt auch was da, was richtig falsch ist oder so, und das äußere ich dann halt auch» (B8: 280–284).

Die <u>Beziehungen zu den Patienten</u> werden häufig als «<u>schwierig</u>» beschrieben. Die Stationsleitung beschreibt das Wie ihrer Beziehung zu Patienten damit, dass sie als «Stationsleitung letztlich nur für administrative Aufgaben zuständig» sei. Die Mentorin berichtet auf die Frage nach ihrer Beziehung zu Patienten von ihrem Problem, dass ihr die Gesprächsführung schwer falle.

Problemlösungsstrategien des Pflegeteams B

Auf die Frage, ob sich die Teammitglieder bei Veränderungsvorschlägen vom Team ernst genommen fühlen, antworten fast alle ausweichend, hypothetisch und sehr vorsichtig. Berufliche Situationen, die den Pflegenden besonders nahe gegangen sind, beziehen sich, mit einer Ausnahme auf Krebspatienten, zu denen eine besondere Beziehung existierte und die dann verstarben. Die hierzu verwendeten expressiven Ausdrücke, wie «Quälerei» oder «ganz fürchterlich», machen die emotionale Betroffenheit deutlich. Der Umgang mit belastenden Situationen ist unterschiedlich. Im Team wird nicht direkt darüber geredet, obwohl Bedürfnisse hierzu geäußert werden, sondern eher später, wenn das Ereignis bereits zurückliegt. Gedankliche Selbstgespräche werden von jungen Pflegenden in ärgerlichen Situationen geführt. Berufserfahrene Pflegende verwenden gedankliche Selbstgespräche, um eine Art Arbeitsplan zu erstellen oder um sich zu überprüfen, ob sie auch alles erledigt haben. Die meisten Teammitglieder kennen das Gefühl, intuitiv gehandelt zu haben, dennoch wird es nur von wenigen positiv bewertet. Nur eine Pflegende verlässt sich dabei bewusst auf ihr Gefühl. Die Stationsleitung kann diese Form des Arbeitens für sich nicht in Worte fassen und distanziert sich davon.

Arbeitsethik und Empathie beim Pflegeteam B

Alle Teammitglieder beschreiben, wie der größte Teil ihrer Energie für die Arbeit auf dieser Station benötigt wird und dieses vom Arbeitsanfall und von der Stimmung im Team abhängt. Die nach dem Dienst empfundene Kraftlosigkeit wird mit expressiven Ausdrücken, wie «ausgepowert, körperlich und geistig kaputt, extrem anstrengend, absolut auszehrend» und «total fertig» beschrieben. Die Stationsleitung betont, dass sie sich nicht durch die «viele Arbeit kaputt fühle», sondern durch «schlechte Stimmung» im Team (B8: 1151) und bei «Sticheleien» (B8: 1154) untereinander. Alle geben an, dass ein Arbeiten in der Pflege ohne Hoffnung nicht möglich sei. Alle Teammitglieder erleben Unterschiede bei der Berührung von Patienten und versuchen, mit verschiedenen Mitteln eine Distanz zu Patienten herzustellen, die ihnen unsympathisch sind. Das Einfühlen in die Patienten wird für einige junge Pflegende als belastend erlebt. Es wird davon ausgegangen, dass berufserfahrene Pflegende sich besser distanzieren können. Sich den Bedürfnissen von anderen Kolleginnen anzupassen hängt bei allen davon ab, ob ihnen diese Kollegin sympathisch ist oder nicht. Die Stationsleitung führt Gespräche mit den Patienten, wenn diese notwendig sind, sie also darauf angesprochen wird.

5.1.3 Ergebnisse der Einzelinterviews des Pflegeteams C zum beruflichen Selbstkonzept

Berufliche Entwicklung der Teammitglieder der Station C

Die Teammitglieder der Station C haben ein Durchschnittsalter von 32,4 Jahren (s = 9,8). Mit einer gemeinsamen durchschnittlichen Berufserfahrung von 6,4 Jahren (s = 5,5) liegt das Team im Vergleich zu den anderen Stationen im oberen Mittel. Zwei Pflegende dieser Station haben jeweils zwei Kinder im Alter von 7 und 9 Jahren und von 11 und 15 Jahren.

Die berufliche Vergangenheit fast aller Teammitglieder der Station C ist vor allem durch negative Erfahrungen gekennzeichnet, wobei sich diese Erlebnisse nicht auf das Team dieser Station beziehen. Bei den negativen Erfahrungen dominiert das Thema: Abhängigkeit von Vorgesetzten und reicht von einer diskriminierenden Stationsleitung bis zu sexueller Belästigung durch den Oberarzt. Auch mangelndes Selbstbewusstsein wird als Belastung erlebt. Niemand hat bei diesen Problemen Unterstützung durch das Pflegeteam erfahren. Zur gegenwärtigen beruflichen Situation äußern sich die meisten Teammitglieder positiv und beziehen sich auf Erfahrungen, durch Fortbildungen einen neuen Blick für die Dinge bekommen zu haben, reifer und selbstständiger geworden zu sein. Für die berufliche Zukunft planen alle Teammitglieder, im Beruf zu bleiben. Die älteren Pflegenden sind motiviert, sich weiter zu bilden, und haben diesbezüglich sehr konkrete Vorstellungen, während die jüngeren planen, eine Familie zu gründen. In ihrer täglichen Arbeit fühlen sich alle Teammitglieder beruflich sicher, während die generelle zukünftige Sicherheit der Arbeitsplatzsituation eher negativ bewertet wird.

Selbst und Andere: Pflegeteam C

Die Zusammenarbeit im Team wird widersprüchlich beschrieben. Während das Team einerseits zusammenhält, um beispielsweise gemeinsam eine Diät zu machen, sind andererseits die Kommunikationsstörungen so ausgeprägt, dass es einzelnen Teammitgliedern schwer fällt einzuschätzen, ob sie emotional zum Team dazugehören oder ausgeschlossen sind. Auch die Stationsleitung unterliegt diesem Spannungsbogen und ist einerseits «furchtbar stolz» auf ihr Team und andererseits vom Team enttäuscht. Bei der Beschreibung der eigenen Position im Team wird der Wunsch deutlich, gleichberechtigtes Mitglied zu sein, was für einige schwer ist und Kraft kostet. Der «ärztliche Bereich» wird von einigen als Vorgesetzter erlebt. Die Beziehung zu Patienten wird unterschiedlich beschrieben. Diejenigen mit persönlichen Krankheitserfahrungen beschreiben eher intensive Kontakte zu Patienten. Schwierigkeiten werden dabei angegeben, den richtigen Ton zu treffen oder die Sorge, bei aufwändiger Pflege eines Patienten, andere zu vernachlässigen, was ein schlechtes Gewissen auslösen kann. Einer Pflegenden mit längerer Berufserfahrung «blute das Herz», wenn sie sehe, wie einige Kolleginnen mit den Patienten umgehen. Sie würde dann am liebsten sagen: «So, Du änderst jetzt Deinen Ton ein für alle Mal oder Du fliegst raus» (C9: 1723–1724). Die Stationsleitung formuliert ihre Erwartungshaltung an neue Mitarbeiter folgendermaßen: «Also ich denke, jede Schwester kann da sofort anfangen, die die Ausbildung nicht durchlaufen sondern durchlebt hat.»

Der Umgang mit dominanten Schülern fällt einigen schwer. Hierzu wird beispielsweise der Wunsch geäußert, eine «Respektsperson» sein zu wollen. Mehr Einfluss wünschen sich die Pflegenden bezüglich des Umgangstons im Team.

Problemlösungsstrategien des Pflegeteams C

Alle Teammitglieder der Station C gehen davon aus, dass sie mit ihren Veränderungsvorschlägen vom Team akzeptiert würden und man immer bereit sei, etwas Neues auszuprobieren. Ob diese Neuerung dann übernommen wird, bleibt allerdings fraglich. «(…) man probiert's aus. Wenn der Vorschlag sich als gut erweist, dann wird das auch beibehalten» (C1:171–174).

Zum Umgang mit Situationen, die den Pflegenden besonders nahe gingen, beschreiben alle, mit einer Ausnahme, Beispiele, bei denen Patienten starben. Die Gründe, warum ihnen diese Situation besonders nahegegangen ist, sind dabei ähnlich. Entweder hat eine persönlich starke Bindung zwischen der Pflegenden und dem Patienten bestanden oder sie erlebten eine besonders liebevolle und würdevolle Sterbebegleitung des Patienten durch die Angehörigen. Zum intuitiven Verhalten in der Pflege äußern sich die Teammitglieder positiv. Sie kennen das Gefühl, intuitiv richtig gehandelt zu haben, sehr gut und beschreiben das mit verschiedenen Beispielen. So berichten zwei Pflegende, dass sie auf ihre «innere Stimme» hören, wenn es darum geht, postoperativ mit dem Patienten erstmals aufzustehen.

Arbeitsethik und Empathie

Bei der Einschätzung des eigenen Energiepotenzials geben die meisten Teammitglieder an, dass der größte Teil ihrer Kräfte auf der Station bleibt, wobei das zumeist positiv bewertet wird. Für alle Pflegenden dieser Station ist Hoffnung in ihrer Pflege wichtig, für die Hälfte des Teams eine unabdingbare Vorraussetzung für diesen Beruf. Die Teammitglieder haben unterschiedliche Methoden entwickelt, um mit unsympathischen Patienten umzugehen, welche sie berühren müssen. Die Methoden reichen von einem neutralen, höflichen, korrekten Verhalten über den Versuch, sich nichts anmerken zu lassen und dem Abblocken von sexistischer Anmache männlicher Patienten. Alle gehen davon aus, Zeit für Gespräche mit Patienten zu haben, wenn sie sich diese nehmen. Für einige Teammitglieder sind diese Gespräche von großem Wert.

5.1.4 Ergebnisse der Einzelinterviews des Pflegeteams D zum beruflichen Selbstkonzept

Berufliche Entwicklung der Teammitglieder der Station D

Die Teammitglieder der Station D haben ein Durchschnittsalter von 29,5 Jahren und weisen mit einer Standardabweichung von $s = 10,6$ eine relative Altersheterogenität auf. Wird jedoch das Alter der Abteilungsleitung nicht miteinbezogen, ergibt sich ein Durchschnittsalter von 26,6 Jahren mit einer Standardabweichung von $s = 7,1$, was auf ein deutlich junges Team hinweist und zugleich das jüngste Team in dieser Untersuchung ist. Das Team teilt eine 1,8-jährige gemeinsame Berufserfahrung miteinander und hat damit im Vergleich zu den anderen Stationen (A = 7,3 Jahre; C = 6,4 Jahre; B = 5,1 Jahre) die geringste gemeinsame Berufserfahrung. Zwei Pflegende haben jeweils ein Kind (3,5 Jahre und 25 Jahre alt) und eine Pflegende ist zur Zeit der Datenerhebung schwanger.

Über die berufliche Vergangenheit berichten alle Teammitglieder dieser Station, dass der Start sehr schwer gewesen sei und verwenden hierzu übereinstimmend die Formulierung, «ins kalte Wasser geworfen» worden zu sein. Die Abteilungsleitung entdeckte während ihrer Stationsleitungsausbildung, dass sie selber «vom alten Schlag» sei und bezüglich pflegerischer Neuheiten einen langjährigen «Dornröschenschlaf» gehalten habe. Einige Teammitglieder teilen offen mit, dass die Station D nicht ihre Wunschstation war. Die gegenwärtige Arbeitssituation wird nur spärlich beschrieben und zeigt sowohl Schwierigkeiten, wie das fehlende Feedback der KollegInnen und der damit verbundenen eigenen Unsicherheit auf, als auch Erfolge, wie das zugenommene Selbstbewusstsein. Zur beruflichen Zukunft entwickelt die Hälfte des Teams Vorstellungen über Tätigkeiten außerhalb dieser Station, wie die Arbeit im OP oder auf einer Intensivstation. Die Abteilungsleitung will zunächst ihre Ausbildung abschließen, und dann ein bisschen Druck machen, um Dinge zu verändern.

Selbst und Andere

Das Erleben der Zusammenarbeit wird zunächst mit Verallgemeinerungen umschrieben. Es überwiegen negative Schilderungen. Die positiven Beispiele beziehen sich zumeist auf die eigene Person in einer bestimmten Situation. Die Unklarheit über die eigene Rolle, sowie die unterschiedliche Auffassung von Pflege führt zu Enttäuschungen über das Team. Die Rollenunklarheit der Abteilungsleitung verwirrt das Team zusätzlich. Eine Pflegende versteht sich als «kleiner Aufmucker». Die persönliche **Beziehung zu den Patienten** wird sehr unterschiedlich beschrieben. Eine Pflegende beschreibt sich selbst als «Schnacker» und meint: «ich versuche auch irgendwie so'n bisschen, wenn ich Zeit hab', mir dann eventuell einen rauszupicken, der so'n bisschen mehr Zuwendung braucht, die ich dann auch irgendwie auf den verwende.» Im Vergleich zu früher werden die Patienten als «sturer, ichbezogener und ein bisschen kühler» oder gar als «fordernd oder unverschämt» beschrieben. Die gestiegene Erwartungshaltung der Patienten, die davon ausgehen, es laufe in der Klinik, «wie bei Schwester Stefanie im Fernsehen» führe zu «Frust». Viele Teammitglieder können problemlos eigene Kompetenzen aufzeigen, wobei zwei Pflegende angeben, bei fast allen Dingen kompetent zu sein. Ihren Kolleginnen überlegen fühlen sich die meisten Teammitglieder mit persönlichen Eigenschaften, wie beispielsweise die Ruhe bewahren können oder trotz Spannungen nicht zeigen, dass man genervt ist.

Problemlösungsstrategien des Pflegeteams D

Die meisten Teammitglieder geben an, dass sie Prioritäten in ihrer Arbeit setzen können, doch einige äußern, dass es generell nicht oder nur sehr schwer möglich sei, die Arbeitsprozesse zu planen. Die meisten Teammitglieder äußern Bedenken, bei Veränderungsvorschlägen vom Team ernst genommen zu werden oder berichten zumeist von negativen Erlebnissen. Alle Teammitglieder thematisieren den Umgang mit sterbenden Patienten bei der Schilderung einer Situation, die ihnen besonders nahe gegangen ist. Der mangelnde Mut, die Entscheidung der Ärzte zu beeinflussen, löst oft Wut auf die Ärzte oder anderes Personal aus. Andere versuchen die Situation zu vergessen oder zu generalisieren und können sich später nur noch ungenau daran erinnern. Gedankliche Selbstgespräche führen fast alle Pflegenden in Situationen, in denen sie sich über Patienten, Kollegen oder das eigene Verhalten ärgern. Nur eine Pflegende berichtet, dass ihr das in Situationen passiert, in denen sie gern «laut lachen» möchte, aber dieses in dem Moment unpassend ist. Diese Pflegende verfügt über die längste Berufserfahrung in der Pflege. Etwa die Hälfte des Teams gibt vor, intuitiv zu arbeiten, wobei gemischte Gefühle und Unsicherheiten dabei überwiegen. Generell wird Intuition in der Pflege in diesem Team nicht positiv bewertet. Nachdem sich eine Pflegende von den Ärzten hatte erklären lassen, dass das Legen von Magensonden eine pflegerische Aufgabe sei und sie sich erinnert, diese Technik in der Ausbildung gelernt zu haben, übernimmt sie auch das Legen von Magensonden.

Arbeitsethik und Empathie beim Pflegeteam D

Die meisten Teammitglieder sehen ihr persönliches Energiepotenzial durch die Arbeit auf dieser Station schwinden und beschreiben ihre Tätigkeit als äußerst kräftezehrend. Ein Teammitglied erlebt ihre eigenen Energien extrem unterschiedlich. Manchmal komme sie nach Hause und fühle sich «völlig leer gesaugt von einigen Leuten» (D4: 1605). Sie beschreibt das mit folgendem Bild: «da hab' ich das Gefühl, das sind Vampire, die schlürfen mich regelrecht leer» (D4: 1607–1609). Dann wiederum könne der Dienst auch sehr «belebend» sein, und es mache ihr Spaß, die Patienten morgens zu duschen und rauszusetzen. Auf die Frage, ob Hoffnung in der Pflege eine Rolle spiele, beziehen sich fast alle Teammitglieder auf den Personalmangel. So äußert eine Pflegende «Manchmal hab' ich die Hoffnung, dass wir noch ein bisschen mehr Personal kriegen, das ist das Einzige, die einzige Hoffnung, die ich hab'» (D7: 287–290). Eine junge Pflegende zeigt auf, dass sie sich gut distanzieren könne und einfach Handschuhe und Kittel tragen würde, wenn jemand besonders «dreckig» sei (D4). Auf die Frage, ob manchmal Zeit für ein Gespräch mit den Patienten sei, ohne dass dieses direkt an eine Aufgabe gebunden sei, verneinten dieses zunächst die Hälfte der Teammitglieder. Dennoch beschreiben später alle Pflegenden dieser Station Gesprächssituationen mit Patienten, in denen es auch passieren konnte, dass sie nicht merkten, wie die Zeit verging. Ein Teammitglied gesteht, dass es sich angewöhnt habe zu denken, dass «nur-reden» mit Patienten eigentlich «unnötige Zeitaufwendung» sei und er es deshalb immer verbindet, indem er zum Beispiel etwas zu trinken reiche.

5.2 Zusammenfassung der Ergebnisse zum beruflichen Selbstkonzept der vier Teams

Das Pflegeteam A zeichnet sich durch ein ausgesprochen positives berufliches Selbstkonzept aus. Die Pflegeteams B, C und D weisen dagegen deutliche Unsicherheiten in ihren beruflichen Selbstkonzepten auf. In folgenden Aspekten unterscheidet sich das Team A von den drei anderen Pflegeteams. Beim Team A geben alle Pflegenden positive Einstiegserfahrungen in das Team an, während bei

Team B, C und D belastende Einstiegserfahrungen überwiegen. Das Team A beschreibt die Zusammenarbeit im Team positiv, während alle anderen Teams überwiegend von schwierigen und konfliktbeladenen Momenten der Zusammenarbeit berichten. Das Team A hat eigene Strategien entwickelt, auftauchenden Problemen aktiv und konsequent zu begegnen. Bei den Teams B, C und D überwiegen Tendenzen, Konflikte nicht zu thematisieren und davon abzulenken (z. B. Team B mit Zeitnot, Team C mit guter Organisation und Team D mit privaten Treffen), und das Lösen von Problemen zu verschieben. Im Team A ist Empathie ein wichtiger Aspekt des professionellen Selbstkonzepts und wird auch gefördert, wenn Teammitglieder mit Patienten «mitleiden». Die Pflegenden der Stationen B, C und D haben verschiedene bewusste und unbewusste Strategien der Distanzierung zum Patienten entwickelt und sehen darin teilweise ein Lernziel (Team B).

Tabelle 23: Vergleichende Ergebnisse zum beruflichen Selbstkonzept der vier Pflegeteams

	Pflegeteam A	Pflegeteam B	Pflegeteam C	Pflegeteam D
Einstieg ins Team	positive Erfahrungen	belastender Einstieg	belastender Einstieg	belastender Einstieg
Zusammenarbeit	positive Erfahrungen	schwierig, belastend	konfliktbeladen	konfliktbeladen
Strategien zur Problemlösung bei Teamkonflikten	systematisches und aktives Herangehen	Konflikt leugnen, Lösung von Stationsleitung erwarten	Konflikt verdrängen, Beziehungskonflikte «wegorganisieren»	Konflikt leugnen, Lösung von «außen» erwarten
Empathie	wichtig, auch bei Mitleid gefördert	Distanz zum Patienten als Lernziel	Empathieprobleme mit Patienten	Empathieprobleme mit Patienten

5.3 Diskussion der Ergebnisse zum beruflichen Selbstkonzept

5.3.1 Diskussion der Ergebnisse zum beruflichen Selbstkonzept des Pflegeteams A

Alles ist lernbar

Die Teammitglieder der Station A stimmen in hohem Maße mit ihrem beruflichen Selbstkonzept und ihrem beruflichen Selbstverständnis überein, das heißt, sie messen ähnlichen Aspekten der pflegerischen Arbeit Bedeutung zu. Hierfür gibt es vier maßgebliche Gründe:

1. das Erleben der Stationsleitung als Vorbild für das Team,
2. die Lernfähigkeit der Teammitglieder und
3. die positiven Beziehungen zu Patienten.

Die **Vorbildfunktion der Stationsleitung** bezieht sich sowohl auf die beruflichen Kenntnisse als auch auf die menschlichen Fähigkeiten der Stationsleitung, welche von allen Teammitgliedern sehr geschätzt wird. Die klare Vorstellung der Stationsleitung über ihre Berufsarbeit und ihr Ziel, «Menschen zusammen zu bringen», beeinflusst die Zusammenarbeit der Teammitglieder maßgeblich. Mit ihrem positiven Selbstwertgefühl erfüllt die Leitung eine wichtige Führungsvorraussetzung (Safarelli und Brown, 1998). Die Stationsleitung bemüht sich darum, niemanden zu bevorzugen und bringt ihren Teammitgliedern Respekt entgegen. Damit schafft sie eine wesentliche Grundlage zur Stärkung der Beziehungen ihrer Teammitglieder untereinander und wirkt zugleich stressreduzierend (Thomas, 1998). In den Momenten direkter Zusammenarbeit der Stationsleitung mit einem Teammitglied tritt die Stationsleitung der Pflegenden offen gegenüber und entdeckt immer wieder neue Vorzüge bei ihren MitarbeiterInnen. Der gegenseitige respektvolle Umgang miteinander führt dazu, dass sich die Teammitglieder mit ihren Anliegen ernst genommen fühlen können. Die Stationsleitung delegiert die Verantwortung für die Pflege an ihre MitarbeiterInnen und steht ihnen bei Problemen beratend zur Seite, ohne dabei «das Ruder wieder an sich zu reißen». Auch die direkte Kommunikation der Stationsleitung wurde vom Team übernommen. Hierzu gehört vor allem das Loben für gut gemachte Arbeiten. Negative Kritik wird bei den Übergaben mitgeteilt, ohne jemanden persönlich anzusprechen. Bei schwerwiegender Kritik, die eine bestimmte Person betrifft, vereinbart die Stationsleitung einen Gesprächstermin unter vier Augen, auf den sich die entsprechende Pflegende vorbereiten kann. Bei unangenehmen Dingen, die das ganze Team betreffen, versucht die Stationsleitung, ihr Team mit Argumenten zu überzeugen, was ihr in der Regel auch gelingt. Auch das Team verabredet sich bei besonderen Gesprächsthemen, über welche abgestimmt werden soll, so dass sich alle argumentativ darauf vorbereiten können. Das Besondere an diesem Vorgehen liegt darin, dass jede/r die Möglichkeit hat, die Zusammenarbeit aktiv zu beeinflussen und das Miteinander planbar zu machen.

In der Orientierung an der Stationsleitung leiten die Mentorinnen neue MitarbeiterInnen und SchülerInnen übereinstimmend an. Ein Grundsatz der Stationsleitung, welcher übernommen wurde, ist die **Grundannahme, dass alle Teammitglieder alles erlernen können,** wenn sie über eine bestimmte Eigenständigkeit verfügen. Ausgehend von diesem Lernprinzip erscheint eine systematische Anleitung sinnvoll. Mit der umsichtigen und respektvollen Anleitung und Einführung neuer MitarbeiterInnen wird in neuen MitarbeiterInnen ein Entwicklungspotenzial wahrgenommen und mit ihnen mögliche zukünftige Fähigkeiten assoziiert. Die Assoziation einer möglichen Entwicklung, welche die Teammitglieder in ihren neuen KollegInnen sehen, beeinflusst auch die neuen MitarbeiterInnen in ihrer Vorstellung darüber, was sie eines Tages können werden. Hierbei können Aspekte der *self-fulfilling prophecy* eine Rolle spielen. Diese Vorwegnahme des zukünftigen beruflichen Selbstbildes wird bei Markus (1977) mit *possible selves* beschrieben, welches einen entscheidenden Einfluss auf das aktive Selbstkonzept hat.

Ein wichtiger Bestandteil des beruflichen Selbstkonzepts dieses Teams zeigt sich im Umgang mit den Patienten. Die Teammitglieder beschreiben durchweg **positive Beziehungen zu Patienten,** die implizit einen Schwerpunkt ihrer Arbeit ausmachen. Vertrauensbildende Maßnahmen und Gespräche mit Patienten sind eine wichtige Aufgabe und haben stets Vorrang vor bürokratischen Dingen, wie das Schreiben oder Ausarbeiten der Kurven. Die positiven beruflichen Beziehungen der Teammitglieder untereinander wirken sich auf den Umgang mit Patienten aus und bewirken dort ebenfalls positive Beziehungen. Entscheidendes Vorbild für den Umgang mit beruflichen Beziehungen ist die Stationsleitung, die ein «Händchen» für menschliche Dinge hat. Die Stationsleitung hat selbst einen besonders guten Draht zu Patienten, die zur Chemotherapie kommen und niemanden zum Reden haben. Damit setzt sie Maßstäbe für die Bedeutung des Gesprächs mit und einer Beziehung zu den Patienten. Auch dem Team ist die Beziehungsarbeit wichtig. Die umfassenden Patienteninformationen beeinflussen die Pflegende-Patient-Beziehung ebenfalls positiv (Gadow, 1985).

5.3.2 Diskussion der Ergebnisse zum beruflichen Selbstkonzept des Pflegeteams B

Angst vor Fehlern

Die Teammitglieder der Station B weisen sowohl Übereinstimmungen als auch Unterschiede bezogen auf ihr berufliches Selbstkonzept und damit auf ihr Pflegeverständnis auf, wobei die Unterschiede überwiegen:

1. Lernfähigkeit,
2. das Misstrauen im Team,
3. das Problem des Lästerns,
4. Geringschätzung von Beziehungsarbeit und
5. Identifikation der Teammitglieder mit der Stationsleitung.

Ein Aspekt, der den Anpassungsdruck der einzelnen Teammitglieder erhöhen kann, liegt in der Ausblendung von Entwicklungspotenzial bei den Pflegenden dieses Teams durch die Stationsleitung. Die eigene Berufsbiographie beschreibt die Stationsleitung mit großen Entwicklungssprüngen, von einer unbedarften Person vom Lande, mit der Angst, das Telefon zu bedienen, bis zu einer selbstständigen Person, welche ihre eigenen Entscheidungen trifft und ihre alten Ängste abgelegt hat. Ihren Teammitgliedern räumt sie diese Entwicklungsoptionen allerdings nicht ein. Bei ihrem Team vertritt sie die Meinung, dass ihnen insgesamt die Fähigkeit fehle, selbstständige Entscheidungen zu treffen, was nicht lernbar sei, sondern eine Sache der Persönlichkeit. Es bleibt der Eindruck, dass man es entweder kann, oder eben nicht. Damit wird Können eher statisch und nicht dynamisch beschrieben. Dementsprechend bleibt das Ziel der Anleitung neuer MitarbeiterInnen auf ein Funktionalisieren beschränkt. Diese pessimistische Ausrichtung kann für die wirkliche Entwicklung der Teammitglieder im Sinne einer *self-fulfilling prophecy* oder der *possible selves* nach Markus (1977) negative Konsequenzen haben.

Warum gesteht die Leitung ihrem Team keine individuelle berufliche Entwicklung zu? Dieses mag verschiedene Gründe haben. Einerseits gefährdet ein selbstbewusstes Team ihre hierarchische Führung und die damit verbundene Machtposition. Andererseits wäre es denkbar, dass die Stationsleitung unbewusst ihre Ängste spürt (die sie vermeintlich glaubt, bereits abgelegt zu haben), da sie einige Kompensationsmechanismen hierzu entwickelt hat, wie z. B. ihr Kontrollverhalten. Aus Angst vor der Angst projiziert sie diese auf ihr Team[89]. Dieser Füh-

---

89 Das kommt besonders zum Ausdruck, als die Pflegedirektion ihr anbietet, ein sehr

rungsstil bietet keine Möglichkeit, sich mit den eigenen Ängsten auseinander zu setzen. Somit wird die Angst tabuisiert, womit einer wichtigen Aufgabe der Pflege, nämlich dem Erkennen und Reduzieren von Angst, nicht nachgekommen wird (Peplau, 1988). Ein konstruktiver Umgang mit Ängsten wird auch durch die fehlenden Selbstreflexionsmöglichkeiten der Teammitglieder (Zeitmangel) verhindert.

Ihre Teammitglieder erlebt die Stationsleitung als wenig selbstständig und kritisiert, dass sie eigentlich auch Entscheidungen treffen können müssten, was in ihren Augen nicht der Fall ist. Dieser kritischen Haltung steht ein misstrauisches Team gegenüber, das sich auffallend vorsichtig äußert, um nicht angreifbar zu werden. Das **Misstrauen** wird genährt durch die subtilen Auseinandersetzungen untereinander, dem mangelnden Respekt bestimmten Mitarbeiterinnen und der jeweils anderen Schicht gegenüber, und der geringen positiven Selbsteinschätzung vieler Teammitglieder. Im mangelnden Respekt gegenüber der anderen Schicht soll das Besondere des eigenen Verhaltens durch die Abgrenzung vom Verhalten der «Anderen» hervorgehoben werden. Vor allem die potenzielle Kritik durch die Stationsleitung ist mit Angst besetzt, da diese Kritik nicht unter vier Augen bleibt, sondern vor den Kolleginnen zum Ausdruck kommt, und die kritisierte Person keine Möglichkeit hat, sich darauf vorzubereiten und häufig das Gefühl des Überrumpelt-Werdens auslöst. Da üblicherweise niemand der Anwesenden Partei für die kritisierte Person ergreift, werden bei der betreffenden Person zunächst Emotionen der Hilflosigkeit und später des Misstrauens den anderen Teammitgliedern und der Stationsleitung gegenüber geweckt. Es kommt zu einer Wechselwirkung zwischen Team und Leitung, die das gegenseitige Misstrauen potenziert. Die Leitung traut dem Team keine Entscheidungsfähigkeit zu, und das Team fürchtet die Kritik der Leitung, was zu einem generalisierenden Misstrauen ihr gegenüber führt. Damit fehlt der Stationsleitung eine wichtige Führungsqualität, nämlich die des Vertrauens in das Team (Cook, 1999). Mit dem mangelnden Vertrauen dem Team gegenüber fördert sie die Tendenz, Fehler zu verdecken, statt diese offen anzusprechen. Ein solches Leitungsverhalten führt, laut Coccia (1998), zu einer «toxischen Organisation», womit ein negatives Arbeitsklima gemeint ist. Bernhard und Walsh (1997) stellen fest, dass die Zufriedenheit der Teammitglieder steigt, wenn die Führungskraft Vertrauen in deren Fähigkeiten hat. Das Misstrauen der Stationsleitung untermauert damit eher eine Berufsunzufriedenheit bei ihrem Team.

---

verängstigtes Teammitglied aus dem Team B gegen ein anderes auszutauschen und die Stationsleitung vehement ablehnt. Das spricht dafür, dass sie dieses Teammitglied als Projektionsfläche benötigt.

Ein bedeutsames Problem in der Zusammenarbeit ist das **Lästern** der Teammitglieder. Dieses hat verschiedene Ursachen. Zum einen bietet die Atmosphäre mangelnden Vertrauens und fehlender Offenheit einen Nährboden für negative, bewertende und indirekte Kommunikation. Zum anderen spielt die geringe positive Einschätzung der Teammitglieder von sich selbst und von anderen Kolleginnen eine entscheidende Rolle. Hierzu sagt Napiwotzky (1998), die sich mit dem Selbstkonzept von Pflegenden empirisch auseinandersetzt: «Für ihr Selbstkonzept ist es jedoch wichtig, sich Selbstwahrnehmungen und Selbstbewertungen nicht nur einzubilden, sondern in der Realität bestätigt und anerkannt zu finden. Ein Mangel an Konsistenz führt zur Verunsicherung» (1998, S. 99). Diese Verunsicherung findet ihren Ausdruck im Pflegeteam B nicht zuletzt im Lästern. In diesem Team gibt es keine etablierte Kultur des Lobens oder der gegenseitigen Anerkennung von Fähigkeiten. Dieses Team hat seinen Schwerpunkt in der Kritik und nicht im Loben. Während die Stationsleitung die anstehenden Aufgaben an die einzelnen Teammitglieder im Sinne einer Anordnung weitergibt, leiten die Teammitglieder alle Informationen, die sie in ihrer Pflege beobachtet oder erfahren haben, direkt an die Stationsleitung zurück. Das Informieren der Stationsleitung kann psychodynamisch als ein Wunsch nach Lob verstanden werden.[90] Auch dieses ist ein typisches Symptom autokratischer Führung, in der das Team unterwürfiger ist und mehr Aufmerksamkeit und Anerkennung von der Führung verlangt (Bernhard und Walsh, 1997).

Mit ihrem autokratischen Führungsstil baut die Stationsleitung eine große Distanz zu ihren Teammitgliedern auf. Diese wiederum versuchen, durch **Identifikation** mit der Stationsleitung die Kluft zu reduzieren und die Angst vor drohender Kritik zu bewältigen. Sennett (1990) bezeichnet dieses Verhalten als Ablehnungsbindung, mit der die Angst vor der Autorität reduziert werden soll. Bei der Identifizierung mit dem Angreifer[91] handelt es sich um den unbewussten Versuch der Bewältigung der Kritik durch eine Autorität, der von Anna Freud (1936) beschrieben wurde. Die physische oder moralische Identifizierung mit der Stationsleitung wird beispielsweise bei denjenigen sichtbar, die dabei sind, wenn ein Teammitglied von der Stationsleitung kritisiert wird und keine Partei für die kritisierte Person ergreifen. Andere Teammitglieder identifizieren sich mit der «Power», der Entscheidungsfähigkeit oder dem Mitdenken-Können der Stationsleitung. Die Identifizierung dient dem Zweck, das Gefühl des Ausgeliefertseins zu reduzieren, löst jedoch nicht das eigentliche Problem. Erst wenn sich der Führungsstil und die damit verbundene Kommunikationsstruktur in diesem Pflege-

---

90 Für die Unterstützung bei dieser Interpretation möchte ich Mechthild Schöller-Stindt danken.
91 Für den Hinweis auf die Identifikation mit dem Aggressor möchte ich Patrizia Tolle danken.

team ändert, ist eine echte Teamarbeit möglich, die durch Solidarität und Vertrauen gekennzeichnet ist.

Für die Teammitglieder ist es schwer ein umfassendes positives berufliches Selbstkonzept zu entwickeln, da ihr berufliches Vorbild essentielle Bestandteile abspaltet und ihnen perspektivisch wenig Chancen zur beruflichen Entwicklung gibt. Ein positives Selbstkonzept dient der Prävention von Angst (Peplau, 1988). Das vergleichsweise hohe Angstniveau dieses Teams deutet auf Schwierigkeiten mit ihrem Selbstkonzept hin.

5.3.3 Diskussion der Ergebnisse zum beruflichen Selbstkonzept des Pflegeteams C

Beziehungen sind schwierig

Die Teammitglieder der Station C weisen in ihrem beruflichen Selbstkonzept und dem beruflichen Selbstverständnis sowohl Übereinstimmungen als auch Unterschiede auf. Die größte Übereinstimmung ist der gemeinsame Stolz auf die gute Organisation der Stationsarbeit. Die größten Differenzen zeigen sich zum Thema berufliche Beziehungen und damit verbunden die Spannungen in der Zusammenarbeit.

Die Stationsleitung wird vor allem wegen ihrer Berufserfahrung und ihrer organisatorischen Fähigkeiten als Vorbild für die Teammitglieder erlebt. Ihre menschlichen Fähigkeiten werden von ihren Mitarbeiterinnen nicht vorbildlich erfahren und die Dominanz, mit der die Stationsleitung einige Dinge durchsetzt, wird in der Bereichspflege als bedrohlich erlebt, da es zu Übergriffen in Aufgabenbereiche kommen kann, die zuvor übertragen wurden, dann aber abgesprochen werden. Im Team ist derzeit eine große innere Zerrissenheit zu spüren, welche in direktem Zusammenhang zur beruflichen Entwicklung der Stationsleitung stehen. Dieses sei im Folgenden exemplarisch an zwei Themen ausgeführt, erstens am **Umgang mit Beziehungen** und zweitens am **Umgang mit Entscheidungen**. Mit der starken Betonung der eigenen Organisationsfähigkeit wird die Bedeutung der Beziehungsebene von der Stationsleitung und auch vom Team ausgeblendet. Negative Erfahrungen mit ehemaligen BerufskollegInnen erklären die distanzierte Haltung der Stationsleitung gegenüber dem Team. Als junge Pflegende ist sie zu Beginn ihrer Arbeit auf einer gynäkologischen Station als examinierte Pflegende vom damaligen Oberarzt hartnäckig sexuell belästigt worden. In ihrer Not konnte sie sich weder ihren Kolleginnen noch ihren Vorgesetzten (der Stationsleitung oder Pflegedirektion) anvertrauen, da sie damit rechnen musste, verlacht zu werden. Sie litt und schämte sich sehr und fand letztlich Unterstützung bei den Hebammen, die ihr rieten immer ein langes Lineal in der Tasche zu tragen und dem Oberarzt damit auf die Finger zu hauen, wenn er sie berührte. Die Erfahrung der fehlenden Unterstützung durch ihre eigenen Berufskolleginnen säte das Misstrauen, sich nicht auf diese verlassen zu können. Mit ihrem zunehmend dominanten Verhalten konnte sie die Beziehung zu ihren Kolleginnen auf Distanz halten, was für sie ein notwendiger Schutz gegen mögliche Verletzung darstellt. Zugleich kann das dominante Verhalten als eine Identifikation mit dem Oberarzt verstanden werden. Dieses größtenteils unbewusste Misstrauen wirkt sich auch auf ihr Team aus.

Auch die Erfahrung der Stationsleitung im **Umgang mit Entscheidungen** prägt das Team. Bedeutsame Entscheidungen, wie beispielsweise die Berufswahl oder die Annahme der Position zur stellvertretenden Stationsleitung, wurden nicht durch die Stationsleitung selbst getroffen. Die Berufswahl entschied eine Stationsschwester, in deren Team sie ein Praktikum absolvierte. Den Ausbildungsplatz hat ihr der Vater besorgt. Der Posten der stellvertretenden Stationsleitung wurde ihr nicht angeboten, sondern von der damaligen Pflegedirektion angeordnet. Obwohl sie sich nicht selbst für diesen Beruf entschieden hatte, bereut sie es bis heute keinen Tag, wie sie betont. Diese Fremdzuschreibung der eigenen Arbeit erfordert eine Art Wiederaneignung, um sich persönlich damit identifizieren zu können. Das menschliche Bedürfnis nach berufsbiographischer Integrität, im Sinne einer aktiven und selbstbestimmten Berufssozialisation führt dazu, den verschiedenen Passagen des eigenen Lebenslaufs im Nachhinein Bedeutungen beizumessen (Kohli, 1982). Die Stationsleitung entwickelte hierzu die Strategie, nicht der Entscheidung an sich viel Bedeutung beizumessen, sondern dem individuellen Umgang mit dieser Entscheidung. Damit wird die Aussage verständlich, dass jeder auf ihrer Station anfangen kann zu arbeiten, der seine Ausbildung «nicht durchlaufen sondern durchlebt» habe. Es geht ihr also darum, eine Herausforderung persönlich auszufüllen. Mit dieser Betonung von Entscheidungsprozessen wird deutlich, dass sie nicht verstehen kann, wenn ihre Mitarbeiterinnen Schwierigkeiten damit haben, dass sie sich in ihre Entscheidungen einmischt, da sie selber nicht die Entscheidung sondern den Umgang damit bedeutsamer findet – zumindest auf der bewussten Ebene. Unbewusst kann das Eingreifen in Entscheidungen ihrer Kolleginnen zwei verschiedenen Bedürfnissen entsprechen. Einerseits kann sie damit im Sinne einer Wiedergutmachung der passiven Haltung zu Beginn ihres Berufslebens selbst eine Entscheidung treffen, statt wie damals vor vollendete Tatsachen gestellt zu sein. Andererseits bringt sie mit dem Eingreifen in Entscheidungsprozesse ihrer Mitarbeiterinnen das Misstrauen in ihre Fähigkeiten zum Ausdruck und kann sich somit unbewusst an den Kolleginnen «rächen», die ihr damals nicht zur Seite standen, als sie ihre Unterstützung benötigt hätte.

Die negative Erfahrung mit beruflichen Beziehungen und die frühe Überforderung als stellvertretende Stationsleitung machten einen Schutzraum für die Stationsleitung erforderlich, den sie sich durch Distanz zu beruflichen Beziehungen und Kontrolle über die organisatorischen Prozesse verschafft. Obwohl es ihr immer wieder über lange Strecken gelingt, die Verantwortung für die Pflege an die Bereichspflegenden und alle anderen Mitarbeiterinnen abzugeben, kommt es zwischenzeitlich zu Eingriffen in die laufenden Entscheidungsprozesse ihrer Kolleginnen, welche diese als persönlich verletzend erfahren. Die persönliche Verletzung ergibt sich aus der Argumentationsschärfe der Stationsleitung, die wenig Raum für Diskussion lässt. Damit stellt sie die Selbstständigkeit und Lernfähigkeit des Teams in Frage. Die Teammitglieder dürfen nicht selbst (negative) Erfahrungen sammeln, sondern die Leitung schreitet vorher ein. Ein Lernen ist dabei höchstens im vorgegebenen Rahmen der Leitung möglich, aber nicht darüber hinaus.

Das Team schützt sich vor den überfallartig erlebten Angriffen der Stationsleitung mit der Identifikation der guten Organisation der Station, was dem Mechanismus der Identifikation mit dem Angreifer entspricht (Anna Freud, 1936). Dieses Verhalten soll vor der Angst vor Autoritäten schützen (Sennett, 1990). Die fachliche Kompetenz der Stationsleitung spornt die Teammitglieder an, bei Unsicherheiten etwas nachzulesen. Die positive Bewertung von intuitivem Arbeiten durch die Stationsleitung führt auch bei den Teammitgliedern dazu, auf die eigene «innere Stimme» zu hören, mit der viele bereits gute Erfahrungen gemacht haben.

Der **Umgang mit Patienten** ist manchmal **schwierig**. Hier deutet sich ein Widerspruch zwischen der Erwartungshaltung an eine/n neue/n MitarbeiterIn und dem eigenen Umgang mit Patienten an. So wird von einer/m neuen KollegIn erwartet, dass diese/r geduldig ist, rücksichtsvoll auf Patienten eingeht, einfühlsam ist und Verständnis für die Patienten mitbringt. Andererseits beklagen die Pflegenden dieses Teams den Umgangston ihrer Kolleginnen im Umgang mit den Patienten. Die mangelnde empathische Einfühlung gegenüber Patienten wird dabei vor allem an den Kolleginnen, nicht an sich selbst beobachtet. Dieser Widerspruch weist darauf hin, dass es zwei verschiedene Realitätsebenen in diesem Team gibt. Verbindendes Element bei diesen Diskrepanzen ist jeweils die Kluft zwischen der guten Organisation und der weniger guten Beziehungsarbeit der Teammitglieder. Für diese interpersonale Kompetenz fehlt dem Team das Vorbild in der Stationsleitung und positive kollegiale Erfahrungen untereinander. Morse (1991) zeigt auf, dass Patienten mit schwierigem und manipulativem Verhalten auf das Nicht-Einlassen der Pflegenden auf eine Beziehung mit ihnen reagieren. Die Empathieprobleme dieses Teams weisen auf ein Beziehungsproblem hin.

Auch im Umgang mit dominanten Schülerinnen wird von Schwierigkeiten berichtet. Hier wird unbewusst an die Dominanz der Leitung und die damit verbundenen Gefühle der Ohnmacht erinnert, die gegenüber den Schülern deutlich abgewehrt werden müssen. Wie bereits geschildert, deutet das alles auf Probleme auf der Beziehungsebene hin, die man versucht, wegzuorganisieren.

5.3.4 Diskussion der Ergebnisse zum beruflichen Selbstkonzept des Pflegeteams D

Viele Probleme – keine Lösung

Folgende Aspekte sollen hier diskutiert werden:
1. die Abteilungsleitung als fehlendes Vorbild und
2. die schwierigen Beziehungen zu Patienten.

Die **Abteilungsleitung** dieser Station wird von den **Teammitgliedern nicht als fachliches Vorbild gesehen**. Den größten Teil ihrer Berufserfahrung sammelte die Abteilungsleitung in der Betriebskrankenpflege, was sie selbst im Vergleich mit der klinischen Arbeit als «betriebsfremd» bezeichnet. In Bezug auf die Entwicklungen in der Pflege habe sie einen langjährigen «Dornröschenschlaf» gehalten und muss jetzt feststellen, dass sie «vom alten Schlag» ist. Die fehlende Berufserfahrung in der stationären chirurgischen Pflege und die fehlende Leitungsqualifikation bringen sie in eine Situation der Überforderung, was eine inhaltliche Orientierung des Teams an ihr unmöglich macht. Das häufig herrschende «Chaos» auf der Station weist auf organisatorische Schwächen hin und bedarf eines organisatorischen Vorbildes, an dem sich das Team orientieren kann. Da die Abteilungsleitung Pflege inhaltlich nicht für sich bestimmen kann, fehlt ihr die Möglichkeit, Pflege zu organisieren. Die Entscheidung, was beispielsweise in den pflegerischen Bereich und was in den ärztlichen Bereich fällt, kann sie allein nicht treffen und wünscht sich hierzu eine klare Trennung der beiden Bereiche durch die Pflegedirektion. Diese Aufgabenunsicherheit setzt sich im Team fort, so dass beispielsweise eine Pflegende sich vom Stationsarzt erklären lässt, dass das Legen einer Magensonde eine pflegerische Aufgabe sei, und sie diese erst dann ausführt. Dem jungen Team fehlen offensichtlich berufserfahrene Vorbilder in der Pflege, an denen sie sich orientieren können. Damit bleibt dem Team wenig Entwicklungsspielraum. Für ein Dazulernen gibt es keine Ausrichtung oder Anleitung. Die fehlende Berufserfahrung reduziert zugleich die Autonomie des Teams (Fuller, 1978). Da die Abteilungsleitung diese Vorbildrolle nicht einnehmen kann, wird sie vom Team wenig ernst genommen, was wiederum ihren Entscheidungsspielraum verringert, da die Teammitglieder ihre Veränderungsvorschläge ablehnen. Die Rollenunklarheit der Teammitglieder wird durch die Rollenunklarheit der Abteilungsleiterin noch verstärkt. Damit wächst auf beiden Seiten das Gefühl der Überforderung und zugleich das Bedürfnis nach Anerkennung. Die beiden Teammitglieder, die zuvor vertretungsweise den Leitungsposten übernommen hatten, rivalisieren mit der Abteilungsleitung, die sie nicht ernst nehmen können. Während die Abteilungsleitung beschließt, zunächst ihre Ausbildung zu absolvieren und dann mit mehr «Druck» das Team dazu zu bringen, ihre Vorschläge anzunehmen, bemühen sich die Teammitglieder um individuelle Lösungen ihrer Probleme, da sie eine gemeinsame Teamarbeit in dem Sinne nicht erleben. Das Bedürfnis nach Anerkennung befriedigen sie, indem sie sich privat treffen und gemeinsam Spaß haben, den sie bei dem Chaos auf der Station nicht erfahren können. Diese Abspaltung der beruflichen und privaten Beziehungsebene ermöglicht dem Team, sich in scheinbar positiver Beziehung zueinander zu erleben, was während der täglichen Arbeit, die durch Konkurrenz, Misstrauen und verbale Aggression gekennzeichnet ist, nicht möglich ist. Napiwotzky (1998) weist hierzu auf eine potenzielle Teilbefriedigung oder Entspannung hin, die ein Ausleben unkontrollierter Aggressionen mit sich bringen kann (1998: 107). Damit kann ein impulsives aggressives Verhalten auch eine entlastende Funktion haben. Als eine allgemeine Grundhaltung dieses Teams fällt auf, dass über viele Dinge geklagt wird, ohne jedoch nach der Ursache zu forschen oder sich um eine Lösung zu bemühen. Auch dieses Verhalten kann mit der Abteilungsleitung in Verbindung stehen, die sich selbst nur wenig einflussreich erlebt. Der fehlende Glaube an Einfluss bei der Vorgesetzten reduziert ihre Machtposition und Führungsrolle (Safarelli und Brown, 1998). Zugleich wird damit die Verunsicherung des Teams intensiviert. Selbst verursachte Stressmomente werden dabei nicht wahrgenommen, sondern externalisiert. Das fehlende Leitbild fördert die Entstehung von Angst und Stress (Woods, 1990). Das Team erhofft sich Hilfe von Außen und sieht keine Möglichkeit, selbst positive Veränderungen einzuleiten.

Auch die **Beziehungen zu den Patienten** gestalten sich für einige Teammitglieder schwierig, was auf Überforderungen zurückzuführen ist. Muxlow beschreibt die Wichtigkeit eines *support-systems* bei Überforderung durch die Pflegende-Patient-Beziehung, auf welches dieses Team jedoch nicht zurückgreifen kann. Zur Beschreibung der Beziehung zu Patienten wird sehr häufig das Wort «versuche» verwendet, welches das Bemühen deutlich macht, einen Kontakt herzustellen. Insgesamt werden harte Ausdrücke zur Beschreibung von Situationen mit Patienten verwendet, wie beispielsweise, dass diese «dreckig» oder «fordernd und unverschämt» sein können, oder gar als «Mistkerl» bezeichnet werden. Diese Formulierungen deuten auf Distanzierungen und Überforderung von Pflegenden gegenüber den Patienten hin.

Möglicherweise reagieren die Patienten hierauf mit schwierigem Verhalten (Morse, 1991). Da sich dieses Team, inklusive der Leitung, nur mit einem geringen Handlungsspielraum erlebt, ist auch die Autonomie ihrer Patienten eingeschränkt (Rose, 1995). Die Stigmatisierung von Patienten (Mistkerl) kann als Ausdruck einer kranken Sozialpsychologie verstanden werden (Kitwood, 1990). Auf die Frage, ob Hoffnung in ihrer Pflege eine Rolle spiele, bezieht sich nur ein neues Teammitglied auf Patienten. Alle anderen hoffen, dass sich der Stress reduziere und bald mehr Personal komme. Nur eine Pflegende (die 43-jährige D3) bezieht die Hoffnung auf Patienten. Auch im Vergleich mit den anderen Pflegeteams fällt diese einseitige Ausrichtung von Hoffnung auf. <u>Das macht deutlich, wie sehr dieses Team mit sich beschäftigt ist und wie wenig es letztlich auf den Patienten ausgerichtet ist.</u> Dem Team fehlt ein positives Vorbild für zwischenmenschliche Beziehungen. Doch die Abteilungsleitung kann dieser Aufgabe nicht nachkommen, da sie sich selbst überfordert fühlt. Die Teamkonflikte werden auf den Umgang mit Patienten übertragen. Dieser Zusammenhang wird von den Teammitgliedern selbst jedoch nicht gesehen, da sie sich nicht als Gruppenmitglieder, sondern als Einzelindividuen sehen. Diese Teammitglieder können kein positives berufliches Selbstkonzept entwicken, da es ihnen u.a. an Berufserfahrung und Vorbildern fehlt.

5.4 Zusammenfassende Interpretation zum beruflichen Selbstkonzept der Pflegeteams

Die Pflegenden des Teams A zeichnen sich durch ein positives berufliches Selbstkonzept aus, während die Teammitglieder der Pflegeteams B, C und D große Unsicherheiten im beruflichen Selbstkonzept aufzeigen. Diese Unsicherheiten gehen beim Team B mit einer Tendenz zur Selbstkritik einher und bei den Teams C und D mit einer Tendenz zur Projektion der Konflikte auf die Mediziner.

Auffallend sind zunächst einmal die hohen Übereinstimmungen der individuellen beruflichen Selbstkonzepte in den einzelnen Teams. Dieses Ergebnis spricht für einen starken Einfluss der Pflegekultur auf das berufliche Selbstkonzept von Pflegenden.

Eine bedeutsame Differenz zwischen der Station A und den Stationen B, C und D besteht in Bezug auf die Einstiegserfahrung, die jede Pflegende machte, als sie dem Team beitrat. Die positiven Einstiegserfahrungen des Pflegeteams A stehen in engem Zusammenhang mit dem Erleben der Stationsleitung als Vorbild für fachliche und interpersonale Kompetenz und der respektvollen Anleitung neuer MitarbeiterInnen. Die belastenden Einstiegserfahrungen der Pflegenden aus den Teams B, C und D sind im Zusammenhang zu sehen mit der eingeschränkten Vorbildfunktion der Stations- bzw. Abteilungsleitung, die sich zumeist auf fachliche Kompetenz beschränkt und interpersonale Kompetenzen ausblendet. Für neue Teammitglieder ist die Orientierung an einem Vorbild von besonderer Bedeutung. Da interpersonale Kompetenzen in der Pflege eine bedeutsame Rolle spielen, ist für die Entwicklung dieser Fähigkeiten ebenfalls ein Vorbild notwendig, und ihr Fehlen kann als Belastung erfahren werden. Die Anleitung als neue/r MitarbeiterIn wird im Team B als Druck zur Anpassung erfahren, während sie im Team D völlig fehlt und als unfreiwilliger Sprung ins kalte Wasser beschrieben wird.

Während die Zusammenarbeit im Team A durch Respekt und gegenseitiges kollegiales Vertrauen bestimmt ist, überwiegen in den Pflegeteams B, C und D ein großes Misstrauen den KollegInnen gegenüber. Ein positives Selbstkonzept geht mit einem gesunden Selbstvertrauen in die eigenen Fähigkeiten einher. Das Misstrauen gegenüber den KollegInnen kann sich auch auf das Vertrauen gegenüber den eigenen Fähigkeiten auswirken, da ein berufliches Selbstkonzept sich durch die Interaktion mit anderen KollegInnen entwickelt. Damit schwächt das Misstrauen gegenüber KollegInnen auf Dauer auch das eigene berufliche Selbstbild.

Die Pflegenden der Teams A, B und C identifizieren sich, zumindest in Teilen, mit ihrer Stationsleitung. Das Team A erlebt ihre Leitung als Vorbild in fachlicher und interpersonaler Kompetenz, was eine positive Identifikation verstärkt. Die Leitungen der Teams B und C werden als fachliche Vorbilder erlebt. Das Fehlen der interpersonalen Kompetenz beider Leitungen, bei gleichzeitigem Erleben der Dominanz der Leitung und Abhängigkeit von ihr führt zur Identifikation mit dem Aggressor. Damit eignen sich die Teammitglieder der Teams B und C unbewusst einen Teil der Macht ihrer Stationsleitung an und können sich somit von ihrer Ohnmacht distanzieren. Das fehlende Erleben der Abteilungsleitung als Vorbild führt beim Team D zu einer stark ich-bezogenen Sichtweise. Diese ausgeprägte ich-Perspektive vermittelt ein scheinbares Selbstbewusstsein, was jedoch fassadär bleibt und nicht ausgefüllt werden kann. Die fehlende Orientierung dieses jungen Teams erklärt die Verunsicherung in ihren beruflichen Selbstkonzepten.

6. Ergebnisse zur individuellen Verantwortung

6.1 Auswertung der Einzelinterviews: individuelle Verantwortung

Das hypothetische Konstrukt ‹pflegerische Verantwortung› wird in dieser Studie in folgende fünf Bereiche unterteilt:

1. Autorität, die rechtmäßige Macht, eine Aufgabe zu erfüllen,
2. Autonomie und die Freiheit, Entscheidungen zu treffen,
3. berufliches Fachwissen,
4. die Fähigkeit, berufliche Beziehungen zu etablieren und
5. Kontrollbewusstsein.

Autorität

Autorität wird verstanden als eine Beziehung zwischen zwei oder mehreren Personen, in der Einfluss ausgeübt wird mittels Ideen, Forderungen, Suggestionen oder Instruktionen. Die dabei ausgeübte Macht oder Überlegenheit wird dabei als legitim anerkannt. Aus dieser Beziehung gegenüber einer Autorität resultiert häufig Loyalität, Vertrauen und manchmal auch Unterordnung. Folgende Items des Einzelinterviews dienen der Ermittlung der Autorität:

Tabelle 24: Items zur Ermittlung von Autorität

- Wie schätzen Sie Ihre Fähigkeit ein, zu leiten (anzuleiten) und zu führen?
- Wobei würden Sie gern mehr Macht, mehr Einfluss oder mehr Mitspracherecht haben?
- Sind Sie manchmal in der Situation, dass Sie die Interessen des Patienten vertreten?
- Vertreten Sie manchmal die Rechte von Patienten?

Autonomie

Autonomie wird verstanden als freier Wille zur Selbstbestimmung und setzt bewusste Entscheidungsmöglichkeiten sowie eine allgemeine Unabhängigkeit und Selbstständigkeit voraus. Im rechtlichen Sinne bedeutet Autonomie die Selbstgesetzgebung und Selbstsatzung eines Gemeinwesens, womit auf kollektive Aspekte hingewiesen wird. Folgende Items des Einzelinterviews dienen der Ermittlung von Autonomie:

Tabelle 25: Items zur Ermittlung von Autonomie

- Welche Freiheiten haben Sie, wenn es darum geht, selbst zu entscheiden, wie etwas gemacht wird?
- Welche Aspekte Ihrer Arbeit können Sie selbst entscheiden?
- Wenn es darum geht, sich selbst im Beruf durchzusetzen, wann fällt es Ihnen leicht, wann schwer?

Berufliche Fachkenntnis

Berufliche Kenntnisse beinhalten sowohl rationales Wissen als auch intuitives Wissen («das Innewerden einer spezifischen Gewissheit», Brockhaus, 1988, Bd. 24, S. 277), welche in beruflichem Kontext erworben werden. Die Kenntnis unterscheidet sich dabei von einer Vermutung oder einem Glauben und vermittelt begründbare Erkenntnisse. Nach Meleis (1997) sind Wissensmuster nicht statisch oder diskret, sondern dynamisch, sich entfaltend, multidimensional und manchmal transformierend. Folgende Items des Einzelinterviews dienen der Ermittlung der beruflichen Kenntnisse:

Tabelle 26: Items zur Ermittlung von beruflichen Kenntnissen

- Wenn man in der Pflege arbeitet, muss man bestimmte Dinge wissen. Welche Kenntnisse sind in Ihrem Arbeitsalltag besonders wichtig?
- Welche Kenntnisse müssen neue Mitarbeiter mitbringen, wenn Sie hier arbeiten wollen?

Interpersonale Kompetenz

Die Fähigkeit, berufliche Beziehungen aufzubauen und zu unterhalten, bezieht sich besonders auf Beziehungen zu KollegInnen und PatientInnen. Voraussetzung für die Etablierung zwischenmenschlicher Beziehungen ist vor allem Kommunikationsfähigkeit und Vertrauen. Im Umgang mit KollegInnen beinhalten berufliche Beziehungen besonders Kooperation und Teamfähigkeit. Bezogen auf die Pflegende-Patient-Beziehung gestalten sich die Beziehungen unterschiedlich, je nach Zeitdauer, Art der Interaktion, Bedürfnissen der Patienten und gegenseitigem Vertrauen (Morse, 1991). Folgende Items dienen der Ermittlung der sozialen Kompetenz:

Tabelle 28: Items zur Ermittlung von sozialer Kompetenz

- Wie würden Sie Ihre Zusammenarbeit mit Ihrem Kollegen und Kolleginnen beschreiben?
- Verglichen mit Ihrem Stationsteam, was macht das Besondere Ihrer Anwesenheit aus?
- Wie würden Sie Ihr Verhalten gegenüber Vorgesetzten beschreiben?
- Manchmal ist es notwendig, eigene Bedürfnisse und Wünsche anderen anzupassen. Wann gelingt Ihnen das? Wann nicht?
- Wie würden Sie Ihre Beziehung zu den Patienten beschreiben?

Kontrollbewusstsein

Kontrollbewusstsein muss verstanden werden als ein subjektives Muster einer Bewertung. «Alle jene Vorstellungen werden als subjektive Kontrollevaluationen bezeichnet, in denen das Verhältnis zwischen Person und ihrer sozialen und materialen Umwelt reflektiert werden» (Hohner, 1987, S. 18). Die Ermittlung des Kontrollbewusstseins im Sinne von Hohner sieht zwei Bereiche vor:

1. Grundformen subjektiver Kontrolle,
2. Feinstruktur subjektiver Kontrollkonzepte.

Das Kontrollbewusstsein wird zu allen der vier genannten Bereiche der Verantwortung (Autorität, Autonomie, berufliche Kenntnisse und Beziehungsfähigkeit), ermittelt in diesen Bereichen, besprochen.

6.1.1 Ergebnisse zur individuellen Verantwortung des Pflegeteams A

Die pflegerische Verantwortung der Teammitglieder der Station A wird aus den ermittelten beruflichen Selbstkonzepten abgeleitet und zunächst in ihren bestimmenden Merkmalen besprochen:

1. Autorität,
2. Autonomie,
3. berufliche Kenntnisse und
4. berufliche Beziehungen.

Das Kontrollbewusstsein wird in den genannten Kategorien besprochen.

Autorität des Pflegeteams A

Mit der Autorität wird die legitime Macht verstanden, die den Pflegenden dieses Teams zugesprochen wird, um selbstständige pflegerische Entscheidungen zu treffen. Im Folgenden werden sowohl die Aspekte der Verleihung von Autorität besprochen als auch der Umgang des Pflegeteams mit dieser ihnen zugesprochenen Autorität.

Bei der Beschreibung der beruflichen Gegenwart wird besonders die **eigene Selbstständigkeit,** das zugenommene Selbstvertrauen und die gefestigte **berufliche Sicherheit** beschrieben. Die Stationsleitung hat sich mit der Einführung der Bereichspflege, auf ihren Posten als Koordinatorin «bewusst zurückgezogen» (A3: 1606) und lässt ihren MitarbeiterInnen «freie Hand» (A3: 1614) in der Organisation ihrer Pflege. Sie konnte diesen gezielten Rückzug ohne Selbstwerteinbußen antreten, da sie ihre Position als «sehr gefestigt» (A3: 165) erlebt. Damit überträgt sie ihren Teammitgliedern die notwendige Autorität, um selbstständig pflegen zu können. Die Stationsleitung berichtet, dass ihr Team sehr eigenständig arbeitet und sie sichtbar mehr Eigenverantwortung bei allen beobachtet. Die Stationsleitung sieht die entscheidende Veränderung in der umgestellten Organisation von der Funktionspflege auf die Bereichspflege. Ihre MitarbeiterInnen können Situationen «schon gut abschätzen», was sie sowohl an den Visiten – an denen sie nur noch selten teilnimmt – als auch an den Übergaben bemerke. Sie sehe, «dass sie sich Befunde angucken und dadurch kombinieren, Mensch, da muss ich reagieren» (A3: 1517). Die Stationsleitung beschreibt ihre **Fähigkeit der Einflussnahme** als einen Lernprozess, den sie aktiv selbst gestaltet hat mit den Worten: «Ich habe mir meine Position im Laufe der Zeit erarbeitet» (A3: 1613). Ihrem Team traut sie eine große Lernfähigkeit zu und berichtet:

> A3: (…) eine Oberarzt- oder Chefarztvisite zu machen, da gab es halt Mitarbeiter, die sich strikt geweigert haben, die das nicht machen wollten, und die haben wir dann langsam rangeführt (A3: 1550–1555).

Das jüngste Teammitglied bestätigt diese Aussage.

> A5: Die wussten halt, man hatte gerade erst sein Examen gemacht, man muss noch nicht so die Verantwortung übernehmen können, man wird da langsam draufhin geführt und auch gefragt, bist du dazu bereit, traust du dir das schon zu? (A5: 45–51).

Die **Position im Team** wird von allen Stationsmitgliedern ähnlich erlebt, und sie beschreiben das vor allem mit dem Begriff sich als «gleichberechtigtes Teammitglied» zu erleben. Die Stationsleitung betont hierzu die Eigenverantwortung ihrer Teammitglieder und die damit verbundene Notwendigkeit der Anerkennung ihrer MitarbeiterInnen.

> A3: Also ich finde die Eigenverantwortlichkeit schon enorm, und das finde ich eigentlich auch das Wichtigste irgendwo, dass die sich bestärkt fühlt in ihrer Position (…). Ich denke, jeder will auch seine Bestätigung haben und jeder, denke ich, kriegt sie in einer bestimmten Form (A3: 1679–1692).

Das **Vertreten der Interessen** von Patienten wird von allen Teammitgliedern als eine wichtige pflegerische Aufgabe wahrgenommen und zumeist als Vermittlerfunktion zwischen Patienten und Medizinern beschrieben. Die Schwerpunkte dieser Arbeit werden sehr unterschiedlich wahrgenommen und reichen von der Vertrauensgewinnung über die Patienteninformation bis hin zur frühzeitigen Organisation der Entlassung. Die **Vertretung der Rechte** von Patienten wird allgemein als Aufgabe wahrgenommen. Vor allem diejenigen, die für die Anleitung von neuen MitarbeiterInnen und Schülern zuständig sind, verfügen über ausgeprägte Kenntnisse über die Rechte von Patienten und zitieren hierzu Beispiele, wie die Fixierung eines Patienten und der damit verbundenen Freiheitsberaubung, sowie das Wahren der Intimsphäre, welches schon durch ein Zugreifen auf den Nachtschrank verletzt werden kann.

Autonomie des Pflegeteams A

Das selbstständige Arbeiten der einzelnen Teammitglieder der Station A ist deutlich ausgeprägt. Die Teamältesten sehen ihr Ziel darin, die neuen MitarbeiterInnen zum selbstständigen Arbeiten anzuleiten. Die Teammitglieder werden bereits bei der Einstellung nach der Fähigkeit ausgesucht, selbstständig arbeiten zu können. Deutlich wird dabei, wie stolz sie auf ihr Team ist. Alle erleben für sich einen großen Entscheidungs- und Handlungsspielraum, was neben der Aufforderung zur Eigenständigkeit auch auf die Dauer der gemeinsamen Berufserfahrung zurückgeführt werden kann. Fast alle können sich mit ihrer Meinung gut durchzusetzen. Die hohen Übereinstimmungen bei Leistungsbeurteilungen von

SchülerInnen und Teammitgliedern erklären sich durch die einheitliche Anleitung.

Berufliche Fachkenntnis des Pflegeteams A

Vor dem Hintergrund des Prinzips der Lernbarkeit und der konsequenten Anleitung ist die große Kompetenz dieses Teams zu verstehen. Es wird davon ausgegangen, dass die Kompetenz mit zunehmender Berufserfahrung steigt, was bei einer gemeinsamen hohen Berufserfahrung von über sieben Jahren für sich spricht. Diejenigen mit sehr langer Berufserfahrung äußern sich auch Ärzten gegenüber kompetent.[92] Die ähnlich gesetzten Prioritäten reduzieren den Stress im Team untereinander und erhöhen eine Übereinstimmung des beruflichen Verständnisses, wie beispielsweise die positive Bewertung intuitiven Arbeitens. Neben den fachlichen Kenntnissen werden vor allem menschliche Fähigkeiten der Teammitglieder erwartet, wie beispielsweise Kommunikationsfähigkeit.

Interpersonale Kompetenzen des Pflegeteams A

Interpersonale Kompetenzen werden als ein hohes Gut angesehen und beziehen sich sowohl auf die Zusammenarbeit untereinander als auch auf die Beziehungen zu Patienten. Da eine gute Zusammenarbeit allen wichtig ist, fällt es ihnen nicht schwer, sich den Bedürfnissen ihrer KollegInnen anzupassen. Die Stationsleitung wird von allen aufgrund ihrer fachlichen und menschlichen Fähigkeiten besonders geachtet. Gegenseitigem Respekt und entsprechende Wertschätzung wird eine große Bedeutung beigemessen. In der Zusammenarbeit werden humorvolles, motivierendes und ruhiges Arbeiten besonders geschätzt und gezielt eingesetzt. Positive Beziehungen zu Patienten können zu großer emotionaler Betroffenheit führen, was ebenfalls positiv bewertet wird. Bei «schwierigen» Patienten überwiegt das Bedürfnis, sich nicht provozieren zu lassen und sich ein eigenes Bild zu machen, statt Urteile anderer zu übernehmen. Gespräche mit Patienten werden von allen übereinstimmend als eine wichtige pflegerische Aufgabe gewertet und bewusst in die tägliche Pflege einbezogen.

---

92 Wie sehr die Ärzte die Kompetenzen dieses Teams schätzen, konnte in der teilnehmenden Beobachtung ermittelt werden. Wenn die Ärzte während der Übergabe das Dienstzimmer der Pflegenden betreten müssen, bemühen sie sich, nicht zu stören oder entschuldigen sich für die Störung. Während der Visite werden die Pflegenden dieses Teams von den Ärzten häufig um ihre Meinung gebeten.

Kontrollbewusstsein des Pflegeteams A

In allen Aspekten der hier aufgezeigten pflegerischen Verantwortung überwiegen eindeutig internale Attribuierungen. Damit sehen sich die Teammitglieder der Station A in den meisten Situationen, in denen sie entscheiden und handeln müssen, als Urheber ihres beruflichen Tuns. Daneben gibt es sehr viele interaktionistische und wenig externale Evaluationen. Internale Zuschreibungen finden sich vor allem zur Beschreibung von aktivem und selbstbestimmtem Handeln, womit die individuelle Einflussnahme auf eigene berufliche Entscheidungen deutlich wird. Mit den überwiegend internalen Evaluationen zur Autonomie schreiben sie sich selber die Verantwortung für ihr berufliches Entscheiden und Handeln zu. Die ebenfalls häufig vorkommenden interaktionistischen Zuschreibungen machen deutlich, dass in vielen Entscheidungssituationen berufliches Handeln als Ausdruck und gegenseitiger Austausch von Umwelt- und Personeneinflüssen verstanden wird. Die vielen interaktionistischen Evaluationen schildern vor allem Aspekte der konstruktiven Zusammenarbeit. Eigene Entscheidungen werden mit hoher Kontrollüberzeugung beschrieben, was auf eine generelle Auffassung eines großen Handlungsspielraumes schließen lässt und nicht situationsabhängig ist. Auch bei den beruflichen Kenntnissen überwiegen die internalen Evaluationen. Überwiegend internal werden die eigenen Kompetenzen und die eigene Überlegenheit gegenüber den KollegInnen bewertet, sowie der konstruktive Umgang mit Herausforderungen und das Setzen von Prioritäten. Es fällt auf, dass intuitives Verhalten ausschließlich interaktionistisch evaluiert wird. Ebenfalls interaktionistisch evaluiert werden die «gute Mischung» des Teams, der «siebte Sinn» im Umgang mit Fehlern des Teams, die Beschreibung eines «guten Gesprächs» und die Kooperation mit KollegInnen bei Unsicherheiten. Zu den Beziehungen der Teammitglieder äußern sich die meisten mit interaktionistischen Attribuierungen und beschreiben damit Aspekte der positiven Zusammenarbeit. Emotional belastende Situationen mit Patienten werden teilweise external attribuiert, wie der «allererste Notfall» oder das «erste Erleben des Sterbens einer Patientin».

Die «wir-Perspektive» wird verwendet, um das übereinstimmende Teamverständnis deutlich zu machen und nicht, um sich mit der eigenen Meinung hinter den anderen Teammitgliedern zu verstecken.

6.1.2 Ergebnisse zur individuellen Verantwortung des Pflegeteams B

Autorität des Pflegeteams B

Die Stationsleitung delegiert einzelne Aufgaben an verschiedene Mitarbeiter, die sie für diese Aufgabe geeignet hält. Die Hauptverantwortung liegt bei der Stationsleitung. Für den Erhalt dieser Position arbeitet die Stationsleitung viel und hart. Diejenigen, die eine besondere Position einnehmen (Bereichsleitung, Mentorin), erleben im Vergleich zu den anderen Teammitgliedern eine zunehmende Sicherheit durch die zugenommene berufliche Verantwortung. Dahinter steckt die implizite Anerkennung ihrer Arbeit durch die Position, die ihnen angeboten wurde, weil sie schon so lange zum Team gehörten. Die anderen kritisieren ihr mangelndes selbstbestimmtes Arbeiten. Die allgemeine Verunsicherung der Teammitglieder über ihre eigenen Fähigkeiten ist deutlich sichtbar und macht sich an den sehr vorsichtigen Äußerungen zur beruflichen Sicherheit, der Fähigkeit SchülerInnen anzuleiten, bemerkbar. Die Stationsleitung sieht sich heute als Realistin, die von einigen ihrer Ideale Abstand genommen hat, was dazu führt, dass sie die Ideale ihrer jungen Teammitglieder nicht unterstützen kann. Ihr Führungsstil ist dadurch gekennzeichnet, dass sie, wenn überhaupt, nur indirekt lobt, dafür eher Fehler direkt kritisiert.

Autonomie des Pflegeteams B

Der **Entscheidungs-** und **Handlungsspielraum** wird als eher begrenzt erlebt. Die vielen relativierenden Worte, wie «manchmal», «eigentlich» oder «ziemlich» verdeutlichen die Unsicherheit oder Vorsicht beim Treffen von Entscheidungen oder Festlegen von Handlungsspielräumen. Die Aussagen zum Erleben des eigenen beruflichen Entscheidungsspielraumes sprechen eine deutliche Sprache: «Ich denke mal schon, dass ich eigentlich Entscheidungsfreiheit auch habe» (B1:819–821) oder «Ja, unabhängig ist man im Prinzip ja auch nicht, weil man ja im Team zusammenarbeitet» (B2: 796–798). Mit dieser letzten Formulierung wird ein Zusammenhang zwischen den begrenzten Entscheidungsmöglichkeiten und der Tatsache, in einem Team zu arbeiten, hergestellt. Selbst eine Pflegende mit zwölfjähriger Berufserfahrung auf dieser Station, welche für die Anleitung der neuen Mitarbeiterinnen zuständig ist, drückt ihre Unsicherheit bezüglich des Treffens von Entscheidungen aus: «Also ich treffe nicht unbedingt immer alleine Entscheidungen, und wenn ich jetzt auch ziemlich unsicher bin, dann will ich auch, dass andere da eben auch zu Stellung nehmen» (B5:901–906). Im Gegensatz zu ihrem Team sieht die Stationsleitung einen «relativ großen» Entscheidungsspielraum für sich und misst sich dabei mit den restlichen Klinikmitarbeitern und nicht mit ihrem Team.

Mit Ausnahme der Stationsleitung und ihrer Stellvertretung äußern sich alle anderen Teammitglieder entweder sehr vorsichtig oder negativ zu ihrem **Durchsetzungsvermögen** im Beruf. Zwei Pflegende berichten von Situationen, in denen sie ihre eigenen Interessen durchsetzen wollten, es letztlich aber nicht gelungen ist. Scheinbar erfahren die Teammitglieder bei den Versuchen, sich selbst durchzusetzen, keine Unterstützung beispielsweise durch die Mentorin oder durch die Stationsleitung.

Berufliche Fachkenntnis des Pflegeteams B

Bei den erwarteten notwendigen Kenntnissen neuer Mitarbeiterinnen liegt ein großer Schwerpunkt auf dem medizinischen Wissen, welches besonders durch die Stationsleitung transportiert wird. Sie grenzt sich vom «heile-Welt-Denken» derjenigen Pflegenden ab, die Pflege losgelöst von der Medizin sehen wollen. Ohne medizinische Kenntnisse würden jedoch viele Fehler in der Pflege passieren. Wichtig ist dabei das Kombinieren dieser beiden Wissensgebiete. Dennoch kommt es zu einer Kluft zwischen den Teammitgliedern, die sich schwerpunktmäßig um die emotionalen Bedürfnisse der Patienten kümmern und denjenigen, die medizinische Fachkenntnisse in den Vordergrund ihrer Arbeit rücken. Im Einzelfall wird diese Kluft durch enge Kooperation zweier Teammitglieder mit unterschiedlichen Schwerpunkten überwunden.

Zur Frage, worin sie ihren Kolleginnen überlegen seien, mag sich kein Teammitglied direkt äußern. Das Antwortspektrum reicht hier von «ich weiß nicht» über «ich glaube nicht, dass ich jemandem überlegen bin» bis hin zu «das ist eine gemeine Frage». Ein Teammitglied meint, das sei eine gemeine Frage, weil sie dazu verführe, die Kolleginnen als schlechter darzustellen. Generell sieht sie, dass man so etwas auf dieser Station nicht ansprechen könne, «weil, dann heißt es wahrscheinlich, man ist irgendwie arrogant oder so was» (B7: 743).[93]

---

93 Die Stationsleitung hatte bei der Gruppendiskussion darauf hingewiesen, dass ein neues Teammitglied auf keinen Fall arrogant sein dürfe. Hierauf bezieht sich B7 in dieser Aussage.

Interpersonale Kompetenzen des Pflegeteams B

Bei der Beschreibung von beruflichen Beziehungen werden Schwierigkeiten sowohl in der Zusammenarbeit als auch im Umgang mit Patienten sichtbar. Die Zusammenarbeit im Team wird von allen sehr vorsichtig formuliert und es werden eher Aufgabenverteilungen geschildert als die Zusammenarbeit beschrieben. Alle berichten von Differenzen zwischen den Schichten. Die Spannungen im Team führen dazu, dass es schwer fällt, sich den Bedürfnissen der anderen anzupassen. Die Beziehung zu den Patienten wird sehr unterschiedlich beschrieben und reicht von engen Kontakten bis distanziertem Verhalten. Die Stationsleitung sieht sich für die administrativen Aufgaben verantwortlich, was ihr eine gewissen Distanz zu den Patienten verschafft. Der Mentorin fällt die Gesprächsführung mit Patienten generell schwer. Allgemein scheint es ein Ziel zu sein, zu den Patienten eine gewisse Distanz zu halten.

Kontrollbewusstsein des Pflegeteams B

Insgesamt überwiegen die internalen Evaluationen, ebenso sind viele externale Evaluationen vorhanden. Während die berufliche Vergangenheit mit hoher Unmittelbarkeit und damit emotional betont beschrieben wird, wird die berufliche Zukunft eher distanziert aus der man-Perspektive geschildert. Dieses ist vor allem bei dem Vertreten der Interessen und Rechte der Fall, sowie bei der Frage, wie sehr sich die einzelnen Teammitglieder bei Veränderungsvorschlägen vom Team ernst genommen fühlen. Beispiele für externale Zuschreibungen sind die Abhängigkeit der beruflichen Sicherheit von der Probezeit; die Austauschbarkeit der Teammitglieder, was einer persönlichen Positionierung im Team widerspricht; die Erwartungshaltung, von Patienten ausgespielt zu werden; die Feststellung, dass der Wille der Patienten in Kliniken nicht respektiert wird oder der Vorwurf an das Team, keine Veränderungen einzuführen, da die damit verbundene vorübergehende Mehrarbeit zu sehr befürchtet wird. Alle diese Beispiele beziehen sich auf Aspekte, die mit der Autorität zusammenhängen. Auch bei den beruflichen Beziehungen kommen viele externale Attribuierungen vor. Bei der Frage nach dem Anpassen an die Bedürfnisse anderer evaluieren alle Teammitglieder ausschließlich external, während die Stationsleitung internal und interaktionistisch evaluiert. Bei dem Item nach dem «lieber allein oder lieber zusammenarbeiten» beziehen sich alle externalen Evaluationen auf die Aussage: «Kommt drauf an, mit wem ich zusammen arbeiten soll», welche von etwa zwei Drittel der Teammitglieder verwendet wird. Externales Attribuieren findet sich zumeist bei restriktiv erlebten Arbeitsbedingungen oder Einschränkungen ihrer Handlungsfreiheit und wird häufig aus der *man-Perspektive* beschrieben. Interaktionistische Evaluationen sind ausschließlich den positiven Aspekten der Zusammenarbeit und gelungenen Kooperationen vorbehalten und werden mit hoher Unmittelbarkeit beschrieben. Fatalistisch evaluiert wird, wenn beängstigende oder verärgernde Erlebnisse berichtet werden, deren Ursachen nicht klar aufgezeigt werden können, wie zum Beispiel die Unklarheit der einen Schicht über die Kritik der anderen Schicht an ihnen.

Generell finden sich sehr viele Aussagen, von denen eine Distanzierung auf unterschiedlichste Art und Weise in der Attribuierung stattfindet, besonders durch die Verwendung der *man-Perspektive* und der *wir-Perspektive*, wie beispielsweise bezüglich des Wunsches nach mehr Einfluss ausschließlich die *wir-Perspektive* verwendet wird.

6.1.3 Ergebnisse zur individuellen Verantwortung des Pflegeteams C

Autorität des Pflegeteams C

Autorität als legitime Macht, Verantwortung zu übernehmen, wird den Teammitgliedern durch die Stationsleitung zeitweise zugestanden, dann aber zurückgenommen, wenn die Stationsleitung meint, selber eine anstehende Entscheidung treffen zu müssen. In solchen Momenten gibt es keine gleichberechtigten Teammitglieder, die sich im Sinne einer Diskussion an einer Entscheidungsfindung beteiligen, sondern sie erhalten durch die Stationsleitung eher eine Anordnung. Die Teammitglieder bemühen sich um Selbstständigkeit, schieben jedoch unliebsame Aufgaben an die Stationsleitung ab. Die Machtverhältnisse sind unklar und gehen einher mit ambivalentem Verhalten, welches mal durch starke Eigenbestimmung oder Zuwendung gegenüber den Patienten bestimmt sein kann und ein anderes Mal durch das Erleben von Abhängigkeit und abgrenzendem Verhalten gegenüber den Patienten. Viele Teammitglieder erleben dabei eine innere Zerrissenheit, die sie nicht auflösen können. Auch in der täglichen Arbeit werden Ambivalenzen deutlich: So beschreiben sie einerseits die gute und positiv erlebte Organisation der Arbeit und andererseits den Wunsch, mehr Einfluss auf den oft negativen Umgangston der Teammitglieder zu haben.

Autonomie des Pflegeteams C

Die Stationsleitung hat die Verantwortung für die Pflege an die Bereichsleitungen übertragen, nimmt sich jedoch die Freiheit heraus, in bestimmten Situationen allein zu entscheiden, was pflegerisch zu tun ist. Dieses Führungsverhalten spiegelt sich bei den Teammitgliedern darin wieder, dass sie ihre Möglichkeiten selbstständig zu arbeiten, zunächst als relativ groß beschreiben und dann einschränken. Das gleiche Verhalten zeigt sich bezüglich des Durchsetzungsvermögens. Auch hier wird die eigene Fähigkeit, sich im Team durchzusetzen, zunächst als relativ gut beschrieben, dann aber mit bereits erlebten Schwierigkeiten (als Einschränkungen) veranschaulicht. Die Ambivalenz in Bezug auf das Treffen von Entscheidungen macht sich auch bei Leistungsbeurteilungen bemerkbar. Hier fällt es manchmal schwer, sich bei der Beurteilung von SchülerInnen zu einigen und die Stationsleitung wird hinzugezogen, die dabei als Hilfe erlebt wird.

Berufliche Fachkenntnis des Pflegeteams C

Alle Mitglieder der Station C zählen viele **Kenntnisse** auf, welche notwendig sind, um auf dieser Station zu arbeiten. Berufliche Fachkenntnisse spielen dabei eine ebenso große Rolle, wie persönliche Fähigkeiten. Während die beruflichen Fachkenntnisse im Lauf der Zeit erworben werden können, müssen die persönlichen Fähigkeiten mitgebracht werden. Zu den beruflichen Fachkenntnissen zählen: fachliche Kenntnisse der chirurgischen Pflege, prä- und post-operative Pflege, Kenntnisse über Blutuntersuchungen, Lagerungsarten, Hilfsmittel, Ergotherapie, Ressourcen und Mobilisation, Ablauf sowie Fachwissen zur häuslichen Pflege und Anschlussheilbehandlung. Auch die Krankenbeobachtung zählt hierzu. Zu den persönlichen Fähigkeiten zählen: «einfühlsam sein» und «Verständnis für Patienten» und «Geduld» mitbringen, sowie «darauf eingehen», was der Patient möchte und insgesamt «rücksichtsvoller» sein.

Interpersonale Kompetenzen des Pflegeteams C

Die beruflichen Beziehungen gestalten sich sowohl in der Zusammenarbeit schwierig als auch im Umgang mit Patienten. Obwohl bei allen ein ausgesprochen starker Wunsch nach guter Zusammenarbeit besteht, scheint es nicht zu gelingen. Die immer wieder auftauchenden Spannungen können nicht gelöst werden und sorgen für festgefahrene Diskussionen. Es wird erklärt, dass die Meinungsverschiedenheiten auf ein starkes Team hin deuten. Obwohl allen klar ist, dass eine Kommunikationsstörung den Konflikt hervorruft, gelingt es nicht, dies auf Dauer zu unterbinden. Das hinter-dem-Rücken-Reden über die anderen Teammitglieder spielt dabei eine zentrale Rolle. Es fällt den meisten Teammitgliedern nicht leicht, sich den Bedürfnissen der anderen Kolleginnen anzupassen. Die Beziehungen zu den Patienten werden neben einigen positiven Aspekten auch durchweg als schwierig beschrieben, was beispielsweise am eigenen Anspruch liegen kann oder daran, nicht den richtigen Ton zu treffen.

Kontrollbewusstsein des Pflegeteams C

Es finden sich viele internale und interaktionistische Evaluationen. Internale Attribuierungen sind den positiven, selbstbestimmten und aktiven Handlungssituationen vorbehalten.

Bezüglich der **Autonomie** und **Autorität** überwiegen die internalen Evaluationen aus der «ich-Perspektive». Überwiegend internal werden die positiven und selbstbestimmten Aspekte des Entscheidungsspielraums und des Durchsetzungsvermögens evaluiert. Externe Zuschreibungen finden sich in den Situationen, in denen es schwer fällt sich durchzusetzen, wie gegenüber jemandem in einer höheren Position oder gegenüber Ärzten. Fatalistische Äußerungen betreffen die Feststellung, zukünftige berufliche Entscheidungen spontan zu treffen. Interaktionistisch werden schwierige Situationen der Zusammenarbeit geschildert, die jedoch zufriedenstellend gelöst wurden. Überwiegend internal und aus der *ich-Perspektive* wird die gegenwärtige Arbeitssituation, die erwünschte erweiterte Einflussnahme, die Beschreibung der eigenen Position und das Vertreten der Interessen und Rechte von Patienten evaluiert. Dabei werden ausschließlich die positiven selbstbestimmten und zumeist aktiven Handlungssituationen internal beschrieben. Interaktionistisch werden sämtliche Aspekte der Kooperation beschrieben, wie in der Einflussnahme der Pflegedirektion auf die «Basis» oder die mögliche Kooperation zwischen Pflegenden und Ärzten durch klärende Gespräche oder auch schwierige Situationen in der Zusammenarbeit, die letztlich zufriedenstellend gelöst wurden. Auch die Wahrnehmung der Vermittlerrolle wird interaktionistisch evaluiert.

In allen Aspekten der **beruflichen Kenntnisse** überwiegen die internalen Evaluationen sehr deutlich. Es lassen sich einige interaktionistische und nur eine externale Evaluation ausmachen. Fast alle Aussagen sind aus der *ich-Perspektive* beschrieben.

Auch bei den **beruflichen Beziehungen** überwiegen die internalen Evaluationen. Sowohl bei der Beschreibung der beruflichen Sicherheit als auch bei der Einschätzung der eigenen Fähigkeit anzuleiten, finden sich neben den internalen Evaluationen viele externale.

Die Hälfte der externalen Beschreibungen wird von den Teammitgliedern verwendet, um sich von der dominanten Haltung ihrer Stationsleitung zu distanzieren und die andere Hälfte dieser Evaluationen verwendet die Stationsleitung, um ihre Enttäuschung über das Team und ihre Vorgesetzte zum Ausdruck zu bringen. Die additiv-deterministische, also sowohl internale als auch externale Zuschreibung in der gleichen Situation wird bei verschiedenen Aspekten der Zusammenarbeit verwendet, zum Beispiel bei der Beschreibung, dass sich das Team einerseits aus «Dickköpfen» zusammensetzt und anderseits aber gerade deshalb ein starkes Team ist, sowie bei der Beschreibung, wie es den Pflegenden anscheinend gelingt, ihre persönlichen Konflikte vor den Patienten zu verstecken und gleichzeitig gute Beziehungen zu Patienten aufzubauen. Interaktionistische Attribuierungen finden sich ausschließlich bei Klärungen von Auseinandersetzungen im Team und gut funktionierenden Aspekten der Zusammenarbeit. External werden Aussagen attribuiert, in denen Selbstzweifel an der eigenen Beziehungsfähigkeit angemeldet werden.

6.1.4 Ergebnisse zur individuellen Verantwortung des Pflegeteams D

Autorität des Pflegeteams D

Die Rollenunsicherheit der Abteilungsleitung führte zu Situationen, in denen sie sich ihre Aufgaben von den Teammitgliedern der Station D zuweisen ließ. Fehlender Respekt untereinander wird beklagt. Die Unsicherheit der Abteilungsleitung mit ihrer Rolle weckt Unsicherheiten bei den Pflegenden, die diese Leitungsposition zuvor kommissarisch übernommen hatten. Von einer neuen Mitarbeiterin wird das mangelnde Feedback ihres Teams beklagt, weshalb sie beim Delegieren an SchülerInnen noch unsicher sei. Die Mentorin geht davon aus, dass mit der Einführung der Bereichspflege die Verantwortung abgenommen habe, weil sie in der Funktionspflege für mehr Patienten zuständig war. Der Wunsch nach einem Mehr an Einfluss bezieht sich auf eine größere Mitsprache bei Neueinstellungen und auf eine bessere Dokumentation. Zum Vertreten der Interessen von Patienten fallen den Teammitgliedern viele Beispiele ein, während sie sich bezüglich der Patientenrechte unsicher sind. In der Anleitung von SchülerInnen fühlen sich einige mehr und andere weniger sicher. Eine Krankenpflegehelferin soll diese Aufgabe nicht übernehmen, doch wenn sie das nicht täte, hätten sie den Eindruck, «von allen guten Helfern verlassen» zu sein. Dieses deutet Diskrepanzen zwischen formellen und informellen Strukturen an.

Autonomie des Pflegeteams D

Die Teammitglieder der Station D und ihre Abteilungsleitung erleben ihren Handlungs- und Entscheidungsspielraum deutlich begrenzt. Die Abteilungsleitung geht davon aus, einen kleinen Handlungsspielraum und relativ viel Verantwortung zu haben. Zum eigenen Durchsetzungsvermögen berichten alle von negativen Erlebnissen. Auch die Vorschläge der Abteilungsleitung wurden vom Team nicht angenommen. Die meisten Pflegenden dieser Station gehen davon aus, dass sie ihren Arbeitsablauf nicht planen können, weil immer etwas dazwischen kommt und oft Chaos herrsche. Über die berufliche Zukunft sagt niemand, dass sie/er auf dieser Station bleiben möchte. Die Abteilungsleitung möchte einerseits einen grösseren Handlungsspielraum haben und hat andererseits Schwierigkeiten, bestimmte Entscheidungen allein zu treffen, wie beispielsweise die Einführung einer morgendlichen Kurzübergabe der Pflegenden an die Ärzte, bevor diese in den OP gehen. Zeit für Gespräche mit den Patienten sehen die meisten Teammitglieder nicht, berichten jedoch an anderer Stelle, dass es vorkommen könne, nicht zu merken, wie die Zeit vergeht, wenn sie mit Patienten sprechen.

Berufliche Fachkenntnis des Pflegeteams D

Bezogen auf die beruflichen Kenntnisse teilen alle Teammitglieder ausgesprochen selbstbewusst ihr Können mit. Prioritäten können nur schwer gesetzt werden, da die Arbeitsabläufe insgesamt schwer planbar sind und sehr häufig Unvorhergesehenes dazwischen kommt. Als notwendige Kenntnisse auf dieser Station werden vor allem persönliche Fähigkeiten angegeben und weniger berufliches Fachwissen. Über die Notwendigkeit dieser Fähigkeiten herrscht Konsens, zugleich wird kritisiert, dass Gelegenheiten fehlen, ruhig zu arbeiten, organisieren zu können und Teamgeist zu zeigen.

Interpersonale Kompetenzen des Pflegeteams D

Auf die Frage nach dem **Erleben der Zusammenarbeit** im Team überwiegen eher negative vor positiven Aussagen. Eher schwierig wird die Kooperation mit Teammitgliedern erlebt, die sich «als Vorgesetzte aufspielen» und «rumkommandieren». Fast alle Teammitglieder kommentieren negative Situationen der Zusammenarbeit im Team, wie zum Beispiel: «also die Teamarbeit, weiß ich nicht, das ist teilweise ein mehr gegeneinander als miteinander». Auch das Arbeitsverhalten von KollegInnen wird kritisiert, weil diese «luschig» seien, unzureichend ihre Arbeit dokumentieren, eine fehlende selbstbewusste Haltung gegenüber den Medizinern aufzeigen oder hinter dem Rücken anderer reden. Die Kooperation mit den Medizinern wird allgemein negativ kritisiert, jedoch individuell gelöst. So versteht sich beispielsweise ein Teammitglied als «Bote des Arztes» und nimmt deshalb auch manchmal Blut ab, obwohl alle anderen Pflegenden dieses Teams diese Aufgabe ablehnen, weil sie darin eine ärztliche und keine pflegerische Tätigkeit sehen. Die eigenen **Bedürfnisse** den anderen Teammitgliedern **anzupassen**, fällt den meisten nicht so leicht. Da im Moment jeder nur an sich denkt, macht niemand den ersten Schritt zur Zurückhaltung. Was das **Besondere der eigenen Anwesenheit** auf dieser Station ausmacht, wird unterschiedlich erlebt. So kann eine Pflegende wegen ihrer langen Berufserfahrung im Dienstleistungsbereich eine gewisse Ruhe ausstrahlen. Eine glaubt, bei ihrer Abwesenheit fehlt «jemand, der auf den Tisch haut». Sie geht davon aus, dass ihr «Ausflippen» und «Türenknallen» vermisst würde: «Ich hab' vielleicht den Vorteil, dass ich vieles schnell rauspresche, wenn mir was auf'n Keks geht oder wenn mich etwas ärgert oder so, wie gesagt, dann knall' ich auch mit der Faust auf'n Tisch, was andere nicht machen und, das stört viele Leute, die können mit meiner direkten Art manchmal nicht umgehen» (D2: 538–547). Dieses Verhalten bewertet sie selbst positiv: «Es ist für mich ein Vorteil, denn ich nehm' nicht alles mit nach Hause» (D2: 551–553). Beim Verhalten **gegenüber Vorgesetzten** wird die Abteilungsleitung nur von wenigen als Vorgesetzte erwähnt. Die meisten Pflegenden dieses Teams betonen, dass sie innerhalb des Teams keinen Vorgesetzten sehen würden, selbst «wenn einige sich so aufspielen» würden, oder dass im Team «niemand höherrangig» ist.

Kontrollbewusstsein des Pflegeteams D

Obwohl die internalen Evaluationen insgesamt überwiegen, sind – im Vergleich mit den anderen Stationen – sehr viele externale Evaluationen zu finden. Es überwiegen insgesamt ereignisspezifische Evaluationen, die sich jeweils nur auf die beschriebene Situation beziehen. Die «ich-Perspektive» überwiegt deutlich und zwar, im Vergleich mit den anderen Pflegeteams auffallend deutlich. Die interaktionistischen Evaluationen werden nur von einer Pflegenden (D3) und zwar häufig verwendet.

Zu allen Themenbereichen, welche die **Autorität** der eigenen Person im Team ansprechen, überwiegen die internalen Evaluationen deutlich. Besonders zur beruflichen Sicherheit, der eigenen Position im Team, der eigenen Fähigkeit zu leiten und das Vertreten der Rechte und Interessen der Patienten. Internal werden hierzu ausschließlich die positiven Aspekte der Selbsteinschätzung beschrieben. Eher negative Erlebnisse werden external evaluiert, wie die eigene Überforderung oder das Abhängigmachen der Position im Team von der Dauer der Anwesenheit statt von der eigenen Qualifikation oder Erfahrung und die Feststellung, nicht gut leiten zu können. External wird der Wunsch geäußert, von den höheren Positionen mit der Arbeitslast wahrgenommen zu werden.

In Bezug auf die **Autonomie** halten sich internale und externale Äußerungen die Waage. Überwiegend externale Zuschreibungen finden sich beim Thema Entscheidungsspielraum (vier mal so viel, wie internale), was auf einen eher restriktiv erlebten Entscheidungsfreiraum hinweist und beim Thema Durchsetzungsvermögen, was deutlich macht, dass die persönlichen Begrenzungen hierbei nach außen verlagert werden, also nicht persönlich bedingt, sondern vorgegeben sind. Ausschließlich external wird die Aussage evaluiert «ins kalte Wasser geworfen worden» zu sein. Internale Zuschreibungen überwiegen bei der Beschreibung der beruflichen Zukunft, dem persönlichen Vermögen, Leistungen zu beurteilen und der Zeit für Gespräche mit Patienten. Bei der beruflichen Zukunft werden vor allem die zahlreichen Alternativen, die im Vergleich zur Arbeit auf dieser Station aufgezeigt werden, internal evaluiert. Es finden sich hierzu jedoch auch fatalistische Äußerungen, die sich auf die Möglichkeit einer Schwangerschaft oder einer dramatischen Teamentwicklung beziehen, was die weitere berufliche Entscheidung bestimmen würde. Die Feststellung, dass ein Gespräch als «unnütze Zeit» verstanden wird, wird fatalistisch attribuiert.

Bei allen Aspekten der **beruflichen Kenntnisse** überwiegen die internalen Evaluationen aus der «ich-Perspektive». Überwiegend internal und zumeist aus der «ich-Perspektive» werden die positive Beschreibung eigener Fähigkeiten sowohl bei aktivem, selbstbestimmtem Verhalten als auch bei Überzeugungen attribuiert. Die externalen Evaluationen beziehen sich auf den Stress im Team, das Hinhalten des eigenen Kopfes für die Pflege, die Unmöglichkeit der Planung von Arbeitsabläufen. Fatalistische Attribuierungen beziehen sich auf das schnelle Rauspreschen, um späteren Frust zu vermeiden, die fehlende Hoffnung auf mehr Personal, das Gefühl, alles wachse einem über den Kopf, was ein Setzen von Prioritäten verhindert und das schnelle Arbeiten in der Erwartung von Ungeplantem, wie einem Neuzugang oder einem Notfall.

Beim Kontrollbewusstsein bezüglich der **interpersonalen Kompetenz** des Pflegeteams kommt es sehr häufig zur externalen Evaluation, auch zu internalen und fatalistischen Attribuierungen. Externale Evaluationen finden sich zu folgenden Themen: negative Aspekte der Zusammenarbeit, welche mit Kritik, Ärger oder Hilflosigkeit einhergehen; wenn es schwer fällt, sich zu dem Besonderen seiner eigenen Anwesenheit in diesem Team zu äußern; die persönlich erlebten Begrenzungen durch den häufigen Personalmangel und Situationen, die Überforderung hervorrufen. Internale Evaluationen finden sich zur Beschreibung positiver Aspekte der Zusammenarbeit, selbstbestimmte und positiv erlebte Begegnungen mit Patienten, wie das bewusste Halten der Hand von Sterbenden. Fatalistisch attribuiert wird das Kommen und Gehen neuer MitarbeiterInnen.

6.2 Zusammenfassung der Ergebnisse zur individuellen Verantwortung

Zum Umgang mit **Autorität** lässt sich zusammenfassend feststellen, dass die Stationsleitung des Pflegeteams A ihrem Team die Autorität bewusst zuspricht und sie die Macht mit dem Team teilt. Das Pflegeteam A kann die ihm zugesprochene Autorität annehmen. Die Leitung des Teams B spricht ihrem Team keine Autorität zu, was bei den Pflegenden dieses Teams den Wunsch nach Autorität erhöht.

Tabelle 27: Vergleich der Pflegeteams bezüglich pflegerischer (individueller) Verantwortung

Verantwortung:	Pflegeteam A	Pflegeteam B	Pflegeteam C	Pflegeteam D
Autorität				
• von Leitung an Team zugesprochen	ja	nein	manchmal ja, manchmal nein	ja
• Teamreaktion	Annahme	vergrößert Wunsch nach Autorität	vergrößert Wunsch nach Zuspruch von Autorität	Zuspruch nicht ernst genommen
Autonomie				
• Leitung	groß	groß	groß	klein
• Team	groß	klein	manchmal groß, manchmal klein	klein
Berufl. Fachkenntnis				
• Leitung	groß	groß	groß	klein
• Team	groß	unsicher	groß	unsicher
Interpersonale Kompetenz				
• Leitung	sehr wichtig	sekundär, nach Fachwissen	sekundär, nach Organisationsfähigkeit	unsicher (wegen Rollenunklarheit)
• Team	sehr wichtig	unsicher	unsicher	unsicher
Kontrollbewusstsein				
• Grundform	zumeist internal häufig interaktionistisch	zumeist internal häufig external einige fatalistisch	zumeist internal oft additivdeterministisch, auch interaktionist.	gleichviele internale wie externale Evaluationen, einige fatalistisch
• Kontrollperspektive	zumeist ich-Perspektive, oft wir-Perspektive	zumeist man-Perspektive, selten wir-Perspektive	zumeist ich-Perspektive, auch wir-Perspektive	fast ausschließlich ich-Perspektive, selten wir-Perspektive

Die Leitung des Pflegeteams C spricht ihrem Team manchmal Autorität zu und nimmt diese manchmal zurück. Über diese mangelnde Konsequenz ist das Team verärgert und auch verunsichert. Sie vergrößert den Wunsch des Teams nach konsequentem Zuspruch von Autorität. Die Leitung des Pflegeteams D spricht ihrem Team Autorität zu, wird jedoch nicht vom Team ernst genommen, was zur Folge hat, dass sich das Team selbst die Autorität zuspricht.

Die berufliche **Autonomie** wird von den Stationsleitungen der Pflegeteams A, B und C als groß und von der Leitung des Teams D als klein beschrieben. Das Pflegeteam A erlebt die eigene Autonomie als groß, die Pflegeteams B und D als klein und beim Pflegeteam C wechselt das Erleben zwischen den Extremen groß und klein.

Die **beruflichen Fachkenntnisse** werden von den Leitungen der Teams A, B und C als groß angegeben, während die Leitung des Teams D wenig Kenntnisse für den ihr neuen Bereich der stationären chirurgischen Pflege mitbringt. Die Pflegeteams A und C geben umfangreiche Fachkenntnisse für sich an, während die Teams B und C hier Unsicherheiten aufzeigen.

Die **interpersonale Kompetenz** wird nur vom Pflegeteam A und ihrer Leitung als sehr wichtig betrachtet. Für die Leitungen der Pflegeteams B und C ist die Beziehungsfähigkeit eher sekundär und steht hinter medizinischen Fachkenntnissen (Leitung B) und hinter organisatorischen Fähigkeiten (Leitung C) zurück. Die Leitung des Teams D ist erst seit einem halben Jahr auf dieser Station und befindet sich noch in der Einstiegsphase. Sie ist gegenüber den Teammitgliedern unsicher und hat wenig Kontakt zu den Patienten. Die Pflegeteams B, C und D sind in ihren beruflichen Beziehungen immer wieder sehr verunsichert.

Beim **Kontrollbewusstsein** überwiegen bei den Pflegeteams A, B und C die internalen Evaluationen, während beim Team D gleichviele internale wie externale Attribuierungen zu finden sind. Das Pflegeteam A zeigt zudem viele interaktionistische Evaluationen auf, verwendet überwiegend die ich-Perspektive und häufig die wir-Perspektive. Das Pflegeteam B weist viele externale und auch einige fatalistische Evaluationen auf und verwendet bevorzugt die man-Perspektive und ausgesprochen selten die wir-Perspektive. Das Pflegeteam C evaluiert häufig die gleiche Situation external und internal, was der sogenannten additiven Grundform entspricht. Es überwiegt die ich-Perspektive, doch auch die wir-Perspektive findet Anwendung. Beim Pflegeteam D fallen die vielen externalen Evaluierungen auf, auch sind einige fatalistische Attribuierungen vorhanden. Das Team D verwendet die ich-Perspektive fast ausschließlich und insgesamt doppelt so häufig wie die anderen drei Teams im Vergleich. Die wir-Perspektive findet selten Anwendung.

6.3 Ergebnisse der teilnehmenden Beobachtung

Aus den vielen Beobachtungssituationen wurde das Informieren von Patienten ausgewählt, um die vier Pflegeteams miteinander vergleichen zu können. Hierzu wird für jedes Team eine Situation beschrieben, die häufig beobachtet werden konnte und als ein typischer Umgang des jeweiligen Pflegeteams mit Informations-Situationen der Patienten zu verstehen ist.

6.3.1 Das Informieren von Patienten im Pflegeteam A

Das Informieren von Patienten hat im Pflegeteam A einen hohen Stellenwert. Es wird beispielsweise generell darauf geachtet, ob die Patienten über ihre Diagnose/n und Therapie/n informiert sind. Das gilt besonders bei Krebspatienten, da die Pflegenden es wichtig finden, dass Patienten mit einer das Leben stark einschränkenden Diagnose ein Recht darauf haben, sich dieses Leben selbst zu gestalten. Wenn die Pflegenden bemerken, dass Patienten nicht umfassend «aufgeklärt», d. h. über ihre Diagnose in Kenntnis gesetzt wurden, bitten sie die Mediziner, dieses zu wiederholen.

Auffallend ist die umfangreiche Information der Pflegenden über den familiären Hintergrund ihrer Patienten. Dieses erfragte Wissen wird damit begründet, dass es schon bei der Aufnahme eines Patienten notwendig sei, die Entlassung zu planen, wofür Kenntnisse über die soziale Lebenssituation der Patienten notwendig seien.

Im Umgang mit Patienten geht die Aktivität des Informierens häufig von den Pflegenden aus. Das bedeutet, dass die Pflegenden nicht warten bis die Patienten fragen, sondern sich selbst zuvor fragen, welches Wissen ihnen selbst helfen würde, wenn sie sich an der Stelle der Patienten befinden würden. Hierzu wird häufig das Beispiel eines Angehörigen zitiert, was meint, dass sie sich vorstellen, was ihre eigene Oma benötigen würde, um die Klinikzeit als angenehm erleben zu können. Damit stehen Empathie und Eigenaktivität der Pflegenden beim Informieren ihrer Patienten im Vordergrund.

6.3.2 Das Informieren von Patienten im Pflegeteam B

Das Informieren von Patienten hat im Pflegeteam B keinen großen Stellenwert, da diese Aufgabe in erster Linie der Stationsleitung zugeschrieben wird und die Pflegenden dieses nicht primär als ihre persönliche Aufgabe sehen. Es kommt häufig vor, dass Patienten bei den morgendlichen Pflegearbeiten die Pflegenden nach ihren Messwerten und Untersuchungsergebnissen fragen. Da in dieser Zeit die

Stationsleitung mit den Medizinern die Visite bestreitet und hierfür die Patientenkurven benötigt, können die Pflegenden in der Regel keine direkte Auskunft auf die Fragen geben. Üblicherweise wird dann erklärt, dass die Pflegende in der Kurve nachschlagen werde, sobald die Visite beendet sei. In dieser Zeit ermittelte Digitalwerte (Fieber, Puls, Blutdruck etc.) werden auf kleine Zettel geschrieben und später in die Kurve eingetragen. Nur wenn sich die Pflegende an die gestrigen Werte erinnert, kann in diesem Moment ein Zusammenhang hergestellt werden. Dieses ist nur der Fall, wenn die Pflegende am Tag zuvor ebenfalls diese Aufgaben verrichtet hat und über ein gutes Gedächtnis verfügt. Auch wird bei Nachfragen häufig auf die Visite verwiesen, bei der sich die Patienten jedoch oft nicht trauen zu fragen. Das Wissen über familiäre Hintergründe von Patienten wird eher zufällig erfahren, wenn sich Gespräche hierüber ergeben, jedoch nicht systematisch verarbeitet, wie beispielsweise für eine geplante Entlassungssituation. Oft wird der familiäre Hintergrund erst dann erfragt, wenn die Entlassung von den Medizinern bereits beschlossen wurde.

6.3.3 Das Informieren von Patienten im Pflegeteam C

Das Informieren von Patienten hat im Pflegeteam C einen großen Stellenwert. Da die meisten Patienten an chronischen Krankheiten leiden, sind sie diesem Team oft bekannt. Durch die relativ lange Aufenthaltsdauer (im Durchschnitt zwei bis drei Wochen) ist ein Kennenlernen gut möglich, sodass viele Pflegende über die familiäre Situation gut unterrichtet sind und manche Gespräche über sehr private Angelegenheiten der Patienten geführt werden. Generell ist die Intensität der Gespräche von der gegenseitigen Sympathie zwischen Pflegender und Patienten abhängig. Einige Patienten bevorzugen bestimmte Pflegende, da sie diese schon länger kennen. Menschen mit chronischen Erkrankungen entwickeln oft eigene Strategien, mit ihren Symptomen umzugehen. Solche bewährten «kleinen Tricks» geben die Pflegenden gern an andere Patienten weiter. Auf Fragen von Patienten wird umgehend und fachgerecht geantwortet. Aktives Informieren der Patienten durch die Pflegenden beschränkt sich zumeist auf Aspekte, die im direkten Zusammenhang mit ihrer Operation stehen (wie geplante OP-Zeit), da die chronisch Kranken häufig Experten im Umgang mit ihrer Krankheit geworden sind und der Informationsbedarf oft nicht sehr hoch ist. Auch in diesem Team gilt, wie im Team A, dass die Entlassung eines Patienten bereits bei der Aufnahme ins Auge gefasst wird. Wegen des allgemeinen Bekanntheitsgrades von Patienten und der langen Aufenthaltsdauer besteht hier nicht der Zeitdruck des Informationsaustausches, wie er für die anderen drei Pflegeteams üblich ist. Im Vordergrund des Informierens von Patienten stehen hier Sympathie, Bekanntheitsgrad von Patienten und genügend Zeit zum Austausch von Informationen.

6.3.4 Das Informieren von Patienten im Pflegeteam D

Das Informieren von Patienten hat im Pflegeteam D keinen besonders großen Stellenwert. Auf Fragen von Patienten sind alle Teammitglieder bemüht zu antworten. Aktiv vorbereitendes Informieren findet eher ritualisiert statt, wie beispielsweise die Vorbereitung zur Operation. Wenn den Patienten abends zuvor die Nachtmedikation verabreicht wird, wird kurz auf die Aspekte des Nüchternseins eingegangen. Fragen, die über das übliche Prozedere hinausgehen, können oft nur annähernd beantwortet werden, da die Berufserfahrung dieses Teams verhältnismäßig gering ist. Fehler, bzw. ungenaue Angaben beim Informieren werden in Kauf genommen. Wenn Patienten besondere Ängste mitbringen, bleibt oft wenig Zeit hierauf einzugehen. Das Informieren findet hier generell oft unter großem Zeitdruck statt. Über familiäre Hintergründe von Patienten sind die Pflegenden nur vereinzelt informiert. Sympathie spielt eine Rolle, wie viel Informationen von Patienten erfahren werden. Genauere Einzelheiten über die soziale Lebenssituation von Patienten werden eher zufällig erfahren. Das Informieren von Patienten ist abhängig von Sympathie, dem Inkaufnehmen von Fehlern und steht oft unter hohem Zeitdruck.

6.4 Diskussion der Ergebnisse zur individuellen Verantwortung

6.4.1 Diskussion der Ergebnisse zur individuellen Verantwortung im Pflegeteam A

Wir entscheiden selbst

Autorität, verstanden als die legitime Macht Verantwortung auszuüben, **wird den Teammitgliedern durch die Stationsleitung bewusst zugesprochen.** Mit der Einführung der Bereichspflege hat sie sich auf die Position der Koordination der Stationsarbeit spezialisiert. Die Stationsleitung hat sich durch explizites Delegieren der Verantwortung für die Pflege an die Bereichsleitungen bewusst zurückgezogen. Damit hat sie einen sehr großen und bedeutsamen Arbeitsbereich an ihr Team abgetreten, da sie damit auch auf das Begleiten der Mediziner zu den Visiten verzichtet, welches innerhalb der pflegerischen Tätigkeitsbereiche relativ stark prestigebesetzt ist. Vor allem die Begleitung des Oberarztes oder Chefarztes zur Visite zählt in der Funktionspflege üblicherweise zu den Privilegien der Stationsleitung. Auch in diesem Team wird dieser Begleitung eine besondere Bedeutung zugeschrieben, sodass einige Teammitglieder sich zwar für die Einführung der

Bereichspflege aussprachen, jedoch nicht der damit verbundenen Konsequenz der eigenständigen Begleitung des Oberarztes und Chefarztes zur Visite nachkommen wollten, weil sie Angst hatten, Fehler zu machen. Die Stationsleitung hat also für die gesamte Bereichspflege die Verantwortung an die Bereichspflegenden abgegeben und mischt sich auch bei Schwierigkeiten erst dann ein, wenn sie um Hilfe gebeten wird. Auch bei solchen Hilfestellungen gibt sie lediglich den Rat, wie die Situation ihrer Erfahrung nach am besten gelöst werden kann, übernimmt jedoch nicht die Verantwortung für diese Situation. Damit macht sie deutlich, dass sie den Pflegenden ihres Teams die Aufgaben zutraut und diese selber entscheiden können. Zugleich signalisiert sie ihren Teammitgliedern, dass sie in Konfliktsituationen oder bei Fragen für das Team da ist. Dieses Dasein für das Team schließt fachliche und soziale Kompetenz mit ein.

Die Stationsleitung schätzt die eigenständige Arbeit ihres Teams sehr und entlastet die Pflegenden, indem sie ihnen Aufgaben abnimmt, ohne ihnen dabei die Verantwortung für die gesamte Arbeit abzunehmen. Sie klärt telefonisch administrative Dinge oder koordiniert anstehende Untersuchungen von Patienten, die hierzu die Station verlassen müssen.

Es gibt viele **Gründe, warum die Leitung** des Pflegeteams A **die Verantwortung** für wichtige Bereiche **an ihre KollegInnen delegieren kann**. Bedeutsam erscheint hierbei die selbst wahrgenommene Festigkeit ihrer eigenen Position. Hierzu sagt sie: «Ich habe mir meine Position im Laufe der Zeit erarbeitet» (A3: 1613). Die persönliche Sicherheit mit dieser Position wirkt den Ängsten vor Machtverlust entgegen. Ein weiterer Grund für die Fähigkeit zur Delegation von Verantwortung für wichtige Aufgabenbereiche liegt darin, dass die Stationsleitung sowohl über eine große Fachkompetenz als auch über eine ausgeprägte Sozialkompetenz verfügt. Damit muss sie keine Beziehungsängste mit Macht oder Distanz kompensieren, wie dieses beispielsweise in den anderen drei Pflegeteams der Fall ist. Die Stationsleitung geht davon aus, dass eigenständiges Arbeiten, vermehrte Einflussnahme sowie Leitungs- und Führungsqualitäten erlernt werden können, und schreibt allen ihren Teammitgliedern diese Lernfähigkeit zu. Stärken der Teammitglieder werden bewusst wahrgenommen und gelobt. Die Schwächen der MitarbeiterInnen werden als überwindbar gesehen. So werden selbst Teammitglieder, die sich weigerten, alleinverantwortlich die Chefarztvisite zu begleiten, vorsichtig an diese Aufgabe herangeführt. Damit zeigt die Stationsleitung ihre Fähigkeit, zu Visionen zu ermutigen, was als wichtige Führungsqualität verstanden werden kann (Coccia, 1998).

Die **Bereitschaft des Teams, die ihr zugesprochene Autorität anzunehmen**, hängt von vielen verschiedenen Dingen ab. Ein zentraler Aspekt ist beispielsweise das Vertrauen in die Einschätzung ihrer Leitung und der große Respekt, den sie ihr entgegenbringen. Dass sich alle vom Team ernst genommen fühlen, ist einerseits auf den gegenseitigen Respekt, besonders der Stationsleitung gegenüber ihrem Team, zurückzuführen. Zugleich vergrößert der Respekt vor sich und anderen die Autonomie (Boughn, 1995). Durch die systematische und geduldige Anleitung, die in diesem Team alle erfahren haben, können sich die einzelnen Teammitglieder gut auf ihre Aufgaben und die damit verbundene Verantwortung vorbereitet fühlen. Denn berufliches Wissen reduziert Verantwortungsprobleme (Peplau, 1971) und fördert die Autonomie (Fuller, 1978). Wenn ein Fehler passiert, wird nicht primär der oder die Schuldige gesucht, sondern gemeinsam überlegt, wie ein solcher Fehler in Zukunft zu verhindern ist. Bei ernsten Anliegen übt die Stationsleitung Kritik unter vier Augen, wobei sie darauf achtet, sachlich zu bleiben und nicht persönlich zu verletzen. Mit diesem Vorgehen erreicht sie eine große Einsicht der betreffenden Personen und bittet diese darum, aktiv an einer Lösung mitzuarbeiten. Die bevorzugte Strategie des Überzeugens durch Argumente und der Verzicht auf persönliche Verletzungen wird auch von den Teammitgliedern übernommen. Ein weiterer Grund, warum die Teammitglieder die ihnen zugesprochene Autorität annehmen können, ist das Wissen um die fachliche und emotionale Unterstützung ihrer Stationsleitung. Sie nimmt ihrem Team den Druck der hohen Arbeitslast, indem sie ihnen bestimmte Aufgaben abnimmt, aber nicht die Verantwortung. Mit dieser Haltung stärkt sie ihrem Team den Rücken und macht die Teammitglieder bereit, die ihnen angetragene Verantwortung zu übernehmen.

Auch in der **festen Zuschreibung von bestimmten Tätigkeiten,** wie dem Bestellen von Pflegematerial oder von Medikamenten an Pflegende des Teams, liegt ein hohes Maß an Autoritätszuspruch. Alle Teammitglieder wissen, dass hierfür zwei bestimmte Personen zuständig sind, und wenden sich bei Vorschlägen direkt an diese Pflegenden.

Es gibt auch den Zuspruch an Autorität an *alle* Teammitglieder. Dieses wird beispielsweise durch die Schaffung eines offenen (demokratischen) Diskussionsklimas erreicht, in dem jedes Teammitglied ernst genommen wird und sich alle Gehör für ihre Anliegen verschaffen können. Dieses Erleben von Gleichberechtigung, das alle Teammitglieder beschreiben, ist nicht zuletzt auf das Bestreben der Stationsleitung zurückzuführen, niemanden zu bevorzugen und den Versuch, in der Zusammenarbeit mit den einzelnen Pflegenden die Vorteile dieser Zusammenarbeit zu entdecken. Auf diese Art und Weise gelingt es ihr auch, die Vorzüge ihrer Teammitglieder bewusst wahrzunehmen.

Auch der offen präsentierte Stolz der Stationsleitung über die Eigenständigkeit ihrer MitarbeiterInnen verschafft dem Team Autorität. Es gelingt ihr, sich mit den Erfolgen ihres Teams zu identifizieren und sich damit vom Lob der Mediziner unabhängig zu machen.

Kontrollbewusstsein des Pflegeteams A

Es überwiegen insgesamt die internalen Evaluationen, wobei auch viele interaktionistische Attribuierungen zu finden sind. Das sich-selbst Zuschreiben der Ursache für das berufliche Verhalten könnte mit einer Bereitschaft für das Tragen der Konsequenzen für das eigene Tun verbunden sein. Jedenfalls fällt auf, dass vor allem im Umgang mit selbstbestimmten Aspekten der eigenen Arbeit und bei aktiven Aspekten der erlebten eigenen Autorität die internale Evaluation gewählt wird, wie beispielsweise bezüglich des eigenen Einflusses, des Erlebens von beruflicher Sicherheit und bei Bescheibungen der Position im Team. Die ebenfalls häufig vorkommenden interaktionistischen Zuschreibungen machen deutlich, dass in vielen Entscheidungssituationen berufliches Handeln als Ausdruck und gegenseitiger Austausch von Umwelt- und Personeneinflüssen verstanden wird. Das erfordert ein reflektiertes Denken und Einbeziehen vieler Einflussquellen und wirkt einseitigen Urteilszuschreibungen entgegen. Die Übernahme pflegerischer Verantwortung wird somit als Resultat von Interaktionen im Team gesehen. Die Kontrollüberzeugungen zu den Entscheidungs- und Handlungsspielräumen sind raumzeitlich und inhaltlich breiter angelegt und gehen damit über eine ereignisspezifische Beschreibung hinaus. Dieses Ergebnis spricht für die generelle positive Feststellung der eigenen Autorität und des persönlichen beruflichen Entscheidungsspielraumes, welche nicht an ein aktuelles Ereignis gebunden ist. Für die pflegerische Verantwortung kann dieses bedeuten, dass die Verantwortung weniger in Bezug auf einzelne Tätigkeiten wahrgenommen wird, sondern als eine generelle Grundvorstellung, die immer da ist.

Bei der Kontrollperspektive überwiegt die Ich-Perspektive bei den Schilderungen der eigenen Meinung und die Wir-Perspektive bei Beschreibungen der Zusammenarbeit, vor allem, wenn es um Übereinstimmungen im Team geht. Im Gegensatz zu den Pflegeteams C und D verwendet das Pflegeteam A die Wir-Perspektive nicht, um sich in negativen Situationen hinter einer Gruppe zu verstecken, sondern, um sich in positiven Situationen als Teil der Arbeitsgruppe zu beschreiben. Das Zugehörigkeitsgefühl ist in diesem Team vergleichsweise stark ausgeprägt. Das Gefühl, die eigene Arbeit kontrollieren zu können, steigert die Arbeitseffektivität des Teams (Laschinger und Havens, 1996).

6.4.2 Diskussion der Ergebnisse zur individuellen Verantwortung im Pflegeteam B

Angst vor Verantwortung

Folgende Aspekte sollen diskutiert werden:

1. die lange Berufserfahrung außerhalb des Teams,
2. die interpersonale Kompetenz,
3. der Dualismus autokratischer Führung und
4. das «Nicht-Arrogant-Sein-Dürfen».

Ein möglicher Grund ist die **lange** durchschnittliche **Berufserfahrung** der Pflegenden **außerhalb dieser Station** (6,6 Jahre) im Vergleich zur durchschnittlichen gemeinsamen Berufserfahrung dieses Teams (5,1 Jahre). Damit ist die Berufserfahrung, bevor sie auf Station B anfingen größer als derzeit in diesem Team. Mit diesen vorherigen unterschiedlichen Erfahrungen werden viele Impulse in ein Team gebracht, die alle miteinander koordiniert werden wollen. Doch diese Impulse erfahren keine Wertschätzung.

Die **interpersonale Kompetenz** hat im beruflichen Selbstkonzept dieser Stationsleitung keinen Schwerpunkt. Die Stationsleitung wird besonders für ihre medizinischen Kenntnisse geschätzt, während ihre menschlichen Fähigkeiten zumeist gar nicht oder negativ erlebt werden. Mit der einseitigen Ausrichtung am medizinischen Paradigma wird die Beziehung als bedeutsamer Bestandteil der Pflege vernachlässigt. Auch Bernhard und Walsh betonen: «Gute zwischenmenschliche Beziehungen sind entscheidend für die Führung» (1997: 22).

Wie wenig Wert die Leitung dieses Teams der Beziehungsarbeit beimisst, wird in den Beschreibungen ihrer Beziehungen zum Team und zu Patienten deutlich. Sie kritisiert das Team und unterstellt ihnen mangelnde Entscheidungsfähigkeit. Mit der kritischen Haltung der Stationsleitung gegenüber ihren Teammitgliedern schafft sie eine Form der Distanz, die eine echte Beziehungsarbeit verhindert, da hierfür das Eintreten in die Beziehung (auf gleicher und nicht auf übergeordneter Ebene) eine Vorbedingung wäre, die nicht gegeben ist. Auch von den emotionalen Belastungen der Patienten distanziert sich die Stationsleitung. Auf die Frage nach ihrer Beziehung zu den Patienten erklärt die Leitung, sie sei letztlich nur für administrative Aufgaben zuständig. Und auf die Frage, ob sie sich Zeit nehme, mit Patienten zu sprechen, entsteht zunächst eine kürzere Gesprächspause. Dann antwortet die Stationsleitung, dass sie schon mit Patienten sprechen würde, wenn dieses notwendig sei, also wenn jemand mit dieser Bitte an sie herantreten würde. Das macht deutlich, dass sie den Patienten nicht von sich aus eine Beziehung anbietet. Mit diesen Äußerungen kann sie sich nicht als Rollenmodell für Gesprächsführung mit Patienten für ihre Mitarbeiterinnen verstehen und vergrößert mit dieser Aufgabenzuteilung die Distanz zu den Patienten. Bernhard und Walsh (1997) sehen in der Selbstsicherheit eine wichtige Führungsqualität. Unter Berufung auf Bloom, Coburn und Perlman (1975) sagen sie: «Zur Selbstsicherheit gehört, dass man seine Gefühle, Bedürfnisse und Ideen zum Ausdruck bringt und für seine Rechte kämpft, während man gleichzeitig die Rechte anderer berücksichtigt» (1997: 23). Da die Stationsleitung weder ihre Gefühle äußert noch ihren Teammitgliedern das Recht auf berufliche Selbstverwirklichung zugesteht, wird ihr Problem bezüglich der Selbstsicherheit deutlich. Um sich dennoch als Leitung durchsetzen zu können, wird die fehlende Selbstsicherheit mit Kontrolle (statt Vertrauen) und autokratischer Führung kompensiert. Das fördert zugleich die Verunsicherung des Teams. Von jüngeren Mitarbeiterinnen wird die Fähigkeit, sich von den emotionalen Belastungen der Patienten zu distanzieren, als positiv erlebt, und sie gehen davon aus, dass die älteren Teammitglieder ihnen hierin überlegen sind. Die jüngeren Teammitglieder scheinen sich damit eher an der Stationsleitung zu orientieren, als an denen, die ihren Schwerpunkt der Pflege in der Beziehung zum Patienten sehen. Da die Beziehung zu Patienten ein sehr zentraler Aspekt der Pflege ist, dieser aber von der Stationsleitung nicht aufgegriffen werden kann, wird deutlich, dass sie in dieser Hinsicht keine Vorbildfunktion für das Team einnehmen kann. Ohne dieses Vorbild und ohne die positive Besetzung von interpersonaler Kompetenz können die Teammitglieder keine Sozialkompetenz entwickeln. Damit ist es nicht verwunderlich, das viele Mitarbeiterinnen nicht miteinander arbeiten möchten und die Beziehungsarbeit mit dem Patienten keinen Schwerpunkt in ihrer Pflege bildet.

Mit der Ausblendung der Beziehungsebene gelingt es der Stationsleitung nicht, Unstimmigkeiten im Team offen zu diskutieren. Stattdessen versucht sie, diese zu «unterbinden» oder «abzublocken». Der Schwerpunkt liegt dabei nicht in der Klärung des Konflikts, um diesen zukünftig vermeiden zu können, sondern im Beenden der «schlechten Stimmung». Eine Einigung der zerstrittenen Parteien wird nicht primär angestrebt, weshalb sie ihre Aufgabe in der Schadensbegrenzung sieht.

Die autokratische Führung versteht sich letztlich als **Dualismus,** in dem es nur ein Richtig oder ein Falsch gibt. Auch im Pflegeteam B spielt die Differenzierung zwischen richtig und falsch eine bedeutsame Rolle. So sagt die Stationsleitung beispielsweise: «Ich denke relativ viel mit und überlege mir halt auch, was da richtig ist oder was falsch ist oder so, und das äußere ich dann halt auch» (B8: 280–284). Für die Teammitglieder ist es nicht ganz einfach herauszufinden, «was richtig und was falsch ist», da sie zwar bei Fehlern kritisiert, jedoch nicht bei guten Leistungen gelobt werden. Somit gilt die allgemeine Orientierung, möglichst Fehler zu vermeiden, da Kritik durch die Stationsleitung als besonders negativ und manchmal persönlich verletzend erfahren wird. Dieses mangelnde Lob als Verstärkung, verbunden mit der Furcht vor Fehlern, führt zu einer persönlichen Verunsicherung der Teammitglieder. Zugleich ist eine autokratische Führung kontraproduktiv für die Entwicklung von Verantwortung (Wittrahm, 1996).

Eine weitere Regel, die durch die Stationsleitung eingeführt wurde, besagt, dass die Teammitglieder **nicht «arrogant» sein dürfen**. Arroganz kann mit Überheblichkeit übersetzt werden. Symbolisch gesehen kann dieses bedeuten, dass sich niemand «über die Stationsleitung erheben» darf, was zugleich den Grundsatz der autokratischen Führung in Frage stellen würde. Alle Teammitglieder können ihre eigenen Kompetenzen problemlos aufzeigen, scheuen sich jedoch, sich als ihren Kolleginnen überlegen zu schildern. Auch dieses Tabu hat mit der Faustregel dieser Station zu tun, als Teammitglied nicht arrogant sein zu dürfen. Die Stationsleitung sagt «Ich denke mal, keiner in dieser Gruppe kann von sich sagen, dass er vollkommen ist. Es ist so» (676f). Vollkommenheit muss als unerreichbarer Maßstab verstanden werden. Diese Aussage könnte darauf hinweisen, dass die Stationsleitung hohe Ziele setzt, jedoch nicht erwartet, dass diese von ihren Teammitgliedern erreicht werden. Das Ausblenden der Lernfähigkeit und des Entwicklungspotenzials der Teammitglieder durch die Stationsleitung wird durch das mangelnde Lob verstärkt und führt zur Verunsicherung der Teammitglieder. Es entsteht ein Teufelskreis in dem die Stationsleitung ihre unbewussten Ängste und Unsicherheiten auf das Team projiziert und diese vom Team manifestiert werden. Zugleich wendet sich das Team mit seinen Ängsten und Unsicherheiten an die Stationsleitung, welche alle Verantwortung trägt und das Team somit entlastet.

Kontrollbewusstsein des Pflegeteams B

Bei der Beschreibung der eigenen Autonomie halten sich internale und externale Aussagen die Waage, was darauf hindeutet, dass das eigene selbstständige Arbeiten als eher restriktiv erlebt wird, jedoch versucht wird auch selbstbestimmte Situationen aufzuzeigen. Die häufige Distanzierung durch die «Man-» und die «Wir-Pespektive» ist ein typisches Muster bei diesem Team und kann mit der durch die Stationsleitung insgesamt wenig erwünschten Autonomie der Teammitglieder gesehen werden. Selbst persönliche Fehler und Schwächen werden internal attribuiert, jedoch mittels der Man-Perspektive distanziert.

6.4.3 Diskussion der Ergebnisse zur individuellen Verantwortung im Pflegeteam C

Wir sind gut, aber…

Eine **tendenziell ambivalente Haltung** zieht sich bei den Teammitgliedern durch alle Themenbereiche. Es ergibt sich eine Diskrepanz zwischen der Schilderung der eigenen Kompetenz und der Überlegenheit gegenüber anderen Teammitgliedern. Als besondere Kompetenzen geben die Teammitglieder überwiegend Fähigkeiten an, welche sich auf andere Fachgebiete beziehen, die auf dieser Station nicht gefragt sind. Andererseits zählen sie viele Fähigkeiten auf, in denen sie sich ihren Kolleginnen überlegen fühlen. Diese Fähigkeiten sind überwiegend persönliche Eigenschaften, wie: gute Laune oder keine Scheu, bei Unkenntnis nachzufragen. Das Aufzählen von Fähigkeiten, die nicht auf dieser Station gefragt sind, kann bedeuten, dass sich die Pflegenden dieses Teams mit ihrem beruflichen Selbstbild nicht nur auf diese Station beziehen. Eine mögliche Verunsicherung über die eigenen Fähigkeiten scheint ausgeschlossen, da sich alle deutlich selbstbewusst mit ihren beruflichen Kenntnissen beschreiben und auch keine Probleme haben, sich ihren Kolleginnen in bestimmten Dingen als überlegen zu beschreiben. Ein **weiterer Widerspruch** liegt in der Beschreibung der Zusammenarbeit als «starkes Team» bei gleichzeitigem Feststellen der eigenen Dickköpfigkeit. Einige Teammitglieder rationalisieren die immer wieder auftauchenden Streits zwischen den Teammitgliedern als ein Zeichen von Teamstärke, da sich ja auseinandergesetzt wird. Doch bleibt es zumeist bei der Auseinandersetzung, ohne dass eine dauerhafte Lösung gefunden wird, diesen Konflikt zukünftig zu meiden. Auch gehen die meisten Teammitglieder davon aus, dass die Patienten nichts von diesem Teamkonflikt mitbekommen. Widersprüchlich erscheint hierzu die grundsätzliche Annahme, eine sehr gute Pflege zu vertreten und die Kritik an anderen Teammitgliedern als wenig einfühlsam im Umgang mit den Patienten. Der Beziehungsaspekt scheint hierbei außer Acht gelassen zu werden, dass eine gute Pflege nicht eine gute Kommunikation einschließt. Die Grundannahme der Bereitstellung einer guten Pflege beinhaltet auch, dass immer wieder neue Dinge ausprobiert werden. Diesen innovativen Charakter betonen alle sehr und räumen zugleich ein, dass zwar Neues ausprobiert, jedoch oft nicht eingeführt wird. Nach einer Art Probezeit wird also wieder zum Gewohnten übergegangen, was jedoch keine große Bedeutung zu haben scheint. Wichtig ist lediglich, dass alle Teammitglieder offen für Neues sind, und häufig Neues ausprobieren. Dabei geht es nicht um wirkliche Veränderungen oder Entwicklungen, sondern um die Festigung des Ist-Zustandes. Dieses Vorgehen kann als der Wunsch nach Sicherheit eines verunsicherten Teams verstanden werden. Sicherheit liegt dabei im gleichbleibenden Zustand und eine Veränderung würde eine Gefahr mit sich bringen (wie die Konflikte, die immer wieder im Team ausbrechen). Die scheinbare Offenheit mag dabei ein Gefühl von Progression vermitteln und das Erhalten des *status quo* der Sicherheit dienen.

Ein Zeichen für die eigene ambivalente Haltung der Stationsleitung in Bezug auf Beziehungsaspekte zeigt ihr Verhältnis zur Intuition, die ja ein hohes empathisches Einlassen auf eine andere Person erfordert. Intuitives Arbeiten wertet die Stationsleitung positiv und unterstützt auch ihre Teammitglieder darin, sich auf die eigene «innere Stimme» zu verlassen. Gegenüber Patienten kann die Stationsleitung offensichtlich einen Teil der Beziehungsarbeit ausleben, den sie sich mit den Teammitgliedern nicht gestattet.

Kontrollbewusstsein des Pflegeteams C

Die Schilderungen der eigenen Fachkompetenz wird in allen Aspekten deutlich internal und aus der *Ich-Perspektive* evaluiert. Damit schreiben sich die Pflegenden dieses Teams die Erfolge ihrer Arbeit selbst zu und erleben sich ausgesprochen kompetent in ihrem beruflichen Handeln. Die Notwendigkeit von Intuition und Hoffnung wird mit vielen Kontrollüberzeugungen beschrieben, was darauf hinweist, dass diese Aussage sich nicht auf ein Ereignis bezieht, sondern als eine übergreifende Grundannahme verstanden wird. Das Feststellen eigener Fehler wird aus der *Man-Perspektive* geschildert, was für den Versuch der Distanzierung von diesem Ereignis spricht.

6.4.4 Diskussion der Ergebnisse zur individuellen Verantwortung im Pflegeteam D

Macht ja – Verantwortung nein!

Die beruflichen Beziehungen gestalten sich im Pflegeteam D als generell schwierig. Die Zusammenarbeit im Team wird von vielen ebenso schwierig geschildert wie die Beziehungen zu den Patienten. In der Beschreibung der **Zusammenarbeit überwiegen negative Verallgemeinerungen** über die Teamkooperation. Es ist von Stress, Streit und Enttäuschung die Rede. Positiv werden dem eigene Vorzüge gegenübergestellt, wie beispielsweise, das Sich-verantwortlich-fühlen für Aufräumarbeiten. Interessant ist in diesem Zusammenhang die Einschätzung einer Bereichsleitung, dass es dem Team fehlen würde, wenn sie nicht «ausflippe» oder «mit den Türen knalle». Damit rationalisiert sie ihre Impulsivität. Das ganze Team reagiert größtenteils ausgesprochen impulsiv, scheint sich aber dessen nicht so sehr bewusst zu sein, da es nicht thematisiert wird. Möglicherweise rationalisieren auch die anderen diese emotionalen Reaktionen ihrer Zusammenarbeit. Tendenziell fällt bei den Pflegenden dieses Teams eine **ich-bezogene Haltung** auf, mit der die eigenen Vorteile über die gemeinsamen Ziele des Teams gestellt werden. Diese Haltung wird auch an der überdurchschnittlich häufigen Verwendung des Wortes «ich» deutlich. So sieht eine Bereichsleitung für sich einen Vorteil in ihrer Impulsivität, wenn sie Türen knallt und ihrer Wut freien Lauf lässt, obwohl sie weiß, dass das die anderen Teammitglieder stört. Obwohl sie sich ihrer Wirkung auf die anderen Teammitglieder bewusst ist, bewertet sie ihr Verhalten positiv. Mit der stark ich-bezogenen Perspektive werden vor allem impulsive Reaktionen legitimiert. So erklärt ein Teammitglied beispielsweise, sie würde sich schon gegenüber der Abteilungsleiterin eher «trau'n sich im Ton zu vertun» als gegenüber der Pflegedirektion. Auch dieses «sich-trauen» wird positiv bewertet. Damit macht sie auch deutlich, wie es vielen Teammitgliedern dieser Station geht, dass sie ihre Abteilungsleiterin nicht ernst nehmen. Das Nicht-Ernstnehmen zwischen Team und Abteilungsleiterin beruht letztlich auf Gegenseitigkeit. Die unterschwelligen Angriffe von Seiten des Teams wehrt die Leitung ab, indem sie das Team funktionalisiert und beispielsweise beim Schreiben des Dienstplanes von «Material» statt von Teammitgliedern spricht. Das unreflektierte Ausagieren von Spannungen macht deutlich, wie sehr in diesem Team Verantwortung abgewehrt wird.

Kontrollbewusstsein des Pflegeteams D

Die anfangs erlebte Überforderung wurde deutlich external evaluiert (ins kalte Wasser geworfen worden sein) und damit externalisiert. Diese frühe Erfahrung von mangelnder Zugehörigkeit und fehlender Unterstützung zieht sich wie ein roter Faden durch die ganze weitere Arbeitssituation und erklärt die Tendenz, bei schwierigen oder unliebsamen Arbeitssituationen external zu evaluieren. Auch die begrenzten Entscheidungs- und Handlungsmöglichkeiten werden überwiegend external evaluiert und verunsichern die Teammitglieder in ihren Berufsrollen, da sie sich hierüber nicht selbst die Kontrolle zusprechen können. Das wird von einigen Teammitgliedern als persönlich kränkend erlebt. Negative Aspekte der Zusammenarbeit werden überwiegend external evaluiert, während die eigenen Vorzüge in der beruflichen Arbeit ausschließlich internal evaluiert werden. Eine solche ich-bezogene Einstellung verhindert den Zusammenschluss aller Teammitglieder und damit die Entwicklung einer gemeinsamen Gruppenidentität. Eigene Unsicherheiten werden externalisiert und ärgerliche Gefühle, auch auf Kosten anderer Teammitglieder, spontan ausagiert. Die noch mangelhaft ausgebildete Beziehungsfähigkeit der Pflegenden dieses Teams hat zur Folge, dass sich das Team selbst in zwei Gruppen spaltet:

1. ein «chaotisches Team» in der Zusammenarbeit und
2. ein «freundschaftliches Team» bei privaten Treffen.

Diese Spaltung kommt in der Externalisierung von Unsicherheiten zum Ausdruck, in der beispielsweise persönlich erlebte Begrenzungen (Entscheidungsspielraum) auf externe Faktoren verschoben werden, wie Personalmangel, Zeit- und Ressourcenmangel oder unrealistische Erwartungshaltung von Patienten. Persönlich erfolgreiche Situationen werden internal geschildert, eher erfolglose Situationen external. Die negativen Aspekte der Zusammenarbeit werden external, mit hoher Unmittelbarkeit und aus der «Man-Perspektive» beschrieben. Insgesamt wird die «Ich-Perspektive» überdurchschnittlich häufig verwendet, was für eine ausgeprägte ich-bezogene und wenig team-bezogene Haltung spricht.

6.5 Vergleichende Diskussion zur individuellen Verantwortung

Die Leitungen der Pflegeteams A und D sprechen ihrem Team eine große **Autorität** für ihr berufliches Handeln zu, doch nur das Team A kann diesen Zuspruch annehmen. Grund hierfür ist die umfangreiche Fachkenntnis und ausgesprochen große Beziehungsfähigkeit der Leitung A, die ihrem Team das Gefühl vermittelt, ihnen jederzeit den Rücken zu stärken und es wissen lässt, dass sie stolz auf die Eigenständigkeit ihrer Teammitglieder ist. Die Leitung des Teams D ist aufgrund ihrer geringen Leitungsqualifikation und der geringen Berufserfahrung in diesem Fachgebiet (stationäre chirurgische Pflege) mit ihrer Rolle überfordert und kann deshalb ihrem Team nicht den Rücken stärken. Das Pflegeteam D nimmt diesen Zuspruch ihrer Leitung nicht ernst, da es weiß, dass sie im Zweifelsfall Dinge allein, also ohne Rückhalt, klären müssen. Das junge Team mit der geringen Berufserfahrung ist überfordert und spricht sich die Autorität selbst zu. Oft kommt es zu paradoxen Situationen, indem sich selbst die Autorität für ein bestimmtes Handeln zugesprochen wird, jedoch die Verantwortung für negative Konsequenzen nachträglich abgestritten wird. Damit leben sie eine Verantwortung ohne Rechenschaftspflicht. Mit dem Bemühen um eine selbstbestimmte Position werden sie von ihrer Leitung durch Aussagen wie: «jeder ist seine eigene Stationsschwester» motiviert. Dieser Satz kann als Entlastung für die Leitung verstanden werden, verstärkt jedoch zugleich die Rivalität derjenigen Teammitglieder gegenüber der Leitung, die zeitweise (bevor diese Leitung dem Team vorgesetzt wurde) die kommissarische Leitung dieses Teams innehatten. Trotz vieler negativer Erfahrungen mit dieser vorübergehenden Leitungsrolle wurden unbewusste Fantasien geweckt, eines Tages die Rolle der Stationsleitung einzunehmen.

Die Leitung des Pflegeteams B spricht ihrem Team keine Autorität zu. Sie hält ihr Team für wenig entscheidungsfähig und geht davon aus, dass dieses nicht erlernbar sei, sondern eine Sache der Persönlichkeit. Beim Team vergrößert sich dadurch der Wunsch nach mehr Autorität. Die Leitung des Pflegeteams C spricht ihrem Team zumeist die Autorität für ihr berufliches Handeln zu, nimmt sich jedoch das Recht heraus, im Zweifelsfall selbst zu bestimmen. In diesen Situationen wechselt ihr Führungsstil abrupt von einer demokratischen zu einer autokratischen Führung. Die Teammitglieder reagieren auf die mangelnde Konsequenz der Leitung verunsichert und verärgert, was den Wunsch nach einem konsequenten Zuspruch von Autorität vergrößert.

Zur **Autonomie** geben die Leitungen der Teams A, B und C für sich selbst einen großen Handlungs- und Entscheidungsspielraum an mit vielen Freiheiten der beruflichen Selbstbestimmung. Das Pflegeteam A beschreibt sich als sehr eigenständig und selbstbestimmt und wird hierin von ihrer Leitung unterstützt. Das Pflegeteam B erlebt einen sehr geringen Entscheidungsspielraum, leidet unter dem Anpassungsdruck, den dieses Team auslöst und unter dem Verlust der Selbstständigkeit. Nicht die Berufserfahrung insgesamt zählt hier, sondern die Dauer der Anwesenheit in diesem Team. Zwischen dem Team B und seiner Leitung hat sich ein Teufelskreis entwickelt. Die Leitung kann ihrem Team nicht die notwendige Autorität zusprechen, damit diese eigenständige und selbstbestimmte berufliche Entscheidungen treffen können, da sie in ihrem Team einen Mangel an Entscheidungsfähigkeit beobachtet. Durch den fehlenden Zuspruch an Autorität können die Mitglieder dieses Teams keine eigenen Entscheidungen treffen und reagieren verunsichert.
Das Pflegeteam C arbeitet phasenweise ausgesprochen selbstbestimmt und ist in der Lage berufliche Entscheidungen zu treffen. Diese Perioden werden unterbrochen durch ausgesprochen unsichere Zeiten mit starken Selbstzweifeln an den eigenen Fähigkeiten. Dieser schroffe Wechsel muss als Ausdruck des Führungswechsels der Leitung dieses Teams verstanden werden, die von demokratischer Führung zu einem autokratischen Stil wechseln kann.
Nur die Leitung des Teams D sieht für sich einen sehr kleinen Entscheidungsspielraum. Dementsprechend klein erlebt auch ihr Team die eigenen Freiheiten, selbstbestimmte Entscheidungen zu treffen.

Die **beruflichen Kenntnisse** werden von den Leitungen der Pflegeteams A, B und C als sehr umfangreich beschrieben, was für die Leitung des Teams D aufgrund ihrer geringen Berufserfahrung in der chirurgischen Pflege nicht zutrifft. Die Pflegeteams A und C sprechen sich selbst umfassende berufliche Kenntnisse zu, was mit der Dauer der Anwesenheit in diesem Team im Zusammenhang stehen kann. Beide Teams arbeiten sehr lange zusammen. Die Pflegeteams B und D zeigen sich teilweise unsicher in ihren beruflichen Kenntnissen. Die Gründe hierfür sind sehr unterschiedlich. Beim Pflegeteam B wird die Unsicherheit einerseits durch den mangelnden Zuspruch an Autorität durch die Leitung verstärkt und andererseits durch die überragenden medizinischen Kenntnisse der Leitung. Die beruflichen Fachkenntnisse sind sowohl bei der Leitung als auch beim Pflegeteam D aufgrund der geringen Berufserfahrung nicht besonders ausgeprägt und führen zu Verunsicherungen.

Die **interpersonale Kompetenz** ist lediglich bei der Leitung und dem Team A besonders ausgeprägt und hat bei allen Teammitgliedern einen ausgesprochen großen Stellenwert. Die Leitung attestiert sich selbst ein «menschliches Händchen», wenn es beispielsweise um Neueinstellungen geht und legt größten Wert auf Diplomatie allen Teammitgliedern gegenüber. Die Leitung respektiert ihre Pflegenden und lobt diese für ihre Arbeit. Das Team A leistet kontinuierliche Beziehungsarbeit mit Patienten und den Teammitgliedern. Spannungen im Team wird mit Humor begegnet und Konflikte durch argumentatives Vorgehen, ohne jemanden persönlich zu verletzen, bereinigt.

Die Leitungen der Pflegeteams B, C und D haben geringe Fähigkeiten, ihre beruflichen Beziehungen konstruktiv zu gestalten. Für die Leitungen B und C hat die Beziehungsarbeit einen niedrigen Stellenwert und rangiert hinter der Fähigkeit, sich medizinisches Wissen anzueignen (Leitung B) und hinter der Fähigkeit, die Arbeit zu organisieren (Leitung C). Die Leitung des Pflegeteams D hat ihre eigene Rolle und Position im Team noch nicht gefunden und reagiert distanziert und verunsichert auf die Rivalitäten einiger Teammitglieder. Alle Pflegenden der Teams B, C und D sind in ihren beruflichen Beziehungen auf unterschiedliche Art und Weise verunsichert. Diese Verunsicherung wird an immer wieder auftauchenden Teamkonflikten deutlich und auch an Schwierigkeiten im Umgang mit Patienten.

Das **Kontrollbewusstsein** ist beim Pflegeteam A durch viele internale und interaktionistische Evaluationen zumeist aus der Ich-Perspektive, aber auch aus der Wir-Perspektive gekennzeichnet. Dieses spricht für einen selbstbestimmten Umgang mit beruflichen Entscheidungen und einer positiven Bewertung des eigenen beruflichen Handelns. Im Gegensatz zu den anderen drei Pflegeteams verwendet das Team A die Wir-Perspektive nicht zur Distanzierung von unliebsamen Ereignissen, sondern ausschließlich, um konstruktive Aspekte der Zusammenarbeit zu beschreiben.

Die Pflegeteams B, C und D distanzieren sich auf unterschiedliche Art und Weise von ihrem beruflichen Handeln und bringen damit ihre unsichere Position zum Ausdruck. Das Pflegeteam B evaluiert zwar überwiegend internal, distanziert sich jedoch mit der sehr häufigen Verwendung der Man-Perspektive vom Gesag-

Tabelle 28: Vergleich der Einzelinterviews der Pflegeteams zur individuellen Verantwortung

Verantwortung:	Pflegeteam A	Pflegeteam B	Pflegeteam C	Pflegeteam D
Autorität				
• von Leitung an Team zugesprochen	ja	nein	manchmal ja, manchmal nein	ja
• Teamreaktion	Annahme der Autorität	vergrößert Wunsch nach Autorität	vergrößert Wunsch nach konsequentem Zuspruch von Autorität	Zuspruch wird nicht ernst genommen, sprechen sich selbst Autorität zu
Autonomie				
• Leitung	groß	groß	groß	klein
• Team	groß	klein	mal groß, mal klein	klein
Berufl. Kenntnisse				
• Leitung	groß	groß	groß	klein
• Team	groß	unsicher	groß	unsicher
interpersonale Kompetenz				
• Leitung	groß	gering	gering	unsicher
• Team	groß	unsicher	unsicher	unsicher
Kontrollbewusstsein				
• Grundform	zumeist internal häufig interaktionistisch	zumeist internal häufig external einige fatalistisch	zumeist internal oft additiv-determin. auch interaktionist.	gleich viele internale wie externale Eval. einige fatalistisch
• Kontrollperspektive	zumeist Ich-Perspektive häufig Wir-Perspektive	zumeist Man-Perspektive selten Wir-Perspektive	zumeist Ich-Perspektive auch Wir-Perspektive	fast ausschließlich Ich-Perspektive selten Wir-Perspektive

ten. Das Pflegeteam C verwendet häufig die additive Zwischenform, womit sie die gleiche Situation sowohl internal als auch external evaluieren. Obwohl dieser Form der Attribuierung ein hoher Stellenwert eingeräumt wird und als eine Vorstufe zur interaktionistischen Evaluation verstanden werden kann (Hohner, 1997), scheinen die internalen und externalen Attribuierungen wenig miteinander verbunden zu sein. Es fehlt sozusagen der Zusatz des «sowohl als auch» in den Beschreibungen. Stattdessen stehen internale und externale Evaluationen zur gleichen Situation nebeneinander, so als ob keine wirkliche Entscheidung getroffen werden könne oder die beiden Aspekte nichts gemeinsam haben. Diese Entscheidungsschwierigkeit kann auf den mangelnden konsequenten Zuspruch von Autorität zurückzuführen sein. Das Pflegeteam D distanziert sich mit externalen Evaluationen von beruflichen Handlungen. Damit begrenzen sie die Wirksamkeit der eigenen Entscheidung und machen Veränderungen von äußeren Bedingungen abhängig.

Zusammenfassend kann festgestellt werden, dass das **Pflegeteam A** in allen Bereichen der pflegerischen Verantwortung ausgesprochen positiv zu bewerten ist. Dem Team wird die notwendige Autorität zugesprochen, um selbstbestimmte Entscheidungen zu treffen. Die beruflichen Fachkenntnisse werden genauso wichtig erachtet wie die Fähigkeit des Gestaltens von Beziehungen. Beide Kompetenzbereiche (fachlich und sozial) werden als lernfähig betrachtet, die von allen Teammitgliedern entwickelt werden können. Das Kontrollbewusstsein macht die selbstbestimmte Haltung deutlich, aus der heraus Verantwortung für das eigene Handeln übernommen werden kann.

Das **Pflegeteam B** ist, mit Ausnahme der Stationsleitung, insgesamt sehr eingeschränkt in der Übernahme von Verantwortung. Die Leitung spricht ihrem Team keine volle Verantwortung zu, sondern delegiert einzelne Aufgaben. Der Entscheidungsspielraum wird bei den Teammitgliedern als sehr begrenzt erlebt und geht teilweise mit dem Verlust der Eigenständigkeit einher. Bei den beruflichen Kenntnissen kommt dem medizinischen Wissen eine besondere Bedeutung zu, während die Beziehungsarbeit keinen Stellenwert hat und von der Leitung ausgeblendet wird. In beiden Bereichen reagiert das Team verunsichert. Bezüglich der sozialen Kompetenz wird die Leitung nicht als Vorbild erfahren. Von den geringen Entwicklungsmöglichkeiten der Teammitglieder distanzieren sich die Pflegenden durch den häufigen Gebrauch der Man-Perspektive.

Das **Pflegeteam C** erlebt sich phasenweise als sehr selbstständig und verantwortungsbewusst und dann wieder als von der Leitung abhängig und wenig mitbestimmend. Das geht einher mit dem periodischen Zuspruch an Autorität des Teams durch die Leitung, welche jederzeit zurückgenommen werden kann. Die eigene Selbstbestimmung und Freiheit zum Treffen von Entscheidungen wird dementsprechend nur phasenweise positiv erlebt und geht mit schroffen Wechseln einher, die mit einem starken Erleben von Abhängigkeit und Unterdrückung einhergehen. Die eigenen beruflichen Fachkenntnisse werden bei der Leitung und beim Team als umfangreich eingeschätzt. Die sozialen Kompetenzen wie die Beziehungsarbeit wird von der Leitung ausgeblendet und führt zu Verunsicherungen des Teams im Umgang miteinander und manchmal auch im Umgang mit den Patienten. Das inkonsequente Führungsverhalten der Leitung führt zu scheinbar additiven Evaluationen, bei denen internale und externale Evaluationen für die gleiche Situation aufgezeigt werden und unverbunden nebeneinander bestehen. Das kann als Ausdruck des unverbundenen Nebeneinanders der Führungsstile verstanden werden, der offen lässt, wie lange die Teammitglieder die Verantwortung für bestimmte Bereiche allein tragen und wann die Leitung hier eingreift. In diesem Sinne dient die additive Evaluation als Mittel der Distanzierung von der relativen Unberechenbarkeit der Zusammenarbeit.

Das **Pflegeteam D** hat deutliche Probleme im Umgang mit Verantwortung. Auch wenn die Leitung dieses Pflegeteams ihrem Team die Autorität für ihr Tun zuspricht, kann das Team ihre Leitung nicht ernst nehmen, da ihr die notwendigen beruflichen Kenntnisse und sozialen Kompetenzen zur Leitung eines Teams fehlen. Durch mangelnde Qualifikation überfordert, sieht sich die Leitung selbst einem geringen Entscheidungsspielraum und einer großen Verantwortung gegenübergestellt. Auch das Team erfährt für sich nur eine sehr begrenzte Möglichkeit der Selbstbestimmung und erlebt sich bezüglich der beruflichen Kenntnisse und der sozialen Kompetenzen unsicher. Die Tendenz, Verantwortung zwar zu übernehmen, jedoch für die möglichen Konsequenzen keine Rechenschaft übernehmen zu wollen, zeigt sich auch im Kontrollbewusstsein, was durch viele externale Evaluationen gekennzeichnet ist.

6.6 Zusammenfassung der vergleichenden Diskussion zur individuellen Verantwortung

Den MitarbeiterInnen des **Teams A** wird die persönliche oder individuelle Autorität (welche berufsgebundene und personengebundene Verantwortung einschließt) für ihr professionelles Handeln zugesprochen. Ihre Eigenständigkeit, beruflichen Kenntnisse und interpersonale Kompetenz ermöglicht es den Teammitgliedern die persönliche Verantwortung zu übernehmen. Die Mitarbeiterinnen des **Teams B** können die persönliche Verantwortung nicht übernehmen, da ihnen nicht die Autorität hierfür zugesprochen wird und ihnen nur ein kleiner Handlungsspielraum zugestanden wird. Unsicherheiten bezüglich der beruflichen Kenntnisse und der interpersonalen Kompetenz erschweren die Verantwortungsübernahme zusätzlich. Die Mitarbeiterinnen des **Teams C** können nur phasenweise persönliche Verantwortung übernehmen, da ihnen die Autorität hierfür nur phasenweise zugesprochen wird. Die beruflichen Kenntnisse erleichtern die Verantwortungsübernahme und die interpersonalen Kompetenzen erschweren diese. Die MitarbeiterInnen des **Teams D** können die persönliche Verantwortung nicht übernehmen, da es dem jungen Team an einem positiven Leitungsvorbild fehlt und sie sich gegenseitig Kompetenzen absprechen. Negatives Verhalten wird tendenziell externalisiert, was eine echte Rechenschaftspflicht (ein sehr wichtiger Teil von Verantwortung) für ihr Verhalten ausschließt, da sie sich selbst nicht als Verursachende der Situation erleben.

6.7 Vergleichende Diskussion der Einzelinterviews: Zusammenhänge zwischen dem beruflichen Selbstkonzept und der individuellen Verantwortung

Die Auswertung der Einzelinterviews weist auf einige Zusammenhänge zwischen dem beruflichen Selbstkonzept und der pflegerischen Verantwortung hin. Drei offensichtliche Verbindungen sollen hier aufgezeigt werden:

1. der Einfluss der beruflichen Entwicklung auf den Umgang mit Verantwortung,
2. der Einfluss des beruflichen Selbstkonzepts auf den Zuspruch von Autorität durch die Leitung eines Teams und
3. der Einfluss des beruflichen Selbstkonzepts der Leitung auf die beruflichen Selbstkonzepte des Teams und deren Bereitschaft, Verantwortung zu übernehmen.

Der Einstieg in das Berufsleben beziehungsweise in dieses Team wird sehr unterschiedlich erlebt und ist für die weitere Berufslaufbahn von ausgesprochen großer Bedeutung. Von den untersuchten Stationen erlebten nur die Teammitglieder der Station A einen «guten Start» in das Berufsleben und zugleich einen guten Einstieg in das Team. Das ist vor allem der konsequenten Anleitung zu verdanken, die explizit das Ziel der baldigen Eigenständigkeit dieses neuen Teammitgliedes verfolgt. Dabei wird das neue Teammitglied «vorsichtig an die Verantwortung herangeführt» und auch noch nach eineinhalb Jahren gefragt, ob es noch Unsicherheiten gibt, bei denen eine Unterstützung hilfreich sein könnte. Alle Teammitglieder berichten gern davon, wie sehr sie den Anfang auf dieser Station genossen haben, da sie rücksichtsvoll begleitet wurden. Diese Einstiegssituation trägt sehr zur beruflichen Selbstachtung der Teammitglieder bei, da sie auch mit ihren Meinungen ernst genommen werden. Auch der Grundstock für den gegenseitigen Respekt der Teammitglieder untereinander, wird in dieser Phase gelegt. Dieser positive Einstieg mag auch zur positiven Bewertung des Pflegeberufes beisteuern. Trotz des gesellschaftlich niedrigen Stellenwertes betrachten alle Teammitglieder die Pflege als eine wertvolle und wichtige Aufgabe und gehen davon aus, dass die Gesellschaft ihre Arbeit nicht richtig zu schätzen weiß, weil sie, im Gegensatz zu ihnen selbst, aus Laien besteht.

Die Pflegeteams B, C und D berichten von einem belastenden Arbeitsbeginn, wobei sich die Teams B und D auf den Start auf ihrer jetzigen Station beziehen und die Teammitglieder der Station C auf ihren Berufsbeginn, bevor sie in das jetzige Pflegeteam kamen. Die Gründe der Belastungen sind unterschiedlich. Im Pflegeteam B wird der Anpassungsdruck an dieses Team «erdrückend» erlebt und führt bei einigen Teammitgliedern zu dem Eindruck, die eigene Selbstständigkeit zugunsten der Teamarbeit aufgeben zu müssen. Dieser Anpassungsdruck steht im Zusammenhang mit dem autokratischen Führungsstil und dem Arbeitssystem der Funktionspflege. Der autokratische Führungsstil verlangt die Unterordnung der Teammitglieder unter die Leitung, welche die alleinige Verantwortung für die gesamte Stationsarbeit innehat. Auch das Arbeitssystem der Funktionspflege behält die alleinige Verantwortung der Stationsleitung vor, welche die verschiedenen Aufgaben nur im Einzelfall delegiert. Ihren persönlichen Zielen kommen die Pflegenden dieses Teams nur dann nahe, wenn diese mit den Zielen der Leitung übereinstimmen. Das erklärt die auffallend häufige Identifikation der Teammitglieder mit einzelnen Aspekten ihrer Leitung.

Das Pflegeteam D ist beim Arbeitsbeginn auf dieser Station durch die fehlende Anleitung und Einführung stark belastet und wird durchweg mit dem Begriff «ins kalte Wasser geworfen worden zu sein» beschrieben. Das führt dazu, dass viele Teammitglieder, obwohl sie schon eineinhalb Jahre auf dieser Station arbeiten, immer noch in manchen Dingen verunsichert sind, da sie sich alles selbst aneignen mussten.

Das Pflegeteam C berichtet von persönlichen und individuellen Belastungen aus ihrem Berufsbeginn und bezieht sich dabei explizit nicht auf dieses Team, sondern auf Erfahrungen, die zuvor gesammelt wurden. Das Ausklammern des Berufsstarts auf dieser Station mag mit dem aktuellen Konflikt des Teams im Zusammenhang stehen. Belastende Situationen zu Berufsbeginn sind beispielsweise die Unberechenbarkeit der Stationsleitung, die Abhängigkeit von der Leitung oder sexuelle Übergriffe eines Mediziners.

Allen belastenden Einstiegserfahrungen gemeinsam ist das Erleben von Überforderung, manchmal auch ein Erleben von Ausgeliefertsein oder Missachtung der eigenen Person. Bedeutsam ist dabei die Erfahrung, von den eigenen Kolleginnen oder vom eigenen Team keine Unterstützung erfahren zu haben, womit die Saat des Misstrauens gesät wird. Gerade der Berufsbeginn geht mit einer besonders sensiblen Phase einher, in der der Arbeitsalltag deshalb besonders intensiv erfahren wird, weil er eben noch kein Alltag ist. Neben den zu speichernden

Informationen, die auf das neue Teammitglied einstürzen, müssen auch die damit verbundenen Gefühle verarbeitet werden. Damit bezieht sich die Sensitivität dieser Einstiegsphase nicht nur auf Informationen, sondern auch auf Emotionen, die oft noch nach Jahren erinnert werden können. Für den Umgang mit Verantwortung bedeutet dieses, dass in der beruflichen Einstiegsphase ein wesentlicher Grundstock gelegt wird, der möglicherweise darüber bestimmt, ob eine Pflegende später selbstbestimmt ihre beruflichen Entscheidungen trifft und bereit ist, für Konsequenzen ihres Verhaltens einzustehen oder ob eine Pflegende durch Überforderung und Misstrauen Schutzmechanismen entwickeln muss, sodass sie der Verantwortung nur begrenzt begegnen kann. Diese Gedanken seien im Folgenden weiter ausgeführt.

In dieser sensitiven Einstiegsphase in den Beruf werden die Wurzeln für ein berufliches Selbstkonzept gelegt. Natürlich hat hierzu vorab auch die berufliche Ausbildung ihren Beitrag geleistet. Das Besondere an dieser Situation ist es, für alle beruflichen Entscheidungen selbst verantwortlich zu sein. Durch ein vorsichtiges Heranführen an die Verantwortung mittels einer gezielten Anleitung kann Ängsten und Unsicherheiten frühzeitig entgegengewirkt werden, was der Entwicklung eines positiven beruflichen Selbstkonzepts förderlich ist. Eine anfängliche Überforderung erschwert die Entstehung eines positiven beruflichen Selbstbildes, weil in dieser entscheidenden Phase negative Assoziationen (bedingt durch Überforderung und Misstrauen) überwiegen. Kann die Überforderung des Arbeitsbeginns nicht verarbeitet werden, weil beispielsweise belastende Situationen den Arbeitsalltag überschatten, führt dieses zur Entwicklung individueller Schutzmechanismen, wie der Kompensation, der Identifikation mit dem Aggressor, der Leugnung des Konflikts oder der Externalisierung von Belastungen. Alle Schutzmechanismen dienen der emotionalen Distanzierung von den belastenden Erlebnissen und ermöglichen die Fortführung der Arbeit in diesem Team. Dauerhaftes oder immer wiederkehrendes Misstrauen gegenüber dem eigenen Arbeitsteam führt auf Dauer auch zu Einbrüchen in das eigene Selbstvertrauen, da die Wahrnehmung der eigenen Person wesentlich durch die sie umgebende Gruppe bestimmt ist. In letzter Konsequenz bedeutet dies, dass ein generalisiertes kollegiales Misstrauen das eigene berufliche Selbstbild negativ beeinflusst und sich auf die eigene Durchsetzungsfähigkeit, die Selbstbestimmung und die Freiheit, Entscheidungen zu treffen, auswirken kann. Auch aktuelle Teamkonflikte können den individuellen Umgang mit Verantwortung einschränken, wenn der Rückhalt durch das Team oder die explizite Zusprache von Autorität bei pflegerischen Entscheidungen nicht gegeben ist.

Zusammenfassend kann festgehalten werden, dass die berufliche Einstiegsphase bedeutsam für die Entwicklung eines positiven beruflichen Selbstkonzeptes ist. Wenn es in dieser Phase zu Überforderung oder Misstrauen gegenüber den KollegInnen kommt und dieses durch dauernde Belastungen nicht verarbeitet, sondern perpetuiert wird, ist die Wahrscheinlichkeit groß, dass sich dieses negativ auf den individuellen Umgang der Pflegenden mit Verantwortung auswirkt.

Ein weiterer Zusammenhang zwischen dem beruflichen Selbstkonzept von Pflegenden und der Verantwortung besteht darin, dass das berufliche Selbstkonzept der Leitung eines Pflegeteams einen Einfluss auf ihren Zuspruch an Autorität an das Team hat. Eine bedeutsame Rolle spielt dabei die Einschätzung der eigenen Position und damit verbundene berufliche Sicherheit sowie die Arbeitsziele der Leitung und ihre Einschätzung bezüglich der Lernfähigkeit der Teammitglieder.

Zur eigenen Position gibt *die Leitung des Pflegeteams A* an, sie habe sich ihre «Position im Laufe der Jahre erarbeitet», fühle sich heute sicher in ihren beruflichen Entscheidungen und habe sich, mit Einführung der Bereichspflege bewusst zurückgezogen. Damit gibt sie ihren Teammitgliedern den notwendigen Raum für selbstständige Entscheidungen und spricht ihnen explizit Autorität für ihr berufliches Handeln zu. Den eigenen besonderen Stellenwert beschreibt *die Leitung des Pflegeteams B* mit der Fähigkeit, sich bei Konflikten nicht persönlich angegriffen zu fühlen. Deshalb mache es ihr beispielsweise nichts aus, etwas «einzustecken», wenn «Dinge schief laufen». Diese Fähigkeit spricht sie ihrem Team ab und diagnostiziert hierzu ein mangelndes Selbstbewusstsein ihrer Teammitglieder. Damit stellt sie ihre eigenen Fähigkeiten den Unfähigkeiten ihres Teams gegenüber. Ihre berufliche Sicherheit bezieht die Leitung des Pflegeteams B aus ihren medizinischen Fachkenntnissen und dem damit verbundenen Respekt durch die Mediziner. Die Unsicherheit im Umgang mit beruflichen Beziehungen werden durch dominantes Auftreten kompensiert und verhindert den Zuspruch der Leitung von Autorität an das Team. Die *Leitung des Pflegeteams C* beschreibt sich selbst als ein Organisationstalent und macht deutlich, dass sie eine gute Organisation für «das A und O der Pflege» hält. Auch diese Leitung weist Unsicherheiten im Umgang mit beruflichen Beziehungen auf und kompensiert diese mit guter Organisation. Den Zuspruch an Autorität gegenüber ihrem Team kann sie nur phasenweise gewährleisten und nimmt ihn situativ zurück. Die *Leitung des Pflegeteams D* hat ihre eigene Position noch nicht gefunden und ist mit der aktuellen Situation überfordert. Es zeigen sich bei ihr Unsicherheiten bezüglich der Fachkompetenz und im Umgang mit beruflichen Beziehungen. Deshalb können die Teammitglieder ihren Zuspruch an Autorität nicht ernst nehmen, da ihnen, aufgrund der fehlenden Kenntnis und Qualifikation ihrer Leitung im Ernstfall keine Unterstützung gewährt wird.

Bei den Arbeitszielen der Leitungen zeigen sich gewisse Gemeinsamkeiten zwischen den Pflegeteams A und C und den Teams B und D. Die Leitungen der Pflegeteams A und C haben die Selbstständigkeit ihrer Mitarbeiterinnen zum Ziel, wobei dieses Ziel bei der Leitung C phasenweise zurückgenommen wird. Neben der Eigenständigkeit hat die Leitung des Teams A zusätzlich das Ziel «unterschiedliche Menschen zusammenzubringen». Damit fördert sie beide Aspekte, die

Teammitglieder als unbewusste Wünsche mitbringen: die Unabhängigkeit und die Zugehörigkeit (vgl. Stokes, 1994). Die Selbstständigkeit des Teams C soll sich an den Vorstellungen der Leitung orientieren, da sonst die Freiheit der selbstständigen Entscheidung der Teammitglieder durch die Leitung zurückgenommen wird. Das verbindende Element der Pflegeteams B und D liegt im Arbeitsziel des «Funktionierens». Beide Leitungen funktionalisieren ihre Teammitglieder, indem sie diese als Mittel zum Zweck der Erledigung der Arbeit betrachten und weniger als individuelle Persönlichkeiten. Da beide Leitungen die Beziehungsebene weitgehend ausblenden, kommt es auf dieser Ebene zu Konflikten. Die Leitung des Pflegeteams B beschreibt sich hierzu als «Puffer zwischen den Fronten» und geht davon aus, dass ihre Aufgabe darin besteht, Konflikte «abzublocken». Das Funktionieren des Teams wird über die Anpassung aller Teammitglieder an die Vorstellungen der Leitung erreicht. Die Leitung des Pflegeteams D hat zum Zeitpunkt der Datenerhebung zum Ziel, das Ende ihrer Zusatzausbildung abzuwarten und dann einige ihrer Ziele «durchzudrücken». Dem Pflegeteam D fehlt es an Berufserfahrung, sodass ihr Lernziel letztlich darin besteht, «mitzuschwimmen».

Die vier verschiedenen Leitungen schätzen ihre Teams in Bezug auf deren Lernfähigkeit sehr unterschiedlich ein. Die Leitung des Pflegeteams A sucht sich ihre MitarbeiterInnen gezielt aus, und achtet bei der Einstellung darauf, dass diese ein gewisses Maß an Selbstständigkeit mitbringen. Darüber hinaus meint sie, dass alle ihre MitarbeiterInnen fähig sind, alles Notwendige zu lernen und zwar sowohl fachliche als auch soziale Kompetenzen. Die Leitung des Pflegeteams B geht davon aus, dass ihre Teammitglieder nicht fähig sind, eigene Entscheidungen zu treffen und ist davon überzeugt, dass dieses nicht lernbar ist, sondern eine Sache der Persönlichkeit. Obwohl sie selbst in ihrer Biographie große Entwicklungsprozesse aufzeigt, spricht sie eine solche ihren Teammitgliedern ab. Die Leitung des Teams C geht generell davon aus, dass ihre Mitarbeiterinnen lernfähig sind. Die Leitung des Pflegeteams D ist mit ihrer eigenen beruflichen Entwicklung aktuell überfordert und nimmt deshalb ihr Team nur begrenzt wahr. Sie verbündet sich vor allem mit deren Überforderung, im Sinne von «wir sitzen alle in einem Boot», um sich der eigenen nicht in aller Konsequenz stellen zu müssen.

Das berufliche Selbstkonzept der Leitung eines Pflegeteams bestimmt durch ihre Vorbildfunktion wesentlich die beruflichen Selbstkonzepte ihrer Teammitglieder. Die Vorbildfunktion bezieht sich auf zwei Bereiche, erstens das berufliche Fachwissen und die Berufserfahrung und zweitens die soziale Kompetenz im Umgang mit Beziehungen zu Patienten und MitarbeiterInnen. Eine positive Identifikation mit der Leitung kann nur dann erfolgen, wenn sie in beiden Bereichen kompetent erlebt wird, wie dieses bei dem Pflegeteam A der Fall ist. Die positive Identifikation mit der kompetenten Leitung macht es dem Team A möglich, ihre berufliche Verantwortung bewusst zu übernehmen und besondere Aufgaben eher als Herausforderung denn als Überforderung zu erleben. Die Leitungen der Pflegeteams B und C bieten lediglich Kompetenzen bezüglich der beruflichen Fachkenntnisse an und blenden die Bedeutung der Beziehungsarbeit aus. Dieses Ausblenden führt dazu, dass sie bei Teamkonflikten nicht schlichtend, sondern abblockend wirken und führt auf Seiten des Teams zur Identifikation mit dem Aggressor. Während das Team B nur wenig Optionen hat Verantwortung zu übernehmen und diese auch nur auf übertragene Aufgaben reduziert bleibt, übernimmt das Team C zumindest phasenweise die alleinige Verantwortung für ihr berufliches Handeln, und zwar solange, bis die Leitung einschreitet. Aufgrund der fehlenden fachlichen Qualifikation und aktueller Überforderung kann die Leitung des Pflegeteams D in keinem der beiden Bereiche als Vorbild für ihr Team fungieren und wird vom Team wenig ernst genommen. Hier übernimmt das Team scheinbar die Verantwortung für ihr berufliches Handeln, lehnt jedoch die damit verbundene Rechenschaftspflicht, im Sinne des Aufkommens für die Konsequenzen ihres Tuns, ab.

6.8 Fluktuation und Krankheitsrate

Abschließend sollen die Untersuchungsergebnisse noch mit zwei quantitativen Daten in Beziehung gesetzt werden. Zwei Jahre nach der Erhebungsphase wurden von allen vier Stationen die Fluktuation für den Zeitraum nach der Erhebung ermittelt und Krankheitszeiten im Jahr der Erhebung (1998).

Die vorliegenden Ergebnisse weisen einen deutlichen Zusammenhang zwischen dem Umgang mit Verantwortung in den Pflegeteams und der Fluktuation und den Krankheitszeiten der Teammitglieder auf. Das Pflegeteam mit der niedrigsten Fluktuationsrate und den niedrigsten Krankheitszeiten (Team A) weist sowohl in der kollektiven als auch in der individuellen Verantwortung die größte Kompetenz auf. Die beiden Teams mit der größten Fluktuation und der größten Krankheitsrate (Team B und Team D) zeigen die größten Unsicherheiten im Umgang mit kollektiver und individueller Verantwortung auf. Beim Team C wechselt der Zuspruch von Verantwortung zwischen völliger Verantwortung für die Pflege bis hin zu völligem Absprechen einer Verantwortung. Die für dieses Verhalten relativ niedrigen Krankheitsstunden lassen sich unter Umständen auch damit erklären, dass dieses Team insgesamt weniger Patienten zu versorgen hat (26 statt 29) und alle Aufnahmen geplant stattfinden, sodass der Arbeitsstress nicht so hoch ist, wie auf den anderen drei Stationen. Die Ergebnisse seien tabellarisch dargestellt:

Tabelle 32: Fluktuation und Krankheitsstunden in den vier Pflegeteams nach der Erhebungsphase

	Pflegeteam A	Pflegeteam B	Pflegeteam C	Pflegeteam D
Fluktuation seit Jan. 1998 – Mai 2000	0,75 Stellen	4,75 Stellen	1 Stelle	7,5 Stellen
Krankheitsstunden Jan.–Dez. 1998	5593,6	9241	6569,6	13544,8
Krankheitsstunden umgerechnet pro Tag	15,3	25,3	18,0	37,1
Krankheitsstunden umgerechnet in Personen	2,1	3,6	2,6	5,3

Teil IV
Synthese und Empfehlungen

Abschließend werden die verwendeten Methoden kritisch betrachtet und es wird der Frage nachgegangen, welche Bedeutung der vorliegenden Untersuchung für die pflegerische Praxis zukommt.

1. Zur kritischen Betrachtung der verwendeten Methoden

Die vier verwendeten Methoden (themenzentrierte Gruppendiskussion, NU-CAT-3, problemzentrierte Einzelinterviews und teilnehmende Beobachtung) erwiesen sich als eine sehr gute Kombination, um die drei Konzepte: pflegerische Verantwortung, Pflegekultur und berufliches Selbstkonzept zu ermitteln. Diese Instrumente ergänzten sich ausgesprochen gut. Im Folgenden sollen die Methoden einzeln besprochen werden.

Die **themenzentrierte Gruppendiskussion** nach Leithäuser und Volmerg (1988) ermöglichte eine gute Erfassung der vier die Pflegekultur bestimmenden Bereiche (gemeinsame Teamwerte, Kommunikation und Interaktion, Regeln der Zusammenarbeit und Rituale und Traditionen). Durch die Auswertung der Gruppendiskussionen in Auswertungsgruppen konnte durch Gegenübertragungsreaktionen der Auswertenden auf den transkribierten Text die Ursprungsdynamik der jeweiligen Pflegeteams nachempfunden werden. Nichtbeteiligte BeobachterInnen gaben den Auswertenden ein Feedback, welches eine Reflexion der Gruppendynamik ermöglichte. Die zusätzliche (unabhängige) Supervision der Forscherin trug ebenfalls wesentlich zum Verständnis der dynamischen Prozesse in der Untersuchungs- und Auswertungsgruppe bei. Dieses aufwändige Analyseverfahren eröffnete vor allem einen Zugang zu den unbewussten Prozessen und informellen Strukturen der Pflegeteams, wie z. B. der tiefsitzenden Sprachlosigkeit des Pflegeteams C, die in der Gruppendiskussion scheinbar äußerst munter ihre Teamarbeit schilderten.

Von den fünf Bereichen der pflegerischen Verantwortung konnten mit der Gruppendiskussion besonders gut die Autonomie, Autorität, Kontrollbewusstsein und die interpersonale Kompetenz ermittelt werden. Auf die Darstellung der Ergebnisse zum Kontrollbewusstsein aus der Gruppendiskussion wurde zugunsten einer Präsentation der Ergebnisse aus den Einzelinterviews verzichtet, um Redundanzen zu vermeiden. Inhaltlich waren die Ergebnisse zum Kontrollbewusstsein bei beiden Verfahren kongruent. Lediglich das berufliche Fachwissen konnte mit der Gruppendiskussion nicht direkt ermittelt werden, wurde jedoch in den Einzelinterviews gut erfasst.

Um den amerikanischen **Fragebogen NUCAT (Nursing Unit Cultural Assessment Tool)** zur Ermittlung von Pflegekultur im deutschsprachigen Raum anwenden zu können, war zunächst eine Übersetzung und eine faktorenanalytische Berechnung notwendig. Der Fragebogen enthält 50 Items und erforderte somit 150 Probanden aus der Pflege, um die Faktorenanalyse erstellen zu können. Dieses aufwändige Verfahren der Erfassung von 150 ausgefüllten NUCAT's in der Voruntersuchung, um 32 Pflegende der Hauptuntersuchung damit befragen zu können, erscheint unverhältnismäßig. Der NUCAT sollte jedoch ursprünglich über die vorliegende Arbeit hinaus dem deutschsprachigen Raum zugänglich gemacht und als Hilfsmittel zur schnellen Erfassung von Pflegekultur verwendet werden, was aus folgenden Gründen nun nicht mehr uneingeschränkt angebracht erscheint:

- Deutsche Pflegende scheinen generell nur schwer zu motivieren zu sein, Fragebögen auszufüllen. Der Rücklauftermin musste bei dieser Untersuchung immer wieder verlängert werden und dauerte statt der geplanten vier Wochen drei Monate. Bei deutschen Pflegenden ist eine tendenzielle Schwierigkeit des Verschriftlichens zu beobachten (Grün, 1996; Bartholomeyczik, 1996). Es fällt in der Pflege oft schwer, Tätigkeiten zu verbalisieren und zu dokumentieren, da diese zumeist mit einer Vielfalt an Phänomenen einhergehen und nur schwer fassbar sind. Oft fehlt es an einer pflegewissenschaftlich entwickelten Fachsprache, mit der komplexe Sachverhalte klar beschrieben werden können (Bartholomeyczik, 1996; Wittneben, 1996). Außerdem ist die Art und Weise der Kommunikation und damit auch der Dokumentation auch Ausdruck des Selbstwertgefühls (Thimm, 1996). Ein Mangel an Selbstwertgefühl wird von vielen Pflegenden beklagt und als Belastung erfahren (Galuschka et al. 1993). Auch der Grad der Professionalisierung kann das Dokumentationsverhalten von Pflegenden beeinflussen (Styles, 1982).

- Der NUCAT ist mit 50 Items und 100 Ankreuzoptionen für deutsche Pflegende zu umfangreich. Im Vergleich zu den Vereinigten Staaten sind Pflegende in Deutschland es nicht gewohnt, häufig Fragebögen auszufüllen.

- Um keine großen Differenzen zur amerikanischen Fassung entstehen zu lassen, wurde die Übersetzung eng an das Original geknüpft. Damit wurde zwar eine zu weit führende Interpretation der Originalfassung vermieden, machte jedoch die Fragen teilweise schwer lesbar.

Insgesamt scheint dieses Instrument den Bedürfnissen deutscher Pflegenden zu wenig angepasst zu sein, als dass hiermit Pflegekultur idealerweise erfasst werden könnte. Nützlich erscheint der NUCAT zum Einsatz bei Pflegeteams, die in ihrer Zusammenarbeit Veränderungen anstreben, jedoch nicht genau wissen, wo sie anfangen sollen. Hier werden die größten Diskrepanzen im Team zwischen dem persönlich bevorzugten Verhalten und dem typischen Verhalten des Teams (der Arbeitsgruppe) ermittelt. Bei den entsprechenden Items besteht der größte Veränderungsbedarf.

Das **problemzentrierte Einzelinterview** nach Witzel (1985) erweist sich als guter Zugang zur Erfassung der vier Bereiche des beruflichen Selbstkonzepts (berufliche Entwicklung, Selbst und Andere, Arbeitsethik und Empathie und Problemlösungsstrategien). Alle fünf Bereiche der Verantwortung konnten mit diesem Instrument sehr gut erfasst werden. Hier erwies sich vor allem der geschützte Raum als hilfreich, in dem die Interviews stattfanden. Der Raum befand sich auf einer anderen Station und bot somit einen Rückzugspol, der den Gesprächen Tiefe verleihen konnte. Dieses galt ebenfalls für die Gruppendiskussion. Diese besondere Vertrauenssituation wurde auch dadurch unterstützt, dass die Forscherin zuvor mit der/dem Pflegenden zusammen in der praktischen Pflege während der teilnehmenden Beobachtung tätig war und somit bereits ein Arbeitskontakt bestand. Das problemzentrierte Interview bot zusätzlich die Möglichkeit, situativ spontane Fragen zu stellen, die nicht im Leitfaden vorgesehen waren. Diese Option ermöglichte zum Beispiel Informationen über private Probleme, die sich auf die Berufstätigkeit auswirkten.

Die **teilnehmende Beobachtung** erwies sich als äußerst geeignetes Verfahren, welches einerseits den Kontakt und das Vertrauen zwischen den Pflegenden und der Forscherin enorm positiv beeinflusste, was als gute Forschungsgrundlage verstanden werden kann. Andererseits konnten durch die beobachteten Vorgehensweisen und Arbeitsmethoden der Pflegenden Aussagen aus den Gruppendiskussionen besser verstanden und analysiert werden. Erst durch die teilnehmende Beobachtung wurde die Zuordnung einzelner Aussagen möglich und die Auswirkungen des Umgangs mit Verantwortung auf die Patienten sichtbar. Das Tragen des weißen Kittels der Forscherin und das Mitlaufen in der pflegerischen Praxis wirkte dabei besonders angstreduzierend auf die Pflegenden der vier Teams.

2. Die Bedeutung der pflegerischen Verantwortung für die Praxis

Zunächst kann festgestellt werden, dass die pflegerische Verantwortung ein unabkömmlicher Bestandteil der pflegerischen Praxis ist. Sie dient der Notwendigkeit, berufliche Ungewissheiten zu binden. Bei aller Planung von Pflege bleibt der berufliche Alltag durch Ungewissheit geprägt, da die menschliche Interaktion ein zentraler Aspekt der Pflege ist, die einer Eigendynamik unterliegt und nicht in allen Details vorab geplant werden kann. Indem einer oder mehrere die Verantwortung für die Pflege übernehmen, wird auch die damit verbundene Unsicherheit der Patienten gebunden. Sicherheit ist ein zentrales Bedürfnis der Menschen (Maslow, 1970) und wird vor allem in unsicheren Situationen geweckt, wie sie beispielsweise Patienten trifft, wenn diese sich mit einer beeinträchtigten Gesundheit im Krankenhaus wiederfinden. Das Verantwortungsgefühl von Pflegenden ist zugleich ein wichtiges Kriterium für die Professionalisierung von Pflege (Bernhard und Walsch, 1997).

Kenntnisse über das Erleben von Verantwortung bei Pflegenden sind bedeutsam, um:

- zu verstehen, *warum* Pflegende *wie* mit Verantwortung umgehen,

- fördernde und hemmende Einflüsse auf das Verantwortungserleben ableiten zu können,

- bei einem Veränderungsbedarf von Verantwortungsstrukturen in Pflegeteams gezielt vorgehen zu können.

In dieser Untersuchung des Verantwortungserlebens wird auch die emotionale Seite der Verantwortung berücksichtigt, die insbesondere in dem Merkmal ‹interpersonale Kompetenz› zum Ausdruck kommt. Ein Verständnis über die emotionalen Aspekte der Verantwortung – wie sie sich im Wort Verantwortungsgefühl ausdrückt – ermöglicht uns einen Zugang zu den Motiven, warum jemand (oder warum nicht) Verantwortung übernimmt. Denn Emotionen bestimmen bewusst oder unbewusst unser Handeln (Freud, 1916).

2.1 Welche Faktoren hemmen die Bereitschaft von Pflegenden, sich ihrer pflegerischen Verantwortung zu stellen?

Pflegekulturen mit unklaren Verantwortungsstrukturen beeinträchtigen sowohl das eigene professionelle Selbsterleben und damit die individuelle berufliche Entwicklung als auch die Zusammenarbeit eines Pflegeteams. Die Verantwortung kann für die Pflegenden aus verschiedenen Gründen unklar sein, wenn zum Beispiel:

- Aufgabenbereiche in einem Team nicht klar zugeordnet sind
- eine große Diskrepanz zwischen informellen und formellen Strukturen besteht
- festgelegte Regeln immer wieder umgangen werden
- die Aufgabenzuteilung durch die Leitung nach Sympathie statt nach Kompetenz erfolgt
- Misstrauen gegenüber den KollegInnen überwiegt
- sich im Pflegeteam eine Kultur des Lästerns etabliert hat
- Regeln der Zusammenarbeit nicht hinterfragt und verändert werden dürfen.

Auch klare, einseitige Verantwortungsstrukturen eines Pflegeteams können für die einzelnen Pflegenden kontraproduktiv für die eigene Entwicklung sein. Dies ist dann der Fall, wenn die Leitung des Teams allein die Verantwortung trägt und allen anderen Teammitgliedern die entsprechende Autorität nicht zugesprochen und/oder Autonomie nicht zugestanden wird. Eine solche einseitige Verteilung von Verantwortung erfolgt, wenn die Teammitglieder nicht ausreichend qualifiziert sind, sich beispielsweise ausschließlich aus Schwesternhelferinnen zusammensetzen. Ein anderer Grund liegt darin, dass die Leitung des Teams, die mit der Verantwortung verbundene Macht nicht ohne weiteres zu teilen bereit ist. Diese einseitige Verantwortungsverteilung ist besonders in hierarchisch geführten Teams zu finden. Sie führt auf Dauer zu Verunsicherungen der Teammitglieder, da ihre beruflichen Entwicklungsoptionen stark begrenzt sind. Eine solche Behinderung der Persönlichkeitsentwicklung durch eine hierarchische Arbeitsorganisation führt zu Entfremdung und Frustration und beeinflusst die Psyche der Betroffenen langfristig und tiefgreifend (Borsi und Schröck, 1995: 215). Wenn Normen und Regeln über die Auseinandersetzung menschlicher Probleme gestellt werden, wird die Entstehung der so genannten «bürokratischen Persönlichkeit» gefördert, welche sich in tendenzieller Verantwortungslosigkeit bezüglich der Folgen eigenen Verhaltens und rigider Überkonformität ausdrückt (Girschner, 1990: 161, in Borsi und Schröck, 1995: 216). Die Verunsicherung des Teams festigt zugleich die Sicherheit der Teamleitung. Um diese klaren, jedoch für einen Großteil des Teams unbefriedigenden Positionen zu verändern ist es wichtig, sich die unbewussten Prozesse bei Führung und Geführten anzusehen (Mertens und Lang, 1991). Es fragt sich, welche Bedürfnisse die Leitung damit befriedigt, die alleinige Verantwortung zu tragen und warum sie diese starke Kontrolle nicht abgeben kann. Möglicherweise werden hier Ängste vor einem Kontrollverlust mit totaler Kontrolle kompensiert. Auch die Geführten verfolgen eine unbewusste Absicht mit der Abgabe der Verantwortung an die Leitung. Hier können Bestrafungsängste bei Fehlern eine Rolle spielen oder ein mangelndes Selbstbewusstsein.

2.2 Welche Faktoren fördern die Verantwortungsbereitschaft der Pflegenden?

Es konnte aufgezeigt werden, dass viele Faktoren den Umgang der Pflegenden mit Verantwortung positiv beeinflussen.

Das **berufliche Selbstkonzept** sieht eigenständiges Arbeiten der Pflegenden vor und hat selbstständiges berufliches Handeln zum Ziel. Diesem Bewusstsein muss eine Anerkennung der Autonomie entgegengebracht werden, in der sich die Pflegenden als Individuen angesprochen fühlen können, um eine «Gleichmacherei» der Pflegenden zu verhindern (Borsi und Schröck, 1995, S. 271). Die Individualisierung von Pflegenden statt ihrer Vereinheitlichung wirkt leistungsmotivierend, was ein positiver Anreiz für verantwortungsvolle Herausforderungen ist. Zur Individualisierung gehört auch das Zugeständnis an einen *Möglichkeitsspielraum* (Borsi, 1994, S. 75), der Pflegende mit mehr Eigenkompetenz versieht. Ob einem Team eine solche Option offeriert wird, wird besonders in der Einstiegssituation neuer MitarbeiterInnen deutlich. Positiv erleben neue Teammitglieder ihre erste Zeit im Team, wenn sie eine respektvolle Anleitung erfahren und dabei mit ihrem mitgebrachten Wissen Anerkennung finden. Das Einstiegserleben wirkt sich nachhaltig auf den späteren Umgang mit Verantwortung aus, da die Zeit des Neubeginns von prägender Bedeutung ist. Hier wird die Basis gelegt, die maßgeblich das Arbeitsverhalten von Pflegenden beeinflusst. Wichtig für ein Team, das sich auf ein neues Mitglied einstellt, ist es, die neue Pflegende nicht (nur) als Belastung, sondern als Bereicherung zu erwarten.

Eine optimistische Vorstellung bezüglich der beruflichen Zukunft kann sich aus zweierlei Gründen positiv auf den Umgang mit Verantwortung auswirken. Zum einen beeinflusst das zukünftige Selbst *(possible self)* das aktuelle Selbstkonzept (Markus und Nurius, 1986). Zum anderen knüpft diese prospektive Vorstellung an die zweite Seite der Verantwortungsmedaille an, d.h. Verantwortung wird als Herausforderung gesehen, die in der Zukunft liegt statt einer Bestrafungserwartung für vergangene Handlungen. Auch das aktuelle Erleben von beruflicher Sicherheit und beruflichem Selbstvertrauen wirkt sich positiv auf die Verantwortungsbereitschaft aus.

Wenn Empathie (statt allein Sympathie) als wichtiger Teil der professionellen Einstellung zum Pflegeberuf zugehörig gesehen werden kann, dann stellt sie grundlegend die Basis für einen konstruktiven Umgang mit Verantwortung in der Pflege dar. Mit einer solchen Sichtweise kann der Zugang zu PatientInnen und KollegInnen als eine berufliche Handlung verstanden werden, die selbst gestaltet wird. Eine «unsympathische Begegnung» kann damit als Herausforderung betrachtet werden, deren emotionaler Hintergrund reflektiert werden kann. Dieser Blickwinkel entspricht dem internalen oder auch interaktionistischen Kontrollbewusstsein, welcher selbstbestimmtes Handeln fördert und damit Verantwortung ermöglicht. Diese beiden Grundformen der Kontrolle unterstützen die Selbststeuerung, die für eine gesundheitsfördernde Arbeitsgestaltung notwendig ist (Borsi und Schröck, 1995). Demgegenüber neigen Menschen, die überwiegend externalisieren, zu *erlernter Hilflosigkeit* (Seligman, 1983), was ein verantwortungsvolles Handeln nahezu ausschließt. Positive Zusammenhänge bestehen zwischen einem konstruktiven Umgang mit kollektiver Verantwortung und der bevorzugten Verwendung der *Wir-Perspektive* zur Beschreibung von Erlebnissen guter Zusammenarbeit des Teams. (Demgegenüber steht die Verwendung der Ich-Perspektive in positiven Situationen und die der Wir-Perspektive in negativen Situationen.)

Als weiterer fördernder Faktor für einen konstruktiven Umgang mit Verantwortung kann die Entwicklung einer eigenen Pflegekultur des Teams ausgemacht werden, mit der sich die Teammitglieder positiv identifizieren können. Das Erleben des Teams als einen positiven Wert ermöglicht es, diese zu schützen und zu fördern. Dieses findet vor allem im offenen Kommunikationsverhalten seinen Ausdruck. Die Kommunikation ist geprägt durch einen humorvollen Umgang miteinander, dem Miteinander- statt Übereinander reden, gegenseitigem Respekt, sichtbarem Loben und Wertschätzen der Teammitglieder, wenig Tabus und der Möglichkeit, auch über persönliche Ängste reden zu können ohne Verletzungen befürchten zu müssen. Die offene und direkte Wertschätzung der MitarbeiterInnen untereinander ermöglicht die klare Einschätzung und positive Bewertung der einzelnen Pflegenden in Bezug auf ihren Stellenwert im Team. Das kongruente Erleben der eigenen positiven Einschätzung und der Wertschätzung anderer wird als eine Sicherheit erfahren, welche die Selbstsicherheit fördert und der beruflichen Verunsicherung entgegenwirkt. Eine offene Kommunikation macht den Umgang miteinander transparent und zeigt eine gewisse *Fehlerfreundlichkeit* (Borsi und Schröck, 1995, S. 269). Außerdem reduziert eine offene Kommunikation das unbewusste Abwehrverhalten (Grahmann und Gutwetter, 1996). In einer offenen Kommunikationskultur können Probleme als gemeinsame Herausforderung des Teams begriffen werden, statt diese zu personalisieren, nach dem/der Schuldigen zu suchen, sie zu tabuisieren oder auszuagieren.

Ob es in einem Pflegeteam einen Zuwachs an pflegerischer Verantwortung bei den Teammitgliedern geben kann, hängt im Wesentlichen von der Lernerwartung der Teamleitung an die Teammitglieder ab. Eine optimistische Lernerwartung ermöglicht die größte Entwicklung bei den Pflegenden. Eine wichtige Voraussetzung hierzu ist die Wahrnehmung der Lernbereitschaft der Teammitglieder durch die Leitung. Auch sollte sich die Teamleitung ihrer eigenen Lehrstrategien bewusst sein und über verschiedene Methoden der Anleitung verfügen (Bernhard und Walsh, 1997).

Abschließend seien noch zwei bedeutsame organisatorische Aspekte aufgezeigt. Ein demokratischer Führungsstil und die Arbeitssysteme der Bereichspflege oder des *primary nursing* beeinflussen das Verantwortungsverhalten von Pflegenden positiv, während die autokratische Führung und die Funktionspflege sich eher negativ auf die individuelle und kollektive Verantwortung der Pflegenden auswirken.

Im Folgenden seien einige wesentliche Aspekte, die den Umgang mit Verantwortung fördern, bzw. hemmen tabellarisch gegenübergestellt.

Aspekte, die den Umgang mit pflegerischer Verantwortung	
fördern:	hemmen:
• Teamleitung wird als Vorbild bezüglich fachlicher *und* interpersonaler Kompetenz erlebt	• Teamleitung wird nicht oder nur im Hinblick auf fachliche Kompetenz als Vorbild erlebt
• Teamleitung spricht ihren Teammitgliedern die Autorität zu selbstbestimmtem Arbeiten zu	• Teamleitung teilt die Verantwortung und Macht nicht mit ihren Teammitgliedern
• Teamleitung spricht ihrem Team die Lernfähigkeit für selbstbestimmte Arbeiten zu	• Teamleitung hält ihr Team nicht für lernfähig und nicht fähig zu selbstbestimmtem Arbeiten
• Zusammenhalt im Team (Kooperation ist Ziel)	• Konkurrenz im Team (Teamziel unklar)
• gegenseitiges Vertrauen der Teammitglieder überwiegt	• gegenseitiges Misstrauen der Teammitglieder überwiegt
• gegenseitiges Wertschätzen und Loben	• gegenseitiges (oft indirektes) Kritisieren (kein Loben)
• Fehlerfreundlichkeit (gemeinsame Lösungssuche zentral)	• Fehlerfeindlichkeit (individuelle Suche nach dem Schuldigen; Bestrafung zentral)
• niedrige Diskrepanz zwischen formellen und informellen Regeln	• hohe Diskrepanz zwischen formellen und informellen Regeln
• offene Kommunikation (wenig Tabus; Lästern ist kein Problem)	• verdeckte Kommunikation (viele Tabus; Lästern ist ein Problem)
• Probleme werden bewusst sachlich angegangen	• Probleme werden emotional angegangen
• Selbstreflexion ist (vor allem bei Problemen) erwünscht	• Probleme werden abgewehrt (Projektion, Leugnung, Ausagieren)
• positiv erlebter Einstieg ins Team (mit eigenen Fähigkeiten Anerkennung erfahren)	• negativer Einstieg ins Team (Überforderung, keine Anerkennung mitgebrachter Fähigkeiten)
• demokratischer Führungsstil	• autokratischer Führungsstil
• Arbeitssystem: Bereichspflege	• Arbeitssystem: Funktionspflege

Einige Faktoren sind möglicherweise die Folge (und nicht die Voraussetzung) einer bereitwilligen Akzeptanz pflegerischer Verantwortung und deren Umsetzung. Jedenfalls legen die Ergebnisse dieser Untersuchung Zusammenhänge der o. g. Faktoren mit einer positiven Einstellung zur Verantwortung nahe. Darüber hinaus wird der Umgang mit pflegerischer Verantwortung auch durch äußere Rahmenbedingungen beeinflusst, wie beispielsweise die Infrastruktur einer Klinik oder die Ausbildung und Sozialisierung von Pflegenden. Während für ein Pflegeteam vor allem die Abteilungsleitung oder Stationsleitung eine Vorbildfunktion innehat, gilt die Kooperation des Klinikdirektoriums (Pflegedirektion, Verwaltung und ärztliche Direktion) als bedeutsames Vorbild für die Abteilungsleitungen und Stationsleitungen. Hier dürften die gleichen fünf Grundkomponenten gelten, die auch im Pflegeteam einen konstruktiven Umgang mit Verantwortung fördern. Diese fünf Komponenten sind:

Tabelle 30: Die fünf essenziellen Komponenten der Verantwortung

1. das sich gegenseitige Zusprechen von Autorität
2. die gegenseitige Anerkennung von Handlungs- und Entscheidungsspielräumen
3. Akzeptieren der Konsequenzen eigener Handlungen
4. Verfügen über fachliche Kompetenz
5. Verfügen über interpersonale Kompetenz

2.3 Die Bedeutung der Teamleitung für die Einstellung der Teammitglieder zur Verantwortung

Die Teamleitung spielt eine sehr bedeutungsvolle Rolle für das Team und hat großen Einfluss auf den Umgang ihrer Teammitglieder mit pflegerischer Verantwortung. Ein Grund für den hohen Stellenwert der Leitung liegt darin, dass sich viele Pflegende mit ihr identifizieren. Diese Identifikation kann sowohl positiven als auch negativen Charakter haben. Eine positive Identifikation liegt vor, wenn die Teamleitung als Vorbild bezüglich beruflicher *und* interpersonaler Kompetenz erlebt wird. Eine negative Identifikation liegt vor, wenn die Teamleitung als aggressiv und nicht vollständig als positives Vorbild erlebt werden kann. Dann identifizieren sich viele Pflegende mit Teilaspekten der Leitung zum Beispiel mit Aspekten der Fachkompetenz, um die Bedrohung auf emotionaler Ebene abzuwenden. Bei diesem Prozess wird der aggressive Aspekt der Leitung internalisiert und wirkt dann von außen nicht mehr so bedrohlich.

Die Ergebnisse der vorliegenden Untersuchung machen deutlich, dass mangelnde interpersonale Kompetenz nicht mit Fachkompetenz kompensiert werden kann, um ein Vorbild für pflegerische Verantwortung sein zu können. Wichtig ist auch, dass die Leitung trotz ihrer Führungsposition den Kontakt zu Patienten nicht verliert. Dieses muss nicht bedeuten, dass die Leitung direkt am Krankenbett arbeitet, sondern, dass sie gedanklich die praktische Pflege, mit ihrer besonderen Beziehung zum Patienten wertschätzt. Die Teammitglieder müssen spüren, dass ihre Arbeit, also die Pflege von Patienten, von der Leitung als eine bedeutsame Tätigkeit anerkannt wird, selbst wenn die Leitung dieser Aufgabe selbst nicht mehr nachkommen kann. Die Teammitglieder können sich also nur positiv mit ihrer Leitung identifizieren, wenn die Leitung sich mit der Arbeit der Pflegenden identifizieren kann. Oder anders formuliert: eine Leitung, die sich auf ihre administrative Tätigkeit zurückzieht und diese mehr wertschätzt als die Pflege von Patienten, bietet dem Team keine positive Identifikationsmöglichkeit. Wenn es der Leitung gelingt, die eigene Wertschätzung durch Identifikation mit dem (guten) Team zu erfahren, macht sie sich unabhängig vom Lob der Mediziner.

Zu den wichtigsten Leitungsaufgaben zählt das Konfliktmanagement (Bernhard und Walsh, 1997). Verantwortungsreduzierend wirken Strategien, wie das Verneinen oder Verdrängen von Konflikten oder das Bedürfnis unbedingt Sieger sein zu wollen und den anderen als Verlierer darzustellen. Verantwortungsfördernd wirken dagegen Strategien, wie Verhandeln, Vermitteln, das Anstreben von Kompromissen oder der Lösung des Problems. Wenn eine Leitung die Verantwortungsbereitschaft ihres Teams fördern will, muss sie ihren Umgang mit Konflikten entsprechend ausrichten.

Die Wertschätzung der Leitung dem Team gegenüber bezüglich der geleisteten Pflege ist ebenso wichtig, wie die Pflegenden individuell zu respektieren und sie

Tabelle 31: Leitungskompetenzen, welche pflegerische Verantwortung fördern

- sowohl über fachliche Kompetenz als auch über interpersonale Kompetenz verfügen
- trotz ihrer Führungsposition den Kontakt zu Patienten nicht verlieren
- ihre MitarbeiterInnen respektieren und ihnen individuell Wertschätzung entgegenbringen können
- die eigene Wertschätzung durch eine positive Identifikation mit ihrem Team zu erfahren und damit unabhängig vom Lob der Mediziner sein
- das Lernpotenzial der Teammitglieder erkennen und zu Herausforderungen systematisch ermutigen können (Balance zwischen Über- und Unterforderung halten)
- Probleme mit anderen Berufsgruppen sachlich klären können
- demokratisch führen können
- das Arbeitssystem der Bereichspflege oder des *primary nursing* vertreten können
- ein positives Bild von der beruflichen Zukunft haben und das Team an dieser Vision teilhaben lassen
- eine positive Identifikation mit der Pflegedirektion haben

einzeln und situationsspezifisch loben zu können. Leitungen, die nicht oder sehr selten loben, machen es den Pflegenden schwer, sich persönlich mit ihrem Stellenwert im Team einzuschätzen, was zu Verunsicherungen führt. Unsicherheit wird von vielen Pflegenden als Stressfaktor erlebt (Galuschka et al., 1993; Widmer, 1989). Auch fehlende Anerkennung führt zu Stress (Herschbach, 1991). Um die Verantwortungsbereitschaft im Team zu erhöhen, gilt es für die Leitung, Verunsicherungen der Teammitglieder zu vermeiden und die berufliche Sicherheit und Selbstständigkeit zu stärken. Hierzu bedarf es oftmals eines Vertrauensvorschusses.

2.4 Warum es Pflegenden schwer fallen kann, ihre pflegerische Verantwortung zu übernehmen

Die immer wieder auftretenden Schwierigkeiten von Pflegeteams im Umgang mit beruflicher Verantwortung lassen sich auf verschiedene Gründe zurückführen. Ein Problem liegt beispielsweise darin, dass Pflege nur schwer definiert und damit eingegrenzt werden kann (Robert Bosch Stiftung, 1996; Clift, 1992). Für etwas verantwortlich zu sein, was nicht definiert werden kann, ist schon eine besondere Herausforderung. Hinzu kommt die häufige Unsichtbarkeit kompetenter Pflege, die wegen ihrer Unsichtbarkeit nur wenig Wertschätzung erfährt und deshalb wenig Anreiz für Pflegende bietet, mehr Verantwortung zu übernehmen. Während inkompetente Pflege eher sichtbar wird, weil beispielsweise Fehler passieren, bleibt kompetente Pflege oft unsichtbar. Die Unsichtbarkeit kompetenter Pflege liegt vor allem im interpersonalen Bereich. Hier kommt es zu Begegnungen und Berührungen zwischen Pflegenden und Patienten, welche den Krankheitsverlauf maßgeblich beeinflussen können. Die professionelle Beziehung der Pflegenden zu den Patienten hat häufig therapeutischen Charakter. Da sie nicht gemessen werden kann, bleibt sie für Dritte unsichtbar. Nur die Pflegenden selbst können ihre Leistungen sichtbar machen, was notwendig erscheint. Hieran hindert sie der gesellschaftlich niedrige Stellenwert, den Pflege einnimmt. Warum also über etwas reden, was von unserer Gesellschaft nicht geschätzt wird? Weil Pflegende jedoch über ihre Arbeit nicht öffentlich reden, wird die Bedeutung von Pflege für die Gesellschaft nicht transparent. Dieser Teufelskreis kann nur durchbrochen werden, wenn Pflegende die Vielfältigkeit ihrer verantwortungsvollen Tätigkeit publik machen (Wolf, 1989). Denn gesellschaftliche Missachtung ist nur deshalb so machtvoll, weil diese äußere Stimme durch eine verinnerlichte Selbsteinschränkung der Betroffenen ergänzt wird (Schmidbauer, 1985). Dies kommt der bereits beschriebenen Identifikation mit dem Aggressor gleich, mit deren Hilfe sich von der Opferrolle distanziert werden kann. Wenn dieser unbewusste Identifikationsprozess bewusst gemacht werden kann, besteht die Möglichkeit, sich von dieser, letztlich unrealen (gesellschaftlichen), Perspektive zu verabschieden und die eigene Erfahrung präsent zu machen. Historisch gesehen hat die Pflege auf Unterdrückung zumeist mit Anpassung, beziehungsweise Unterwerfung reagiert, wodurch sie zugleich die herrschenden Ideologien bestätigte (Grahmann und Gutwetter, 1996, S. 34). Diese Strategie wird verständlich, wenn wir die verinnerlichten Prozesse, im Sinne von Schmidbauer, berücksichtigen. Auch in der heutigen Klinikstruktur zeigt sich dieses Bild der Anpassung. Während die Machtdominanz in den Kliniken häufig bei der Medizin und der Verwaltung liegt, bleibt die Pflege, trotz ihrer quantitativen Überlegenheit, auf der Führungsebene oft unterrepräsentiert. Hinzu kommt, dass wir gesamtgesellschaftlich gesehen noch wenig vorbereitet sind auf interdisziplinäre Fragen der Verantwortung (Lenk, 1992, S. 12).

Der derzeitige finanzielle Druck im Gesundheitssystem richtet sein Augenmerk auf ökonomische Aspekte statt auf inhaltliche Fragen. In Bezug auf Verantwortung bedeutet dies, dass vor allem die Rechenschaftspflicht in den Vordergrund rückt und die herausfordernden Momente, die mit positivem Feedback nach erfolgreicher Übernahme von Verantwortung assoziiert werden, in den Hintergrund geraten. Damit wird die Sinnhaftigkeit von Pflegekonzepten oft ausschließlich an ihren derzeitigen Kosten festgemacht und nicht daran, was diese Konzepte zukünftig für das Gesundheitssystem bringen können. Klinikinterne Veränderungsprozesse basieren oft auf Kostendruck und gehen damit häufig mit einem Verantwortungsdruck einher, der keine wirkliche Wahl ermöglicht, welche wiederum für eine positive Besetzung von Verantwortung notwendig ist.

Ein häufig zitiertes Problem der pflegerischen Verantwortung ist die unklare Abgrenzung von Pflege und Medizin. Dies mag an der fehlenden Definition von Pflege liegen. Die häufige Folge dieser unklaren Abgrenzung von Pflege und Medizin, gekoppelt mit der gesellschaftlichen Machtdominanz der Medizin, ermöglicht Medizinern übergriffiges Verhalten gegenüber Pflegenden. Diese Übergriffe werden auch in der Literatur vielfältig beschrieben. Grahmann und Gutwetter (1999: 88) sprechen in diesem Zusammenhang von «vorherrschender Ignoranz der Medizin gegenüber pflegerischen Erfahrungen» und Bellabarba (1996: 19) von einer «männlich-paternalistischen Dominanz der Ärzte». Thomas (1998: 130) zeigt explizit Copingstrategien für Pflegende gegen verbale Übergriffe von Medizinern auf. Bisher haben Pflegende diesen Angriffen wenig entgegengesetzt und ihr Verhalten der Passivität ideologisiert (Grahmann und Gutwetter, 1996: 88).

Die derzeitige Professionalisierung und Verwissenschaftlichung von Pflege bietet Ansätze, die Pflegenden aus ihrer bisherigen Sprachlosigkeit herauszuführen und sie zu einem verantwortungsvollen Handeln zu ermutigen (Batholomeyczik, 1997). Wissenschaftlich fundierte Pflegekonzepte können in die Praxis eingeführt und damit die Pflege inhaltlich weiterentwickelt werden. Die größte verändernde Kraft liegt jedoch meines Erachtens nicht primär bei den Pflegenden, die sich zu einer weiteren Qualifizierung an Fachhochschulen oder Universitäten entscheiden, sondern bei den Pflegenden, die in der täglichen Praxis Pflege betreiben. Wenn diese pflegerisch aktiven Pflegenden ihre tägliche Arbeit der Öffentlichkeit zugänglich machen, könnte das in den Medien entwickelte Bild der devoten und unselbstständigen Krankenschwester korrigiert werden. Wenn die Gesellschaft erfahren könnte, was Pflegende wirklich leisten, kann die Anerkennung hierfür nicht länger ausbleiben.

2.5 Die Bedeutung der Forschungsergebnisse für die Pflegepädagogik und für das Pflegemanagement

Eines der wichtigsten Ergebnisse dieser Studie für die *Pflegepädagogik* liegt in der Erlernbarkeit von Verantwortung. Wenn sich die pflegerische Verantwortung im beruflichen Alltag ändern soll, muss der konstruktive Umgang mit Verantwortung bereits in der Erstausbildung erfahren werden. Hierzu empfiehlt es sich, Verantwortung als Unterrichtsfach einzuführen. Neben dem Erwerb von Kenntnissen über Führungs- und Teamfähigkeit sollten insbesondere kommunikative und interpersonale Kompetenzen trainiert werden. Dazu gehört das persönliche Reflektieren beruflichen Handelns (intrapersonal) und die Auseinandersetzung mit gruppendynamischen Prozessen (interpersonal). PflegepädagogInnen müssen sich dabei ihrer Vorbildfunktion bewusst sein und ihren eigenen Umgang mit Verantwortung reflektieren. Auch in der innerbetrieblichen Fortbildung muss die pflegerische Verantwortung stärker zum Thema gemacht werden. Die didaktische Aufbereitung sollte sowohl herausfordernde (lustbetonte) Aspekte der Verantwortung vertiefen, als auch einen Raum bieten, um angstbesetzte (lastbetonte) Aspekte der Verantwortung individuell zu bearbeiten. Es ist weder in der Erstausbildung, noch in der Fort- und Weiterbildung ausreichend, sich auf die Vermittlung von ethischen Prinzipien oder rechtlichen Grundlagen der Verantwortung zu beschränken. Auf nationaler Ebene sind die Berufsverbände aufgefordert, sich stärker für den Kompetenzerwerb von Verantwortung in der Pflege (im Sinne eines praktischen Trainings) zu engagieren.

Ein wichtiges Ergebnis dieser Studie für das *Pflegemanagement* ist der Nachweis eines Zusammenhanges zwischen Verantwortungsmustern im Team und deren Fluktuations- und Krankheitsrate. Es zeigte sich, dass ein konstruktiver Umgang mit Verantwortung die Fluktuations- und Krankheitsrate senkt (Team A), während verschiedene Formen der Abwehr von Verantwortung die Fluktuations- und Krankheitsrate steigen lässt (Team B, Team D). Mit dem Etablieren von konstruktiven Verantwortungsstrukturen in den Pflegeteams können demnach auf Dauer Kosten gespart werden.

Von besonderer Bedeutung für das Pflegemanagement ist der aufgezeigte Zusammenhang vom erlebtem Einstieg in das Pflegeteam und dem Umgang mit Verantwortung. Ein geduldiges, respektvolles Anleiten, mit dem Ziel der Förderung der Selbstständigkeit und die Wertschätzung bereits vorhandener Fähigkeiten des neuen Teammitgliedes erweisen sich als besonders förderlich für späteres verantwortungsvolles Arbeiten. Eine solche Anleitung benötigt Zeit und kann nicht «nebenher» erfolgen. Das bedeutet, dass ein Team, welches ein neues Mitglied einarbeitet, zusätzlich unterstützt werden muss, damit die anleitende Mentorin sich ganz ihrer Aufgabe widmen kann. Dieses kurzfristig kostenintensive Verfahren ist dennoch rentabel, da langfristig Kosten gespart werden, die sich in einer geringeren Fluktuations- und Krankheitsrate sowie einer geringeren Fehlerquote der Pflegenden niederschlagen. Auch PflegemanagerInnen müssen sich ihrer Vorbildfunktion bewusst sein und eigenes Führungsverhalten, den persönlichen Umgang mit der Wertschätzung der MitarbeiterInnen, bewusste und unbewusste Machtbedürfnisse, interpersonale Kompetenzen u. a. m. regelmäßig reflektieren.

2.6 Empfehlungen für die zukünftige Erforschung von pflegerischer Verantwortung

Fünf Bereiche konnten als wesentliche Komponenten zur Bestimmung pflegerischer Verantwortung ausgemacht werden. Weitere Forschungen über pflegerische Verantwortung sollten deshalb auf diese fünf Komponenten (Autorität, Autonomie, berufliche und interpersonale Kompetenz und Kontrollbewusstsein) zurückgreifen. Für die quantitative Forschung sind Fragebögen denkbar, bei denen sich die Items inhaltlich auf diese fünf Bereiche beziehen. Für die qualitative Forschung empfiehlt sich die Ermittlung von gruppendynamischen Aspekten, da hiermit die interaktiven Prozesse der Verantwortung aufgezeigt und teameigene Dynamiken von Verantwortungsmustern erfasst werden können. Diesen Dynamiken nachzuspüren ist deshalb sinnvoll, da ihnen eine besondere Kraft zugrunde liegt, welche ein Team nachhaltig beeinflussen kann.

Ein Forschungsthema, welchem sich zukünftig gewidmet werden sollte, sind die Verantwortungsstrukturen im Direktorium einer Klinik und deren Auswirkungen auf die Pflege. Auch die Rahmenbedingungen einer Klinik sowie die Ausbildung und Sozialisation von Pflegenden sollte unter der Fragestellung betrachtet werden, welche Aspekte einen konstruktiven Umgang mit Verantwortung fördern und welche ihn hemmen. Ein weiteres ausstehendes Forschungsprojekt ist die Untersuchung der Auswirkungen verschiedener Verantwortungsmuster in Pflegeteams auf die Zufriedenheit der Patienten.

Bei der Erforschung von Verantwortung sollte die herausfordernde und lustbetonte Seite gleichgewichtig mit der verpflichtenden und belastenden Seite der

Verantwortung ermittelt werden, um neben dem Lastcharakter auch die Lust auf Verantwortung sichtbar zu machen. Denn nur die lustvolle Ausrichtung ermöglicht konstruktive Veränderungen im Umgang mit Verantwortung.

Literatur

Adamson, Barbara; Kenny, Dianna; Wilson-Barnett, Jenifer (1995) The impact of perceived medical dominance on the workplace satisfaction of Australian and British nurses. In: *Journal of Advanced Nursing* 21:172–183.

Aebli, Hans (1989) Verantwortung und Handlung. In: Lampe, Ernst-Joachim (Hg.): Jahrbuch für Rechtssoziologie und Rechtstheorie. Opladen: Westdeutscher Verlag, 191–203.

Aiken, Linda; Smith, H.; Lake, E. (1994) Lower Medicare mortality among a set of hospitals known for good nursing care. In: *Medical Care* 32/5:771–787.

Allaire, Yvan; Firsirotu, Mihaela (1984) Theories of organizational culture. In: *Organization Studies* 5/3:193–226.

Alvensson, Mats (1995) Cultural perspectives on organizations. Cambridge: University Press.

Amelung, Eberhard (1974) Ethik, Ethos und Moral. Einige grundlegende Überlegungen. In: *Krankenpflege* 5:183–184.

Anderegg-Tschudin, Hedy (1992) Die Situation im Pflegedienst und der Einsatz von Pflegeexpertinnen und -experten. In: *Pflege* 5/2:93–99.

Anliker, René (1990) Zur Berufsidentität der Pflege. In: *Pflege* 3/1:31–36.

Argelander, Hermann (1970) Die szenische Funktion des Ichs und ihre Anteile an der Symptom- und Charakterbildung. In: *Psyche* 24:325–345.

Armstrong-Stassen, Majorie; Cameron, Sheila; Horgsburgh, Martha (1996) The impact of organizational downsizing on the job satisfaction of nurses. In: *Canadian Journal of Nursing Administration* 11:8–32.

Armstrong-Stassen, Majorie; Rowaida, Al-Ma'Aitah; Cameron, Sheila; Horgsburgh, Martha (1993) Determinants and consequences of burnout: A cross-cultural comparison of Canadian and Jordanian nurses 413–421.

Arndt, Marianne (1996) Ethik denken – Maßstäbe zum Handeln in der Pflege. Stuttgart: Thieme Verlag.

Arnold, Elizabeth (1999) Structuring the relationship. In: Arnold, Elizabeth und Boggs, Kathleen U. (Hg.): Interpersonal relationships. Professional communication skills for nurses. Philadelphia: Saunders Company, 80–106.

Arnold, Elizabeth; Boggs, Kathleen U. (1999) Interpersonal relationships. Professional communication skills for nurses. 3. Aufl. Philadelphia: Saunders Company.

Arthur, David (1992) Measuring the professional self-concept of nurses: a critical review. In: *Journal of Advanced Nursing* 17:712–719.

Arthur, David (1995) Measurement of the professional self-concept of nurses: developing a measurement instrument. In: *Nurse Education Today* 15:328–335.

Arthur, David; Pang, Samantha; Wong, T.; Alexander, M. F.; Drury, J. Eastwood, H.; Jo-

hansson, I.; Jooste, K.; Naude, M.; Noh, C. H.; O'Brien, A.; Sohng, Kyeong; Stevenson, G. R.; Sy-Sinda, M. T.; Thorne, Sally; Van der Wal, D.; Xiao, S. (1999) Caring attributes, professional self concept and technological influences in a sample of Registered Nurses in eleven countries. In: *International Journal of Nursing Studies* 36:387–396.
Arthur, David; Sohng, Kyeong Yae; Noh, Choon Hee; Kim, Susie (1998) The professional self concept of Korean hospital nurses. In: *International Journal of Nursing Studies* 35:1–8.
Arthur, David; Thorne, Sally (1998) Professional self-concept of nurses: a comparative study of four strata of nursing students in a Canadian university. In: *Nurse Education Today* 18:380–388.
Auhagen, Ann Elisabeth (1994) Zur Sozialpsychologie der Verantwortung. In: *Zeitschrift für Sozialpsychologie* 25:238–247.
Auhagen, Ann-Elisabeth (1999) Die Realität der Verantwortung. Göttingen: Hogrefe.
Aurelio, Jeanne M. (1993) An organizational culture that optimizes stress: Acceptable stress in nursing. In: *Nursing Administration Quaterly* 18/1:1–10.
Bajnok, I.; Grispun, D.; Trimnell, J.; Shamian, J.; Clemmens, D.; Daniel, J.; Vincent, L. (1995) A model for professional nursing in organization: the rainbow. In: *Canadian Journal of Nursing Administration* 8/4:76–92.
Barret, J. (1975) The head nurse. New York: Appleton Century Crofts.
Bartholomeycik, Sabine (1997) Nachdenken über Sprache – Professionalisierung der Pflege? In: Zegelin, Angelika (Hg.): Sprache und Pflege. Berlin: Ullstein, Mosby, 11–21.
Bartholomeyczik, Sabine (1996) Über die Wechselwirkung von Sprache und Beruf. In: *Pflege Aktuell* 3:170–175.
Bauer, Irmgard (1996) Die Privatsphäre der Patienten. Bern: Hans Huber Verlag.
Baumann, Andrea (1982) Nursing decision making in critical care areas. In: *Journal of Advanced Nursing* 7:435–446.
BayernSPD (1998) Regierungsprogramm zur Landtagswahl 1998. Brücken in Bayerns Zukunft. Mai.
Bayertz, Kurt (1995) Eine kurze Geschichte der Herkunft der Verantwortung. In: Bayertz, Kurt (Hg.): Verantwortung – Prinzip oder Problem? Darmstadt: Wissenschaftliche Buchgesellschaft, 3–71.
Beaumont, P. B. (1993) Human resource management. Key concepts and skills. London: Sage Publishing.
Benner, Patricia (1995) Stufen der Pflegekompetenz. From Novice to Expert. Bern: Hans Huber.
Bergman, Rebecca (1981) Accountability – definition and dimensions. In: *International Nursing Review* 28/2:53–59.
Berkowitz, Leonard; Daniels, Loise R. (1963) Responsibility and dependency. In: *Journal of Abnormal and Social Psychology* 66/5:429–436.
Bernhard, Linda; Walsh, Michelle (1997) Leiten und Führen in der Pflege. Berlin: Ullstein/Mosby.
Bierhoff, Hans W. (1994) Verantwortung und altruistische Persönlichkeit. In: *Zeitschrift für Sozialpsychologie* 25:217–226.
Bierhoff, Hans Werner (1995) Verantwortungsbereitschaft, Verantwortungsabwehr und Verantwortungszuschreibung. In: Bayertz, Kurt (Hg.): Verantwortung – Prinzip oder Problem? Darmstadt: Wissenschaftliche Buchgesellschaft, 217–240.
Biley, Francis (1992) Some determinants that effect patient participation in decision-making about nursing care. In: *Journal of Advanced Nursing* 17:414–421.

Bird, Ann W. (1994) Enhancing patient wellbeing: advocacy or negotiation? In: *Journal of Medical Ethics* 20/3:152–156.
Birnbacher, Dieter (1995) Grenzen der Verantwortung und gesellschaftliche Komplexität. In: Bayertz, Kurt (Hg.): Verantwortung – Prinzip oder Problem? Darmstadt: Wissenschaftliche Buchgesellschaft, 143–183.
Black, Francis (1992) Primary Nursing – An introductory guide. London: King's Fund.
Blegen, Mary A.; Goode, Colleen; Johnson, Marion; Maas, Meridean; Chen, Lily; Moorhead, Sue (1993) Preferences for Decision-Making Autonomy. In: *IMAGE: Journal of Nursing Scholarship* 25/4:339–344.
Blount, Karen; Nahingian, Eileen (1989) How to build teams in the midst of change. In: *Nursing Mangement* 6:27–29.
Boham, Phyllis; Cheney, Anne Marie (1983) Concept of self: A framework for nursing assessment. In: Chinn, Peggy (Hg.): Advances in nursing theory development. Rockville: Aspen Pub., 173–190.
Böhme, Hans (1997) Haftungsfragen und Pflegeversicherungsgesetz. Haftung von Trägern, Pflegemanagment, Pflegefach- und Pflegehilfskräften. Köln: Kuratorium Deutsche Altershilfe.
Bond, Senga; Bond, John; Fowler, Penelope; Fall, Margaret (1991) Evaluating primary nursing (part 1). In: *Nursing Standard* 5/36:35–39.
Bond, Senga; Bond, John; Fowler, Penelope; Fall, Margaret (1991) Evaluating primary nursing (part 2). In: *Nursing Standard* 5/37:37–39.
Bond, Senga; Bond, John; Fowler, Penelope; Fall, Margaret (1991) Evaluating primary nursing (part 3). In: *Nursing Standard* 5/38:36–40.
Bond, Senga; Thomas, Lois H. (1992) Measuring patients' satisfaction with nursing care. In: *Journal of Advanced Nursing* 17:52–63.
Borsetzky, Horst (1977) Machiavellismus, Machtkumulation und Mikropolitik. In: *Zeitschrift für Organisation*:121–125.
Borsi, Gabriele; Schröck, Ruth (1995) Pflegemanagement im Wandel – Perspektiven und Kontroversen. Berlin: Springer.
Boughn, Susan (1995) An Instrument for Measuring Autonomy-Related Attitudes and Behaviours in Woman Nursing Students. In: *Journal of Nursing Education* 34/3:106–113.
Brooks, Ella M.; Thomas, Sandra (1997) The perception and judgement of senior baccalaureate student nurses in clinical decision making. In: *Advances in Nursing Science* 19/3:50–69.
Brown, Shona (1991) Primary nursing. Philosophy for change. In: *Nursing Times* 87/30:63.
Burgess, Gloria (1980) The self concept of undergraduate nursing students in relation to clinical performance and selected biographical variables. In: *Journal of Nursing Education* 19/3:37–44.
Burke, Ronald (1982a) Personality, self-image and informal helping processes in work settings. In: *Psychological Reports* 50:1295–1302.
Burke, Ronald (1982b) Personality, self-image and situational characteristics of effective helpers in work settings. In: *The Journal of Psychology* 112:213–230.
Burke, Ronald; Weir, T.; Duncan, G. (1976) Informal helping processes in work settings. In: *Academic Management Journal* 19:370–377.
Büssing, André (1992) Organisationsstruktur, Tätigkeit und Individuum. Untersuchung am Beispiel der Pflegetätigkeit. Bern: Huber.

Byerly, Elisabeth (1969) The nurse researcher as participant observer in a nursing setting. In: *Nursing Research* 18/3:230–236.
Callahan, Sydney (1988) The role of the emotion in ethical decision-making. In: *Hastings Center Report* 18/3:9–14.
Cameron, Catherine (1996) Patient advocacy: a role for nurses? In: *European Journal of Cancer Care* 5:81–89.
Cameron, Sheila; Horgsburgh, Martha; Armstrong-Stassen, Majorie (1994) Job satisfaction, propensity to leave and burnout in RNs and RNAs: A multivariate perspective. In: *Canadian Journal of Nursing Administration* 9:43–64.
Campbell, Jennifer (1986) Similarity and uniqueness: The effects of attribute type, relevance and the individual differences in self-esteem and depression. In: *Journal of Personality and Social Psychology* 50/2:281–294.
Cantor, Nancy (1990) From thought to behavior: «Having» and «doing» in the study of personality and cognition. In: *American Psychologist* 45:735–750.
Cantor, Nancy; Kihlstrom, John F. (1987) Personality and social intelligence. New Jersey: Prentice-Hall.
Cantor, Nancy; Norem, Julie; Niedenthal, Paula; Langston, Christopher; Brower, Aaron (1987) Life tasks, self-concept ideals, and cognitive strategies in life transition. In: *Journal of Personality and Social Psychology* 53/6:1178–1191.
Carpenter, David (1992) Advocacy. Part (I): the «what» and «when» of advocacy. In: *Nursing Times* 88/26:1–8.
Carpenter, David (1992) Advocacy. Part (II): The «how» of advocacy. In: *Nursing Times* 88/27:1–8.
Carper, Barbara (1978) Fundamental patterns of knowing in nursing. In: *Advances in Nursing Science* 1/1:13–23.
Carter, Audrey (1982) Primary nursing: autonomy, authority and accountability. In: *New Zealand Nursing Journal* 75/11:4–6.
Cattell, RB (1973) Personality and motivation. New York: Harcourt Brace Jaovanovich.
Cavanagh, S. J. (1996) Mergers and acquisitions: some implications of cultural change. In: *Journal of Nursing Management* 4:45–50.
Chalmers, Helen (1995) Accountability in nursing models and the nursing process. In: Watson, Roger (Hg.): Accountability in Nursing Practice. London: Chapman and Hall, 33–48.
Champion, Ruth (1991) Educational accountability – what ho the 1990s! In: *Nurse Education Today* 11:407–414.
Chapman, G. E. (1983) Ritual and rational action in hospitals. In: *Journal of Advanced Nursing* 8:13–20.
Chavasse, Judith (1994) Curriculum evaluation in nursing education: a review of the literature. In: *Journal of Advanced Nursing* 19:1024–1031.
Chinn, Peggy; Kramer, Maeona (1996) Pflegetheorie: Konzepte – Kontext – Kritik. Berlin: Ullstein, Mosby.
Christian, Sara; Norman, Ian (1998) Clinical leadership in nursing development units. In: *Journal of Advanced Nursing* 27:108–116.
Ciske, Karen (1979) Accountability, the essence of primary nursing. In: *American Journal of Nursing* 79/5:890–894.
Clark, June (1982) Nursing matters: patient advocacy. In: *Times Health Supplement* 16/19:6.

Claus, K.; Bailey, J. (1977) Power and influence in hospital care. St. Louis: Mosby.
Clift, Judith (1992) Pflegewissenschaft: ein Überblick. In: *Pflege* 5/2:88–92.
Coccia, Cyntia (1998) Avoiding a «toxic» organization. In: *Nursing Mangement* 19:32–33.
Coe, Rodney M. (1965) Self-conception and professional training. In: *Nursing Research* 14/1:49–52.
Coeling, Harriet van Ess (1990) Organizational culture: Helping new graduates adjust. In: *Nurse Educator* 15/2:26–30.
Coeling, Harriet van Ess; Simms, Lillian M. (1993) Facilitation innovation at the nursing unit level through cultural assessment, Part 1 – How to keep management ideas from falling of deaf ears. In: *Journal of Nursing Administration* 23/4:46–52.
Coeling, Harriet van Ess; Simms, Lillian M. (1993) Facilitation innovation at the nursing unit level through cultural assessment, Part 2 – Adapting managerial ideas to the unit work group. In: *Journal of Nursing Administration* 23/5:13–20.
Coeling, Harriet van Ess; Simms, Lillian M. (1996) Understanding work group culture on rehabilitation units: The key to facilitating group innovation and promoting integration. In: *Rehabilitation Nursing* 21/1:7–12.
Coeling, Harriet van Ess; Wilcox, James R. (1988) Understanding organizational culture: A key to management decision-making. In: *Journal of Nursing Administration* 18/11:16–24.
Coeling, Harriet van Ess; Wilcox, James R. (1990) Using organizational culture to facilitate the change progress. In: *American Nephrology Nurses' Association Journal* 17/3: 231–236.
Coeling, Harriet van Ess (1985) Fitting in on the unit – work culture is the key. In: *Nursing* 7:74–76.
Coeling, Harriet van Ess (1996) NUCAT-3. In: *unveröffentlichtes Positionspapier*:1–13.
Cohn, Ruth (1980) Von der Psychoanalyse zur themenzentrierten Interaktion: von der Behandlung einzelner zu einer Pädagogik für alle. 4. Aufl. Stuttgart: Klett-Cotta.
Cook, Michael (1999) Improving care requires leadership in nursing. In: *Nurse Education Today* 19:306–312.
Cook, Stephen; Matheson, Helen (1997) Teaching group dynamics: a critical evaluation of an experiential programme. In: *Nurse Education Today* 17:31–38.
Cook, W.W.; Medley D.M. (1954) Proposed hostility and pharisaic-virtue scales for the MMPI. In: *Journal of Applied Psychology* 38/6:414–418.
Cooke, R; Lafferty, J (1989) Organizational Culture Inventory. Minneapolis: Human Synergistics.
Creasia, Joan; Parker, Barbara (1991) Conceptual Foundations of Professional Nursing Practice. St. Louis: Mosby.
Creasia, Joan (1991) Professional Nursing Roles. In: Creasia; Parker und Parker, Barbara (Hg.): Conceptual Foundations of Professional Nursing Practice. St. Louis: Mosby, 73–86.
Cross, Suan; Markus, Hazel (1991) Possible selves across the life span. In: *Human Development* 34:230–255.
Culpepper, Rebecca Clark; Richie, Mary Fern (1986) The effect of primary nursing on nursing quality assurance. In: *Journal of Nursing Administration* 16/11:24–31.
Cunningham, Marilyn (1994) Afrocentrism and self-concept. In: *Journal of National Black Nurses Association* 7/1:15–24.
Curran, Cinnie; Miller, Neale (1990) The impact of corporate culture on nurse retention. In: *Nursing Clinics of North America* 25/3:537–549.

Curtin, Leah (1982) Autonomy, accountability and nursing practice. In: *Topics in Clinical Nursing* 4:7–13.
Curtin, Leah (1983) The nurse as advocate: philosophical foundation for nursing. In: *Nursing Management* 14:9–10.
Curtin, Leah; Flaherty, Josephine (1982) Nursing Ethics. Theories and Pragmatics. Bowie, Maryland: Brady Communications.
Dabney, Dean (1995) Workplace deviance among nurses – The influence of work group norms on drug diversion and/or use. In: *Journal of Nursing Administration* 25/3:48–55.
Dagenais, Fred; Meleis, Afaf I. (1982) Professionalism, work ethic, and empathy in nursing: The nurse self-description form. In: *Western Journal of Nursing Research* 4/4:407–421.
Dale, Colin; Rae, Malcom; Tarbuck, Paul (1995) Changing the nursing culture in a special hospital. In: *Nursing Times* 91/30:33–35.
Darlington, Anna (1994) Where angels fear to tread: idealism, despondency and inhibition of thought in hospital nursing. In: Obholzer, Anton und Roberts, Vega Zagier (Hg.): The unconscious at work. Individual and organizational stress in the human services. London: Routlege, 101–109.
Darmann, Ingrid (2000) Kommunikative Kompetenz in der Pflege. Ein pflegedidaktisches Konzept auf der Basis einer qualitativen Analyse pflegerischer Kommunikation. Stuttgart: Kohlhammer.
Davies, Sue; Laker, Sara; Ellis, Lorraine (1997) Promoting autonomy and independence for older people within nursing practice: a literature review. In: *Journal of Advanced Nursing* 26:408–417.
Davis, Anne (1969) Self concept, occupational role expectations, and occupational choice in nursing and social work. In: *Nursing Research* 18/1:55–59.
Davis, Anne (1991) The sources of a practice code of ethics for nurses. In: *Journal of Advanced Nursing* 16:1358–1362.
Davis, ReNel (1997) Community caring: an ethnographic study within an organizational culture. In: *Public Health Nursing* 14/2:92–100.
Dayle Hunt, Joseph (1985) Sex-role stereotype, self-concept, education and experience: do they influence decision-making? In: *International Journal of Nursing Studies* 22/1: 21–32.
Deal, Terrence E.; Kennedy, Allan A. (1982) Corporate cultures. The rites and rituals of corporate life. Reading, MA: Addison-Wesley.
Deiman, Patricia; Noble, Elizabeth; Russel, Martha (1984) Achieving a Professional Practice Model. How Primary Nursing can help. In: *Journal of Nursing Administration* 14/7/8:16–21.
del Bueno, Dorothy; Vincent L. (1986) Organizational culture: How important is it? In: *Journal of Nursing Administration* 16:15–20.
del Bueno, Dorothy (1990) Warning: Retention may be dangerous to your organization's health. In: *Nursing Economics* 8/4:239–243.
DeLuca, Ellen K. (1995) Reconsidering rituals: A vehicle for educational change. In: *The Journal of Continuing Education in Nursing* 26/3:139–144.
Denison, D. R. (1990) Corporate culture and organizational effectiveness. New York: Wiley.
Dennis, Karen E. (1991) Empowerment. In: Creasia und Parker (Hg.): Conceptual Foundations of Professional Nursing Practice. St. Louis: Mosby.
Department of Health (1993) The Challenges for Nursing and Midwifery in the 21st Century. London: HMSO.

Deutscher Berufsverband für Pflegeberufe (DBfK) (1998) Berufsbild. Eschborn: DBfK.
Deutscher Berufsverband für Pflegeberufe (DBfK) (1992) Berufsordnung des Deutschen Berufsverbandes für Pflegeberufe. Eschborn: DBfK.
Deutscher Berufsverband für Pflegeberufe (DBfK) (2000) Schluss mit der Trennung von Grund- und Behandlungspflege. In: *Pflege aktuell* 3:150–154.
Devereux, Georges (1984) Angst und Methode in den Verhaltenswissenschaften. Frankfurt am Main: Suhrkamp.
Diehl, Margit (1991) Meine Erfahrungen mit Primary Nursing. In: *Krankenpflege* 5:276–279.
Doona, Mary Ellen (1995) Nurses' Judgement as they care for persons who exhibit impaired judgement: a phenomenological study. In: *Journal of Professional Nursing* 11/2: 98–109.
Dorsch, Friedrich (1982) Psychologisches Wörterbuch. 10. Aufl. Bern: Huber.
Dowling, Jr. A. F. (1988) Considerations for data set development: Planning for future needs and the nature of information. In: Werley, H. und Lang, N. (Hg.): Identification of the nursing minimum data set. New York: Springer.
Drench, Meredith (1994) Changes in body image. In: *Rehabilitation Nursing* 19/1:32–36.
Duff, Lesley (1995) Standard of care, quality assurance and accountability. In: Watson, Roger (Hg.): Accountability in nursing practice. London: Chapman and Hall.
Dyson, Jane (1996) Nurses' conceptualizations of caring attitude and behaviours. In: *Journal of Nursing Administration* 23:1263–1269.
Eilts-Köchling, Katrin; Heinze, Cornelia; Schattner, Petra; Voss, Martin; Dassen, Theo (2000) Der Bekanntheitsgrad berufsethischer Grundregeln innerhalb der Berufsgruppe der Pflegenden. In: *Pflege* 13:42–46.
Ellis, Lois (1980) An investigation of nursing student self concept levels. A pilot survey. In: *Nursing Research* 29/6:389–390.
Elsbernd, Astrid (1994) Zum Verhältnis von pflegerischem Wissen, pflegerischer Handlungsfreiheit und den Grenzen des Gehorsams der individuellen Pflegeperson. In: *Pflege* 7/2:105–116.
Emerton, A. (1992) Professionalism and the role of the UKCC. In: *British Journal of Nursing* 1/1:25–29.
Erdheim, Mario (1988) Kulturelle Elaboration und Abwehr von Angst. In: Erdheim, Mario (Hg.): Die Psychoanalyse und das Unbewusste in der Kultur. Frankfurt am Main: Suhrkamp TB., 297–306.
Erdheim, Mario (1990) Die gesellschaftliche Produktion von Unbewusstheit. Frankfurt am Main: Fischer.
Erdheim, Mario (1998) Hintergründe drängen sich (un-)heimlich auf. Zur Dimension der Unbewusstheit in institutionellen Vorgängen. In: *Forum: Supervision* 6/11:97–106.
Erikson, Erik H. (1966/1992) Einsicht und Verantwortung. Die Rolle des Ethischen in der Psychoanalyse. Frankfurt am Main: Fischer.
Erikson, Erik H. (1993) Identität und Lebenszyklus. Frankfurt am Main: Suhrkamp.
Ersser, Steven; Tutton, Elizabeth (1991) Primary Nursing in Perspective. London: Scutari Press.
Etzioni, Amitai (1996) Die Verantwortungsgesellschaft. Individualismus und Moral in der heutigen Demokratie. Frankfurt am Main: Campus.
Evans, Amanda (1983) Accountability: a core concept for primary nursing. In: *Journal of Clinical Nursing* 2:231–234.

Ewashen, Carol (1997) Devaluation dynamics and gender bias in women's groups. In: *Issues in Mental Health Nursing* 18:73–84.
Fajemilehin, Boluwaj Reuben; Fabayo, Adebisi Omorilewa (1991) Perception of situational stress associated with hospitalisation among selected Nigerian patients. In: *Journal of Nursing Administration* 16:469–474.
Feinberg, Joel (1989) Autonomy. In: Christman, John (Hg.): The inner Citadel. Essays on individual autonomy. New York: Oxford University Press, 27–53.
Ferrara-Love, Rose (1996) Changing organizational culture to implement organizational change. In: *Journal of PeriAnesthesia Nursing* 12/1:12–16.
Field, Elois (1980) Authority: a select power. In: *Advanced in Nursing Science*:69–83.
Field, Peggy Anne (1991) Doing fieldwork in your own culture. In: Morse, Janice (Hg.): Qualitative Nursing Research. A contemporary dialogue. Newbury Park: Sage Pub., 91–104.
Filipp, Sigrun-Heide (1978) Aufbau und Wandel von Selbstschemata über die Lebensspanne. In: Oerter, Rolf (Hg.): Entwicklung als lebenslanger Prozess. Hamburg: Hoffmann und Campe, 111–135.
Fincham, F.; Jaspars J. (1979) Attribution of responsibility to the self and other in children and adults. In: *Journal of Personality and Social Psychology* 37/9:1589–1602.
Fitts, WH (1965) Tennessee Self Concept Scale Manual. Nashville, Tennessee: Counsellor Recordings and Tests.
Forchuk, Cheril (1992) The orientation phase: How long does it take? In: *Perspectives in Psychiatiric Care* 28/4:7–10.
Forchuk, Cheril; Brown, B. (1989) Establishing a nurse-client relationship. In: *Journal of Psychosocial Nursing* 27/2:30–34.
Forsthoff, Ernst (1961) Lehrbuch des Verwaltungsrechts. München: Beck'sche Verlagsbuchhandlung.
Fox, Mary (1994) Primary nursing in long term geriatric units. In: *Canadian Nurse* 88/10:29–32.
Freud, Sigmund (1916/1989) Vorlesungen zur Einführung in die Psychoanalyse. Studienausgabe. Bd. 1. Frankfurt/Main: Fischer, 34–445.
Freud, Sigmund (1921/1989) Massenpsychologie und Ich-Analyse. In: Freud, Sigmund (Hg.): Fragen der Gesellschaft, Ursprünge der Religion. Frankfurt am Main: Fischer, Studienausgabe, 61–134.
Freud, Sigmund (1930/1989) Das Unbehagen in der Kultur. In: Freud, Sigmund (Hg.): Fragen der Gesellschaft, Ursprünge der Religion. Bd. 9. Frankfurt am Main: Fischer, Studienausgabe, 191–270.
Friedrichs, Jürgen (1973) Methoden der empirischen Sozialforschung. Reinbeck: Fischer.
Fry, Anne; Nguyen, Tiep (1996) Culture and the self: implications for the perception of depression by Australian and Vietnamese nursing students. In: *Journal of Advanced Nursing* 23:1147–1154.
Fry, Sara T. (1995) Ethik in der Pflegepraxis. Anleitung für ethische Entscheidungsfindung. Eschborn: Deutscher Berufsverband für Pflegeberufe.
Fuller, S. (1978) Holistic man and the science and practice of nursing. In: *Nursing Outlook* 26:700–704.
Furlon, Sarah (1994) Primary nursing: a new philosophy. In: *British Journal of Nursing* 3/13:668–671.
Gadow, Sally (1985) Nurse and Patient. The caring relationship. In: Bishop, Anne H. und

Scudder, John R. (Hg.): Caring – Curing – Coping: Nurse, Physician, Patient Relationships. Alabama: The University of Alabama Press, 31–43.
Gadow, Sally (1989) Clinical Subjectivity. Advocacy with silent patients. In: *Nursing Clinics of North America* 24/2:535–541.
Gagliardi, Pat (1986) The creation of change of organizational cultures: A conceptional framework. In: *Organizational Studies* 7:117–134.
Galuschka, Leonora; Hahl, Birgit; Neander, Klaus-Dieter; Osterloh, Gabriele (1993) Die Zukunft braucht Pflege. Eine qualitative Studie über die Belastungswahrnehmungen beim Pflegepersonal. Frankfurt am Main: Mabuse.
Gardner, Kathryn (1991) A summery of findings of a five-year comparison study of primary nursing and team nursing. In: *Nursing Research* 40/2:113–117.
Garner, Anne (1996) Using organizational culture as an agent of change. In: *Seminars in Perioperative Nursing* 5/3:180–185.
Gaut, Delores A. (1983) Development of a theoretically adequate description of caring. In: *Western Journal of Nursing Research* 5/4:313–324.
Gaut, Delores A. (1986) Evaluating caring competencies in nursing practice. In: *Topics in Clinical Nursing* 8/2:77–83.
Gaylord, Nan; Grace, Pamela (1995) Nursing advocacy: an ethic of practice. In: *Nursing Ethics* 2/1:11–18.
Gaynor, Sandra; Verdin, Jo Ann; Bucko, Jacqueline (1995) Peer social support. A key to care giver morale and satisfaction. In: *Journal of Nursing Administration* 25/11:23–28.
Geertz, Clifford (1973/1993) The interpretation of cultures. London: Harper Collins Pub.
Geißner, Ursula (1997) So ist es nicht gemeint! – Fachjargon der Pflegenden. In: Zegelin, Angelika (Hg.): Sprache und Pflege. Berlin: Ullstein, Mosby, 105–110.
Georg, Tamara Bloom (1982) Development of the self-concept of nurse in nursing students. In: *Research in Nursing and Health* 5:191–197.
Gibson, Chryl H. (1991) A concept analysis of empowerment. In: *Journal of Advanced Nursing* 16:354–361.
Gilligan, Carol (1982) In a different voice. Cambridge: Harvard University Press.
Giovanetti, Phyllis (1986) Evaluation of primary nursing. In: *Annual Review of Nursing Research* 4:127–151.
Glanze, Walter (1990) Mosby's medical, nursing, and allied health dictionary. In: Glanze, Walter (Hg.) St. Louis: Mosby.
Glaser, Barney; Strauss, Anselm (1979) Die Entdeckung begründeter Theorie. In: Gerdes, K. (Hg.), 63–67.
Gleason, Joan; Sochalski, Julie; Aiken, Linda (1999) Review of magnet hospital research. Findings and Implications for professional nursing practice. In: *Journal of Nursing Administration* 29/1:9–19.
Goldstein, Kurt (1934) Der Aufbau des Organismus. Haag: Nijhoff.
Goodridge, Donna; Hack, Berit (1996) Assessing the congruence of nursing models with organizational culture: a quality improvement perspective. In: *Journal of Nursing Care Quality* 10/2:41–48.
Gough, HG; Heilbrun, AB (1965) The Adjective Check List Manual. Palo Alto: Consulting Psychologist Press.
Goulding, Julie; Hunt, John (1991) Accountability and legal issues in primary nursing. In: Ersser, Steven; Tutton, Elizabeth (Hg.): Primary Nursing in Perspective. London: Scutari Press, 61–73.

Grahmann, Reinhard; Gutwetter, Alfred (1996) Konflikte im Krankenhaus. Ihre Ursachen und ihre Bewältigung im pflegerischen und ärztlichen Bereich. Bern: Hans Huber.

Graumann, Carl F. (1994) Verantwortung als soziales Konstrukt. In: *Zeitschrift für Sozialpsychologie* 25:184–191.

Gray-Toft, P; Anderson, J.G. (1981) The nursing stress scale: development of an instrument. In: *Journal of Behavioral Assessment* 3/1:11–22.

Grün, Katharina (1996) Die Bedeutung der Sprache im Pflegeprozess. In: *Pflege Aktuell* 50/4:262–264.

Grzyb-Wysocki, Terry; Enriquez, Martha G. (1996) The influence of organizational culture on patient care restructuring. In: *Seminars for Nurse Managers* 4/1:49–54.

Hall, Lydia (1963) A center of nursing. In: *Nursing Outlook* 11:805–806.

Halton, William (1994) The unconscious at work in groups and teams. Contributions from the work of Wilfred Bion. In: Obholzer, Anton und Roberts, Vega Zagier (Hg.): The unconscious at work. Individual and organizational stress in the human services. London: Routlege, 11–18.

Harbison, Jean (1991) Clinical decision making in nursing. In: *Journal of Advanced Nursing* 16:404–407.

Hartman, Carol R. (1995) The nurse-patient relationship and victims of violence. In: *Scholarly Inquiry for Nursing Practice: An International Journal* 9/2:175–192.

Hastings-Vertino, Kathleen; Getty, Cathleen; Wooldridge, Powhatan (1996) Development of a tool to measure therapeutic factors in group process. In: *Archives of Psychiatric Nursing* 10/4:221–228.

Hegyvary, Sue Thomas (1982) The cange to primary Nursing. A cross-cultural view of professional nursing practice. St. Louis: Mosby company.

Heider, Fritz (1958/1977) Psychologie der interpersonalen Beziehungen. Stuttgart: Klett.

Heinz, Walter; Witzel, Andreas (1995) Das Verantwortungsdilemma in der beruflichen Sozialisation. In: Hoff, Ernst-H und Lappe, Lothar (Hg.): Verantwortung im Arbeitsleben. Heidelberg: Asanger.

Helgesen, Sally (1992) Frauen führen anders. Vorteile eines neuen Führungsstils. Frankfurt am Main: Campus.

Helman, C. (1985) Culture Health and Illness. J. Wright and Sons.

Herschbach, Peter (1991) Eine Untersuchung zur psychischen Belastung von Krankenschwestern und Krankenpflegern. In: *Deutsche Krankenpflege-Zeitschrift* 6:434–438.

Herth, Kaye (1990) Fostering hope in terminally-ill people. In: *Journal of Advanced Nursing* 15:1250–1259.

Herth, Kaye (1992) Abbreviated instrument to measure hope: development and psychometric evaluation. In: *Journal of Advanced Nursing* 17:1251–1259.

Herth, Kaye (1993) Hope in the family caregiver of terminally ill people. In: *Journal of Advanced Nursing* 18:538–548.

Hetherington, Laurei T. (1998) Becoming involved: The nurse leader's role in encouraging teamwork. In: *Nursing Administration Quarterly* 23/1:29–40.

Hewison, A. (1996) Organizational culture: a useful concept for nurse managers?. In: *Journal of Nursing Management* 4:3–9.

Higgins, Tory (1987) Self-discrepancy: A theory relating self and affect. In: *Psychological Review* 94:319–340.

Higgins, Tory; Bond; Ronald; Klein, Ruth; Strauman, Timothy (1986) Self-discrepancies

and emotional vulnerability: How magnitude accessibility, and type of discrepancy influence affect. In: *Journal of Personality and Social Psychology* 51/1:5–15.
Higgins, Tory E. (1987) Self-discrepancies: A theory relating self and affect. In: *Psychological Review* 94/3:319–340.
Hodgekinson, Kathy (1990) What primary nursing means. In: *Australian Nurses Journal* 13/11:42–44.
Hoff, Ernst-H. (1985) Berufliche Sozialisation. Zur Verbindung soziologischer und psychologischer Forschung. In: Hoff, Ernst-H.; Lappe, Lothar und Lempert, Wolfgang (Hg.): Arbeitsbiographie und Persönlichkeitsentwicklung. Bern: Huber, 15–40.
Hoff, Ernst-H. (1992) Arbeit, Freizeit und Persönlichkeit. Bern: Huber.
Hoff, Ernst-Hartmut; Lappe, Lothar (1995) Verantwortung im Arbeitsleben. Heidelberg: Asanger.
Hofstätter, Peter R. (1971) Differentielle Psychologie. Stuttgart: Kröner.
Hofstede, Geert (1994) Business Cultures. In: *UNESCO Courier* 1:12–28.
Hohner, Hans-Uwe (1987) Kontrollbewusstsein und berufliches Handeln. Motivationale und identitätsbezogene Funktionen subjektiver Kontrollkonzepte. Bern: Huber.
Hokanson, Hawks J. (1991) Power: a concept analysis. In: *Journal of Advanced Nursing* 16:754–762.
Holden, Robyn J. (1991) Responsibility and autonomous nursing practice. In: *Journal of Advanced Nursing* 16:398–403.
Holland, Catherine K. (1993) An ethnographic study of nursing culture as an exploration for determining the existence of a system of ritual. In: *Journal of Advanced Nursing* 18:1461–1470.
Holmes, Susan (1987) Managing the stress of primary nursing. In: *Nursing Management* 18/3:62–66.
Hommers, Wilfried (1991) Das ‹Zündeln› im Urteil: Alterstrends und psychometrische Diagnostizierbarkeit der zivilrechtlichen Verantwortlichkeit nach § 828 BGB. In: *Zeitschrift für Differentielle und Diagnostische Psychologie* 12/3:163–175.
Hooker, Karen (1992) Possible selves and perceived health in older adults and college students. In: *Journal of Gerontology* 47:85–95.
Horn, Claus; Beier, Christel; Wolf, Michael (1983a) Krankheit, Konflikt und soziale Kontrolle. Eine empirische Untersuchung über subjektive Sinnstrukturen. Opladen: Westdeutscher Verlag.
Horn, Klaus; Beier, Christel; Wolf, Michael (1983b) Typen von Krankheits- und Konfliktverhalten: Abwehr- und Thematisierungstendenzen. Krankheit, Konflikt und soziale Kontrolle – Eine empirische Untersuchung subjektiver Sinnstrukturen. Opladen: Westdeutscher Verlag, 126–174.
Horowitz, MJ. (1977) Cognitive and interactive aspects of splitting. In: *American Journal of Psychiatry* 134:549–553.
Hostik, Tony (1994) Accountability in mental health nursing. In: *British Journal of Nursing* 3/13:672–674.
Howard, Deborah (1981) Research – a friend of primary nursing. In: *Nursing Administration Quarterly* 5/4:73–76.
Hughes, D. (1988) When nurses know best: some aspects of nurse/doctor interaction in a casualty department. In: *Sociology of Health and Illness* 10/1:1–22.
Hughes, Oneida; Wade, Betty; Peters, Margaret (1991) The effects of a synthesis of nur-

sing practice course on senior nursing student's self concept and role perception. In: *Journal of Nursing Education* 30/2:69–72.
Hunt, Geoffrey (1995) Ethical issues in nursing. London: Routledge.
Hunter, Maureen (1994) Accountability – its implications for theatre nurses. In: *British Journal of Theatre Nursing* 4/2:5–8.
Igl, Gerhard (1998) Öffentlich-rechtliche Grundlagen für das Berufsfeld Pflege im Hinblick auf vorbehaltene Aufgabenbereiche. Gutachten. Göttingen: Druckhaus Göttingen.
International Council for Nurses (ICN) (1973) Code of ethics. Genf: ICN.
Jacobson, Edith (1964/1992) Das Selbst und die Welt der Objekte. Frankfurt/Main: Suhrkamp.
Jacono, Brenda (1993) Caring is loving. In: *Journal of Advanced Nursing* 18:192–194.
Jahoda, Marie; Deutsch, Morton; Cook, Stuart W. (1966) Beobachtungsverfahren. In: König, René (Hg.): Beobachtung und Experiment in der Sozialforschung. Köln: Kiepenheuer & Witsch, 77–97.
James, N. (1992) Care = organisation + physical labour + emotional labour. In: *Sociology of Health and Illness* 14/4:488–509.
James, William (1882) The principles of psychology. New York: Holt, Rinehart, Winston.
Jameton, Andrew (199) Dilemmas of Moral Distress: Moral responsibility and nursing practice. In: *AWHONN's Clinical Issues* 4/4:542–551.
Jenny, J.; Logan, J. (1992) Knowing the patient: one aspect of clinical knowledge. In: *IMAGE: Journal of Nursing Scholarship* 24:254–258.
Jenny, Jean (1990) Self-esteem: A problem for nurses. In: *The Canadian Nurse* 11:19–21.
Jersild, Arthur T (1952) In search of self. Columbia: Teachers College Press.
Johns, Jeanine (1996) A concept analysis of trust. In: *Journal of Advanced Nursing* 24:76–83.
Johnson, Lois (1987) Self-Governance: Treatment for an unhealthy nursing culture. In: *Health Progress* 5:41–43.
Johnson, M. (1986) A message for a teacher. In: *Nursing Times* 82/52:41–43.
Johnston, Sarah (1996) Evaluating the effectiveness of faculty as group members. In: *Nurse Educator* 21/3:43–50.
Jonas, Hans (1984) Das Prinzip der Verantwortung. Versuch einer Ethik für die technologische Zivilisation. Frankfurt am Main: Suhrkamp.
Jones, E. E; Nisbett, R. E. (1972) The actor and the observer: Divergent perceptions of causes of behavior. In: Jones, E. E.; Kanouse, D. E.; Kelley, H. H.; Nisbett, R. E.; Valins, S. und Werner, B. (Hg.): Attribution: Perceiving the causes of behavior. Morristown: General Learing Press.
Jones, Jennifer A. (1988) Clinical reasoning in nursing. In: *Journal of Nursing Administration* 13:185–192.
Joseph, D. (1985) Sex-role stereotype, self content, education and experience: do they influence decision making. In: *Journal of Nursing Studies* 22/1:21–32.
Joseph, Jacob; Deshpande, Satish P. (1997) The impact of ethical climate on job satisfaction of nurses. In: *Health Care Manager Review* 22/1:76–81.
Josephs, Robert A.; Markus, Hazel Rose; Trafarodi, Romin W. (1992) Gender and self-esteem. In: *Journal of Personality and Social Psychology* 63/3:391–402.
Kaban, Leona; Thompson, Gillian (1990) Primary nursing on a psychogeriatric unit. In: *Nursing Management* 21/7:79–81.
Kalisch, B.; Kalisch, P.; Scobey, M. (1983) Images of Nurse on Television. New York: Springer.

Kanning, Uwe Peter (1999) Selbstwertdienliches Verhalten und soziale Konflikte im Krankenhaus. In: *Gruppendynamik* 30/2:207–229.
Kaufmann, Franz Xaver (1989) Über die soziale Funktion der Verantwortung. In: Lampe, Ernst-Joachim (Hg.): Jahrbuch für Rechtssoziologie und Rechtstheorie. Opladen: Westdeutscher Verlag, 204–228.
Kaufmann, Franz Xaver (1995) Risiko, Verantwortung und gesellschaftliche Komplexität. In: Bayertz, Kurt (Hg.): Verantwortung – Prinzip oder Problem? Darmstadt: Wissenschaftliche Buchgesellschaft, 72–97.
Kellnhauser, Edith (1994) Pflegekammern und Professionalisierung der Pflege. Melsungen: Bibliomed Medizinische Verlagsgesellschaft mbH.
Kellnhauser, Edith (1994) Primary Nursing – Ein neues Pflegemodell. In: *Die Schwester/ Der Pfleger* 33/9:747–751.
Kelly, Brighid (1996) Speaking up: A moral obligation. In: *Nursing Forum* 31/2:31–35.
Kernberg, Otto (1966) Structural derivatives of object relationships. In: *International Journal of Psychoanalysis* 47:236–253.
Kernberg, Otto (1966) Borderline-Störungen und pathologischer Narzissmus. Frankfurt/ Main: Suhrkamp.
King, Imogene (1981) A theory for nursing: Systems, concepts, process. New York: Delmar Publishers.
Kirchhoff, Günter (1978) Verantwortung in der Arbeitswelt. München: Bayrische Landeszentrale für politische Bildungsarbeit.
Kitwood, Tom (1990) The dialectics of dementia: with particular references to Alzheimer's desease. In: *Ageing and Society* 10:177–196.
Klinefelter, Grace (1993) Role efficiency and job satisfaction of hospital nurses. In: *Journal of Nursing Staff Development* 9/4:179–183.
Köckeis-Stangel (1980) Methoden der Sozialisationsforschung. In: Hurrelmann, Klaus; Ulich, Dieter (Hg.): Handbuch der Sozialisationsforschung. Weinheim: Beltz, 321–370.
Kohlberg, Lawrence (1968) Early education: A cognitive-development approach. In: *Child development* 39:1013–1062.
Kolb, D. A.; Boyatzis, R. (1970) On the dynamics of the helping relationship. In: *Journal of Applying Behavioral Science* 6:267–289.
Kramer, Marlene (1990) The magnet hospital revisited. In: *Journal of Nursing Administration* 20/9:35–44.
Kramer, Marlene; Schmalenberg, Claudia (1987) Magnet hospitals talk about the impact of DRGs on nursing care – part 1. In: *Nursing Managment* 10/18:33–40.
Kramer, Marlene; Schmalenberg, Claudia (1988) Magnet hospitals: part 2, institutions of excellence. In: *Journal of Nursing Administration* 18/2:11–19.
Kramer, Marlene; Schmalenberg, Claudia (1989) Magnet-Spitäler – Institutionen mit Spitzenleistungen (1. Teil). In: *Pflege* 2:122–135.
Krejci, Janet; Wessel, Malin Shelly (1997) Impact of leadership development on competencies. In: *Nursing Economics* 15/5:235–241.
Krohwinkel, Monika (1993) Der Pflegeprozess am Beispiel von Apoplexiekranken: Eine Studie zur Erfassung und Entwicklung ganzheitlich-rehabilitierender Prozesspflege. In: Bundesministerium für Gesundheit (Hg.): Schriftenreihe des Bundesministeriums für Gesundheit. Baden-Baden: Nomos Verlagsgesellschaft.
Kruse, Torsten; Wagner, Harald (1994) Ethik und Berufsverständnis der Pflegeberufe. Berlin: Springer.

Kuhn, M. H. (1960) Self-attitudes by age, sex, and professional training. In: *The Sociological Quarterly* 1:39–55.
Kulbatzki, Petra; Schulz-Debor, Ursula (1993) Konfliktsituationen im Krankenhaus erkennen und lösen. Basel: Recom.
Kuokkanen, Lisa; Leino-Kilpi, Helena (2000) Power and empowerment in nursing: three theoretical approaches. In: *Journal of Advanced Nursing* 31/1:235–241.
Küpper, Gunhild (1994) Karriere von Frauen in der Krankenpflege. In: *Pflege* 7/1: 24–32.
Lalouschek, Johann; Menz, Florian; Wodak, Ruth (1990) Alltag in der Ambulanz. Tübingen: Gunter Narr Verlag.
Lamnek, Siegfried (1988) Qualitative Sozialforschung. Methodologie. Bd. 1. München: Psychologische Verlagsunion.
Lamnek, Siegfried (1989) Qualitative Sozialforschung. Bd. 2. München: Psychologische Verlagsunion.
Lampe, Susan (1988) Disagreement about primary nursing. In: *Nursing Management* 19/11:12.
Laplanche, Jean; Pontalis, Jean-Bertrand (1989) Das Vokabular der Psychoanalyse. Fischer: Suhrkamp.
Laschinger, Heather K. S.; Havens, Donna Sullivan (1996) Staff nurse work empowerment and perceived control over nursing practise. Conditions for work effectiveness. In: *Journal of Nursing Administration* 26/9:27–35.
Lawrence, Jeanette A.; Wearing, Alexander J.; Dodds, Agnes E. (1996) Nurses' representations of the positive and negative features of nursing. In: *Journal of Advanced Nursing* 24:375–384.
Lazarus, Richard (1981) Auseinandersetzung mit und Bewältigung von kritischen Lebensereignissen. In: Filipp, Heide-Sigrun (Hg.): Kritische Lebensereignisse. München: Urban & Schwarzenberg.
Lazarus-Mainka, Gerda; Siebeneick, Stefanie (1997) Ängstlichkeit als Selbstkonzept. Göttingen: Hogrefe.
Lehmenkühler-Leuschner, Angelica (1998) Die institutionsanalytische Balintgruppe: Zum Verstehen psychosozialer Dynamik des Unbewussten in beruflich-institutionellen Situationen. In: *Forum: Supervision* 6/11:33–57.
Leininger, Madeleine (1984) Southern rural black and white American lifeways with focus on care and health phenomena. In: Leininger, Madeleine (Hg.): Care: The essence of nursing and health. Thorofare: Charles B. Slack.
Leithäuser, Thomas; Volmerg, Birgit (1979) Anleitung zur empirischen Hermeneutik. Psychoanalytische Textinterpretation als sozialwissenschaftliches Verfahren. Frankfurt am Main.
Leithäuser, Thomas; Volmerg, Birgit (1988) Psychoanalyse in der Sozialforschung. Eine Einführung am Beispiel einer Sozialpsychologie der Arbeit. Opladen: Westdeutscher Verlag.
Lelean, Sandy (1973) Ready for report nurse? London: Royal College of Nursing.
LeMone, Priscilla (1991) Analysis of a human phenomenon: self-concept. In: *Nursing Diagnosis* 2/3:126–130.
Lenk, Hans (1992) Zwischen Wissenschaft und Ethik. Frankfurt am Main: Suhrkamp.
Lewin, Kurt (1963) Feldtheorie in den Sozialwissenschaften. Angewandte theoretische Schriften. Bern: Hans Huber.

Lewis, Frances M.; Batey, Marjorie V. (1982) Clarifying autonomy and accountability in the nursing service. Part 1. In: *Journal of Nursing Administration* 12/9:13–18.
Lewis, Frances M.; Batey, Marjorie V. (1982) Clarifying autonomy and accountability in the nursing service. Part 2. In: *Journal of Nursing Administration* 12/10:10–15.
Lieser, Anja (2000) Rechtliche Aspekte der Pflege. In: Kellnhauser Elisabeth et al. (Hg.): Pflege: entdecken – erleben – verstehen – professionell handeln. Stuttgart: Thieme, 209–222.
Linstead, Stephen; Grafton-Small, Robert (1992) On reading organizational culture. In: *Organization Studies* 13/3:331–355.
Linville, Patricia (1987) Self-complexity as a cognitive buffer against stress-related illness and depression. In: *Journal of Personality and Social Psychology* 52/4:663–676.
Lipson, J. G. (1984) Combining researcher, clinical and personal roles: Enrichment or confusion? In: *Human Organisation* 43/4:348–352.
Lorenzer, Alfred (1986) Tiefenhermeneutische Kulturanalyse. In: Lorenzer, Alfred (Hg.): Kulturanalysen. Frankfurt am Main: Fischer, 11–98.
Lucas M. D.; Atwood, J. R.; Hagaman, R. (1993) Replication and validations of anticipated turnover model for urban registered nurses. *Nursing Research* 42: 29–35.
Luckenbill-Brett, Jane (1987) Use of nursing practice research findings. In: *Nursing Research* 36:344–349.
Luhmann, Niklas (1964) Funktion und Folgen formaler Organisation. Berlin: Duncker & Humbolt.
Maas, Hans-Jürgen (1997) Kein «arztfreier Raum» in der Krankenpflege. In: *Das Krankenhaus* 1:27–28.
Macleod, Clark (1983) Nurse-patient communication – an analysis of conversation from cancer wards. In: Wilson, Barnett J. (Hg.): Nursing Research: Ten Studies in Patient Care. Chichester: John Wiley.
Maes, Jürgen; Montada, Leo (1989) Verantwortlichkeit für «Schicksalsschläge»: Eine Pilotstudie. In: *Psychologische Beiträge* 31:107–124.
Malterud, K. (1993) Strategies for empowering women's voices in the medical culture. In: *Health Care for Women International* 14:365–373.
Mangan, Paul (1994) Staff nurse education, accountability and practice. In: *Nursing Times* 90/28:38–39.
Mangold, Werner (1960) Gegenstand und Methode des Gruppendiskussionsverfahrens. Aus der Arbeit des Instituts für Sozialforschung. Frankfurt am Main: Europäische Verlagsanstalt.
Manley, Kim (1990) Intensive caring. In: *Nursing Times* 86/19:67–69.
Manthey, Marie (1980) The practice of primary nursing. Boston: Blackwell Scientific.
Manthey, Marie (1980a) A theoretical framework for primary nursing. In: *Journal of Nursing Administration* 10/6:11–15.
Manthey, Marie (1999) The business of being a nurse consultant. In: *Paper presented at the ICN-Conference, London (27.6.–1.7.1999)*.
Markert, Mary (1993) Hopelessness. In: McFarland, Gertrude und McFarlane Elisabeth (Hg.): Nursing Diagnosis & Intervention. St. Louis: Mosby, 499–504.
Markus, Hazel (1977) Self-schemata and processing information about the self. In: *Journal of Personality and Social Psychology* 35/2:63–78.
Markus, Hazel; Crane, Marie; Bernstein, Stan; Siladi, Michael (1982) Self-schemas and gender. In: *Journal of Personality and Social Psychology* 42/1:38–50.

Markus, Hazel; Cross, Susan; Wurf, Elissa (1990) The role of the self-system in competence. In: Sternberg, Robert und Kolligian, John Jr. (Hg.): Competence considered. New Haven: Yale University Press, 205–225.
Markus, Hazel; Jajonc, Robert (1985) The cognitive perspective in social psychology. In: Lindzey, G. und Aronson, E. (Hg.): Handbook of social psychology. 3. Aufl. New York: Random House, 137–229.
Markus, Hazel; Kitayama, Shinobu (1991) Culture and the self: Implications for cognition, emotion and motivation. In: *Psychological Review* 98/2:224–253.
Markus, Hazel; Nurius, Paula (1986) Possible selves. In: *American Psychologist* 41/9: 954–969.
Markus, Hazel; Wurf, Elissa (1987) The dynamic self-concept: A social psychological perspective. In: *Annual Review of Psychology* 38:299–337.
Marsh, Herbert (1986) Global self-esteem: Its relation to specific facets of self-concept and their importance. In: *Journal of Personality and Social Psychology* 51/6:1224–1236.
Marsh, Herbert W.; Richards, Garry E. (1988) Tennessee Self Concept Scale: Reliability internal structure, and construct validity. In: *Journal of Personality and Social Psychology* 55:612–624.
Martin, Geoffrey (1997) Changing the culture of care for dying patients. In: *Professional Nurse* 12/7:498–500.
Maslow, Abraham H. (1943) A theory of human motivation. In: *Psychological Review* 50:370–396.
Mason, Diana J.; Backer, Barbara A.; Georges, Alicia C. (1991) Toward a feminist model for the political empowerment of nurses. In: *IMAGE: Journal of Nursing Scholarship* 32/2:72–77.
Matthiasson, Anne-Catherine; Andersson, Lars (1995) Organizational environment and the support of patient autonomy in nursing home care. In: *Journal of Advanced Nursing* 22:1149–1157.
Matthiasson, Anne-Cathrine (1995) Organizational environment and the support of patient autonomy in nursing home care. In: *Journal of Advanced Nursing* 22: 1149–1157.
May, Carl (1990) Research on nurse-patient relationships: problems ot theory, problems of practice. In: *Journal of Advanced Nursing* 15:307–315.
Mayring, Phillip (1988) Qualitative Inhaltsanalyse. Grundlagen und Techniken. Weinheim: Beltz.
McClelland, D. (1978) Macht als Motiv. Entwicklungswandel und Ausdrucksformen. Stuttgart: Klett-Cotta.
McClure, M.; Poulin, M.; Sovie, M. D. (1983) Magnet hospitals: Attraction and retention of professional nurses. Kansas City: American Academy of Nurses.
McDaniel, Charlotte (1995) Organization culture and ethics work satisfaction. In: *Journal of Nursing Administration* 25/11:15–21.
McDaniel, Charlotte; Stumpf, Linda (1993) The organizational culture. Implications for nursing service. In: *Journal of Nursing Administration* 23/4:54–60.
McFarland, Gertrude; McFarlane, Elizabeth (1993) Nursing diagnosis and intervention – Planning for patient care. St. Louis: Mosby.
McGinty, Hope; Andreoni, Vicki M.; Quigley, Michelle A. (1993) Building a managed care approach. In: *Nursing Management* 24/8:34–35.
McGuire, William; McGuire, Claire (1986) Differences in conceptualising self versus

conceptualising other people as manifested in contrasting verb types used in natural speech. In: *Journal of Personality and Social Psychology* 51/6:1134–1143.
McMahon, Richard (1990) Primary nursing. Collegiality is the key. In: *Nursing Times* 86/42:66–67.
McMahon, Richard (1998) Leading a team. Editorial. In: *Journal of Nursing Management* 6:59–60.
McQuiston, Chris M.; Webb, Adele A. (1995) Foundations of nursing theory. London: Sage Publicatons.
Mead, Donna (1991) An evaluation tool for primary nursing. In: *Nursing Standard* 6/1:37–39.
Mead, George H. (1993/1934) Geist, Identität und Gesellschaft. Frankfurt am Main: Suhrkamp.
Meize-Grochowski, Robin (1984) An analysis of the concept of trust. In: *Journal of Advanced Nursing* 9:563–572.
Meleis, Afaf I. (1997) Theoretical Nursing: Development & Progress. 3. Aufl. Philadelphia: Lippincott.
Melia, Kath (1995) Accountability – the ethical dimension. In: Watson, Roger (Hg.): Accountability in Nursing Practice. London: Chapman and Hall, 177–180.
Melia, Kath (1982) «Tell it as it is» – qualitative methodology and nursing research: understanding the students nurse's world. In: *Journal of Advanced Nursing* 7: 327–335.
Mentzos, Stavros (1990) Interpersonale und institutionalisierte Abwehr. Frankfurt am Main: Suhrkamp, Wissenschaft.
Mentzos, Stavros (1995) Depression und Manie. Psychodynamik und Therapie affektiver Störungen. Göttingen:.
Menzies, Isabel E. P. (1974) Die Angstabwehr-Funktion sozialer Systeme – ein Fallbericht. In: *Gruppendynamik. Forschung und Praxis* 5/3:183–216.
Menzies, Isabel Lyth (1988) Containing anxiety in institutions. London: Loader Jackson Printers.
Menzies, Isabel Lyth (1960) Nurses under stress: a social system functioning as a defence against anxiety. In: *International Nurses Review* 1/6:9–16.
Mergner, Ulrich (1992) Arbeitsbedingungen in der stationären Krankenpflege. Entstehungszusammenhänge, Problemzonen, Ansatzpunkte für veränderungsorientiertes Handeln. (HLT Report: 355). Wiesbaden: Gesellschaft für Forschung und Planung Entwicklung mbH.
Mieg, Harrald A. (1994) Verantwortung als Leistung – Eine sozialpsychologische Perspektive. In: *Zeitschrift für Sozialpsychologie* 25:208–216.
Miers, Margret (1999) Nursing teams and hierarchies: nurses working with nurses. In: Wilkinson, Geoff und Miers, Margaret (Hg.): Power and nursing practice. London: Macmillan, 64–79.
Mischo-Kelling, Maria (1995) Diskussion der pflegetheoretischen Ansätze. In: Mischo-Kelling, Maria und Wittneben, Karin (Hg.): Pflegebildung und Pflegetheorien. München: Urban & Schwarzenberg, 165–203.
Mock, Victoria (1993) Body image in women treated for breast cancer. In: *Nursing Research* 42:153–157.
Mock, Victoria (1993) Fear. In: McFarland, Gertrude und McFarlane Elisabeth (Hg.): Nursing Diagnosis & Intervention. St. Louis: Mosby, 486–491.

Molzahn, Anita E. (1997) Creating caring organization cultures in dialysis units. In: *American Nephrology Nurses Association* 24/2:247–253.
Montada, Leo (1988) Die Bewältigung von ‹Schicksalsschlägen› – erlebte Ungerechtigkeit und wahrgenommene Verantwortlichkeit. In: *Schweizerische Zeitschrift für Psychologie* 47/2–3:203–216.
Montgomery, Phyllis; Santi, Gina (1996) The influence of bilateral orchiectomy on self-concept: a pilot study. In: *Journal of Advanced Nursing* 24:1249–1256.
Moretti, Marlene; Higgins, Tory (1990) The development of self-system vulnerabilities: Social and cognitive factors in developmental psychopathology. In: Sternberg, Robert und Kolligian, John Jr. (Hg.): Competence considered. New Haven: Yale University Press, 286–314.
Morgan, Gareth (1989) Creative organization theory: A resource book. Newbury Park: Sage Publications.
Morse, Janice M. (1991) Negotiating commitment and involvement in the nurse-patient relationship. In: *Journal of Advanced Nursing* 16:455–468.
Morse, Janice M. (1992) Comfort. The Refocusing of Nursing Care. In: *Clinical Nursing Research* 1/1:91–106.
Morse, Janice M. (1997) Responding to threats to integrity of self. In: *Advances in Nursing Science* 19/4:21–36.
Morse, Janice M.; Carter, Barbara J. (1995) Strategies of enduring and the suffering of loss: Modes of comfort used by a resilient survivor. In: *Holistic Nursing Practice* 9/3:38–52.
Morse, Janice M.; Carter, Barbara J. (1996) The essence of enduring and expressions of suffering: The reformulation of self. In: *Scholary Inquiry for Nursing Practice: An Internationnal Journal* 10/1:43–60.
Morse, Janice M.; O-Brien, Beverly (1995) Preserving self: from victim, to patient, to disabled person. In: *Journal of Advanced Nursing* 21:886–896.
Müller, Rudolf (1997) Abgeklatscht und fertiggemacht – Was verstehen Patienten unter pflegerischen Fachausdrücken? In: Zegelin, Angelika (Hg.): Sprache und Pflege. Berlin: Ullstein, Mosby, 135–142.
Mullholland, Joan (1991) Primary nursing. The Ulster experience. In: *Nursing Times* 87/30:63.
Mummendy, Hans (1977) Untersuchung zur Differenziertheit des generellen und des situationsspezifischen Selbstbildes. Nr. 22: Bielefelder Arbeiten zur Soziologie.
Murphy, C. C. (1979) Ethical aspects of decision making. In: Murphy (Hg.): Political, Social and Educational Forces: Impact of Social Forces. New York: National League for Nursing, 17–25.
Muxlow, Jenny (1995) The relationship between nurse and patient. In: *Professional Nurse* 11/1:63–65.
Napiwotzky, Anne-Dorothea (1998) Selbstbewusst verantwortlich pflegen. Ein Weg zur Professionalisierung mütterlicher Kompetenzen. Bern: Huber.
Nash, Mary G.; Everett, Linda N. (1996) Cultural cohesion versus collision. A model for facilitating organizational mergers. In: *Journal of Nursing Administration* 26/7/8:11–18.
Nelms, Tommie P. (1996) Living a caring presence in nursing: a Heideggerian hermeneutical analysis. In: *Journal of Advanced Nursing* 24:368–374.
Neuberger, Oswald (1984) Führung, Ideologie – Struktur – Verhalten. Stuttgart: Enke.
Niedenthal, Paula; Setterland, Marc; Wherry, Mary Beth (1992) Possible self-complexity

and affective reactions to goal-relevant evaluation. In: *Journal of Personality and Social Psychology* 63/1:5–16.
Nissen, J. M. J. F.; Boumans, N. P. G.; Landeweerd, J. A. (1997) Primary nursing and quality of care: a Dutch study. In: *International Journal of Nursing Studies* 34/2:93–102.
Noddings, Nel (1984) Caring. A feminine approach to ethics and moral education. Berkeley: University of California Press.
Noer, David (1993) Healing the wounds. Overcoming the trauma of layoffs and revitalizing downsized organizations. San Francisco: Jossey-Bass Inc. Pub.
Norem, Julie K.; Cantor, Nancy (1986) Defensive pessimism: Harnessing anxiety as motivation. In: *Journal of Personality and Social Psychology* 51/6:1208–1217.
Norem, Julie K.; Cantor, Nancy (1990) Cognitive strategies, coping, and perceptions of competence. In: Sternberg, Robert und Kolligian, John Jr. (Hg.): Competence considered. New Haven: Yale University Press, 190–204.
Nowotny, M. (1989) Assessment of hope in patients with cancer: development of an instrument. In: *Oncology Nursing Forum* 16/1:57–61.
Nunner-Winkler, Gertrud (1989) Kollektive, individuelle und solidarische (fürsorgliche) Verantwortung. In: Lampe, Ernst-Joachim (Hg.): Jahrbuch für Rechtssoziologie und Rechtstheorie. Opladen: Westdeutscher Verlag, 169–190.
Oertle, Bürki, Cornelia (1997) Pflegesprache – gibt es sie? In: Zegelin, Angelika (Hg.): Sprache und Pflege. Berlin: Ullstein/Mosby, 23–36.
Ojeda, Marilyn (1976) Primary nursing for shortend stay surgical patients. In: *Supervisor Nurse* 7/9:42,45,48.
Olbrich, Christa (1999) Pflegekompetenz. Bern: Huber.
Olson, Linda (1995) Ethical climate in health care organizations. In: *International Nursing Review* 42/3:85–90.
Omerod, Jane (1993) Accountability in nurse education. In: *British Journal of Nursing* 2/14:730–733.
Osberg, Timothy; Shrauger, Sidney (1986) Self-prediction: Exploring the parameters of accuracy. In: *Journal of Personality and Social Psychology* 51/5:1044–1057.
Osgood, L. E.; Suci, G. J. (1952) A measure of relation determined by both mean difference and profile information. In: *Psychological Bulletin* 49:251–262.
Osterloh, Margit (1985) Handlungsspielräume und Organisationsspielräume als Voraussetzungen einer persönlichkeitsförderlichen Arbeitsgestaltung. In: Hoff, Ernst-H.; Lappe, Lothar und Lempert, Wolfgang (Hg.): Arbeitsbiographie und Persönlichkeitsentwicklung. Bern: Huber, 243–259.
Osterman, Paulette; Schwartz-Barcott, Donna (1996) Presence: Four ways of being there. In: *Nursing Forum* 31/2:23–30.
Parse, Rosemary Rizzo (1987) Nursing Science: Major paradigms, theories and critiques. Toronto: WB Saunders.
Pearson, Alan (1988) Primary nursing. Nursing in the Burford and Oxford Nursing Development units. In: Pearson, Alan (Hg.) London: Chapman and Hall.
Pearson, Alan (1983) Accountability in nursing. Primary nursing. In: *Nursing Times* 79/40:37–38.
Pederson, Carol (1993) Presence as a nursing intervention with hospitalised children. In: *Maternal-Child Nursing Journal* 21/3:75–81.
Pelham, Brett, W.; Swann, William B. Jr. (1989) From self-conceptions to self-worth. In: *Journal of Personality and Social Psychology* 57/4:672–680.

Peplau, Hildegard (1971) Anxiety. In: Burd, S. F. und Marshall, M. A. (Hg.): Some clinical approaches to psychiatric nursing. London: McMillan, 323–327.
Peplau, Hildegard (1971) Responsibility, authority, evaluation and accountability of nursing in patient care. In: *Michigan Nurse* 44:20–23.
Peplau, Hildegard (1988) The art and science of nursing: Similarities, differences and relations. In: *Nursing Science Quarterly* 1:8–15.
Peplau, Hildegard (1988/1952) Interpersonal relations in nursing. London: Macmillan Press.
Peplau, Hildegard (1989a) Interpersonal Relationships: The purpose and characteristics of professional nursing. In: O'Toole, Anita Werner und Welt, Sheila Rouslin (Hg.): Hildegard E. Peplau. Selected Works: Interpersonal Theory. London: McMillan, 42–55.
Peplau, Hildegard (1989b) Theoretical constructs: Anxiety, self and hallucination. In: O'Toole, Anita Werner und Welt, Sheila Rouslin (Hg.): Hildegard E. Peplau. Selected Works: Interpersonal Theory. London: McMillan, 270–326.
Peplau, Hildegard (1997) Peplau's theory of interpersonal relation. In: *Nursing Science Quarterly* 10/4:162–167.
Peräla, Marja-Leena (1989) Primary nursing: options for nursing staff before and during implementation. In: *International Journal of Nursing Studies* 26/3:231–241.
Peters, Tom; Waterman, Robert (1982/1995) In search of excellence. London: Harper Collins Publishing.
Piechotta, Gudrun (2000) Weiblich oder kompetent? Der Pflegeberuf im Spannungsfeld von Geschlecht, Bildung und gesellschaftlicher Anerkennung. Bern: Huber.
Picht, Georg (1969) Wahrheit, Vernunft, Verantwortung. Philosophische Studien. Stuttgart: Klett-Cotta.
Pinch, Winifred (1985) Ethical dilemmas in nursing: the role of the nurse and perceptions of autonomy. In: *Journal of Nursing Education* 24/9:372–376.
Pittius, Gisela (1992) Primary Nursing. In: *Krankenpflege* 2:77–79.
Plantholz, Markus (1994) Pflegekammer – Gutachten über die rechtlichen Probleme und Möglichkeiten der Einrichtung einer Pflegekammer auf Landesebene. Erstattet im Auftrag der Fraktion Bündnis 90/Grüne im Abgeordnetenhaus von Berlin.
Polit, Denise F.; Hungler, Bernadette, P. (1999) Nursing Research. Principles and Methods. 6. Aufl. Philadelphia: Lippincott.
Pollok, Friedrich (1955) Gruppenexperiment. Ein Studienbericht. Frankfurt am Main: Europäische Verlagsanstalt.
Pontin, David (1999) Primary nursing: a mode or a car or a philosophy of nursing?. In: *Journal of Advanced Nursing* 29/3:584–591.
Poorman, Susan; Webb, Cherly (1992) Sexuality and self-concept: issues in skin disease. In: *Dermatology Nursing* 4/4:279–284.
Porter, Sam (1991) A participant observation study of power relations between nurses and doctors in a general hospital. In: *Journal of Advanced Nursing* 16:728–735.
Preisendörfer, Peter (1985) Verantwortung im Betrieb. Opladen: Leske.
Putt, Arlene (1978) General Systems Theory. Applied to Nursing. Boston: Little, Brown and Company.
Raatikainen, Ritva (1994) Power or the lack of it in nursing care. In: *Journal of Advanced Nursing* 19:424–432.
Rabe-Kleberg, Ursula (1993) Verantwortlichkeit und Macht. Ein Beitrag zum Verhältnis

von Geschlecht und Beruf angesichts der Krise traditioneller Frauenberufe. Bielefeld: Kleine Verlag.
Radwin, Laurel E. (1995) Knowing the patient: a process model for individualized interventions. In: *Nursing Research* 44:364–370.
Raven, Uwe (1995) Handlungskompetenz in der Pflege und ihre Bedeutung für die Professionalisierung des Berufsfeldes. In: *Pflege* 8/4:347–355.
Reed, M.T. (1992) Group techniques. In: Brooking, J. I.; Ritter, S. A. und Thomas, B. L. (Hg.): A textbook of psychiatric mental health nursing. Edinburgh: Churchill Livingstone, 563–568.
Reichle, Barbara (1994) Die Zuschreibung von Verantwortlichkeit für negative Ereignisse in Partnerschaften: Ein Modell und erste empirische Befunde. In: *Zeitschrift für Sozialpsychologie* 25:227–237.
Remmers, Hartmut (1998) Gegenstandsspezifik und Grenzen formaler Rationalität pflegerischen Handelns. Begründungs- und Anwendungsebenen ethischer Normen in Praxisfeldern der Pflege. Habilitationsschrift, Universität Bremen.
Richter, Horst-Eberhard (1972) Die Gruppe. Hoffnung auf einen neuen Weg, sich selbst und andere zu befreien. Reinbeck: Rowohlt.
Riedel, Manfred (1980) Freiheit und Verantwortung. In: Apel; Böhler und Berlich, Plumpe (Hg.): Praktische Philosophie/Ethik. Frankfurt/Main: Suhrkamp.
Riihinen, Olana (1979) Mental security – Challenge for social policy of future. In: *Sosiaalitura* 18:819–827.
Robbins, SP (1990) Organizational theory: Structure, design, and applications. Englewood Cliffs: Prentice and Hall.
Robert Bosch Stiftung (1992) Pflege braucht Eliten. Denkschrift zur Hochschulausbildung für Lehr- und Leitungskräfte in der Pflege. Reihe: Beiträge zur Gesundheitsökonomie 28. 4. Aufl. Gerlingen: Bleicher Verlag.
Robert Bosch Stiftung (1996) Pflegewissenschaft: Grundlegung für Lehre, Forschung und Praxis. Denkschrift Stuttgart: Bleicher Verlag.
Roberts, Carol A.; Burke, Sharon Ogden (1989) Nursing Research: A quantitative and qualitative approach. Boston: Jones and Barlett Publishers.
Roberts, Vega Zagier (1994) The organization of work: contributions from open systems theory. In: Obholzer, Anton und Roberts, Vega Zagier (Hg.): The unconscious at work. Individual and organizational stress in the human services. London: Routlege, 28–38.
Robinson, Jane (1995) Internalisation, professional regulation and the scope of professional practice. In: *Vortrag (unveröffentlicht). Second International Conference on the Regulation of Nursing and Midwifery, June 1995.*
Rodgers, Sheila (1995) Accountability in primary nursing. In: Watson, Roger (Hg.): Accountability in nursing practice. London: Chapman and Hall, 70–91.
Rommelspacher, Birgit (1992) Mitmenschlichkeit und Unterwerfung. Zur Ambivalenz der weiblichen Moral. Frankfurt am Main: Campus.
Roper, Nancy; Logan, Winifred; Tierney, Allison (1980/1987) The elements of nursing. Edinburgh: Churchill Livingstone.
Rose, Pat (1995) Best Interest: a concept analysis and its implications for ethical decision-making in nursing. In: *Nursing Ethics* 2/2:149–160.
Roth, David L.; Snyder, Cr.; Pace, Lynn M. (1986) Dimensions of favourable self-presentation. In: *Journal of Personality and Social Psychology* 51/4:867–874.

Roth, Heinrich (1972) Pädagogische Psychologie des Lehrens und Lernens. Hannover: Schroedel.
Rotter, Julian B. (1966) Generalized expectancies of internal versus external control of reinforcement. In: *Psychological Monographs* 80/699.
Roy; Callista; Adrews, Heather (1991) The Roy Adaption Modell: The definitive statement. Norwalk: Appelton and Lange.
Roy, Callista; Andrews, Heather (1999) Roy Adaption Modell. Stamford: Appelton and Lange.
Rubin, Fränzi; Graber, Therese (1993) Angst in der Pflegeausbildung. In: *PflegePädagogik* 1:21–27.
Ryles, Shaun (1999) A concept analysis of empowerment: its relationship to mental health nursing. In: *Journal of Advanced Nursing* 29/3:600–607.
Sackman, S. (1992) Cultural knowledge in organizations-exploring the collective mind. London: Sage Publications.
Salamone, Theresa (1983) Implementation of primary nursing in a dialysis unit. In: *American Association of Nephrology Nurses* 10/4:17–18.
Salvage, Jan (1985) The Politics of Nursing. London: Heinemann.
Sänger, Monika (1996) Verantwortung – Arbeitstexte für den Unterricht. In: Sänger, Monika (Hg.) Stuttgart: Reclam.
Schaeffer, Doris (1999) Entwicklungsstand und -herausforderungen der bundesdeutschen Pflegewissenschaft. In: *Pflege* 12/3:141–152.
Schein, Edgar (1984) Coming to a new awareness of organizational culture. In: *Sloan Management Review* 4:3–16.
Schein, Edgar (1985/1997) Organizational culture and leadership. San Francisco: Jossey-Bass Pub.
Schischkoff, Georgi (1974) Philosophisches Wörterbuch. Stuttgart: Körner Verlag.
Schlettig, Hans-Joachim; von der Heide, Ursula (1995) Bezugspflege. 2. Aufl. Berlin: Springer.
Schmidbauer, Wolfgang (1985) Die Angst vor Nähe. Reinbek bei Hamburg: Rowohlt.
Schmitt, Manfred; Montada, Leo; Dalbert, Claudia (1991) Struktur und Funktion der Verantwortlichkeitsabwehr. In: *Zeitschrift für Differentielle und Diagnostische Psychologie* 12/4:203–214.
Schnoor, Heike (1988) Psychoanalyse der Hoffnung. Die psychische und psychosomatische Bedeutung von Hoffnung und Hoffnungslosigkeit. Heidelberg: Asanger.
Schönbach, Peter; Bergmann, Dirk (1994) Was heißt Verantwortung? Begriffsbestimmungen unter dem Einfluss von Geschlechtszugehörigkeit und Kontrollbedürfnissen. In: *Zeitschrift für Sozialpsychologie* 25:192–207.
Schorr, Thelma (1977) Let's hear it for primary nursing. In: *American Journal of Nursing* 77/11:1787.
Schrems, Berta (1994) Zeitorganisation in der Krankenpflege. Frankfurt/Main: Marbuse-Verlag.
Schröck, Ruth (1995) Zum moralischen Handeln in der Pflege. In: *Pflege* 8:315–323.
Schulte-Sasse, Hermann (1997) Kooperation zwischen Ärzten und Pflegenden. In: *Das Krankenhaus* 1:26–27.
Schutzendorfer, Karen; Musser, Kelly; Bridgeman, Donna (1994) Nurse Characteristics and Professional Autonomy. In: *IMAGE: Journal of Nursing Scholarship* 26/3:201–205.

Schutzenhofer, Karen (1987) The measurement of professional autonomy. In: *Journal of Professional Nursing* 9:279–283.
Schutzenhofer, Karen; Musser, Donna (1994) Nurse characteristics and professional autonomy. In: *Image: Journal of Nursing Scholarship* 26/3:201–205.
Seago, Jean Ann (1996a) Culture of troubled work groups. In: *Journal of Nursing Administration* 26/9:41–46.
Seago, Jean Ann (1996b) Work group culture, stress, and hostility. Correlations with organizational outcomes. In: *Journal of Nursing Administration* 26/6:39–47.
Segal, Zindel (1988) Appraisal of the self-schema construct in cognitive models of depression. In: *Psychological Bulletin* 103/2:147–162.
Sellin, Sandra C. (1992) Out on a limb: a qualitative study of patient advocacy in institutional nursing. In: *Nursing Ethics* 2/1:19–28.
Sennet, Richard (1990) Autorität. Frankfurt am Main: Fischer Wissenschaft.
Shaver, K. G. (1985) The attribution of blame: Causality, responsibility and blameworthiness. New York: Springer.
Shea, Carol (1993) Personal Identity Disturbance. In: McFarland, Gertrude und McFarlane Elisabeth (Hg.): Nursing Diagnosis & Intervention. 2. Aufl. St. Louis: Mosby, 521–528.
Shoham-Yakubovic, Ilana; Carmel, Sara; Zwanger, Lea; Zaltrcman, Tsila (1989) Autonomy, job satisfaction and professional self-image among nurses in the context of a physicians strike. In: *Social Science Medicine* 28/12:1315–1320.
Showers, Carolin (1992) Compartmentalization of positive and negative self-knowledge: Keeping bad apples out of the bunch. In: *Journal of Personality and Social Psychology* 62/6:1036–1049.
Sigman, Paula (1979) Ethical choice in nursing. In: *Advances in Nursing Science*:37–52.
Sills, Grayce; Beeber, Linda (1995) Hildegard Peplaus interpersonale Pflegekonzepte. In: Mischo-Kelling, Maria; Wittneben, Karin (Hg.): Pflegebildung und Pflegetheorien. München: Urban & Schwarzenberg.
Silva, M. C.; Soreel, J. M.; Sorrell, C. D. (1995) From Carper's patterns of knowing to ways of being: An ontological philisophical shift in nursing. In: *Advances in Nursing Science* 18/1:1–13.
Simpson, Howard (1991) Peplau's Model in Action. Nursing Models in Action Series. London: McMillan.
Sitzmann, Franz (1997) Mit wachen Sinnen auf Sprachhygiene achten – Elemente einer Sprachkultur in Pflege, Medizin und Gesellschaft. In: Sprache und Pflege (Hg.): Zegelin, Angelika. Berlin: Ullstein, Mosby, 119–132.
Smirich, Linda (1983) Concepts of culture and organizational analysis. In: *Administrative Science Quarterly* 28:339–358.
Smith, Christine (1995) Learning about yourself helps patient care. Using self-awareness to improve practice. In: *Professional Nurse* 3:390–392.
Snowball, Jan (1996) Asking nurses about advocating for patients: «reactive» and «proactive» accounts. In: *Journal of Advanced Nursing* 24:67–75.
Sofarelly, D.; Brown, D. (1998) The need of nursing leadership in uncertain times. In: *Journal of Nursing Management* 6:201–207.
Spranzo Keller, Lorraine (1991) Information Technology. In: Cresea, Joan und Parker, Barbara (Hg.): Conceptual Foundation of Professional Nursing Practice. St. Louis: Mosby, 283–300.

Stein, Karen Farchaus (1995) The organizational properties of the self-concept and instability of affect. In: *Research in Nursing and Health* 18:405–415.
Stein, Karen Farchaus (1995) Schema model of the self-concept. In: *IMAGE: Journal of Nursing Scholarship* 27/3:187–193.
Stein, Leonard (1967) The doctor – nurse game. In: *Archives of Gen Psychiatry* 16: 699–703.
Stein, Leonard; Watts, David; Howell, Timothy (1990) Sounding bourd. The doctor – nurse game revisited. In: *The New England Journal of Medicine* 22/2:546–549.
Stokes, Jon (1994) The unconscious at work in groups and teams. In: Obholzer, Anton und Roberts, Vega Zagier (Hg.): The unconscious at work. Individual and organizational stress in the human services. London: Routlege, 19–27.
Stoller, Eleanor Palo (1978) Preconception of nursing role: a case study of an entering class. In: *Journal of Nursing Education* 17:2–14.
Stone, Jennie Ann; Goodwin, Marjorie (1988) A workshop in women's psychology: Increasing self-esteem in nursing students. In: *Journal of Nursing Education* 27/3:139–140.
Strasen, Leann (1989) Self-concept: Improving the image of nursing. In: *Journal of Nursing Administration* 19/1:4–5.
Strauman, Timothy; Higgins, Tory (1987) Automatic activation of self-discrepancies and emotional syndromes: when cognitive structures influence affect. In: *Journal of Personality and Social Psychology* 53/6:1004–1014.
Strauss, Anselm; Fagerhaugh, Shizuk; Suczek, Barbara; Wiener, Carolyn (1985) The social organization of medical work. Chicago: University of Chicago Press.
Strecker, I. A. (1969) Methodische Probleme der ethno-soziologischen Beobachtung und Beschreibung. Universität Göttingen: Dissertationsschrift.
Strotzka, Hans (1988) Macht. Ein psychoanalytischer Essay. Frankfurt am Main: Fischer, Geist und Psyche.
Styles, Margretta (1982) On nursing. Toward a new endowment. St. Louis: Mosby.
Styles, Margretta (1985) Accountable to whom? In: *International Nursing Review* 32:73–75.
Sullivan, E.; Decker, P. (1985) Effective Management in Nursing. California: Addison-Wesley.
Sullivan, Harry Stack (1953/1983) Die interpersonale Theorie der Psychiatrie. Frankfurt am Main: Fischer.
Suominen, T.; Kovasin, M.; Ketola, O. (1997) Nursing culture – some viewpoints. In: *Journal of Advanced Nursing* 25:186–190.
Super, Donald (1953/1957) The Psychology of Careers. New York: Harper & Row.
Super, Donald (1963) Self-concept Theory. New York: Appleton-Century-Crofts.
Swann, William Jr.; Pelham, Brett; Chidester, Thomas (1988) Change through paradox: Using self-verification to alter beliefs. In: *Journal of Personality and Social Psychology* 54/2:268–273.
Tatano Beck, Cheryl (1982) The conceptualization of power. In: *Advances in Nursing Science* 1:1–17.
Taylor, S. E.; Wood, J; Lichtman, R. R. (1983) It could be worse: Selective evaluation as a response to victimization. In: *Journal of Social Issues* 39:19–40.
Tewes, Renate (1994) Bewusste und unbewusste Aspekte der Kontrolle bei Pflegekräften – Eine empirische geschlechtsspezifische Untersuchung. Universität Bremen: Unveröffentlichte Diplomarbeit.

Tewes, Renate (2000) Pflegerische Verantwortung. Forschungsergebnisse einer wissenschaftlichen Untersuchung. In: *Altenpflege Forum* 8/1:14–19.
Thimm, Caja (1996) Sprachliche Kompetenz und Emanzipation. In: *Pflege Aktuell* 3:178–180.
Thomas, Charlene; Ward, Mark; Chorba, Carol; Kumiega, Andrew (1990) Measuring and Interpreting Organizational Culture. In: *Journal of Nursing Administration* 20/6:17–24.
Thomas, J. G. (1989) The power of social information in the work place. In: *Organizational Dynamics* 19/2:73.
Thomas, Louis; Bond, Senga (1991) Outcomes of nursing care: the case of primary nursing. In: *International Journal of Nursing Studies* 28/4:291–314.
Thomas, Sandra (1998) Transforming nurses' anger and pain. Steps toward healing. New York: Springer Publishing Company.
Thompson, Ian; Melia, Kath; Boyd, Kenneth (1988) Power-sharing and personal values in nursing ethics. In: Thompson, Ian (Hg.): Nursing Ethics Edinburgh. London: Churchill Livingstone, 67–91.
Thompson, J. D. (1967) Organisations in Action. New York: McGraw Hill.
Tilley, Stephen (1995) Accounts, accounting and accountability in psychiatric nursing. In: Watson, Roger (Hg.): Accountability in nursing practice. London: Chapman and Hall, 107–130.
Timpson, J. (1996) Towards an understanding of the human resource in the context of change in the NHS: economic sense versus cultural sensibilities? In: *Journal of Nursing Management* 4:315–324.
Tracy, Brian (1984) The psychology of achievement. Chicago: Nightingale Conant Co.
Travelbee, Joyce (1966) Interpersonal aspects of nursing. Philadelphia: FA Davis.
Triolo, Pamela K.; Allgeier, Patricia A.; Schwartz, C. Edward (1995) Layoff survivor sickness – Minimizing the squeal of organizational transformation. In: *Journal of Nursing Administration* 25/3:56–63.
Tschudin, Verena (1993) Aspects of nursing care. London: Scutari Press.
Twardon, Celeste; Gartner, Marianne (1991) Empowering nurses. Patient satisfaction with primary nursing in home health. In: *Journal of Nursing Administration* 21/11: 39–43.
Ulsenheimer, Klaus (1997) Neue Wege zur Organisation der Verantwortungsbereiche ärztlicher und pflegerischer Tätigkeit. In: *Das Krankenhaus* 1:22–26.
United Kingdom Central Council for Nursing, Midwifery and Health Visiting (UKCC) (2000) Annual Report 1999–2000. London: UKCC.
Uzarewicz, Charlotte (1998) Zur Problematik des Kulturbegriffs und das Phänomen des Fremden. In: *Pflege* 11:156–160.
van der Arend, Arie; Gastmans, Chris (1996) Ethik für Pflegende. Bern: Hans Huber Verlag.
van Maanen, B.; Barley, S. R. (1985) Cultural organization: Fragments of a theory. In: Frost, P. J.; Moore, L. F.; Louis, M. R.; Lundberg, C. C. und Martin, J. (Hg.): Organizational culture. Beverly Hill: Sage Publication, 31–53.
van Maanen, Johanna M. Th.(1998) Pflegewissenschaft in der Krebskrankenpflege. In: *Pflege* 11:142–148.
van Maanen, Johanna M. Th. (1999) Gesundheitsförderung in der Gemeinde. Studienbrief Fernstudiengang Pflege, Modul A36 und A37, Fachhochschule Jena. Langewiesen: Ilm-Print.
van Maanen, Johanna M. Th. (1979) From a practitioner directed vocation to research-based profession. In: *Journal of Advanced Nursing* 4:87–89.

van Maanen, Johanna, M. Th. (1995) Zum Wohl. Universität Bremen: Antrittsvorlesung.
van Servellen, Gwen Marram (1981) Primary Nursing: variations in practice. In: *Journal of Nursing Administration* 11/9:40–46.
Vaughan, Barbara (1989) Autonomy and accountability. In: *Nursing Times* 85/3:54–55.
Veatch, Robert M.; Fry, Sara T. (1987/1995) Case studies in nursing ethics. Sudbury, Massachusetts: Jones and Bartlett Pub.
Wainwright, Paul; Burnip, Stephanie (1983) QUALPACS at Burfurd. In: *Nursing Times* 79/5:36–38.
Walker, Lorraine Olszewski; Avant, Kay Coalson (1995) Strategies for theory construction in nursing. 3. Aufl. Norwalk: Appleton & Lange.
Walsh, Mike; Ford, Pauline (1996) Pflegerituale. Berlin: Ullstein, Mosby.
Walter, Sabine (1997) Im Mittelpunkt der Patient? Übergabegespräche im Krankenhaus. Stuttgart: Thieme Verlag.
Watkins, Sian (1994) Primary nursing. Understanding change. In: *Nursing Times* 90/11: 42–43.
Watson, Jean (1996) Pflege: Wissenschaft und menschliche Zuwendung. Bern: Hans Huber.
Watson, Roger (1995) Accountability in Nursing Practice. London: Chapman and Hall.
Wax, Rosalie (1971) Doing fieldwork. Chicago: University of Chicago Press.
Webb, Christine (1987) Speaking up for advocacy. In: *Nursing Times* 83/34:33–35.
Webb, Sherry S.; Price, Sylvia A.; Coeling, Harriet van Ess (1996) Valuing authority/responsibility relationships. In: *Journal of Nursing Administration* 26/2:28–33.
Weidmann, Reiner (1996) Rituale im Krankenhaus. Berlin: Ullstein, Mosby.
Weidner, Frank (1998) Zur Methode des problemzentrierten Interviews – aufgezeigt am Beispiel der Professionalisierung der Pflegepraxis. In: Wittneben, Karin (Hg.): Forschungsansätze für das Berufsfeld Pflege. Stuttgart: Thieme, 164–176.
Weinhold, Christine (1997) Gesprächsforschung in der Pflege. In: Zegelin, Angelika (Hg.): Sprache und Pflege. Berlin: Ullstein, Mosby, 59–66.
Weinhold, Christine (1997) Kommunikation zwischen Patienten und Pflegepersonal. Bern: Hans Huber Verlag.
Weinstein, E. A. (1969) The development of interpersonal competence. In: Goslin, D. A. (Hg.): Handbook of socialization theory and research. Chicago: Rand, McNally.
Weller, Leonard; Harrison, Michael; Katz, Zahava (1988) Changes in the self and professional images of student nurses. In: *Journal of Advanced Nursing* 13:179–184.
Westrope, R. Ann; Vaughn, Lynn; Bott, Majorie; Taunton, Rama L. (1995) Shared governance. From vision to reality. In: *Journal of Nursing Administration* 25/12:45–54.
Weyermann, Urs (1990) Die Arbeitssituation des Pflegepersonals – Strategien zur Verbesserung. In: *Pflege* 3/2:119–129.
Whalley, Patrick (1994) Team approach to working through transference and countertransference in a pediatric/psychiatric milieu. In: *Issues in Mental Health Nursing* 15/5:457–469.
Widmer, Martin (1989) Stress, Stressbewältigung und Arbeitszufriedenheit. In: *Pflege* 2/2: 136–142.
Wiens, Arelen G. (1993) Patient Autonomy in Care: A Theoretical Framework for Nursing. In: *Journal of Professional Nursing* 9/2:95–103.
Willard, Carole (1996) The nurse's role as patient advocate. Obligation or imposition? In: *Journal of Advanced Nursing* 24:60–66.

Wilkinson, Karen (1996) The concept of hope in life-threatening illness. In: *Professional Nurse* 11/10:659–661.
Williams, Susan (1995) Primary nurse accountability for patient care outcomes: Taking the first step. In: *Seminars for Nurse Managers* 3/2:59–61.
Williams, Susanne; McGowan, Sunita (1995) Professional Autonomy: A Pilot Study to determine the effects of a professional development program on nurses' attitudes. In: *Journal of Nursing Staff Development* 11/3:150–155.
Winnicott, Donald W. (1974) Reifungsprozesse und fördernde Umwelt. Studien zur Theorie der emotionalen Entwicklung. Frankfurt/Main: Kindler.
Winslow, Gerald (1984) From loyalty to advocacy: a new metaphor for nursing. In: *The Hastings Center Report* 6:32–40.
Wintle, Helen (1995) Altered body image. In: *Nursing Standard* 9/16:54–56.
Wittneben, Karin (1996) Die Notwendigkeit einer Pflegefachsprache für den Beruf und die Berufsausbildung unter Berücksichtigung von Aspekten der Professionalisierung. In: *Bundesausschuss der Länderarbeitsgemeinschaften der Lehrerinnen und Lehrer für Pflegeberufe, Tagungsband, 6. Bundestagung*:37–41.
Wittrahm, Andreas (1996) Verantwortlich handeln lernen. In: *Pflege Pädagogik* 2:14–20.
Witzel, Andreas (1982) Verfahren qualitativer Sozialforschung. Frankfurt am Main: Campus.
Witzel, Andreas (1985) Das problemzentrierte Interview. In: Jüttemann, Gerd (Hg.): Qualitative Forschung in der Psychologie. Weinheim: Beltz, 227–249.
Wolber, Edith (1998) Von der ritualisierten Distanz in Pflegepraxis und Pflegetheorie zu einer Begegnung auf Augenhöhe. In: *Pflege* 11:149–155.
Wolf, Zane Robin (1986) The caring concept and nurse identified caring behaviors. In: *Topics in Clinical Nursing* 8:84–93.
Wolf, Zane Robin (1989) Uncovering the hidden work of nursing. In: *Nursing & Health Care* 10/8:463–467.
Wolf, Zane Robinson (1988) Nurses' work, the sacred and the profane. Philadelphia: University of Pennsylvania Press.
Wood, Catherine (1901) A retrospect and a forecast. In: *Transactions of the third International Congress of Nurses Pan-America Exposition. Buffalo, 18–21 September*:374.
Woods, Adrienne (1990) Primary nursing. Developing a team. In: *Nursing (London)* 4/8:20–22.
Wright, Steve (1992) Exporting excellence. In: *Nursing Times* 88/39:40–42.
Wright, Steve (1994) My patient – my nurse. The practice of primary nursing. London: Scutari Press.
Wyss, Dieter (1970) Strukturen der Moral. Untersuchungen zur Anthropologie und Genealogie moralischer Verhaltensweisen. Göttingen: Vandenhoeck und Ruprecht.
Zahn, Lin; Shen, Ce. (1994) The development of an instrument to measure self-consistency. In: *Journal of Advanced Nursing* 20:509–516.
Zander, Karen (1985) Second generation primary nursing. A new agenda. In: *Journal of Nursing Administration* 15/3:18–24.
Zegelin, Angelika (1997) Sprache und Pflege. Berlin: Ullstein, Mosby.
Zenz, Jutta (1997) Sind Sie eine Kollegin? Über das Selbstverständnis eine Schwester von jedermann zu sein. In: Zegelin, Angelika (Hg.): Sprache und Pflege. Berlin: Ullstein, Mosby, 113–116.

Anhang

I. Items, die nach dem Pretest gestrichen wurden und deren Begründung

Lfd. Nr.	Item Nr.	Item	Grund für Streichung
1	2	Wo bestehen Unterschiede zwischen dem aktuellen Selbstbild als Krankenschwester/-pfleger und der Krankenschwester/-pfleger der/dem Sie sein sollten?	abstrakt
2	3	Wenn Sie wissen, dass eine Situation bevorsteht, die Sie besonders herausfordern wird, wie bereiten Sie sich (innerlich) darauf vor?	abstrakt
3	10	Was würden Sie über Ihre Zuverlässigkeit sagen?	suggestiv
4	16	Wenn Sie nach Lösungen suchen, was schätzen Sie, wie sehr wenden Sie dabei Ihr Pflegewissen an?	abstrakt
5	18	Wobei können Sie flexibel sein? Wobei nicht?	unbrauchbar
6	20	Sehen Sie sich, im Vergleich zu Ihren Kollegen, als geselligen Menschen?	unbrauchbar
7	21	Wie würden Sie Ihr Gesamtinteresse an anderen Menschen beschreiben?	suggestiv
8	25	Wie wichtig ist es für Sie, den Menschen hinter der Krankheit zu sehen?	suggestiv
9	26	Wenn es darum geht, Vertrauen zum Patienten aufzubauen, wie machen Sie das?	unbrauchbar
10	31	Manche Menschen brauchen mehr Zuwendung als andere. Wie gehen Sie damit um?	unbrauchbar
11	34	Wie beschaffen Sie sich die Informationen, die Sie für Ihre Pflege brauchen?	abstrakt
12	35	Welche Art von beruflichem Wissen ist in Ihrer Pflege besonders wichtig?	abstrakt

Lfd. Nr.	Item Nr.	Item	Grund für Streichung
13	43	Wie schätzen Sie Ihre Unabhängigkeit ein, mit dem was Sie denken und tun?	abstrakt
14	44	Wann spielt der Respekt vor sich selbst eine Rolle in der Pflege?	suggestiv
15	45	Wie wichtig ist es, Patienten zu informieren?	suggestiv
16	50	Wie überzeugen Sie Patienten von Dingen, die dieser zunächst ablehnt?	unbrauchbar

Der entwickelte Leitfaden sieht nach dem Pretest 36 Fragen in zwölf verschiedenen Themenbereichen vor. Da sich der Gesprächsverlauf beim problemzentrierten Interview am Gesprächsfaden des/der Interviewten orientiert ist die Reihenfolge der Items in der folgenden Aufzählung ohne Belang.

II. Interviewleitfaden

Items zur Ermittlung des beruflichen Selbstkonzepts

1. Wenn Sie sich jetzt in Ihrem Beruf sehen und sich vergleichen mit der/dem Krankenschwester/-pfleger, die/der Sie früher waren, wie würden Sie dann ihre berufliche Entwicklung beschreiben?
2. Wenn Sie wissen, dass eine Situation bevorsteht, die Sie besonders herausfordern wird, wie bereiten Sie sich (innerlich) darauf vor? Welche Gedanken haben Sie dabei?
3. Welche berufliche Situation hat Sie in der Vergangenheit gefühlsmäßig sehr angerührt? Wie sind Sie damit umgegangen?
4. Wie stellen Sie sich Ihre berufliche Zukunft vor?
5. Wie würden Sie Ihre Zusammenarbeit mit Ihrem/n Kollegen/Kolleginnen beschreiben?
6. Wann arbeiten Sie lieber mit anderen zusammen, wann lieber allein?
7. Worin sind Sie besonders kompetent?
8. In welchen Situationen sind Sie Ihren KollegInnen überlegen?
9. Wie würden Sie die Kraft/Energie beschreiben, mit der Sie sich in Ihrer Arbeit einbringen?
10. Wie würden Sie Ihren Stellenwert für das Team beschreiben?
11. Fühlen Sie sich beruflich sicher? Immer? Wann nicht?
12. Wenn Sie innerliche Selbstgespräche mit sich führen, wie das ja jeder macht, was sagen Sie sich dann?
13. Ist es möglich, dass Sie nur einfach so bei dem Patienten sind, ohne direkte Aufgabe?
14. Ist dieses einfach Dasein eine bewusste Entscheidung?
15. Welche Rolle spielt Hoffnung bei Ihrer Pflege?
16. Wie würden Sie Ihre Beziehung zu den Patienten beschreiben?
17. Wenn Sie sich für Veränderungen oder Erneuerungen engagieren, wie ernst werden Sie vom Team genommen?
18. Wenn Sie intuitiv handeln, wann oder wobei passiert das?

Items zur Ermittlung der pflegerischen Verantwortung

19 Wie würden Sie Ihre Beziehung zu den Patienten beschreiben?
20 Erwarten Patienten von Ihnen andere Dinge, als von Ihren Kollegen oder Kolleginnen?
21 Wenn man in der Pflege arbeitet, muss man bestimmte Dinge wissen. Welche Kenntnisse sind in Ihrem Arbeitsalltag besonders wichtig?
22 Welche Kenntnisse müssen neue MitarbeiterInnen mitbringen, wenn sie hier arbeiten wollen?
23 Wie würden Sie sich Vorgesetzten gegenüber beschreiben?
24 Welche Freiheiten haben Sie selbst Entscheidungen zu treffen?
25 Welche Aspekte Ihrer Arbeit können Sie selbst entscheiden?
26 Sind Sie manchmal in der Situation, dass Sie die Interessen des Patienten vertreten?
27 Ist es wichtig sich für die Rechte von Patienten einzusetzen? Wenn ja, wann?
28 Wann fällt es Ihnen eher leicht und wann eher schwer, sich selbst im Beruf durchzusetzen?
29 Wobei würden Sie gern mehr Macht haben? Wer kann Ihnen diese Macht verleihen?
30 Wie würden Sie Ihre Zusammenarbeit mit Ihrem/n Kollegen/Kolleginnen beschreiben?
31 Wie beurteilen Sie Ihre Fähigkeit andere zu leiten und zu führen?
32 Verglichen mit Ihrem Stationsteam: Was macht das Besondere Ihrer Anwesenheit aus?
33 Manchmal ist es notwendig eigene Bedürfnisse und Wünsche anderen anzupassen. Wann gelingt Ihnen das? Wann nicht?

Alle Einzelinterviews wurden mit der ersten Frage eröffnet. Die Interviewerin passte sich mit den weiteren Fragen dem Gesprächsverlauf an, welcher von der/dem Interviewten vorgegeben wurde. Dieses ist ein übliches Vorgehen beim problemzentrierten Interview und ermöglicht einen natürlichen Gesprächsfluss.

IV. Kooperationsvereinbarung mit dem Krankenhaus XY

Kooperationsvereinbarung zwischen Renate Tewes (Krankenschwester, Dipl.- Psychologin, wissenschaftliche Mitarbeiterin der Universität Bremen) und dem Krankenhaus XY, vertreten durch den Vorstand.

1. Im Rahmen des Projektes – Klinische Pflegeforschung – arbeiten das Krankenhaus XY, insbesondere die Pflegedirektorin Frau Z und Frau Tewes zusammen.
2. Ziel dieses Projektes ist es, zu den Themenschwerpunkten Pflegekultur und berufliches Selbstkonzept von Pflegenden folgende Zusammenhängee zu ermitteln
   - den Einfluss der Pflegekultur auf die Bewertung der Pflege durch die Pflegenden selbst
   - den Einfluss der Bewertung der Pflege durch Pflegende auf das berufliche Selbstbild.
3. Hierfür erfolgt in der Zeit vom 16. 2. 1998 bis 17. 4. 1998 eine Datenerhebung auf vier Stationen des Krankenhauses XY. Die Datenerhebung erfolgt in Absprache mit Frau Z nach den Methoden
   - Fragebogen, zur Ermittlung von Pflegekultur
   - Problemzentrierte Interviews (45–75 Min. Dauer)
   - Gruppendiskussion (90 Min. Dauer)
   - Teilnehmende Beobachtung in vorher verabredeten Arbeitssituationen
4. Für die Durchführung dieser Aufgaben
   - gewährt das Krankenhaus XY Frau Tewes den Zugang zu den mit Frau Z verabredeten vier Stationen (Auflistung der vier Stationen)
   - ermöglicht das Krankenhaus XY Frau Tewes, sich den Pflegenden der jeweiligen Stationen anzuschließen, um sie bei Regelarbeiten zu begleiten
   - ermöglicht das Krankenhaus XY Frau Tewes den Einblick in die Patientenakten bezogen auf die Pflegeplanung
   - darf Frau Tewes alle MitarbeiterInnen der betreffenden Stationen um das Ausfüllen des Fragebogens bitten

- darf Frau Tewes mit allen betreffenden Stationen jeweils eine Gruppendiskussion führen
- erhält Frau Tewes die Erlaubnis, bestimmte Arbeitssituationen, die vorher mit den Stationen verabredet sind, zu beobachten (z. B. Übergabe oder Visite).

5. Frau Tewes verpflichtet sich zur Einhaltung des Datenschutzes. Bestandteil dieser Kooperation ist die beigefügte Datenschutzerklärung. Im Übrigen wird ausdrücklich erwähnt, dass
   - alle erhobenen Daten und Informationen über das Krankenhaus vertraulich behandelt werden
   - alle Interview- und GesprächspartnerInnen kodiert erscheinen
   - alle Daten, die bei der Veröffentlichung der Forschungsergebnisse Rückschlüsse auf dieses Krankenhaus zulassen würden, anonymisiert werden und
   - keine unkodierten Daten an Dritte, einschließlich der Krankenhausleitung weitergegeben werden.

6. Frau Tewes verpflichtet sich, die Hausordnung und die Vorschriften für den Sicherheitsschutz einzuhalten.

7. Frau Tewes wird der Krankenhausleitung nach Auswertung der Ergebnisse den Abschlussbericht des Krankenhauses und die Gesamtstudie vorstellen und aushändigen.

8. Es werden von beiden Kooperationspartnern keine finanziellen Ansprüche gestellt.

9. Die Kooperation endet am 17. 4. 1998 ohne dass es einer weiteren Äußerung bedarf. Das Recht zur außerordentlichen Kündigung aus wichtigem Grund bleibt hiervon unberührt.

Bremen, den 2. 12. 1997

V. Einschätzungsbogen zur Pflegekultur

Übersetzung des NUCAT-3[94]

Das primäre Ziel dieses Einschätzungsbogens ist es, Ihre derzeitige Arbeitsgruppe (Stationsteam) in der sie tätig sind, beschreiben und verstehen zu können. Mit ihrer Arbeitsgruppe sind die Menschen gemeint, mit denen Sie zur gleichen Zeit im gleichen Arbeitsbereich (Station oder ähnliches) tätig sind und mit denen Sie regelmäßig Kontakt haben. Viele Mitglieder Ihrer Arbeitsgruppe werden den gleichen Beruf haben wie Sie. Dennoch gibt es keine Notwendigkeit Ihre Arbeitsgruppe nur auf Angehörige Ihres Berufes zu begrenzen. Denken Sie bei Ihrer Arbeitsgruppe an alle, die eng mit Ihnen zusammenarbeiten, mit denen Sie Überzeugungen und Werte teilen, die sich auf die Arbeit beziehen und mit denen Sie die Arbeit gemeinsam erledigen. Gemeint sind also die Menschen, über die Sie sagen würden, dass sie «dazugehören».

Der Einschätzungsbogen wird Ihre Arbeitsgruppe so beschreiben, dass ihre Gruppenkultur geschildert wird. Kultur wurde als eine Serie von Lösungen definiert, die von einer Gruppe von Menschen ausgedacht wurde, um spezifischen Problemen zu begegnen. Diese spezifischen Probleme treten in Situationen auf, die sie miteinander erleben. Mit anderen Worten, es ist die Art und Weise, «wie wir unsere Arbeit hier erledigt bekommen».

Es gibt in diesem Einschätzungsbogen keine richtigen und keine falschen Antworten. Das eigentliche Ziel ist es zu verstehen, wie Ihre Arbeitsgruppe funktioniert.

Die Antworten aller Ihrer Mitarbeiter und Mitarbeiterinnen werden zusammengefasst, um ein Gruppenbild sichtbar zu machen. Auf keinen Fall will irgend je-

---

94 Copyright © 1991 by Harriet Coeling
Translation: Renate Tewes

mand wissen, welche persönlichen Antworten Sie gegeben haben. Nur die Gruppenantworten sind bedeutsam.

Sie werden sehen, dass die Fragen jeweils in der Mitte der Seite aufgeführt sind. Bitte benutzen Sie die **linke Spalte** um zu beschreiben, wie wichtig oder akzeptabel das aufgeführte Verhalten für Sie persönlich ist und die **rechte Spalte** um zu beschreiben, wie wichtig oder akzeptabel es für Ihre Arbeitsgruppe ist. Benutzen Sie auf jeden Fall die folgende Skala für Ihre Antworten:

> 1 = überhaupt nicht
> 2 = etwas
> 3 = trifft im Wesentlichen zu
> 4 = ziemlich wichtig
> 5 = sehr wichtig

Einschätzungsbogen **377**

Kreisen Sie auf den beiden Skalen nun die für Sie jeweils zutreffende Nummer ein:

> 1 = überhaupt nicht
> 2 = etwas
> 3 = trifft im Wesentlichen zu
> 4 = ziemlich wichtig
> 5 = sehr wichtig

mein bevorzugtes Verhalten		das typische Verhalten meiner Arbeitsgruppe
1 2 3 4 5	1) Wie wichtig ist es, die Gefühle des Patienten zu verstehen?	1 2 3 4 5
1 2 3 4 5	2) Ist es akzeptabel, MitarbeiterInnen zurückzuweisen, die um Hilfe bitten?	1 2 3 4 5
1 2 3 4 5	3) Wie wichtig ist es, in einer effektiven Art und Weise zu arbeiten?	1 2 3 4 5
1 2 3 4 5	4) Wie wichtig ist es, Regeln der Pflege und des üblichen Vorgehens zu befolgen?	1 2 3 4 5
1 2 3 4 5	5) Wie wichtig ist es, kompetent zu sein?	1 2 3 4 5
1 2 3 4 5	6) Wie wichtig ist die Förderung der Gruppenmoral?	1 2 3 4 5
1 2 3 4 5	7) Wie wichtig ist es, der hierarchischen Struktur von Befehlen zu folgen?	1 2 3 4 5
1 2 3 4 5	8) Ist es akzeptabel anderen zu erklären, wie Dinge gemacht werden, wenn diese gar nicht um Rat gefragt haben?	1 2 3 4 5
1 2 3 4 5	9) Wie wichtig ist es, hart zu arbeiten?	1 2 3 4 5
1 2 3 4 5	10) Wie wichtig ist die verpflichtende Teilnahme an innerbetrieblicher Fortbildung?	1 2 3 4 5

1 2 3 4 5	11) Wie wichtig ist es, in Ihrer Pflege kreativ zu sein?	1 2 3 4 5
1 2 3 4 5	12) Wie akzeptabel ist es, Ihre Arbeit selbst zu erledigen, statt mit anderen zusammenzuarbeiten?	1 2 3 4 5
1 2 3 4 5	13) Wie wichtig ist ein sicheres Geschick in Notfallsituationen?	1 2 3 4 5
1 2 3 4 5	14) Ist es akzeptabel, die Anordnung eines Mediziners zu hinterfragen?	1 2 3 4 5
1 2 3 4 5	15) Wie wichtig ist es, berufliche Verantwortung zusätzlich zu übernehmen, sowohl innerhalb als auch außerhalb der Abteilung?	1 2 3 4 5
1 2 3 4 5	16) Ist es akzeptabel, mit Ihrem Vorgesetzten nicht übereinzustimmen?	1 2 3 4 5
1 2 3 4 5	17) Ist es akzeptabel, das Verhalten von Menschen dadurch verändern zu wollen, indem darüber gescherzt wird?	1 2 3 4 5
1 2 3 4 5	18) Wie wichtig ist es, sich mit KollegInnen auch außerhalb der Klinik zu treffen?	1 2 3 4 5
1 2 3 4 5	19) Ist es akzeptabel, sich krank zu melden, wenn Sie körperlich krank sind?	1 2 3 4 5
1 2 3 4 5	20) Wie wichtig ist es, anderen Hilfe anzubieten, auch wenn sie noch nicht um Hilfe gebeten haben?	1 2 3 4 5
1 2 3 4 5	21) Ist es akzeptabel, jemand direkt statt indirekt zu sagen, dass Sie sein/ihr Verhalten nicht mögen?	1 2 3 4 5
1 2 3 4 5	22) Wie wichtig ist es, die Art und Weise, wie Ihre KollegInnen pflegen ebenfalls zu vertreten?	1 2 3 4 5
1 2 3 4 5	23) Wie wichtig ist es, das Verhalten eines anderen nicht zu bewerten?	1 2 3 4 5
1 2 3 4 5	24) Ist es akzeptabel, neue Pflegeideen, von denen Sie gehört oder gelesen haben, zu diskutieren?	1 2 3 4 5
1 2 3 4 5	25) Ist es akzeptabel, mit den KollegInnen zu konkurrieren?	1 2 3 4 5

1 2 3 4 5	26) Wie wichtig ist es, allein zu entscheiden, welche Pflege bei einem speziellen Patienten/einer Patientin notwendig ist, statt mit KollegInnen zusammen?	1 2 3 4 5
1 2 3 4 5	27) Wie wichtig ist es, auf dem neuesten Stand der Dinge zu handeln?	1 2 3 4 5
1 2 3 4 5	28) Wie wichtig ist die persönliche und berufliche Entwicklung?	1 2 3 4 5
1 2 3 4 5	29) Wie wichtig ist es, bei der Arbeit Spaß zu haben?	1 2 3 4 5
1 2 3 4 5	30) Wie wichtig ist es, ganz auf Lebenserhaltung zu setzten statt ein würdevolles Sterben zu ermöglichen, wenn der Tod unvermeidlich ist?	1 2 3 4 5
1 2 3 4 5	31) Ist es akzeptabel, bei der Entscheidung über die erforderliche Pflege dem eigenen Urteil zu folgen?	1 2 3 4 5
1 2 3 4 5	32) Ist es akzeptabel sich um klinische Karriere und Beförderung zu bemühen?	1 2 3 4 5
1 2 3 4 5	33) Wie wichtig ist es, sich um die KollegInnen zu kümmern?	1 2 3 4 5
1 2 3 4 5	34) Ist es akzeptabel, sich krank zu melden, wenn Sie einen Tag Pause brauchen?	1 2 3 4 5
1 2 3 4 5	35) Wie wichtig ist die emotionale Unterstützung Ihrer KollegInnen?	1 2 3 4 5
1 2 3 4 5	36) Wie wichtig ist es, Weiterbildungen mit anerkanntem Abschluss zu besuchen?	1 2 3 4 5
1 2 3 4 5	37) Wie wichtig ist es, mit der Erledigung von Papierarbeit viel Zeit zu verbringen?	1 2 3 4 5
1 2 3 4 5	38) Wie wichtig ist es, zuerst die körperlichen Bedürfnisse der Patienten zu befriedigen bevor Sie sich um die psychosozialen Bedürfnisse kümmern?	1 2 3 4 5
1 2 3 4 5	39) Wie akzeptabel ist es, ein/eine MitarbeiterIn direkt statt indirekt um Hilfe zu bitten, wenn Sie mit Ihrer Arbeit nicht nachkommen?	1 2 3 4 5

1 2 3 4 5	40) Wie wichtig ist es, den Anweisungen von Vorgesetzten (Stationsschwester bzw -pfleger), Ihre Pflegearbeit betreffend zu folgen?	1 2 3 4 5
1 2 3 4 5	41) Wie wichtig ist es Ihnen, in der Beobachtung von lebensbedrohlichen Komplikationen sicher zu sein?	1 2 3 4 5
1 2 3 4 5	42) Wie wichtig ist es, mit dem Privatleben von Patienten und deren Familien während des Klinikaufenthaltes befasst zu sein?	1 2 3 4 5
1 2 3 4 5	43) Ist es akzeptabel, sich gegenüber seinen MitarbeiterInnen durchsetzen zu können?	1 2 3 4 5
1 2 3 4 5	44) Wie wichtig ist die Information und Beratung von Patienten?	1 2 3 4 5
1 2 3 4 5	45) Ist es akzeptabel, anderen direkt zu sagen, was sie zu tun haben, statt ihnen aufzuzeigen, was sie tun könnten?	1 2 3 4 5
1 2 3 4 5	46) Wie wichtig ist es, für das Wohlbefinden der Patienten zu sorgen?	1 2 3 4 5
1 2 3 4 5	47) Wie wichtig ist das Erlernen von neuen Technologien?	1 2 3 4 5
1 2 3 4 5	48) Ist es akzeptabel, Dinge auf bisherige Art zu erledigen, statt nach neuen Wegen Ausschau zu halten?	1 2 3 4 5
1 2 3 4 5	49) Ist es akzeptabel, länger als einen Tag jemandem gegenüber wütend zu sein?	1 2 3 4 5
1 2 3 4 5	50) Ist es akzeptabel, Ihre persönlichen Ansichten und/oder die Ansichten Ihrer Familie, mit Ihren MitarbeiterInnen zu teilen?	1 2 3 4 5

– Vielen Dank für das Ausfüllen dieses Fragebogens! –

Anzeigen

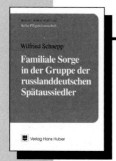

Wilfried Schnepp • Robert Bosch Stiftung (Hrsg.)

Familiale Sorge in der Gruppe der russlanddeutschen Spätaussiedler

Funktion und Gestaltung

Reihe Pflegewissenschaft. 2002. 252 S., 11 Tab., Kt
€ 24.95 / CHF 41.80 (ISBN 3-456-83823-9)

Beschreibung der Angehörigenpflege in einer Gruppe, die für professionelle Angebote weitgehend unzugänglich ist.

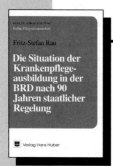

Fritz-Stefan Rau • Robert Bosch Stiftung (Hrsg.)

Die Situation der Krankenpflegeausbildung in der BRD nach 90 Jahren staatlicher Regelung

Eine deskriptive Studie

Reihe Pflegewissenschaft. 2001. 293 S., 10 Abb., 52 Tab., Kt
€ 29.95 / CHF 49.80 (ISBN 3-456-83625-2)

Die erste Beschreibung des Ist-Zustands an deutschen Krankenpflegeschulen.

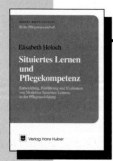

Elisabeth Holoch • Robert Bosch Stiftung (Hrsg.)

Situiertes Lernen und Pflegekompetenz

Entwicklung, Einführung und Evaluation von Modellen Situierten Lernens für die Pflegeausbildung

Reihe Pflegewissenschaft. 2002. 350 S., 5 Abb., 25 Tab., Kt
€ 26.95 / CHF 44.80 (ISBN 3-456-83673-2)

Situiertes Lernen – ein Modell für den Erwerb kompetenten Pflegehandelns.

http://Verlag.HansHuber.com

Verlag Hans Huber
Bern Göttingen Toronto Seattle

A. Elsbernd • Robert Bosch Stiftung (Hrsg.)

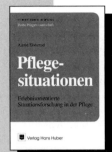

Pflegesituationen

Reihe Pflegewissenschaft. 2000. 192 S., 9 Tab., Kt
€ 19.95 / CHF 35.90 (ISBN 3-456-83505-1)

Situationsanalyse. Welche Elemente lassen Patienten und Pflegende eine Pflegesituation als «gelungen» oder «misslungen» erleben?

E. Müller • Robert Bosch Stiftung (Hrsg.)

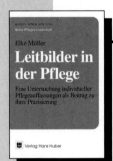

Leitbilder in der Pflege

Eine Untersuchung individueller Pflegeauffassungen als Beitrag zu ihrer Präzisierung

Reihe Pflegewissenschaft. 2001. 360 S., 1 Abb., 6 Tab., Kt
€ 29.95 / CHF 49.80 (ISBN 3-456-83598-1)

Vor der Entwicklung eines offizielles Leitbildes steht die Auseinandersetzung mit den unausgesprochenen Leitbildern der MitarbeiterInnen.

S. Görres • Robert-Bosch-Stiftung (Hrsg.)

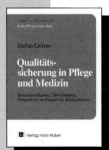

Qualitätssicherung in Pflege und Medizin

Bestandesaufnahme, Theorieansätze, Perspektiven am Beispiel des Krankenhauses

Reihe Pflegewissenschaft. 1999. 632 S., 37 Abb., 23 Tab., Kt
€ 34.95 / CHF 59.00 (ISBN 3-456-83077-7)

Einführung in das Qualitätsmanagement im Gesundheitswesen.

http://Verlag.HansHuber.com

**Verlag Hans Huber
Bern Göttingen Toronto Seattle**